全国优秀教材二等奖

国家卫生健康委员会"十三五"规划教材
全国高等学校教材
供口腔医学类专业用

牙体牙髓病学

第 5 版

U0284752

主　　编　周学东

副主编　陈　智　岳　林

编　　者　（以姓氏笔画为序）

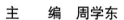

王晓燕（北京大学口腔医学院）　　　　　岳　林（北京大学口腔医学院）

韦　曦（中山大学光华口腔医学院）　　　周学东（四川大学华西口腔医学院）

牛玉梅（哈尔滨医科大学口腔医学院）　　赵　今（新疆医科大学口腔医学院）

叶　玲（四川大学华西口腔医学院）　　　侯本祥（首都医科大学口腔医学院）

李志强（西北民族大学口腔医学院）　　　徐　欣（四川大学华西口腔医学院）

李继遥（四川大学华西口腔医学院）　　　凌均棨（中山大学光华口腔医学院）

吴友农（南京医科大学口腔医学院）　　　黄正蔚（上海交通大学口腔医学院）

吴补领（南方医科大学口腔医学院）　　　黄定明（四川大学华西口腔医学院）

余　擎（空军军医大学口腔医学院）　　　黄晓晶（福建医科大学口腔医学院）

张　旗（同济大学口腔医学院）　　　　　梁景平（上海交通大学口腔医学院）

张志民（吉林大学口腔医学院）　　　　　彭　彬（武汉大学口腔医学院）

陈　智（武汉大学口腔医学院）　　　　　潘乙怀（温州医科大学口腔医学院）

陈文霞（广西医科大学口腔医学院）　　　樊明文（江汉大学口腔医院）

范　兵（武汉大学口腔医学院）

主编助理　程　磊（四川大学华西口腔医学院）

人民卫生出版社

图书在版编目（CIP）数据

牙体牙髓病学／周学东主编. —5 版. —北京：
人民卫生出版社, 2020
第 8 轮口腔本科规划教材配网络增值服务
ISBN 978-7-117-29370-9

Ⅰ. ①牙… Ⅱ. ①周… Ⅲ. ①牙疾病－医学院校－教
材②牙髓病－医学院校－教材 Ⅳ. ①R781

中国版本图书馆 CIP 数据核字（2020）第 019142 号

人卫智网	www.ipmph.com	医学教育、学术、考试、健康，
		购书智慧智能综合服务平台
人卫官网	www.pmph.com	人卫官方资讯发布平台

牙体牙髓病学
第 5 版

主　　编：周学东
出版发行：人民卫生出版社（中继线 010-59780011）
地　　址：北京市朝阳区潘家园南里 19 号
邮　　编：100021
E - mail：pmph @ pmph.com
购书热线：010-59787592　010-59787584　010-65264830
印　　刷：北京盛通印刷股份有限公司
经　　销：新华书店
开　　本：889×1194　1/16　印张：24
字　　数：724 千字
版　　次：2000 年 10 月第 1 版　2020 年 7 月第 5 版
　　　　　2024 年 11 月第 5 版第 11 次印刷（总第 47 次印刷）
标准书号：ISBN 978-7-117-29370-9
定　　价：85.00 元
打击盗版举报电话：010-59787491　E-mail：WQ @ pmph.com
质量问题联系电话：010-59787234　E-mail：zhiliang @ pmph.com

国家卫生健康委员会"十三五"规划教材
全国高等学校五年制本科口腔医学专业
第八轮　规划教材修订说明

1977年,卫生部召开了教材建设工作会议并成立了卫生部教材办公室,决定启动第一轮全国高等医学院校本科口腔医学专业卫生部规划教材编写工作,第一轮教材共5种,即《口腔解剖生理学》《口腔组织病理学》《口腔内科学》《口腔颌面外科学》和《口腔矫形学》。自本套教材第一轮出版40多年来,在原卫生部、原国家卫生和计划生育委员会及国家卫生健康委员会的领导下,在教育部支持下,在原卫生部教材办公室的指导下,在全国高等学校口腔医学专业教材评审委员会的规划组织下,全国高等学校五年制本科口腔医学专业教材已经过七轮修订、一轮数字化升级,形成了课程门类齐全、学科系统优化、内容衔接合理、结构体系科学的由规划教材、配套教材、网络增值服务以及数字出版组成的立体化教材格局,已成为我国唯一一套长期用于我国高等口腔医学院校教学的历史最悠久、内容最权威、结构最优化、形式最经典、质量最上乘的口腔医学专业本科精品教材。老一辈医学教育家和专家们亲切地称本套教材是中国口腔医学教育的"干细胞"教材。

2012年出版的第七轮全国高等学校本科口腔医学专业卫生部规划教材共15种,全套教材为卫生部"十二五"规划教材,全部被评为教育部"十二五"普通高等教育本科国家级规划教材。

2017年本套第八轮教材启动修订,当时正是我国进一步深化医教协同之际,更是我国医疗卫生体制改革和医学教育改革全方位深入推进之时。在全国医学教育改革发展工作会议上,李克强总理亲自批示"人才是卫生与健康事业的第一资源,医教协同推进医学教育改革发展,对于加强医学人才队伍建设、更好保障人民群众健康具有重要意义",并着重强调,要办好人民满意的医学教育,加大改革创新力度,奋力推动建设健康中国。

教材建设是事关未来的战略工程、基础工程,教材体现了党和国家的意志。人民卫生出版社紧紧抓住深化医教协同全面推动医学教育综合改革的历史发展机遇期,以全国高等学校五年制本科口腔医学专业第八轮规划教材全面启动为契机,以规划教材创新建设,全面推进国家级规划教材建设工作,服务于医改和教改。第八轮教材的修订原则,是积极贯彻落实国务院办公厅关于深化医教协同、进一步推进医学教育改革与发展的意见,努力优化人才培养结构,坚持以需求为导向,构建发展以"5+3"模式为主体的口腔医学人才培养体系;强化临床实践教学,切实落实好"早临床、多临床、反复临床"的要求,提高医学生的临床实践能力。

为了全方位启动国家卫生健康委员会"十三五"规划教材建设工作,经过近1年的调研,在国家卫生健康委员会、教育部的领导下,全国高等学校口腔医学专业教材评审委员会和人民卫生出版社于2017年启动了本套教材第八轮修订工作,得到全国高等口腔医学本科院校的积极响应。经过200多位编委的辛勤努力,全国高等学校第八轮口腔医学专业五年制本科国家卫生健康委员会"十三五"规划教材现成功付样。

本套教材修订和编写特点如下:

1. 教材编写修订工作是在国家卫生健康委员会、教育部的领导和支持下,由全国高等医药教材建设研究学组规划,口腔医学专业教材评审委员会审定,院士专家把关,全国各医学院校知名专家教师编写,人民卫生出版社高质量出版。

2. 教材编写修订工作是根据教育部培养目标、国家卫生健康委员会行业要求、社会用人需求,在全国进行科学调研的基础上,借鉴国内外医学人才培养模式和教材建设经验,充分研究论证本专业人才素质要求、学科体系构成、课程体系设计和教材体系规划后,科学进行的。

3. 教材编写修订工作着力进行课程体系的优化改革和教材体系的建设创新——科学整合课程、淡化学科意识、实现整体优化、注重系统科学、保证点面结合。继续坚持"三基、五性、三特定"的教材编写原则,以确保教材质量。

4. 本套教材共 17 种,新增了《口腔医学人文》《口腔种植学》,涵盖了口腔医学基础与临床医学全部主干学科。读者对象为口腔医学五年制本科学生,也可作为七年制、八年制等长学制学生本科阶段参考使用,是口腔执业医师资格考试推荐参考教材。

5. 为帮助学生更好地掌握知识点,并加强学生实践能力的同步培养,本轮编写了 17 种配套教材。同时,继续将实验(或实训)教程作为教学重要内容分别放在每本教材中编写,使各学科理论与实践在一本教材中有机结合,方便开展实践教学工作,强化实践教学的重要性。

6. 为满足教学资源的多样化,实现教材系列化、立体化建设,本套教材以融合教材形式出版,将更多图片以及大量视频、动画等多媒体资源以二维码形式印在纸质教材中,扫描二维码后,老师及学生可随时在手机或电脑端观看优质的配套网络数字资源,紧追"互联网 +"时代特点。

获取网络数字资源的步骤

① 扫描封底红标二维码,获取图书"使用说明"。

② 揭开红标,扫描绿标激活码,注册/登录人卫账号获取数字资源。

③ 扫描书内二维码或封底绿标激活码随时查看数字资源。

④ 登录 zengzhi.ipmph.com 或下载应用体验更多功能和服务。

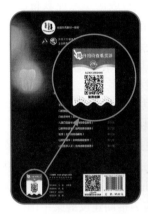
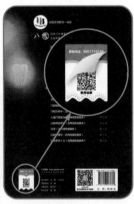
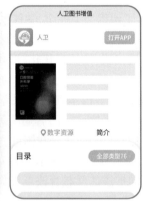

扫描下载应用

客户服务热线
400-111-8166

7. 本套教材采用大 16 开开本、双色或彩色印刷,彩图随文编排,铜版纸印刷。形式活泼,重点突出,印刷精美。

为进一步提高教材质量,请各位读者将您对教材的宝贵意见和建议**发至"人卫口腔"微信公众号(具体方法见附件)**,以便我们及时勘误,同时为下一轮教材修订奠定基础。衷心感谢您对我国口腔医学本科教育工作的关心和支持。

人民卫生出版社
2019 年 11 月

附件

1. 打开微信,扫描右侧"人卫口腔"二维码并关注"人卫口腔"微信公众号。
2. 请留言反馈您的宝贵意见和建议。

注意:留言请标注"口腔教材反馈 + 教材名称 + 版次",谢谢您的支持!

第八轮全国高等学校五年制本科口腔医学专业规划教材目录

教材名称	版次	主编	副主编			
口腔解剖生理学（含网络增值服务）	第 8 版	何三纲	于海洋			
口腔组织病理学（含网络增值服务）	第 8 版	高 岩	孙宏晨	李 江		
口腔颌面医学影像诊断学（含网络增值服务）	第 7 版	张祖燕	王 虎			
口腔生物学（含网络增值服务）	第 5 版	边 专	王松灵	陈万涛	贾 荣	
口腔临床药物学（含网络增值服务）	第 5 版	刘 青				
口腔材料学（含网络增值服务）	第 6 版	赵信义	孙 皎	包崇云		
牙体牙髓病学（含网络增值服务）	第 5 版	周学东	陈 智	岳 林		
口腔颌面外科学（含网络增值服务）	第 8 版	张志愿	石 冰	张陈平		
口腔修复学（含网络增值服务）	第 8 版	赵铱民	周永胜	陈吉华		
牙周病学（含网络增值服务）	第 5 版	孟焕新	束 蓉	闫福华		
口腔黏膜病学（含网络增值服务）	第 5 版	陈谦明	华 红	曾 昕		
口腔正畸学（含网络增值服务）	第 7 版	赵志河	周彦恒	白玉兴		
儿童口腔医学（含网络增值服务）	第 5 版	葛立宏	邹 静	秦 满		
口腔预防医学（含网络增值服务）	第 7 版	冯希平	杜民权	林焕彩		
𬌗学（含网络增值服务）	第 4 版	王美青	谢秋菲	李晓箐		
口腔种植学（含网络增值服务）	第 1 版	宫 苹	王佐林	邸 萍		
口腔医学人文（含网络增值服务）	第 1 版	邱蔚六	周学东	俞光岩	赵铱民	樊明文

第八轮全国高等学校五年制本科口腔医学专业规划教材配套教材目录

教材名称	教材名称
口腔解剖生理学习题集	牙周病学习题集
口腔组织病理学习题集	口腔黏膜病学习题集
口腔颌面医学影像诊断学习题集	口腔正畸学习题集
口腔生物学习题集	儿童口腔医学习题集
口腔临床药物学习题集	口腔预防医学习题集
口腔材料学习题集	殆学习题集
牙体牙髓病学习题集	口腔种植学习题集
口腔颌面外科学习题集	石膏牙雕刻训练教程
口腔修复学习题集	

中国医学教育题库（口腔医学题库）

题库名称	主编	副主编	题量	
			一类试题*	二类试题**
口腔解剖生理学	何三纲	于海洋	2 000	6 000
口腔组织病理学	钟　鸣	罗海燕	2 000	6 000
口腔颌面医学影像诊断学	张祖燕	王　虎	900	2 700
口腔生物学	边　专	王松灵　陈万涛　贾　荣	800	2 400
口腔临床药物学	刘　青		800	2 400
口腔材料学	赵信义	孙　皎　包崇云	900	2 700
牙体牙髓病学	周学东	陈　智　王晓燕	2 500	7 500
口腔颌面外科学	张志愿	石　冰　张陈平	3 000	9 000
口腔修复学	赵铱民	周永胜　陈吉华	3 000	6 000
牙周病学	孟焕新	束　蓉　闫福华	1 000	3 000
口腔黏膜病学	曾　昕	程　斌	800	2 400
口腔正畸学	赵志河	周彦恒　白玉兴	1 500	4 500
儿童口腔医学	葛立宏	邹　静　秦　满	1 000	3 000
口腔预防医学	胡德渝	卢友光　荣文笙	800	2 400
骀学	王美青	李晓箐	800	2 400
口腔种植学	宫　苹	王佐林　邸　萍	800	2 400

　　* 一类试题:包含客观题与主观题,试题经过大规模实考测试,参数稳定,试题质量高,保密性强,主要为各院校教务管理部门提供终结性教学评价服务,适用于组织学科期末考试、毕业综合考试等大型考试。

　　** 二类试题:包含客观题与主观题,题型丰富,覆盖知识点全面,主要为教师提供日常形成性评价服务,适用于日常教学中布置课前预习作业,开展课堂随堂测试,布置课后复习作业以及学生自学、自测、自评等。

全国高等学校口腔医学专业
第五届教材评审委员名单

名誉主任委员

邱蔚六　上海交通大学　　　王　兴　北京大学
樊明文　江汉大学　　　　　俞光岩　北京大学

主 任 委 员

周学东　四川大学

副主任委员（以姓氏笔画为序）

王松灵　首都医科大学　　　赵铱民　空军军医大学
张志愿　上海交通大学　　　郭传瑸　北京大学

委　　　员（以姓氏笔画为序）

马　洪　贵阳医科大学	闫福华　南京大学	孟焕新　北京大学
王　林　南京医科大学	米方林　川北医学院	赵　今　新疆医科大学
王　洁　河北医科大学	许　彪　昆明医科大学	赵志河　四川大学
王佐林　同济大学	孙宏晨　中国医科大学	赵信义　空军军医大学
王美青　空军军医大学	李志强　西北民族大学	胡开进　空军军医大学
王慧明　浙江大学	杨　健　南昌大学	胡勤刚　南京大学
牛卫东　大连医科大学	吴补领　南方医科大学	聂敏海　西南医科大学
牛玉梅　哈尔滨医科大学	何三纲　武汉大学	高　平　天津医科大学
毛　靖　华中科技大学	何家才　安徽医科大学	高　岩　北京大学
卢　利　中国医科大学	宋锦麟　重庆医科大学	唐瞻贵　中南大学
叶　玲　四川大学	张祖燕　北京大学	黄永清　宁夏医科大学
白玉兴　首都医科大学	陈　江　福建医科大学	常晓峰　西安交通大学
冯希平　上海交通大学	陈莉莉　华中科技大学	麻健丰　温州医科大学
边　专　武汉大学	陈谦明　四川大学	葛少华　山东大学
刘　斌　兰州大学	季　平　重庆医科大学	葛立宏　北京大学
刘月华　复旦大学	周　诺　广西医科大学	蒋欣泉　上海交通大学
刘建国　遵义医科大学	周永胜　北京大学	程　斌　中山大学
刘洪臣　解放军总医院	周延民　吉林大学	潘亚萍　中国医科大学

秘　　　书　于海洋　四川大学

前　言

口腔医学的发展始终与现代科学技术发展同步，并推动我国牙体牙髓病学基础知识、临床诊疗技术和相关知识的快速更新与发展，临床诊疗、科学研究、人才培养均得到了显著提升。人文口腔、数字口腔、微创口腔、显微口腔、智慧口腔等新兴学科的新理论、新知识、新技术已经走进口腔医学的各个专业领域，因此，有必要对第4版《牙体牙髓病学》进行修订。非常感谢樊明文教授一直以来对我的培养和教导，让我有机会传承并第一次担任《牙体牙髓病学》这本中国口腔医学精品教材的主编，感谢老师的信任，我深感责任重大。非常感谢两位副主编陈智教授和岳林教授，他们是中国口腔医学界的杰出学者，我向他们学习到许多。同时，也感谢编写团队各位专家们的辛勤付出，他们都具有较高的学术造诣、专业的口腔医学知识和丰富的临床经验。本书是编者们多年医教研经验的结晶，我们的合作愉快而富有成效。

针对上版教材在编写和使用过程中发现的问题，本次修订进行了必要的修改，涵盖了牙体牙髓病学各亚专业的基础知识和临床技能，增加了本专业领域最新的研究成果和技术，使本书新而精。在保持教材编写完整性的基础上，既实现了教材编写的历史传承和与时俱进，又保持了教材内容的严谨性和先进性，满足口腔医学新生代们对传统经典和新理论新技术的求知。全书各章节安排科学合理、深入浅出、形式创新、内容新颖、图文并茂、语言精准。

由于能力和水平有限，尽管我们竭尽全力，书中难免会出现疏漏，恳请读者批评指正。

周学东

2020 年 4 月

目　录

第一篇　龋　病　学

第二篇　牙体硬组织非龋性疾病

第三篇　牙体疾病的治疗与修复

第四篇　牙髓根尖周病

第五篇　口腔检查与术区隔离

绪　论

牙体牙髓病学是研究牙体硬组织和牙髓组织疾病的发病机制、病理变化、病理生理、临床表现、诊断、治疗及转归的一门学科。牙体牙髓病主要有龋病、牙髓根尖周病及牙体硬组织非龋性疾病等，是人类最常见的口腔疾病。《牙体牙髓病学》本科教材内容包括龋病学、牙体硬组织非龋性疾病、牙体疾病的治疗与修复、牙髓根尖周病，以及口腔检查与术区隔离五部分，涉及这些疾病的病因、症状、体征、诊断、治疗和预防等各方面的知识。这些疾病在口腔临床上颇为常见，其发病率和就诊率非常高。口腔医学生应通过认真学习，来充分掌握这些疾病的相关基础理论和临床操作要点，并在今后繁忙的临床工作中，规范操作。

本教材涉及的内容在国外口腔医学教育体系中分布在龋病学（cariology）、牙体修复治疗学（operative dentistry）和牙髓病学（endodontics）等教材或参考书中，在学习过程中可以参考。

一、龋病学的发展

龋病是发生在牙齿的慢性细菌性疾病。龋病学（cariology）是研究龋病的流行情况、病因与发病机制、临床诊治、预防技术等的学科。龋病是人类最古老的疾病之一，其历史可追溯到百万年前。有文字以来就有关于龋病的记载。我国公元前 14 世纪的殷墟甲骨文中，已发现将龋病以象形文字的"虫"字和"齿"字合并组成"龋"字的记录，所以民间一直将龋病称为"虫牙"。公元前 3 世纪，我国最早的医学著作《内经》中记载有用针灸止牙痛的方法。

三国时代（公元 220—265 年）魏嵇康著《养生论》中，有"齿居晋而黄"的描述，意指我国山西省出生的人牙发黄，这是我国较早的有关氟牙症的资料。

口腔医学中重大的发明创造也始于我国，如唐代的柳枝牙刷、赤峰出土的辽代驸马墓中发现的植毛牙刷，均为世界首创。目前拥有的资料证实，我国使用植毛牙刷的时间为公元 9—11 世纪，而欧洲至 17 世纪才开始出现植毛牙刷。汉代张仲景（公元 2 世纪）所著《金匮要略》中有用雄黄治疗小儿龋齿痛的论述，雄黄含有砷剂，而欧洲用砷剂治疗牙髓炎已是 19 世纪的事。唐代苏敬《新修本草》（公元 655 年）中关于银膏补牙的记载，其配方近似目前临床上广泛使用的银汞合金。我国古代医学著作中关于口腔保健方法的记载甚多，有些方法一直沿用至今，如鼓漱、叩齿、睡前刷牙等。

口腔科设置在我国最早见诸于宋代，此时已有正式的口齿科。明代薛己出版了我国第一部口腔医学专著《口齿类要》。

国外古代的口腔医学从一些文明古国开始起步，如印度、希腊等国很早就有关于口齿疾病的记载。16 世纪荷兰人发明了显微镜，首先在镜下看见的是口腔中的细菌，这项发明对医学及口腔医学的发展均起到极大的推动作用。

18 世纪法国牙医师 Pierre Fauchard 对牙科学的发展作出了杰出贡献，他将牙科学知识系统化，并提出了分科的概念，在他的理论指导下，牙科学从"街头江湖游医"正式开始形成一门学科，上升为科学。在一些西方国家将其称为"牙科之父"。美国牙医 W. D. Miller（1889 年）在德国工作期间对龋病细菌学病因进行了深入研究，他针对龋病病因提出的化学细菌学说至今仍有重要参考价值。

我国科学家在龋病学研究中取得了重大成绩。20 世纪 60 年代，刘大维、乌爱菊、刘正等对人口腔变异链球菌、乳杆菌与龋病关系进行了系列研究，包括变异链球菌的流行特征、血清分型、生化特性以及致龋性能等。

岳松龄等利用电子显微镜技术和现代光学研究技术对龋病的早期破坏途径进行了系列研究，首次发现龋病的早期破坏是从牙齿表面的微细部位开始，这些部位的矿化程度低，是细菌及代谢产物破坏的首要部位。樊明文等于20世纪末率先开始了防龋DNA疫苗的研究，成功研制出针对变异链球菌PAc蛋白A区和P区的防龋DNA疫苗pCIA-P，以及针对变异链球菌PAc蛋白A区、P区和GTF蛋白GLU区的融合防龋DNA疫苗pGLUA-P。此后，又研究了能够把抗原靶向引导至树突状细胞的靶向防龋DNA疫苗pGJA-P和可以用于临床研究的靶向防龋DNA疫苗pGJA-P/VAX，为实现免疫防龋迈出了重要的一步。黄力子等发现龋变牙齿存在生物电流现象，对口腔和牙齿生物电化学特性进行了研究，发现龋病过程中的氧化还原电位（Eh），采用电化学方法在离体人牙上制造出与临床相似的电化学人工龋，证明龋病脱矿主要是由于生物电的腐蚀作用，且符合法拉第定律。

二、牙髓病学的发展

牙髓病学（endodontics）内容包括牙髓及根尖周组织形态及组织结构、牙髓的功能、牙髓增龄性变化、牙髓和根尖周组织疾病的生理学特点、病因与发病机制等。许多根尖周病实际上是牙髓疾病的发展与延伸，或是并发症。牙髓病学还要研究牙髓和根尖周病的各种检查方法、牙髓病及根尖周病的分类、临床表现及诊断、牙髓病的各种治疗方法，如活髓保存、应急处理、根管治疗、根管外科手术等。由于牙髓病与根尖周病病因相近，其临床疾病过程可视为疾病发展的不同阶段。故牙髓病学是一门独立学科，涵盖了牙髓病学和根尖周病的基础与临床。

目前能见到的有关牙髓病的最早记载来自公元200年前后我国汉代张仲景的专著《金匮要略》，其中有用雄黄（砷剂）治疗牙病的记载。在古代，由于条件的局限，不可能对牙髓病有更深入的认知，但涉及对牙痛的探索却从来没有停止。如在公元200年时的《针灸甲乙经》对有关于针灸治疗的描述"齿牙龋痛，浮白及完骨主之"，"齿痛，颧髎及二间主之"。公元6世纪的《诸病源候论》以及孙思邈的《备急千金要方》也都有关于牙病治疗的记载。自1840年鸦片战争开始，在西学东渐的背景下，西方的牙科学逐渐传入中国，开始了牙髓病的正规治疗。

美国牙髓病学家Louis I. Grossman将1776—1976年的牙髓病治疗发展史划分为4个阶段，每半个世纪为一阶段。第一阶段是1776—1826年，此期人们对疼痛牙髓的处理还比较原始、粗糙，比如用强酸、强碱烧灼牙根或放血、熨烙牙神经，达到止痛的目的。第二阶段是1826—1876年，许多具有划时代意义的口腔科事件在此期出现，例如全麻的应用，三氧化二砷开始应用于牙髓的失活，同时一些简单的根管治疗器械也在此期出现，标志着清除根管内感染源的思想已开始在牙髓治疗中萌生。第三阶段是1876—1926年，这一期间局部麻醉用于临床，干髓术在欧洲广为应用，牙片开始应用。但是，从20世纪初（约1912年）开始盛行"病灶感染说（focal infection）"，几乎所有患牙髓病的牙，无论其是活髓或是死髓均被拔除，致使牙髓治疗的发展出现了停滞甚至倒退，这一状态一直延续到第二次世界大战结束。第四阶段是1926—1976年，Grossman在前人牙髓治疗临床实践的基础上，提出了一整套根管治疗的理论体系和操作系统，他主编出版了第一本根管治疗的专著——*Root Canal Therapy*，Ingle进一步规范了根管治疗的操作步骤，建立了根管治疗器械和材料的统一标准，1964年国际标准化组织（international standard organization, ISO）将其接纳为国际标准。

我国牙体牙髓病学的发展经历了较复杂的过程。1917年华西协合大学牙学院建立保存牙科系，牙髓病的现代治疗方法传入到我国，并开展牙体牙髓病的教学、科研和临床工作。1955年史俊南教授主编了我国第一部牙髓病学专著《牙髓病学》，并在牙髓生物学、牙齿发育生物学等方面开展了大量的研究，2006年出版了第一部《牙髓生物学》专著。

20世纪50年代，我国医学教育学习苏联，将保存牙科学、牙周病学、儿童牙科学、口腔预防医学等全部包含在口腔内科学中。改革开放以后，为了适应我国高等口腔医学教育的发展，与国际接轨，牙髓病学从口腔内科学中脱离而分化。2000年出版了第1版全国规范化本科教材《牙体牙髓病学》；2003年出版了第2版；2007年出版了第3版；2012年出版了第4版。全国本科院校开设牙体牙髓病学课程和实操训练，中国特色的现代牙体牙髓病学的教育体系全面建成，极大地提高了我国牙体牙髓病学学科水平，缩短了与国际先进水平的差距，一些领域已国际领先。

三、保存牙科学的主要内容

保存牙科学（conservative dentistry）是治疗牙齿硬组织疾病和先天性牙体形态异常，以恢复病损牙的正常解剖形态及生理功能，保持天然牙列的完整和美观为研究内容的学科，内容包含牙体修复学（operative dentistry）和牙髓治疗学（endodontics）两个主要部分。

（一）牙体修复学

牙体修复学又称手术牙科学（operative dentistry），是口腔医学领域中最古老的学科。在历史上，牙体修复学曾代表了牙科学。在牙体修复学的基础上，逐渐形成了牙髓病学、口腔修复学、口腔正畸学等专门学科。牙体修复学目前仍然是口腔临床医学的主干学科。

牙体修复学是以牙体缺损的诊断治疗为核心的临床学科，治疗的目的是恢复患牙的正常形态、功能和美观，保持牙齿的生理完整性以及与相邻硬组织和软组织的协调性。牙体修复治疗的范围包括三大类：①龋病；②牙体非龋性疾病，如形状异常、牙体缺损、折裂牙；③替换或修复有缺陷的旧修复体。

1908 年，G.V. Black 提出了窝洞分类原则和预防性扩展的概念，根据龋损发生的部位，将窝洞分为 5 类，目的是清除龋损组织，尽量保存健康牙体组织"，该分类沿用至今，奠定了现代牙科学的基石，被称为"牙体修复学之父"。

1909 年 G.V. Black 出版了 *Operative Dentistry*，开创了牙体修复学的 G.V. Black 时代。G.V. Black 非常强调牙科的科学基础，提出微生物可能是龋病的主要原因，描绘了龋病从牙釉质到牙本质的进展过程。针对已用于修复龋损的银汞合金进行了改良，他制定了牙科水门汀的标准，确定龋病最好发的三个区域，即𬌗面窝沟、邻面接触区和颈部。根据这个特点，他提出了龋损的分类，并提出龋病的免疫力和易感性可能与全身状况有关。他认识到龋病完全符合一种疾病的定义。G.V. Black 对牙科学和牙体修复学的贡献和影响持续至今。

20 世纪上半叶，龋病治疗的唯一有效技术是利用手术方法去除患牙的龋损部分，预备规范的洞形，并做预防性扩展，银汞合金充填修复。因此，牙科医生又称为牙外科医生，他们很少会花时间去教育患者采取龋病预防措施。20 世纪下半叶后，随着科学技术的发展，牙体修复学也在不断的发展和进步。龋病的病因逐步明确，以氟化物为主的公共预防措施得以实施。针对龋病病因和发展阶段，龋病管理和龋损管理的概念逐步形成和成熟，高速牙科手机的使用可以更有效和更多地保留牙体组织。21 世纪以后，微创医学和粘接技术的发展，更加重视对牙体组织和牙髓组织的保存，微创牙体修复技术正逐渐取代传统的牙体修复技术。

（二）现代牙体修复技术

牙釉质酸蚀技术、牙本质自酸蚀技术，以及以复合树脂为代表的新型牙色修复材料的应用开创了现代牙体修复技术。1955 年 Michael Buonocore 发明了通过酸蚀牙釉质增加丙烯酸材料与牙釉质粘接方法，即牙釉质酸蚀技术。该技术是一个里程碑，催生了牙科粘接技术的发展。1962 年，Ray Bowen 等发明了疏水性双甲基丙烯酸单体（hydrophobic dimethacrylate monomer，Bis-GMA），奠定了复合树脂的基础。由于该分子具有较小的聚合收缩和较强的抗折性能，1969 年第一个使用该分子的复合树脂上市。1963 年，Dennis Smith 研发了聚羧酸水门汀，这是玻璃离子体的关键成分。1974 年，Wilson 和 Kent 在 John Mclean 的帮助下开发了第一个玻璃离子水门汀。

牙釉质酸蚀技术和牙本质粘接剂的应用，彻底修改了传统窝洞预备的原则和要求，使得微创牙体修复成为可能。微创牙体修复，指在牙体修复过程中尽可能地减少对天然牙体组织的破坏，最大程度地保护健康牙体组织和牙髓组织。微创牙体修复内涵包括：①龋病的早期诊断；②个体龋病风险性评估和菌斑控制；③针对非开放病损部位的再矿化治疗；④对病损部位作微创洞形设计；⑤对已形成龋洞的病损部位进行微创预备；⑥对失败充填体进行修补而不是完全去除和重新充填等。

进入 21 世纪后，纳米技术在牙科材料中得到应用，现代牙体修复材料性能得到改善，能够完全满足临床治疗需求。新型牙色材料和现代粘接技术的结合，使得美容牙科学快速发展，满足牙体修复功能与美学的双重要求。牙体修复不仅是简单的恢复牙体结构，更重要的是还要尽可能的保存和恢复牙的正常功能，因此，微创治疗将是牙体修复的趋势。在"保存牙科"的观念越来越受到广大患者和口腔医生认同的今天,随着粘接修复材料的发展以及治疗器械的不断改进,微创修复技术将拥有更为广阔的应用前景,结合美学修复技术,古老的牙体修复学将备受青睐并焕发出新的活力。

(三)牙髓根尖周病治疗技术

1728 年法国 Pierre Fauchard 首次描述了髓腔和根管解剖形态,同时详细介绍了开髓、引流、去除牙髓等方法。1809 年爱尔兰人 Edward Hudson 首次在费城进行了根管充填,将金箔充填在根管内。1847 年 Edwin Truman 首次将 gutta-percha(牙胶尖)作为根充材料。1865 年 E. L. Clark 等使用加热充填器械,加热牙胶尖进行充填。1850 年 W. W. Goldman 提出盖髓术的最终目的是在牙髓暴露处获得继发性牙本质。1864 年 S. C. Barnum 第一次在根管充填时使用了橡皮障。根管治疗技术从 19 世纪开始出现,逐渐发展为现代根管治疗技术,其中的发展变迁可大致分为 3 个时期:非标准化时期、标准化时期和变革时期。从 20 世纪 80 年代末至今,根管治疗领域经历了“百花齐放、百家争鸣”的巨大变革期,但变革始终未偏离“彻底清除感染源”的思想,而是以此为核心,在彻底清创、严密充填的基础上向着便利、长效、微创方向进一步发展。

我国牙髓病学的临床治疗也在发展过程中伴随着不断创新。20 世纪 60 年代王满恩等研发出牙髓塑化治疗技术(resinifying therapy of dental pulp),是治疗牙髓根尖炎的一种有效简单的方法。该技术是用两型塑化剂液混合发生聚合反应将根管内的炎性物质包裹起来使牙髓与根管壁整个隔开以阻断刺激,将根管内残存的牙髓组织塑化在根管中,保存无菌状态,对人体无害。塑化治疗不需要复杂的根管机械预备、根管换药与充填,操作简单,疗程短。牙髓塑化治疗技术主要用于不通畅的狭窄根管、弯曲根管,有可能出现根管器械分离风险的根管等。然而,由于塑化液对根尖周组织的刺激作用,以及操作过程中失误或病例选择不当可引起残髓炎、急性根尖周炎、慢性根尖周炎及烧伤口腔黏膜等不良现象,目前牙髓塑化治疗已经很少使用了。

20 世纪 70 年代,史俊南研发出牙髓根尖周病治疗的空管药物疗法(medicinal hollow canal treatment),该技术在根管清理消毒后,将药物放置在根管口,不充填根管,通过药物缓慢扩散渗透进入根尖周组织,达到治疗的目的,主要用于后牙的治疗,显著缩短了疗程,简化了操作。简化药物的选择要求广谱高效、毒性小、渗透性好、药效维持时间长,常用的有多西环素、木馏油、替硝唑等。

21 世纪,范兵等对中国人 C 形根管进行了开拓性研究,他首次报告了 C 形根管的分型,这一研究结果已被国内外学者接受并引用。

目前,我国的牙髓病临床和基础研究水平已得到迅速提高,一方面原因是国家经济条件的普遍改善,设备不断更新;另一方面原因是教育水平的提高,导致技术水平的进步,迅速缩短了与国际先进水平的差距。

近年来,由于科学技术的不断进步,设备的不断更新,牙科显微镜的出现,推动根管器械推陈出新;锥形束 CT 的引入、显微 CT 的研究成果深化了对根管形态结构的认识,使根管治疗技术取得了巨大进步,治疗效果更好。随着微创治疗概念的普及,使得尽可能地保留牙齿得以实现。目前发展很快的数字化技术、干细胞研究、微创技术等已经进入牙体牙髓病学领域,势必进一步推动牙体牙髓病学的发展。

(樊明文　周学东)

参考文献

1. 周学东,唐洁,谭静. 口腔医学史. 北京:人民卫生出版社,2013.
2. FAN M, BIAN Z, PENG Z, et al. A DNA vaccine encoding a cell-surface protein antigen of Streptococcus mutans protects gnotobiotic rats from caries. J Dent Res, 2002, 81(11): 784-787.
3. GUO J, JIA R, FAN M, et al. Construction and immunogenic characterization of a fusion anti-caries DNA vaccine against PAc and glucosyltransferase Ⅰ of Streptococcus mutans. J Dent Res, 2004, 83(3): 266-270.
4. ZHENG X, ZHANG K, ZHOU X, et al. Involvement of gshAB in the interspecies competition within oral biofilm. J Dent Res, 2013, 92(9): 819-824.
5. GROSSMAN L I. Rationale of endodontic treatment. Dent Clin North Am, 1967: 483-490.
6. ANUSAVICE K J. Phillips' Science of Dental Materials. 11th ed. USA: W.B. Saunders Company, 2003.

第一篇

龋 病 学

第一章 龋病学概论

》学习要点

了解:龋病的概念、流行情况及龋病流行病学指标和调查方法。

第一节 龋病的定义

龋病(dental caries or tooth decay)是在以细菌为主的多种因素影响下,发生在牙体硬组织的一种慢性进行性破坏性疾病。引起龋病的因素主要包括牙菌斑生物膜、食物以及牙所处的微生态环境等。龋病是人类常见、多发的口腔疾病,在各种口腔疾病的发病率中,龋病位居前列。由于龋病病程长、进展缓慢,一般情况下不危及患者生命,因此不易受到人们重视。实际上龋病的危害甚大,特别是病变向牙体深部发展后,可引起牙髓病、根尖周病、颌骨炎症等一系列并发症,以致严重影响全身健康。随着牙体硬组织的不断破坏,可逐渐造成牙冠缺损,成为残根,终至牙丧失,破坏咀嚼器官的完整性。这样不仅影响消化功能,而且在童年时期可影响牙颌系统的生长发育,使人体健康素质下降。此外,龋病及其继发病作为牙源性病灶,与全身健康有着密切的关系,其引起远隔脏器疾病的案例也时有报道。

一、龋病的特征

患龋病时,牙体硬组织的病理改变涉及牙釉质、牙本质和牙骨质,基本过程是口腔微生物在牙面黏附形成牙菌斑生物膜,细菌在生物膜微生态环境中代谢碳水化合物产酸,造成牙脱矿致龋。

龋病的临床特征是牙体硬组织色、形、质发生变化。初期时牙龋坏部位的硬组织发生脱矿,微晶结构改变,牙透明度下降,牙釉质出现白垩色改变。继之病变部位有色素沉着,局部可呈黄褐色或棕褐色。随着无机成分脱矿、有机成分破坏地不断进行,牙齿脱矿,牙体缺损,形成龋洞。一旦形成龋洞,牙齿不能自身修复。

二、龋病学的研究内容

由于龋病是一种多因素所致的疾病,龋病学研究的内容也涉及与龋病发生相关的多种因素,主要有:口腔微生态、口腔微生物及其所处的微环境——牙菌斑生物膜;宿主的抵抗力,包括牙结构、牙所处的环境、唾液等;细菌代谢的底物,主要是蔗糖的摄入量和频率;口腔卫生情况等。

随着分子生物学、蛋白质组学、代谢组学、基因组学、宏基因组学等新技术和手段不断被引入龋病的研究之中,学者们对口腔微生态变化特征、口腔正常菌群、细菌代谢谱、细菌黏附的分子机制、脱矿与再矿化、唾液生化变化及其对牙面的影响开展了系统研究,并运用分子生物学理论和技术对致龋菌重组,改变其遗传性状,以免疫学方法及遗传工程技术制备防龋疫苗等。

第二节 龋病的流行病学

龋病是发病率最高的口腔疾病,流行情况代表着牙病防治的水平。牙齿一旦萌出,在口腔微

学习笔记

生态环境里,都有可能发生龋病。了解和掌握龋病的流行情况,对指导龋病的防治具有重要意义。

一、龋病的好发部位

(一)好发牙位

流行病学调查资料表明,恒牙列中下颌第一磨牙的患龋频率最高,其次是下颌第二磨牙、上颌第一磨牙、上颌第二磨牙、前磨牙、第三磨牙、上颌前牙。下颌前牙患龋率最低(图1-2-1)。乳牙列中,患龋率最高的是下颌第二乳磨牙,其次是上颌第二乳磨牙、第一乳磨牙、上颌乳前牙、下颌乳前牙(图1-2-2)。

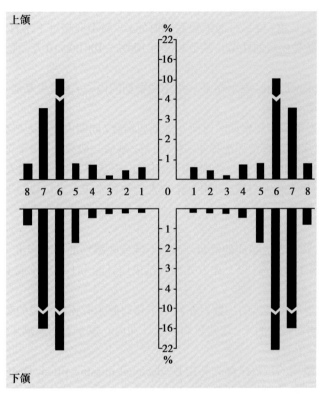

图 1-2-1　恒牙列各牙患龋频率示意图

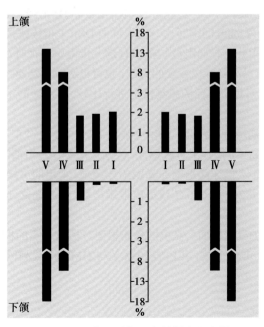

图 1-2-2　乳牙列各牙患龋频率示意图

动画:ER1-1
龋病的好发部位

学习笔记

（二）好发牙面

咬合面是龋病好发部位，其次是邻面和颊面。随着人口老龄化以及牙周炎患病率的增长，牙龈萎缩导致暴露的牙齿根面也成为根面龋的好发部位。

二、龋病的评价方法

（一）患病率

龋病的患病率（prevalence rate）即患龋率，表示病程长的慢性病（龋病）存在或流行的频率。这一指标所表示的概念，是在调查或检查时点，一定人群中的患龋情况。其计算公式为：

龋病患病率＝观察时点的龋病例数/该时点（时期）的人口数×k

"时点"在理论上无长度，要尽可能缩短观察时间，一般不应超过1个月。患病率可以理解为在某一特定时点罹患某种疾病的比率。基数k可为100%～100 000/10万，视具体情况而定。

（二）发病率

龋病发病率（incidence rate）表示在某一特定观察期间内，可能发生某病（如龋病）的特定人群新发病的频率。其计算公式为：

龋病发病率＝观察期间内新发生龋病例数/同期内受检人口数×k

"观察期间"应视疾病发病过程选择年、季、月等，龋病一般要选择"年"。"特定人群"可以是某地区的全部人口，也可以选择某一性别、年龄组人口或从事某种职业的人口。若选择"观察期间"为"年"，则分母为年平均人口数，可用上年末人口数和本年末人口数的平均数，也可用期中人口数。基数k概念同上。

（三）龋均

患龋率和发病率只能表达龋病的流行广度，不能反映龋病的严重程度。无论是一个人患10个龋齿，还是一个人患1个龋齿，以上述方式调查结果均只能为1个单位或1例病例，不能全面反映患龋程度的差异。

龋均即指每个患者所患龋齿的均数。在同一个体口腔中有正在发展的龋损牙，有已充填治疗的龋损牙，也有因龋病而拔除的牙，这些牙均应统计在内。每个人的患龋牙均数包含了上述3种情况。

目前常用的反映龋均的指数是龋失补指数（decayed-missing-filled，DMF），即龋齿数、因龋失牙数、因龋补牙数的总和，称龋失补指数。龋失补指数是一种不可逆指数，能反映一个人的终身龋病经历，已被广泛使用在龋病流行病学研究中，具有重要参考价值。

根据龋病记录的详细程度，又可将其分为DMFT指数和DMFS指数。DMFT指数反映患者口腔中罹患龋病的牙数，"T"为tooth的缩写。一组人群的DMFT指数就是受检人群中平均每个个体罹患龋齿的牙数。DMFT指数也有局限性。在没有进一步限定条件时，只能以牙为单位比较患龋的严重程度，而一个龋损可以小到难以发现的程度，也可以大到破坏整个牙冠。由于一颗牙有4～5个牙面，DMFT指数不能对每个牙面的患龋情况进行比较，一颗牙的1个牙面患龋和3个牙面患龋时都只能记录为1。

为了更准确地反映龋病流行的严重程度，可采用DMFS指数，"S"代表受龋病累及的牙面数（surface）。DMFS指数较DMFT指数更具敏感性，特别适用于在较短期间内观察龋病的预防效果。

根面龋常发生于中老年人因牙龈退缩而暴露的牙颈部，常用的患龋率和龋均难以表达牙龈退缩与根面龋的关系。Katz于20世纪80年代提出根龋指数（root caries index，RCI），将牙龈退缩引入其中，其计算公式为：

RCI＝（患龋的暴露根面＋充填的暴露根面）/所有暴露的根面×100%。

乳牙的龋病记录采用dmf指数，其内容和意义与DMF指数相同。视需要可选用dmft或dmfs。

三、龋病的流行情况

龋病的流行史可追溯至百万年前。古代人的患龋情况并不严重。据考古发现，从巴勒斯坦发

8

掘出来的旧石器时代的 55 个头颅上,仅发现 1 颗龋损牙。

龋病发病率随着人类进化及经济的发展,特别是食物摄入的种类改变而升高。在铁器时代(距今 2000~3000 年)前,龋病发病率不超过 2%~4%,并有着地理差异。狩猎时期(公元前 8000—公元前 7000 年)人群龋齿发病率为 1.3%。混合经济时期(公元前 4000—公元前 3000 年)为 4.84%,农业经济时期(17—19 世纪)上升至 10.43%。随着社会经济的发展,以碳水化合物为代表的精细食物消耗量增加,龋病发病率不断升高。到了近代,17—18 世纪欧洲人的患龋率普遍上升到 70%~80%,或者更高。20 世纪 60 年代时欧洲人和北美人的患龋率高达 90%。

龋病流行病学研究中,10~12 岁年龄组的资料具有代表性,能客观地反映流行情况。在 20 世纪 70 年代以前,工业化程度高的国家龋病指数较高,DMFT 约为 4.5。DMFT 超过 5.6 的国家有新西兰、澳大利亚、巴西和阿根廷。美国、前苏联、墨西哥的 DMFT 位于高(>4.5)至中度(2.7~4.4)。中国、马来西亚等国 10~12 岁儿童的 DMFT 低于 2.6。WHO 1980 年对全球 107 个国家 12 岁年龄组 DMFT 的调查结果显示,51% 的国家 DMFT≤3,仍有 49% 处于较高水平。在 2000 年参与调查的 184 个国家中,68% 的国家 DMFT≤3。

随着公共口腔健康措施的实施,生活水平的改善,个人保健意识的提高,许多发达国家龋病流行情况出现下降趋势,发展中国家龋病发病率开始出现上升趋势。美国预防医学会推荐氟化水源在龋病防控方面起了关键作用,龋病呈下降趋势。一些发展中国家由于糖消耗的增加和防龋措施的不完善,龋病呈缓慢上升趋势(图 1-2-3,图 1-2-4)。2016 年 *Lancet* 公布全球疾病负担研究(Global Burden of Disease Study 2016,GBD)数据显示,全球恒牙龋齿患病率居所有疾病首位,发病率居第二位,仅次于上呼吸道感染;乳牙龋齿发病率位居第五位。龋病全球防治工作任重道远。

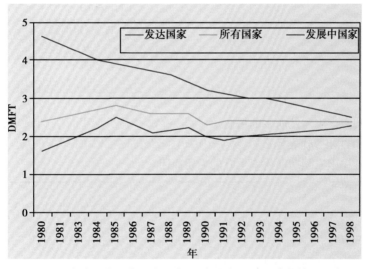

图 1-2-3 发达国家和发展中国家 12 岁儿童 DMFT 变化情况示意图

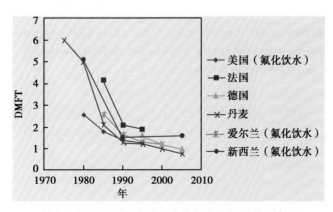

图 1-2-4 近 30 年发达国家的龋病流行趋势示意图

2017 年公布的第四次全国口腔健康流行病学调查结果显示，我国 5 岁儿童乳牙患龋率为 70.9%，较第 3 次全国口腔健康流行病学调查时上升了 5.8%；12 岁儿童恒牙患龋率为 34.5%，较 10 年前上升了 7.8%，龋病患病率农村高于城市（表 1-2-1）。儿童患龋情况呈现上升态势，但仍处于世界很低水平，12 岁儿童平均龋齿数为 0.86 颗，低于世界卫生组织公布的全球 12 岁儿童平均龋齿数（1.86 颗）。5 岁儿童龋齿经过充填治疗的牙齿比例为 4.1%，12 岁为 16.5%，充填率较 10 年前上升了约 50%，说明儿童家长对口腔卫生服务的利用水平在不断提升，但与发达国家相比仍存在显著差距。此外，由于中老年人牙周健康率不到 13%，65～74 岁人群根面龋的患病率仍处于较高水平（39.4%），为中老年口腔慢性病防控提出了挑战。随着深化医药卫生体制改革的持续推进，城乡居民对口腔卫生服务需求不断增长，口腔公共卫生和医疗水平不断提升，龋病的防治状况将得到不断改善。

表 1-2-1　我国龋病流行情况

时间	调查地区数	总调查人数	牙列/地区/年龄			平均患龋率
第三次全国口腔健康流行病学调查（2005 年）	30	93 826	恒牙	12 岁	城	28.9%
					乡	28.9%
				35～44 岁	城	89.1%
					乡	87.1%
				65～74 岁	城	98.2%
					乡	98.7%
			乳牙	5 岁	城	62.0%
					乡	70.2%
第四次全国口腔健康流行病学调查（2015 年）	31	172 000	恒牙	12 岁		34.5%
				65～74 岁（根面龋）		39.4%
			乳牙	5 岁		70.9%

思考题

1. 简述龋病患病率与发病率的概念。
2. DMFT 和 DMFS 代表什么？
3. 分析发展中国家龋病发病率上升的主要原因。

（周学东　徐　欣）

参考文献

1. 周学东. 龋病学. 北京：人民卫生出版社，2011.
2. FDI World Dental Federation. The Challenge of Oral Disease: A call for global action. 2nd ed. Brighton: Myriad Editions, 2016.
3. GBD 2016 Disease and Injury Incidence and Prevalence Collaborators. Global, regional, and national incidence, prevalence, and years lived with disability for 328 diseases and injuries for 195 countries, 1990-2016: a systematic analysis for the Global Burden of Disease Study 2016. Lancet, 2017, 390(10100): 1211-1259.

龋病病因与发病机制

掌握：龋病病因的四联因素学说。

熟悉：与龋病发病关系密切的微生物及其致龋特征。

了解：牙菌斑生物膜的形成过程。

第一节　龋病发生的微生物因素

现代微生物学的建立始于显微镜的发明和人类口腔微生物的发现。荷兰人安东尼•列文虎克（Antoni van Leeuwenhoek，1632—1723 年）使用自制的显微镜，取牙表面软垢，第一次观察到人体微小生命体，被称为微生物学的起源。刚出生的新生儿口腔一般是无菌的。通过与外环境的接触，口腔细菌数量和种类随着年龄增长、牙列更替等发生着动态演替。人类口腔中定植了超过 700 余种微生物，包括细菌、病毒、真菌、支原体及衣原体等。口腔微生物群落以牙菌斑生物膜的形式定植于牙齿及口腔黏膜表面。牙菌斑生物膜内的微生物之间、微生物与宿主之间存在着紧密的动态交互作用，构成了人体复杂的口腔微生态。微生态平衡与龋病的发生发展密切相关。

一、口腔微生物

口腔是消化道的起始部分，前借口裂与外界环境相通，后经咽峡与咽、呼吸系统及消化系统延续，是人体内部与外界环境物质传递与交换的重要场所，也是病原菌及毒性物质侵入人体的第一门户。口腔各部位的微生物群体差异很大，牙面沟裂、牙邻面、龈沟、口腔黏膜表面有不同的菌群分布，在口腔疾病发生发展过程中分别起到不同作用。

（一）微生物与龋病

人类口腔是一个复杂的微生态环境，包括口腔、牙、唾液和微生物，多种口腔细菌与龋病发生有关系，龋病不是由某一种细菌所致，只有当微生态环境改变，细菌才可能成为优势菌，或条件致病菌。1954 年 Orland 等首次通过无菌动物实验证实，喂食高糖食物的无菌鼠不发生龋病；同样饲养条件下，饲料中加入产酸的口腔细菌，无菌鼠则发生龋损。引起龋病的微生物均能利用蔗糖代谢产酸，但不是所有产酸的微生物都会引起龋病。1960 年，Keyes 实验证实微生物可以在动物间传播。将抗龋动物与龋活跃动物同一环境中饲养，让抗龋动物有机会摄入龋活跃动物的排泄物，造成微生物在动物间的传播，出现龋病。

利用碳水化合物代谢产酸是微生物引起龋病的重要生物学特征。随着牙菌斑生物膜内酸的堆积，牙菌斑生物膜与牙齿界面 pH 下降，达到临界 pH（critical pH），即菌斑酸浓度达到使牙釉质脱矿的 pH（5.4～5.5）。牙菌斑生物膜内的一些细菌在酸性环境中可以生存并持续产酸，如变异链球菌和乳杆菌等，牙菌斑生物膜的产酸活性与龋病发病密切相关。

合成细胞内外多糖是微生物引起龋病的另一个重要生物学特征。当环境中碳水化合物丰富时，牙菌斑生物膜细菌可以利用其合成细胞外多糖，其中 α-1,3 链不溶性葡聚糖在龋病发病过程中意义最大。龋活跃患者牙菌斑生物膜中分离出的不溶性葡聚糖较无龋患者显著增多。变异链

图片：ER2-1 Orland 龋病动物实验示意图

图片：ER2-2 Keyes 实验示意图

11

球菌、轻链球菌、黏性放线菌、内氏放线菌等均能合成不溶性葡聚糖。细菌还合成细胞内多糖，当外源性糖供缺乏时，细胞内多糖分解代谢，维持牙菌斑生物膜细菌的生存并继续产酸。

龈上菌斑中大多为革兰氏阳性兼性厌氧菌，主要为链球菌属。在链球菌中最常见的是血链球菌、轻链球菌、变异链球菌、罗氏龋齿菌、消化链球菌、表皮葡萄球菌，以及黏性放线菌、内氏放线菌和衣氏放线菌等。革兰氏阴性菌包括产碱韦荣菌和口腔类杆菌。韦荣菌能利用其他细菌产生的有机酸，代谢成为丙酸或其他弱酸，减少有机酸对牙面的持续脱矿。

（二）致龋微生物

牙菌斑生物膜微生物与龋病发病密切相关，随着龋病的发生，牙菌斑生物膜内细菌比例可不断变化，某些菌种数量增加时，另一些细菌数量可能减少。

龋病是多种微生物在特殊的微生态环境下共同作用的结果，细菌要致龋，或被定义为致龋菌，必须符合以下基本条件：①具有强的表面黏附力；②产酸力强；③耐酸力强，在酸性环境中能够生存和代谢；④能合成细胞内外多糖。目前认为致龋菌主要有链球菌属、乳杆菌属、放线菌属等。

1. 链球菌属 口腔中所有部位均能分离出链球菌，链球菌为革兰氏阳性兼性厌氧菌，在口腔常驻菌群中链球菌所占比例较大。在口腔中各部位所分离的链球菌比例不同，牙菌斑生物膜占28%，龈沟29%，舌面45%，唾液46%。在血琼脂平皿上，大多数链球菌为不溶血，早期的学者们称其为草绿色链球菌。根据 Colman 和 Williams 的命名学标准，常见的口腔链球菌种及其生化反应见表2-1-1。链球菌与龋病有一定关系。

表 2-1-1　常见的口腔链球菌

菌群	酵解		水解精氨酸产氨	水解七叶树苷	V-P试验	产生过氧化氢	由蔗糖产生多糖	
	甘露糖醇	山梨醇					菌落外观	化学性质
变异链球菌	+	+	−	+	+	−	硬	变聚糖/葡聚糖
血链球菌	−	−	+	+	−	+	硬	葡聚糖
轻链球菌	−	−	−	−	+/−	+	硬/软	葡聚糖
米勒链球菌	−	−	+	+	+	−	软	—
唾液链球菌	−	−	+	+	−	−	黏液样	果聚糖

（1）血链球菌（*Streptococcus sanguinis*）：是最早定植在牙面的细菌之一，也是口腔中常分离到的链球菌种。血链球菌利用蔗糖合成细胞外多糖，对细菌黏附、牙菌斑生物膜的形成和成熟有重要作用。

（2）变异链球菌（*Streptococcus mutans*）：1924年 Clarke 发现变异链球菌。变异链球菌可以造成啮齿类动物和灵长类动物实验性龋，与人类龋病密切相关。基于变异链球菌细胞壁抗原成分的差异，变异链球菌分为8种血清型亚种（a～h）。虽然细胞壁碳水化合物抗原具有血清型特异性，但其中一些血清型可发生交叉抗原反应。根据生化反应的生物分型，变异链球菌分为Ⅰ～Ⅴ共5种生物型（表2-1-2）。

画廊：ER2-3
血链球菌

画廊：ER2-4
变异链球菌

表 2-1-2　变异链球菌群各菌种特点

变链菌	参考命名	血清型	生物型	G+C(mol)%	宿主
S.cricetus	仓鼠链球菌	a	Ⅲ	43～44	仓鼠
S.rattus	大鼠链球菌	b	Ⅱ	42～43	大鼠
S.mutans	变异链球菌	c, e, f	Ⅰ	36～38	人，猴
S.sobrinus	茸毛链球菌	d, g, h	Ⅳ	44～45	人，猴
S.ferus	野生鼠链球菌	c	—	44	野生鼠
S.macacae	猴链球菌	e	Ⅴ	35～36	猴

变异链球菌群中的变异链球菌和远缘链球菌（茸毛链球菌，*Streptococcus sobrinus*）与人类龋病密切相关。变异链球菌组致龋过程中所涉及的最重要物质是蔗糖。蔗糖不仅是变异链球菌的主要能量来源，其代谢蔗糖的生化活动在致龋过程中也发挥重要作用。变异链球菌产生细胞外多

糖如葡聚糖和果聚糖，使其在口腔中能选择性附着于平滑牙面。变异链球菌含有的共价结合的多肽分子也可能参与附着过程。该菌在世界范围内流行，不同种族、不同社会经济背景的人群中均可分离出此菌。在龋病流行人群中其分离率更高。

变异链球菌可通过唾液传播。母亲是传播变异链球菌给儿童的主要来源。变异链球菌的致龋性主要取决于其产酸性和耐酸性。在牙菌斑生物膜中生存的变异链球菌可使局部 pH 下降至 5.5 以下，并能维持相当长时间，避开唾液的缓冲作用，造成局部脱矿，龋病病变过程开始。

（3）轻链球菌（Streptococcus mitis）：是牙菌斑生物膜中最常分离到的细菌，在生理学和血清学上具有异源性。轻链球菌利用蔗糖合成不溶性胞外聚合物和细胞内多糖，在缺乏碳水化合物的情况下可以继续代谢产酸。

画廊：ER2-5 轻链球菌

2. **乳杆菌属（Lactobacillus）**　是革兰氏阳性兼性厌氧，或专性厌氧杆菌。乳杆菌分为两类：一类为同源发酵菌种（homofermentative species），以干酪乳杆菌（Lactobacillus casei）和嗜酸乳杆菌（Lactobacillus acidophilus）为代表，利用碳水化合物主要产生乳酸，与龋病密切相关；另一类为异源发酵菌种（heterofermentative species），以发酵乳杆菌（Lactobacillus fermentum）为代表。利用碳水化合物产生乳酸、乙酸、乙醇和 CO_2。牙菌斑生物膜中最常见发酵乳杆菌，唾液中最常分离到的是嗜酸乳杆菌。

画廊：ER2-6 乳杆菌属

龋活跃者口腔中的乳杆菌数量很大，且能在血液中产生针对乳杆菌的抗体，随着龋病严重程度加重，乳杆菌数量亦随之增加，因此，多年来乳杆菌一直被认为是主要致龋菌。乳杆菌对牙面黏附力低，在牙菌斑生物膜中所占比例小，常低于培养总数的 0.01%～1%。虽然乳杆菌能产酸耐酸，但其总量甚微，难以造成大范围脱矿破坏。当食物中蔗糖含量增高，口腔中有蔗糖滞留部位或有龋洞存在的部位，乳杆菌数量会增加。当龋洞经过修复处理，滞留乳杆菌的部位消除后，其数量下降。动物实验发现乳杆菌具有致龋性，以窝沟龋为主，更多地涉及牙本质龋，在龋病发展过程中作用较大。有学者认为，乳杆菌的增加不是导致龋病开始的原因，而是龋病进展的结果。

3. **放线菌属（Actinomyces）**　是革兰氏阳性、不具动力、无芽孢形成的微生物，呈杆状或丝状，其长度有显著变化。丝状菌通常较长、较细并可能出现分枝。口腔中常发现的放线菌有两类：一类为兼性放线菌，包括内氏放线菌（Actinomyces naeslundi）和黏性放线菌（Actinomyces viscosus）；另一类为厌氧放线菌，包括衣氏放线菌（Actinomyces israelii）、迈氏放线菌（Actinomyces meyeri）和溶牙放线菌（Actinomyces odontolyticus）。龈上菌斑、龈下菌斑和根面龋菌斑中常分离到放线菌。内氏放线菌主要分布在舌背、唾液和少儿的菌斑中。青年人和成年人菌斑中黏性放线菌的比例较高。成人牙面彻底清洁后，黏性放线菌是在牙面龈上早期定植的细菌之一。黏性放线菌可分为 2 种血清型，内氏放线菌可分为 4 种血清型。

画廊：ER2-7 放线菌属

放线菌能代谢葡萄糖产酸，产生乳酸，少量乙酸、琥珀酸以及痕量甲酸。黏性放线菌和内氏放线菌，可造成根面龋、窝沟龋和牙周组织破坏。黏性放线菌形成胞外果聚糖（levans）和杂多糖（heteropolysaccharides），其主要成分为己糖胺（hexosamine）和己糖（hexose）。这些多糖仅具低度致龋性。

4. **龋病进程中微生物组成的变化及影响**　清洁的牙面最初定植细菌是对牙面高度选择性的口腔微生物，主要有血链球菌、口腔链球菌和轻链球菌，还有其他细菌，如放线菌。变异链球菌在最初定植的链球菌中仅占 2% 或更少。血链球菌、放线菌和其他的草绿色链球菌常被称为"非变异链球菌性链球菌"，与变异链球菌相区别。随着牙菌斑生物膜老化，细菌的组成从以链球菌为主转变为以放线菌为主。光滑表面成熟菌斑内的定植菌主要是放线菌和链球菌，其中大部分是非变异链球菌，变异链球菌所占比例很小。

图片：ER2-8 龋病进程中微生物组成变化示意图

微生物在牙菌斑生物膜形成和成熟过程中不断发生变化，龋损表面微生物种类多样，牙釉质出现白垩色病损时，变异链球菌比例高于正常牙面。口腔早期定植微生物，如血链球菌、唾液链球菌、颊纤毛菌等也可以引起脱矿。

二、口腔微生态

口腔是人体的重要器官，其主要生物学功能是食物的咀嚼、吞咽、消化以及语言和美观等。口腔微生态系由两部分组成，一部分是口腔组织器官本身，包括形态、功能各异的牙齿、牙周组织、舌、口腔黏膜以及唾液等；另一部分是存在于口腔中各种微生物群落，包括细菌、真菌、螺旋体、原虫和支原体。口腔解剖结构复杂多样，微生物种类多、变化大，微生态境不一。

口腔微生态是机体生态系统中重要的空间层次之一，由唇、舌、颊、腭、牙龈、牙槽骨、牙齿、唾液、义齿等，不同部分视为不同的微生态境。这些微生态区可按其结构特点及所处位置划分为生境、生态点和生态位。以牙齿为例，牙冠和牙根是不同的生境，牙冠又包括牙面和窝沟，而牙面又可分为唇（颊）面、舌（腭）面和邻面。各个牙面和窝沟又可分为多个生态点和生态位。各种口腔微生物在口腔不同的生态位点共栖、竞争和拮抗，在种群及数量甚或在功能上保持一个动态平衡的自身稳态，构成了人类最复杂的口腔微生态系，其稳态维持与宿主口腔的健康和疾病有着极为密切的关系。

三、牙菌斑生物膜

牙菌斑生物膜（oral biofilm or dental plaque）是口腔微生物定植在牙面的口腔微生态，细菌在其中生长、发育、繁殖与衰亡，并在其中进行复杂的代谢活动，引起龋病、牙周病、种植体周病等。根据所在部位牙菌斑生物膜可以分为龈上菌斑和龈下菌斑。龈上菌斑位于龈缘上方，以革兰氏阳性菌为主；龈下菌斑位于龈缘下方，以革兰氏阴性菌为主。

（一）牙菌斑生物膜的结构

以龈上菌斑为例，牙菌斑生物膜的基本结构包括基底层、中间层和表层。

1. 牙菌斑生物膜基底层 一般情况下，清洁的牙面一经接触唾液，唾液糖蛋白很快选择性地吸附在牙面，形成均质性薄膜，称为获得性膜（acquired pellicle），HE 染色呈红色。基底层是连接微生物与牙面的重要载体。获得性膜可以是完整的一层，有一定的厚度和连续性，细菌黏附在获得性膜表面，有些口腔细菌直接黏附在牙釉质、牙骨质表面。

2. 牙菌斑生物膜中间层 中间层是牙菌斑生物膜的主要结构。获得性膜一旦形成，口腔微生物很快定植在其表面，从菌落结构到膜状结构。最早在获得性膜上定植的细菌是链球菌，接着是杆状菌、丝状菌等。为了扩大细菌的黏附面积，保持牙菌斑生物膜内微生物的营养和氧的供给，中间层的细菌逐渐排列成栅栏状。栅栏状结构是由丝状菌或杆菌为中心，球菌和短杆菌黏附在其表面，栅栏状结构垂直于牙面，是牙菌斑生物膜成熟的特征性结构（图 2-1-1）。

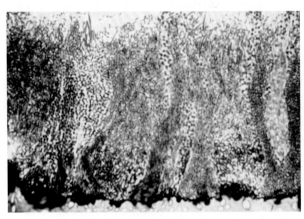

图 2-1-1 牙菌斑生物膜的栅栏状结构

3. 牙菌斑生物膜表层 牙菌斑生物膜表层靠近口腔，表层结构疏松，细胞间隙较宽，细菌相互附着形成谷穗样结构（图 2-1-2）。栅栏状结构和谷穗样结构是成熟牙菌斑生物膜的重要标志。牙菌斑生物膜表层含有大量的脱落上皮细胞和食物残渣等。咀嚼限制牙菌斑生物膜生长高度，但对邻面或龈区菌斑的影响不大。

窝沟特殊的解剖结构是细菌定植的最佳场所，窝沟菌斑微生物类型更为有限。在均质性基质中以革兰氏阳性球菌和短杆菌为主，可见酵母菌和食物残渣，一些区域仅见细胞躯壳，在细菌细胞内及其周围可能发生矿化。

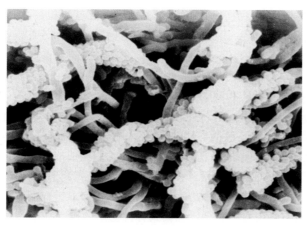

图 2-1-2　牙菌斑生物膜的谷穗样结构

（二）牙菌斑生物膜的组成

牙菌斑生物膜组成包括 80% 水和 20% 固体物质。固体物质主要有蛋白质、碳水化合物、脂肪和钙、磷、氟等无机成分。蛋白质占菌斑干重的 40%～50%，碳水化合物占 13%～18%，脂肪占 10%～14%。菌斑抽提物中所含蛋白质的量相当于主要菌斑细菌混合物中蛋白质量的 4 倍。菌斑脂肪多来自微生物。菌斑碳水化合物和蛋白质含量变化与食物有关。

1. 蛋白质　牙菌斑生物膜中蛋白质来源于细菌、唾液、龈沟液，已鉴定出一些唾液蛋白质如淀粉酶、溶菌酶、IgM、IgA、IgG 和清蛋白等，IgG、IgA 和 IgM 来源于龈沟液。细菌酶包括葡糖基转移酶、葡聚糖水解酶（glucanhydrolase）、透明质酸酶（hyaluronidase）、磷酸酶（phosphatase）和蛋白酶。

2. 碳水化合物　葡萄糖是牙菌斑生物膜的主要碳水化合物，其次为阿拉伯糖（arabinose）、核糖（ribose）、半乳糖（galactose）和岩藻糖（fucose）。碳水化合物以胞外聚合物形式存在，如葡聚糖、果聚糖和杂多糖（heteropolysaccharide），多糖由牙菌斑生物膜微生物合成。

葡聚糖包括水溶性葡聚糖（dextran）和非水溶性葡聚糖（mutan），前者主要为 α-1，6 链，后者多数为 α-1，3 链，又称变聚糖（mutan）。牙菌斑生物膜中还包含不同类型的果聚糖，如（2，6 键）的左聚糖（levan）和（1，2 键）的右旋糖（fructan）。葡聚糖和果聚糖均用作牙菌斑生物膜代谢的碳水化合物贮库，葡聚糖还具有促进细菌附着至牙面及细菌间选择性黏附的功能。杂多糖由 N-乙酰葡糖胺、半乳糖、葡萄糖和糖醛酸构成。牙菌斑生物膜碳水化合物也以细胞壁肽聚糖（peptidoglycan）和细胞内糖原形式存在。当外源性碳水化合物缺乏时，微生物通过降解其胞内多糖产酸。

3. 无机成分　牙菌斑生物膜中含有钙、磷酸盐和高浓度的氟，氟浓度为 14～20ppm（1ppm = 1mg/L），高于唾液氟浓度（0.01～0.05ppm）和饮水氟浓度（0～1ppm）。大多数氟化物与无机成分或细菌结合。细菌发酵碳水化合物时，菌斑 pH 下降，释放出氟离子，阻止 pH 下降和/或形成氟磷灰石，提高牙齿抗酸能力。

（三）牙菌斑生物膜的形成和发育

牙菌斑生物膜形成可分为获得性膜形成、细菌黏附、菌斑成熟 3 个阶段，每个阶段连续发生，很难截然分开。

1. 形成获得性膜　唾液糖蛋白选择性吸附在牙齿表面形成的均质性膜称为获得性膜。清洁的牙面，20min 内即可形成获得性膜，厚度为 5～20μm。之后细菌开始在其表面黏附。1h 后，细菌菌落数量增加，互相融合；24h 内细菌菌落完全融合，覆盖牙面。

羟基磷灰石表面形成的获得性膜有 3 种形态，分别为球状、毛状和颗粒状。羟基磷灰石表面结构与牙釉质表面相同，固体表面性质对蛋白吸附类型有重要影响，各种形态学类型与此有关。牙面获得性膜分为表面膜和表面下膜。表面下膜由树枝状突起构成，扩散至牙釉质晶体间隙，进入牙釉质深度为 1～3μm。

获得性膜由蛋白质、碳水化合物和脂肪组成。甘氨酸、丝氨酸和谷氨酸含量高，占氨基酸总量的 42%，其次为天冬氨酸、脯氨酸、丙氨酸、亮氨酸。含硫氨基酸和芳香族氨基酸含量较低。胞壁酸和二氨基庚二酸（diaminopimelic acid）含量更低，在新形成的获得性膜中无法检测。碳水化合物主要有葡萄糖、半乳糖、葡糖胺、半乳糖胺、甘露糖和岩藻糖。获得性膜的脂肪含量约为 20%，其中主要是糖脂（13%），中性脂肪和磷脂共占 5%。

获得性膜的功能具有双向性。获得性膜具有修复或保护牙釉质表面的作用，获得性膜改变了吸附部位牙面的物理和化学性质，包括牙釉质溶解性、化学反应性和通透性等，为细菌在牙面的定植提供条件，成为牙菌斑生物膜形成的初期阶段。获得性膜组成成分为牙菌斑生物膜中的微生物提供了丰富的底物和营养等，促进细菌对牙面的定植和代谢，有利于牙菌斑生物膜的形成。

2. 细菌黏附 获得性膜形成后，很快细菌在其表面黏附，血链球菌是最早黏附的细菌。不同的菌种以不同的速率黏附至获得性膜上。细菌选择性黏附的原因与细菌表面含有与获得性膜互补的受体有关。

蔗糖可以促进变异链球菌的黏附聚集。变异链球菌的表面黏附包括两个过程，黏附初期是细菌细胞壁蛋白与获得性膜的唾液糖蛋白之间产生微弱的黏附。此后，由葡聚糖同细胞表面受体以配位体形式的黏附结合（图 2-1-3）。口腔链球菌的选择性附着开始是非特异性、低亲合力、迅速的结合反应；之后是特异性、高亲合力、缓慢的，而对获得性膜强有力的黏附。在蔗糖诱导牙菌斑生物膜形成过程中葡糖基转移酶（glucosyltransferase，GTF）起到关键作用。葡糖基转移酶能吸附至获得性膜上，也可存在于变异链球菌表面。葡糖基转移酶产生的葡聚糖链在细菌表面和牙面之间相互作用并形成强有力的结合。

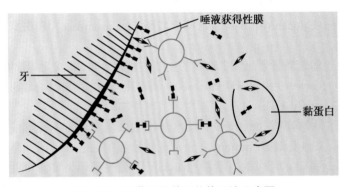

图 2-1-3　细菌附着的配位体理论示意图

唾液黏蛋白（mucin）在细菌附着于牙面的过程中也发挥了重要作用。唾液中有两种不同类型的黏蛋白，分别为 MG1 和 MG2。MG1 构成获得性膜的主要成分。MG1 黏蛋白可作为获得性膜的主体形式接受细菌的选择性黏附，同时作为营养底物供细菌生长和代谢。MG2 黏蛋白能够结合至细菌表面的黏附素（adhesins），促进细菌凝聚形成细菌团块，使细菌从口腔中清除。

3. 菌斑成熟 已在获得性膜上牢固黏附的细菌自身繁殖，加之细菌附着力的影响，细菌在局部聚集为若干层。葡聚糖能促进变异链球菌细胞间附着和黏性放线菌聚集。约 2 天后牙菌斑生物膜开始成形，早期以链球菌为主，继之有较多更为厌氧的细菌和丝状菌丛，特别是放线菌数量增加。丝状菌与牙面垂直排列，形成栅栏状结构，扩大细菌附着面积，构成营养通道，在靠近牙面的部位氧气密度降低，适宜兼性厌氧菌繁殖。早期牙菌斑生物膜中主要微生物包括链球菌、放线菌、梭状杆菌、韦永菌、奈瑟菌等，至第 9 天时链球菌仍然是主体，其次是放线菌、各种革兰氏阴性菌如类杆菌、梭状杆菌和密螺旋体等。牙菌斑生物膜成熟的标志是形成栅栏状结构和谷穗样结构。

发育中的牙菌斑生物膜和定居的微生物群体不断改变微生态环境，一些菌种被另一些对环境更适应的菌种所取代。培养不同细菌时，氧化还原电势（Eh）亦发生改变。菌斑 Eh 下降可通过氧化 - 还原指示剂如亚甲蓝或氯化三苯基四氮唑显示，也可通过电位计直接测定。不同的菌斑微生物降低 Eh 的能力亦不相同。

（四）牙菌斑生物膜的物质代谢

牙菌斑生物膜的物质代谢包括糖代谢、蛋白质代谢和无机物代谢。这些代谢活动与龋病有着密切的关系，其中糖代谢最为重要。

1. 糖的分解代谢 口腔及牙菌斑生物膜是口腔细菌生长代谢的外环境，食物中的碳水化合物是其能量代谢的底物。细菌通过代谢酶的作用，如 α- 淀粉酶、糖苷酶等，切断多糖链上各单糖之间的糖苷键，将多糖转变为单糖。多糖降解成单糖或双糖被细菌利用。胞外蔗糖酶，又称转化酶，可将胞外的蔗糖直接转化为葡萄糖和果糖，为细菌提供能源。

口腔细菌主要通过糖酵解途径代谢摄入胞浆的糖，为细菌提供能量和合成细胞内物质的前体。嗜酸乳杆菌仅有糖酵解途径，乳酸是其代谢的唯一产物。口腔链球菌细胞内糖代谢途径包括有氧氧化和无氧酵解，两种途径有一共同过程是产生丙酮酸。在有氧的条件下，丙酮酸完全氧化生成 CO_2 和 H_2O，并产生大量能量。在无氧条件下，丙酮酸则通过酵解方式最终生成有机酸。牙菌斑生物膜生成的有机酸主要有乳酸、乙酸、甲酸、丙酸等，细菌种类不同，发酵的最终产物也不同。

2. 糖的合成代谢

（1）细胞内聚合物：口腔细菌通过分解代谢获得能量的同时，还进行合成代谢，形成细胞内聚合物贮存能源。在外源性能源缺乏时，细胞内聚合物发挥作用，维持细菌细胞生存。口腔细菌的细胞内聚合物包括细胞内多糖、聚 -β 羟丁酸、聚磷酸盐等。细胞内多糖合成是由酶催化的化学反应，需要 Mg^{2+} 和 K^+ 参加，并消耗能量。细胞内多糖合成由葡萄糖开始，经过 6- 磷酸葡萄糖、1- 磷酸葡萄糖、二磷酸腺苷葡萄糖、1，4- 糖苷键葡萄糖聚合物生成过程，最后生成细胞内多糖。细胞内多糖是细菌致龋的重要条件之一。缺乏细胞内多糖的变异链球菌突变株在定菌鼠齿的沟裂及平滑面的致龋力明显减弱。在"饥饿"状态下，即外源性能源缺乏时，细胞内多糖对维持细菌的生存具有重要作用。

图片：ER2-13 糖原合成示意图

（2）细胞外聚合物：口腔细菌的胞外聚合物主要是细胞外多糖，包括葡聚糖、果聚糖和杂多糖。葡聚糖和果聚糖是由变异链球菌和其他少数口腔细菌结构酶（constitutive enzyme），如葡糖基转移酶（glucosyltransferase，GTF）和果糖基转移酶（fructosyltransferase，FTF），利用蔗糖合成的胞外多糖。

变异链球菌主要有 3 类 GTF，即 GTF-B、GTF-C 和 GTF-D，分别由 GTF 基因 *gtfB*、*gtfC*、*gtfD* 编码合成。GTF-B 主要合成非水溶性葡聚糖，结构上主要通过 α-1，3- 糖苷键将葡糖基彼此相连形成葡聚糖。非水溶性葡聚糖具有很强的黏性，在细菌黏附过程中起重要作用，是变异链球菌主要毒力因素之一。GTF 对蔗糖具有高度特异性，催化蔗糖的葡糖基部分，以一定形式的糖苷键相连而成葡聚糖，对葡萄糖或其他双糖或多糖的葡糖基没有催化聚合作用。

图片：ER2-14 葡聚糖合成反应示意图

水溶性葡聚糖，又称右旋糖酐（dextran），通过 α-1，6- 糖苷键将葡糖基彼此相连形成葡聚糖。水溶性葡聚糖的作用主要是作为细菌胞外能源贮库及底物。

果糖基转移酶是变异链球菌组产生的另一种胞外多糖合成酶，其作用是将蔗糖的果糖基部分转运到 β-1，2- 果聚糖链上形成果聚糖，同时释放出游离的葡萄糖。果聚糖主要是作为细胞外碳水化合物贮库，使细菌在缺乏营养物质时仍能持续代谢生存。

（五）牙菌斑生物膜的致龋性

牙菌斑生物膜的致龋作用可以概括为细菌代谢碳水化合物产酸，由于菌斑基质的屏障作用，酸不易扩散，局部 pH 下降，造成脱矿，形成龋齿。

1. 牙釉质脱矿过程 细菌产生的酸在牙菌斑生物膜内形成一种浓度梯度，酸通过牙釉质内的釉柱连接处、柱鞘等通道到达牙釉质表面，造成脱矿。细菌产生的酸是一些弱酸，以非离子化形式存在，与其各自的阴离子乳酸根（L^-）或乙酸根（A^-）和氢离子平衡。

动画：ER2-15 牙釉质溶解的化学反应过程

$$HL \Longrightarrow H^+ + L^- \qquad HA \Longrightarrow H^+ + A^-$$

在各种 pH 条件下，单独或合并使用乙酸或乳酸作用于牙釉质，其损害形成程度均取决于酸扩散时的解离程度，而未解离的酸则具有缓冲作用，是氢离子的贮库。酸的解离程度由各种酸的解离常数（Ka）决定，乳酸是一种较强的酸，在特定 pH 条件下，乳酸分解成 H^+ 和 L^-，扩散进入牙釉质。氢离子和少量乳酸根、乙酸根离子（L^- 和 A^-）扩散进入羟基磷灰石晶体周围，攻击晶体的矿化薄弱部位，溶解牙釉质的碳酸盐 - 磷灰石结构。牙釉质在弱酸中的溶解率与晶体中的碳酸盐直接相关。早期牙釉质龋的碳酸盐和镁最易丧失，是酸攻击的重要目标。

酸的持续作用造成牙釉质中 CO_3^{2-}、Mg^{2+}、Ca^{2+}、OH^-、PO_4^{3-}、F^-、Na^+ 由晶格中移出，并扩散至晶体间的液相环境中。这些离子及其复合物，如乳酸钙、磷酸钙、磷酸二氢钙等将按其浓度梯度，通过牙釉质内新扩大的孔隙扩散，使钙和磷酸盐等矿物质丧失至外环境中。牙菌斑生物膜的细菌不断产酸并扩散至晶体周围，脱矿过程持续进行。

早期龋的主要化学反应过程：①酸的进入，碳酸盐和镁的丧失；②矿物质中钙的移出，Ca/P 降低，矿物质密度降低；③牙釉质表层氟离子浓度的增加；④羟基磷灰石（HAP）溶解，脱矿形成龋损。

2. 细菌的作用 细菌在龋病发生的作用有两种学说解释，即非特异性菌斑学说和特异性菌斑学说。非特异性菌斑学说认为龋病不是由某些特异性细菌引起，而是由所有细菌产生的毒性物质所致的。特异性菌斑学说认为龋病是由特异性的细菌引起，变异链球菌主要引起点隙沟裂龋、平滑面龋和根面龋；放线菌主要引起根面龋；血链球菌、唾液链球菌、乳杆菌、肠球菌等也可引起点隙沟裂龋。特异性菌斑学说无法解释的是无龋者口腔中也能分离到这些细菌，它们是口腔的常驻菌。

第二节　龋病发生的宿主因素

影响龋病发病的宿主因素主要包括牙和唾液。发育良好的牙，即使其他致龋因素很强也不会发病。唾液对维持口腔正常 pH，保持牙面完整性，促进已脱矿牙的再矿化等方面具有重要影响。唾液腺因各种因素遭到破坏后，很容易发生龋病。

一、牙

牙和牙弓形态在龋病发病过程中有重要影响，没有缺陷或缺陷很少的牙一般不发生龋病。动物犬牙形态呈圆锥形，缺少窝沟，牙间隙较宽，易清洁，不易发生龋病。后牙深窝沟对龋病高度敏感，窝沟菌斑不易清除，食物碎片和微生物也容易在窝沟内滞留（图 2-2-1）。牙对龋病的敏感性与窝沟深度呈正相关。

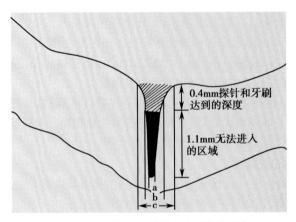

图 2-2-1　探针及牙刷均难达到窝沟底部
a. 0.1mm　b. 0.2mm　c. 0.5mm

牙的各表面对龋的易感性不同，一些牙面易患龋，一些牙面很少波及，凡有滞留区形成的牙面易形成龋病。牙排列不整齐、拥挤和牙重叠也利于龋病发生。

下颌第一磨牙各表面龋易感的顺序依次为𬌗面、颊面、近中面、远中面和舌面；上颌第一磨牙依次为𬌗面、近中面、腭面、颊面和远中面。上颌侧切牙的舌面较唇面更易患龋。下颌磨牙颊沟、上颌磨牙腭沟、上颌切牙舌窝等部位形成的滞留区易于患龋。下颌第一恒磨牙远中面在萌出后4～5 年内受到唾液清洗，直至 10 岁左右才萌出第二磨牙，近中面龋易感较高。

牙的理化性质、钙化程度、微量元素含量等因素也影响龋病的发生发展。矿化良好的牙不易患龋。牙釉质中氟、锌含量较高时，患龋率较低。

牙釉质表层较表面下层更具抗龋能力。初期龋损部位的显微放射照片经常发现牙釉质表层下已显著脱矿，而其表层仅轻度受累。龋病发病过程中内层牙釉质脱矿的矿物质被转运至表层，继而扩散至菌斑液和唾液，一旦菌斑液中的酸被唾液中的碱性缓冲体系所中和，表层所处的液相环境中 pH 上升，钙和磷酸盐达到饱和状态后，矿物质就会在原已脱矿的表层沉积下来发生再矿化，故而表层显得相对完整。表层牙釉质具有更多矿物质和有机物，水含量相对少，一些元素包括氟、氯、锌、铅和铁也多聚集在牙釉质表面，碳、镁则相对稀少，这些因素也增强了牙釉质表层的抗龋能力。随年龄增长，牙釉质密度和渗透性降低，氮和氟含量增加。这些变化是牙萌出后的"成熟"过程。随着年龄增长或时间推移，牙齿对龋病抵抗力随之增加，成年后龋病发病可处于相对稳定状态。饮用氟化水使牙釉质表层的氟浓度增加，牙釉质抗酸能力亦随之增强。

二、唾液

唾液是人体最重要的体液之一，是由口腔附近各类大小唾液腺分泌液、龈沟液以及混悬其中的食物碎片、微生物和口腔上皮脱落细胞等构成的混合性液体。唾液本身的理化性质以及成分在不同个体间存在差异，同一个体不同腺体的分泌液在质和量方面均有很大差别。在维持口腔正常生理方面，唾液质和量的改变、缓冲能力的大小以及抗菌系统的变化都与龋病发生过程有着密切关系。

（一）唾液流速

唾液抗龋作用最重要的是清洁和缓冲作用，用唾液清除率（salivary clearance）或口腔清除率（oral clearance capacity）来表示，唾液流速越大，缓冲能力越强，清除效力越高。唾液流量减少可引起口腔防御能力下降，导致龋病和口腔黏膜感染。唾液量过少的患者，如口腔干燥综合征患者、头颈部肿瘤接受放射治疗后唾液腺受到破坏者，常易发生龋病。

唾液的流速和缓冲能力与龋敏感性呈负相关。增龄性改变使唾液腺细胞萎缩，唾液流量减少，缓冲能力下降，老年人对龋的敏感性增加。

（二）唾液缓冲系统

唾液中 3 个主要缓冲系统使唾液 pH 处于中性，包括重碳酸盐、磷酸盐和蛋白缓冲系统，这 3 个系统对 pH 变化有不同的缓冲能力。重碳酸盐缓冲系统和磷酸缓冲系统的 pH 分别为 6.1～6.3 和 6.8～7.0。在咀嚼和进食时唾液的缓冲能力主要依靠重碳酸盐缓冲系统，其缓冲能力占唾液缓冲能力的 64%～90%。在非刺激状态，唾液中重碳酸盐的浓度很低，唾液的缓冲力弱。若刺激唾液分泌，重碳酸盐的含量增多，唾液 pH 上升，当唾液流速增加到 1mL/min 时，重碳酸盐的浓度上升到 30～60mmol/L，发挥缓冲作用。重碳酸盐还可扩散入牙菌斑生物膜，中和细菌产生的酸。

唾液缓冲能力与性别、健康状况、激素水平以及新陈代谢有关。男性唾液的缓冲能力强于女性。妊娠期妇女唾液缓冲力下降，生产后又逐渐恢复，其变化与唾液的流速、流量无关。更年期妇女应用激素替代或口服小剂量避孕药可增加唾液的缓冲能力。

（三）碳酸酐酶

碳酸酐酶（carbonic anhydrase，CA）通过催化可逆的二氧化碳水合反应参与维持人体各种组织液和体液 pH 的稳定。哺乳类动物的消化道已鉴定出 11 种 CA 同工酶，其中至少两种参与了唾液的生理活动。CAVI 的浓度与 DMFT 值呈负相关，与唾液的流速、流量呈正相关。无龋儿童唾液中的 CA 活性明显高于龋活跃儿童，CAVI 对唾液 pH 及缓冲力无调节作用，CAVI 浓度与唾液变异链球菌和乳杆菌的水平无关。

（四）唾液有机成分

唾液主要成分是水，占 99%～99.5%，固体成分不足 0.7%，其中有机物为 0.3%～0.5%。唾液有机成分包括蛋白质、脂肪和痕量碳水化合物，唾液蛋白质与龋病发病有密切关系。

画廊：ER2-16
初期龋损显微
放射照片和结
果分析

图片：ER2-17
再矿化偏光图

学习笔记

不同龋易感性人群唾液蛋白的种类和数量存在差异,不同个体甚至同一个体口腔的不同部位唾液蛋白也存在质和量的差异。唾液蛋白质在口腔中可以合成、降解和相互结合,其功能状态决定口腔细菌的定植,影响龋病的发生发展。唾液中各种抗菌因子和/或蛋白浓度较低,单独作用可能不足以对口腔致龋菌系造成很大影响,但它们之间构成一个有机的整体,当相互协同作用时,能有效地抑制或杀灭致龋菌,进而阻止龋病的发生和发展。

1. 唾液中黏附、凝集相关蛋白与龋易感性 牙萌出到口腔即与唾液接触,唾液糖蛋白吸附致牙面形成获得性膜。获得性膜形成后不久,很快便有细菌选择性地吸附到牙面,细菌迅速生长繁殖形成菌斑致龋。口腔中的细菌除了与牙面黏附致龋之外,还会相互凝聚而从口腔排出,有利于减少龋病的发生。细菌的黏附和凝聚的过程受某些唾液蛋白的影响。这些与黏附和凝集相关的蛋白主要有凝集素、黏蛋白、α-淀粉酶、酸性富脯蛋白和唾液免疫球蛋白等。这些蛋白参与获得性膜的形成,具有修复和保护牙釉质、降低牙釉质溶解度、降低细菌酸性产物的脱矿能力等作用。唾液蛋白具有调节细菌与牙面附着和促进唾液中细菌凝聚以利于细菌排出口腔的作用。影响变异链球菌与牙面黏附的最主要蛋白是高分子量的腮腺液凝集素和某些小分子量的下颌下腺蛋白。

促进唾液中细菌凝聚的主要蛋白除了来源于腮腺的高分子量凝集素外还有黏蛋白 MG1、MG2。MG1 属于高分子量黏蛋白,分子量大于 1 000kDa;MG2 为低分子质量蛋白,分子量为 200~500kDa。MG1 对人工合成的羟基磷灰石的亲合力大于 MG2,故 MGl 的主要功能是参与获得性膜形成,促进致龋菌与牙面黏附,而 MG2 能在溶液中与变异链球菌相互作用,导致变异链球菌凝集,有助于细菌的清除。先天性免疫蛋白 gp-340,又称唾液清道夫受体蛋白,其中 gp-340 I 也有促进变异链球菌与牙面黏附和促进龋病形成的作用,可能是龋易感蛋白之一,而 gp-340 II 和 gp-340 III 的作用正好相反。唾液蛋白调节细菌黏附和促进细菌凝聚的能力存在明显个体差异,推测唾液蛋白具有较强的促进细菌凝集能力和较低的促进细菌与牙面黏附能力的个体对变异链球菌的防御能力较强,反之则龋易感性较强。

2. 唾液抗菌蛋白和多肽与龋易感性 变异链球菌被认为是最主要的致龋菌。因此,能抑制或杀灭变异链球菌的因素均有可能影响龋病的发生。唾液中含有大量的抗微生物蛋白和多肽(抗菌肽,antimicrobial proteins and peptides,AMPs),能杀灭包括变异链球菌等致龋菌在内的多种革兰氏阳性和阴性菌及真菌等,构成先天免疫系统的一部分,影响龋病的发生。唾液中的抗菌蛋白和多肽主要包括上皮来源的 α-防御素(HNPs)、β-防御素(HBDs)和唯一的人组织蛋白酶抑制素(cathelicidins,hCAP-18,LL-37)等成分,以及唾液腺来源的富组蛋白(histatins,HRPs)、分泌型免疫球蛋白 A(SIgA)、黏蛋白(mucin)、溶菌酶(lysozyme)、乳铁蛋白(lactoferrin)、过氧化物酶等。这些抗菌蛋白和多肽与口腔黏膜上皮、中性多核白细胞以及唾液相互配合共同维护着口腔健康。

口腔溶菌酶是一种水解酶,来源于大小唾液腺、吞噬细胞和龈沟液,能水解细菌细胞壁肽聚糖中 N-乙酰胞壁酸与 N-乙酰葡糖胺之间的 β-1,4-糖苷键,使细胞膜变脆,易于破裂。溶菌酶以细菌的细胞壁为底物,龋病发展过程中,唾液溶菌酶的水平下降显著。

口腔乳铁蛋白是中性粒细胞和浆液性腺上皮细胞合成的一种与铁结合的糖蛋白,存在于人类外分泌液中。乳铁蛋白可通过与铁形成螯合物夺取细菌生长所必需的铁离子而起到抑制细菌生长的作用。乳铁蛋白能直接杀灭部分细菌,包括变异链球菌。此外,牛乳铁蛋白和变异链球菌表面蛋白均可与凝集素 SRCRP2 氨基酸区域特异性结合,故乳铁蛋白可以竞争性地抑制凝集素与变异链球菌的结合,阻止变异链球菌在牙面获得性膜的定植,预防龋病发生。

3. 脂类与龋易感性 龋病易感者的刺激性腮腺液和全唾液中脂肪种类与无龋者基本相似,但龋易感者刺激性腮腺液和全唾液中脂类总含量明显高于无龋者,而且龋易感者的中性脂肪和自由脂肪酸及三酰甘油的含量显著高于非易感组。唾液中脂质水平和脂肪酸成分可能与龋病的发生和发展有关。

(五)唾液无机成分

唾液无机成分仅占 0.2%,主要是钾、钠、钙、氯化物、重碳酸盐和无机磷酸盐。唾液无机成分维持牙体组织的完整性,促进萌出后牙釉质成熟,富含钙和磷酸盐的环境也促进早期龋损和脱矿牙釉质的再矿化。

三、机体的免疫功能

口腔是人体消化道的起始端，常常受到外来抗原侵扰。在人类进化过程中，逐渐形成保护自身的免疫体系，不仅有效地保护口腔，减少疾病，同时对预防全身感染亦有重要意义。

口腔免疫可分为特异性免疫和非特异性免疫两类。非特异性免疫指机体与生俱来的防御功能，作用无选择性，受遗传控制，有很大的个体差异，但相对稳定。特异性免疫则是指个体与抗原物质接触后所产生的针对相应抗原的免疫。这类免疫反应的特异性能包括体液免疫和细胞免疫，不能遗传。口腔非特异性免疫主要包括口腔黏膜的屏障作用以及唾液的抗菌蛋白。

目前认为，变异链球菌是龋病的主要致病菌，与人类龋病相关的细菌还有黏性放线菌和乳杆菌。由于致病菌明确，免疫防龋已成为可能。人类自身的免疫状态，以及人工主动免疫和被动免疫都将影响龋病的发生和发展。

（一）变异链球菌抗原

已鉴定出变异链球菌的抗原，包括细胞壁表面抗原和一些蛋白质，如葡糖基转移酶等。以变异链球菌各种抗原成分作为疫苗主动免疫防龋。在这一领域已进行了大量研究，经历了全菌疫苗、亚单位疫苗，如变异链球菌主要表面蛋白抗原（Ag I/II或PAc、SpaA等）以及葡糖基转移酶等，进一步发展为多肽疫苗、基因重组疫苗以及核酸疫苗。为了避免疫苗可能产生的不良反应，被动免疫也具有防龋效果。

（二）人体抗龋免疫反应

人体自身免疫状态对龋病有一定的影响。通过人工免疫方法增强机体免疫防御能力，亦可影响龋病。高龋者全唾液中IgA浓度显著低于低龋或无龋者。低龋者唾液抗变异链球菌IgA抗体水平并非稳定地升高，而是随龋损数量的增加而升高。因此，SIgA水平可以反映患龋经历。

以编码GTF和PAC基因构建的DNA疫苗经鼻腔或全身途径免疫使实验动物唾液特异性SIgA抗体水平升高，达到预防龋病的效果。与变异链球菌细胞、细胞壁、抗原I/II和GTF相关的血清抗体为IgG、IgM和IgA。无龋者或经过治疗的患龋者的血清抗体水平与龋病指数呈负相关，患龋者为正相关。龋病发生时，血清IgG和IgM有轻度但显著性增加。

（三）细胞免疫反应

细胞免疫反应与龋病关系的研究不多，但变异链球菌可以刺激人类淋巴细胞增殖并释放细胞因子（cytokine），如巨噬细胞移动抑制因子（macrophage migration inhibition factor），说明细胞免疫在龋病过程中具有一定作用。唾液中变异链球菌经吞咽进入消化道，通过肠道相关淋巴组织诱导免疫反应。致敏的淋巴细胞可停留在唾液腺，产生IgA抗体进入唾液，唾液中抗体水平随龋病指数增加而上升。因此，唾液抗体水平上升并不能反映对龋病的保护性评价指标关系，只能作为变异链球菌感染频率和聚集增加的间接指标。

第三节　龋病发生的食物因素

食物对龋病的影响一直受到关注。但是食物的种类繁多，结构复杂，不同人群，不同进食方式下的观察可以得出完全相反的结论。食物为口腔微生物致病提供重要的物质基础，成为龋病发生的重要因素。

一、碳水化合物

碳水化合物是多羟基醛或多羟基酮及其缩聚物和某些衍生物的总称。由于大部分碳水化合物都能为人体提供可以直接使用的热量，人们每天摄入的50%～60%的热量来自碳水化合物。碳水化合物即我们通常所说的糖类，与龋病发生有着密切关系。

（一）碳水化合物种类

根据分子组成的复杂程度，碳水化合物分为单糖、寡糖、多糖和糖衍生物。碳水化合物有多种组成，其生物性状和在口腔内被细菌所利用的能力不同，对龋病的影响也不同。

蔗糖是寡糖中最简单的双糖，也称二糖，即由一分子葡萄糖和一分子果糖缩合而成。红糖（黑糖）、绵白糖、白砂糖、冰糖的主要成分都是蔗糖，纯度依次升高。早在 50 年前，人们就发现在诸如爱斯基摩人和非洲班图人等农业群体中，食物中几乎不含蔗糖，龋病发病率极低。然而，当他们的食谱中含有越来越多的外来食品时，饮食中蔗糖含量增加，龋齿的发生率开始上升。

食糖消耗与龋病流行呈正相关。高糖消耗组具有很高的龋病流行率，无龋人群的比例很低。与此相反，食糖消耗量低，龋病流行率亦低，无龋人群比例增加。

蔗糖作为细菌代谢的底物，在代谢过程中，为细菌提供营养，其终末产物又可造成牙的破坏。变异链球菌通过 3 条途径代谢蔗糖：①将蔗糖转变为细胞外多糖；②经糖酵解途径产生乳酸，并为细菌活动提供能量；③合成糖原作为细胞内多糖贮藏。GTF 对蔗糖具有高度特异性。变异链球菌对蔗糖的代谢活动产生乳酸，其终末 pH 可达到 4.5 以下，这种低 pH 的酸性环境，变异链球菌和乳杆菌可以耐受和生存。

其他糖类，如果糖、葡萄糖、麦芽糖和乳糖，能渗入牙菌斑生物膜，被细菌直接利用产酸，合成细胞壁多糖、荚膜多糖，但合成能力低于蔗糖。

糖醇类特别是木糖醇致龋力最弱。木糖醇具有抑制致龋菌生长、产酸、积聚和抑制牙菌斑生物膜生长的作用。变异链球菌不能利用木糖醇供其生长需要，细菌摄取木糖醇可转化为磷酸木糖醇，后者可抑制细菌的生长。山梨醇甜度低，可以被变异链球菌利用。赤藓糖醇可以限制变异链球菌生长，是一种可以减少龋病的食用糖醇。

食物中的多糖不易被细菌利用，致龋力更低。常见多糖有淀粉和膳食纤维。淀粉是 D- 葡萄糖单体组成的同聚物，包括直链淀粉和支链淀粉两种类型，是植物中糖类的主要贮存形式。只有烹饪加热，链状结构破坏，淀粉才能被唾液和细菌淀粉酶代谢，水解为麦芽糖、麦芽三糖和低分子量糊精。膳食纤维主要来自于植物的细胞壁，包括纤维素、半纤维素、树脂、果胶及木质素等，不被人体消化吸收，在咀嚼过程加强牙的自洁作用，清除牙间隙的食物残渣。膳食纤维也可以刺激唾液分泌，减少患龋的机会。

（二）碳水化合物的摄入量和摄入频率

碳水化合物的种类、生物性状、摄入量和摄取频率对龋病的发病有重要作用。限制糖的摄取可以减少龋病的发生。进食频率能够促进龋病的活跃性。高进食频率可为口腔微生物持续提供营养，并维持低 pH 环境，使牙长时间处于脱矿状态。

二、蛋白质

蛋白质对牙的影响主要体现在牙萌出前的生长发育期。在此期间缺乏蛋白质直接影响牙的形态和萌出模式，增加对龋病的敏感性。动物实验发现，给大鼠用胃管喂缺乏蛋白质的食物，其子代牙的牙釉质基质缺陷，萌出模式发生改变，抗龋力下降。这些改变一旦形成，即使以后再饲以富含蛋白质的食物也不可逆转。牙发育期蛋白质的缺乏也可造成唾液腺发育异常，失去唾液的保护更易患龋。

奶制品中，角蛋白提取物——酪磷肽（casein phosphopeptides, CPP）是运输钙离子、氟离子和磷酸根到牙面的最佳载体，限制钙流失，提供再矿化钙源。食用奶酪，菌斑 pH 变化很小，是一种不致龋的食物。人工奶酪有抑制细菌产酸，防止脱矿和促进再矿化的作用。

三、脂类

食物中补充脂肪可以减少龋病。中链脂肪酸及其盐类在低 pH 条件下具有抗龋性质。月桂酸、亚油酸与油酸能抑制牙面生物膜的形成，亚油酸和棕榈油酸能抑制变异链球菌产酸。在饲料中加入甘油月桂酸酯有明显抑制动物鼠龋的形成。

四、维生素

维生素 D 与体内钙化组织和器官的发育、代谢密切相关。缺乏维生素 D 会使牙齿钙化发生障碍。缺乏维生素 A 会影响发育中牙釉质角蛋白样物质的代谢，缺乏维生素 A 的田鼠患龋率比不缺乏维生素 A 者高 3 倍多。当维生素 A 缺乏时,田鼠唾液腺有萎缩性变化。缺乏维生素 C 则会影响牙本质的胶原代谢。所有这些都会降低萌出后牙的抗龋力,这些物质的缺乏所造成的影响只在牙发育时期。

五、无机盐

(一)钙磷

对骨和牙发育最重要的矿物质是磷与钙,是钙化组织的重要组成部分。在牙齿发育过程中给予足够的钙磷,可以增强牙的抗龋力。磷酸盐可以缓冲菌斑 pH,增强牙的抗龋力,促进再矿化。

(二)氟

氟是重要的防龋微量元素。在美国及世界的很多城市,饮用含氟水(每升中 1mg 氟)使患龋率明显下降,氟使牙齿羟基磷灰石转化为氟磷灰石,增强牙齿的抗酸力。牙齿萌出后,局部用氟可以减少细菌对牙齿表面的黏附、增加牙齿的抗酸力、抑制龋病。

(三)其他无机物

硒、锂、钡、钒、硼、铁、锶、铝等元素也与龋病发病有关,它们能降低机体对龋病的易感性。锰、镁、铜、镉、钠等元素则可增加机体对龋病的易感性。

第四节 影响龋病发生和发展的其他因素

其他一些因素,如年龄、性别、种族、家族遗传、地理分布等与龋病的发生发展也有一定的关系。

一、年龄因素

龋病在儿童中甚为流行,牙萌出后很快可能患龋。发育过程中胎儿经胎盘可自母体获得抗链球菌抗体 IgG,新生儿自出生后即有抗体,但抗体半衰期有限,出生后 3～6 个月内抗体即被清除。研究发现,若母体淋巴细胞被变异链球菌致敏,则新生儿的淋巴细胞也会被致敏。尚不清楚这些淋巴细胞能在多长时间内保持致敏状态。

由于婴儿与母体密切接触,婴儿变异链球菌感染的最可能来源是母亲。婴儿通过母体唾液接触大量变异链球菌,可能导致细胞消化吸收并产生抗体。唾液中抗链球菌 IgA 抗体仍可通过两条途径诱导:①抗原直接进入小唾液腺在黏膜下传播;②间接途径,吞咽入肠道的链球菌,刺激肠道相关淋巴组织产生免疫反应。由于新生儿肠道上皮对外源性蛋白具有良好渗透性,而此时幼儿的抗原排除机制尚未发挥作用,进入的抗原立即被封闭,血清中很容易产生抗链球菌抗体。这些抗体可阻止链球菌聚集在新萌出的乳牙上。唾液 IgA 可能直接干预链球菌附着,血清 IgM 或 IgG 也可能经牙萌出造成的创伤部位进入牙龈或龈沟液起作用。

婴幼儿的免疫保护期不会很长,一些因素可能导致变异链球菌在牙面聚集,聚集的时间越早,引起龋病发病的危险性越大。虽然在婴幼儿和儿童时期均可通过不同途径产生免疫保护,但保护力度甚微,因此儿童时期患龋率一直很高。

新萌出的牙齿𬌗面窝沟较深,矿化程度低,患龋的几率很高。随着年龄增长,牙龈逐渐退缩,牙根面外露,细菌易于聚集,老年人根面龋发病率高。

二、性别因素

一般认为,女性患龋率略高于男性。女性牙萌出时间早于男性,由于牙萌出较早,牙与口腔环境接触时间相对延长,患龋的概率随之增加。

三、家族与遗传因素

同一家族龋病以相类似的模式流行,很难区分是遗传因素还是生活习惯,或对口腔保健持有相同的态度所致。

对相同年龄组的同卵和双卵双胞胎的龋病流行情况调查表明,遗传因素对龋病的发生和发展只产生一定程度的影响,而环境因素更为重要。龋病独特的家庭模式可在三代人中连续存在,尚不能确定是遗传因素或母亲对儿童的细菌传播,还是行为模式的影响所致。

四、地理因素

流行病学研究已经证实,不同国家,同一国家的不同地区,龋病流行情况有很大差异。世界范围内龋病流行率主要随社会经济发展、文化程度、对卫生的重视程度而变化,而不是单纯依靠地理环境而改变。

第五节 龋病病因学说

不同时期考古研究为了解人类进化、牙颌面发育、龋病提供了科学证据和充实内容,人类最早有关龋病和牙痛的记载约在公元前 5000 年。古老的东方医学中,"虫牙学说"也一直占主导地位。中国和日本的古代医学书籍中均有类似的记录。印度和埃及的早期历史书籍中也有关于蠕虫是牙痛病因的记载。

一、Miller 化学细菌学说

1889 年巴斯德(Pasteur)发现微生物使蔗糖转换为乳酸的过程,成为 W. D. Miller 提出龋病化学细菌学说(chemico-parasitic theory)的重要基础。Miller 将牙齿、唾液与碳水化合物一起培养,唾液中的细菌利用碳水化合物产生酸,引起牙釉样损害,证实龋病是细菌引起的。该学说第一次将牙 - 细菌 - 碳水化合物与龋病联系起来,口腔细菌代谢碳水化合物,产生有机酸使牙釉质脱矿。酸也可以沿牙本质小管进入,造成牙本质脱矿,细菌产生的蛋白溶解酶溶解牙本质有机质,使牙本质崩溃,形成龋洞,即 Miller 化学细菌学说。

Miller 化学细菌学说提出龋病的发生是细菌产酸和牙体硬组织脱矿过程,成为现代龋病病因学的重要基础。该学说的局限性在于:①未提出牙菌斑生物膜,口腔中游离的细菌是无法致龋的,细菌只有在牙菌斑生物膜特定的微生态环境中才能致病;②龋病由多种细菌所致,是否有特异性细菌未予明确;③未解释龋病发生的部位差异性;④不能解释为什么人口腔都有细菌,但不是所有的人都患龋病等现象。

二、四联因素学说

龋病是一种多因素引起的口腔细菌性疾病,从唾液糖蛋白选择性吸附在牙齿表面形成获得性膜、细菌黏附定植、形成牙菌斑生物膜,到发生临床可见的龋损,都需要时间。因此,易感的宿主、口腔细菌、产酸的食物和足够的时间是龋病的四个重要因素,相互作用,缺一不可,即龋病病因的四联因素学说(图 2-5-1)。只有四种因素同时存在,龋病才会发生。

(一)宿主因素

宿主因素是指个体对龋病的易感程度,包括全身状况、牙的形态、牙列结构、唾液成分和流速流量等。

全身状况与龋病发病有一定关系,全身状况又受到营养、内分泌、遗传、机体免疫状态和环境等因素的影响。只有在牙结构、形态存在某种缺陷或不足,牙对龋病的敏感性增高的前提下,龋病才会发生。

牙形态结构、牙的排列、牙矿化程度、蛋白质和微量元素等受遗传、环境、食物等的影响,这些均影响牙的抗龋能力。

唾液是一种复杂的体液,在龋病发病方面能起到

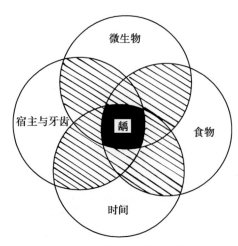

图 2-5-1 龋病四联因素学说

重要作用。一些唾液蛋白又参与牙菌斑生物膜形成;唾液的缓冲系统能中和细菌产生的酸;唾液SIgA等抗菌物质有对抗致龋菌的作用;唾液无机盐通过离子交换途径可使牙釉质中某些脱矿区域再矿化。唾液的缓冲系统和机械冲洗作用,使细菌利用产生的有机酸很难达到造成牙釉质脱矿的浓度。唾液腺疾病、头颈肿瘤放射治疗等导致唾液分泌减少,患龋率明显增加。

(二)细菌因素

细菌是龋病发生的主要因素,没有细菌不发生龋病。未萌出的牙不发生龋病,只有当牙暴露到口腔微生态环境中才发生龋病。离体牙体外实验证实口腔细菌能造成脱矿,产生龋样损害。抗生素能降低龋病发生。从龋损部位分离出来的微生物,接种于动物,可使动物发生龋病。

牙菌斑生物膜是细菌致龋的重要微生态境,游离在口腔的细菌容易被排除,无法引起龋病。细菌只有在牙菌斑生物膜特定微生态环境中才能引起龋病,成为龋病的始动因子,没有菌斑就不发生龋病。电镜下牙菌斑生物膜下方的牙釉质表面出现脱矿的凹痕,这就是龋病的开始。有效控制菌斑,即能有效控制龋病。

(三)食物因素

随着人类进化,食物逐渐精细,碳水化合物的摄入量增加,也增加了龋病的发病机会。粗制食物不易黏附在牙面,良好的清洁作用,有一定的抗龋力。

碳水化合物类食物,尤其是蔗糖在龋病发病中具有重要地位,糖的致龋作用与其种类、摄入量和摄入频率有关。糖的种类、食糖生物性状不同,致龋力亦不相同,单糖和双糖易被细菌利用产酸,多糖则不易被细菌所利用;黏度大的糖比糖溶液致龋力强。进食糖类的频率和方式等也影响龋病发病。糖的致龋作用只有通过牙菌斑生物膜微生态环境才能实现。牙菌斑生物膜的深层质地致密,氧气稀少,不易被唾液缓冲,有利于酸的堆积,使菌斑深层持续保持低 pH 环境,造成牙齿脱矿。

蔗糖是重要的致龋食物,蔗糖消耗水平与龋病发病呈正相关关系,蔗糖消耗量大的国家龋病发病状况较为严重。葡萄糖扩散进入菌斑和产酸力与蔗糖相似,但细菌利用蔗糖合成细胞外多糖的速度较葡萄糖和果糖混合物要快,其原因是细菌的葡糖基转移酶能断裂双糖链,并利用其释放的能量合成细胞外多糖。菌斑细菌也能利用食物中的糖产生细胞内多糖,储存能量,确保糖供缺乏时牙菌斑生物膜细菌地持续代谢和产酸。

(四)时间因素

龋病发病的每个过程都需要时间。从清洁的牙面上形成获得性膜,到细菌黏附形成牙菌斑生物膜;从细菌代谢碳水化合物产酸到造成牙釉质脱矿等均需要一定时间。时间因素还包括牙萌出之后的时间、碳水化合物滞留于牙面上的时间等。外环境的改变,如减少糖的摄入量与频率、有效控制菌斑、唾液缓冲、口腔细菌代谢产碱等,导致菌斑 pH 上升,牙菌斑生物膜与牙界面间羟基磷灰石的脱矿/再矿化平衡向再矿化方向移动,导致早期脱矿病损的再矿化。因此,只有当口腔微生态失衡,口腔微生物代谢碳水化合物持续产酸,菌斑 pH 长期低于临界 pH 时,才能最终导致牙体硬组织脱矿,形成龋损。

三、微生态学说

随着口腔微生态学(oral microecology)研究的不断深入,口腔微生态在龋病发生中的作用已得到广泛认同。龋病微生态学说认为,定植在人口腔的细菌多为口腔常驻菌,在发育生长过程中与人形成了良好的生态关系。健康状态下,牙菌斑生物膜中的产酸、耐酸菌,如变异链球菌与其他产碱共生菌,如血链球菌、唾液链球菌等维持着生理动态平衡,牙菌斑生物膜内细菌产酸代谢与产碱代谢平衡,不发生龋病。当局部、全身、环境等因素改变,如全身系统性疾病、口腔卫生差、长期频繁进食糖食、口腔产酸耐酸菌过度生长、牙菌斑生物膜内酸性代谢产物堆积,竞争性抑制牙菌斑生物膜内不耐酸的产碱共生菌生长,导致口腔微生态失衡,pH 持续降低至临界 pH(5.5)以下,牙体硬组织脱矿/再矿化的平衡破坏,最终导致牙体硬组织持续脱矿,形成肉眼可见的龋洞(图 2-5-2)。龋病微生态学说(microecology theory)科学地解释了为什么存在牙菌斑生物膜、口腔微生物和碳水化合物,而只有部分人患龋病的现象。

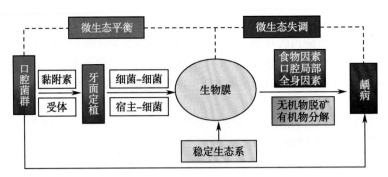

图 2-5-2　龋病病因微生态学说

四、早期病因学说

龋病是一种古老的疾病，关于龋病和龋病病因的研究一直没有停止过。不少学者在对龋病病因的早期研究中，提出了一系列其他学说，在特定的历史时期，对龋病病因的认识也起到了积极的推动作用。

（一）体液学说

体液学说认为人体有 4 种基本液体，即血液、痰液、黑胆汁和黄胆汁。根据希腊古代名医和哲学家 Galen 的观点，认为"龋病是由于辛辣和腐蚀性液体的内部作用而发生的"，由于这些体液失调造成疾病。1909 年 Guerini 提出龋病的治疗必须针对不同情况，通过全身和局部用药作用于这些有害液体，同时采用收敛剂（astringents）和滋补剂增强牙本身结构。医学之父希波克拉底也赞成体液病理学说，认为牙周围碎片聚集及其腐蚀作用是龋病发病的原因。

（二）活体学说

中世纪的许多希腊医师认为牙是人体的整体组成部分之一，其结构受到人体健康的影响。龋病和骨疡（gangrene）一样，由牙内部变化所致。牙的内吸收和潜行性龋洞在窝沟处仅能见到针头大小的入口，龋病是由内部破坏开始的。

（三）化学（酸）学说

在 17 和 18 世纪，随着化学的发展，一些学者认为龋病是口腔中形成的酸所引起的，并认为这些酸是无机酸，但不知道酸的来源。被认为是蛋白质腐败后增加胺含量，胺被氧化成硝酸，破坏牙。也提出唾液中食物分解形成硫酸、硝酸和醋酸。1935 年 Robertion 提出龋病是由于牙周围的食物发酵产酸所致。由于当时认为发酵过程是严格的无生命过程，未涉及口腔微生物的作用。化学学说最先提出了酸的作用，推动了龋病研究的发展。

（四）寄生腐败学说

1843 年 Erdl 在牙面附着膜内发现了丝状微生物。1847 年 Ficinus 在釉护膜中也观察到了丝状微生物，提出龋病是微生物入侵，分解釉护膜和釉柱内物质所致。1954 年 Dubos 提出微生物的毒性对组织的破坏性影响，并提出龋病是被微生物所生成的化学物质破坏牙的设想。

（五）蛋白溶解学说

Gottlieb（1947 年）提出蛋白溶解学说，认为牙表面的覆盖物和窝沟中的物质是有机质，牙釉质本身也含有少量有机质。蛋白溶解学说认为龋病是蛋白溶解，牙釉质有机基质的溶解和液化，牙的有机结构破坏，无机质崩解的结果。龋病发生是细菌产生的蛋白溶解酶先溶解牙的有机质，无机质崩解在后。该学说的局限性在于未能证实细菌产生的哪种蛋白溶解酶发挥的溶解作用？蛋白溶解酶如何进入牙体硬组织？以及牙釉质少量的蛋白质溶解造成牙体硬组织丧失等问题。而 Miller 学说认为龋病的发生是细菌产生的酸造成牙体硬组织脱矿在先，有机质的溶解在后的过程。

（六）蛋白溶解 - 螯合学说

Albert Schatz 等 1955 年提出蛋白质溶解 - 螯合学说，认为蛋白溶解 - 螯合是一种生物学现象，口腔细菌首先分解牙釉质有机成分，破坏后的有机产物具有螯合特性，溶解牙釉质的矿物成分，最后使牙釉质的有机成分和无机结构同时破坏。该学说认为,脱矿过程由各种复合物介导,如酸离子、氨、氨基酸、肽、聚磷酸盐和碳酸盐衍生物等。这些物质来自微生物代谢产物、组织破坏产物、食物消化产物,以及通过牙菌斑生物膜扩散的有机成分等。

　　该学说认为龋病是定植在牙面的细菌产生蛋白溶解酶,先溶解牙釉质有机质,产生螯合剂使牙釉质脱矿,有机质溶解在先,无机质脱矿在后。通过蛋白质溶解释放出各种螯合剂,如氨基酸、聚磷酸盐、有机酸等,螯合羟基磷灰石晶体形成龋病。该学说的局限性在于哪些细菌产生蛋白溶解酶?蛋白溶解酶怎样进入牙釉质溶解有机质?牙釉质有机质含量少于 1%,这样少量的有机质溶解会造成牙釉质破坏等问题还缺乏科学证据。

> **思考题**
>
> 　1. 简述牙菌斑生物膜的形成过程。
> 　2. 简述口腔菌群。
> 　3. 简述致龋菌的生物学特征。
> 　4. 简述龋病的微生态学说。

（周学东　徐　欣）

参考文献

1. 樊明文. 牙体牙髓病学. 4 版. 北京:人民卫生出版社,2012.
2. 周学东. 龋病学. 北京:人民卫生出版社,2011.
3. 周学东. Dental Caries: Principles and Management. Berlin: Springer,2016.

>> **学习要点**

掌握：龋病的临床表现、诊断方法和诊断标准。

熟悉：龋病的临床分类。

了解：龋病的病理过程。

龋病发生在牙齿硬组织，从获得性膜、细菌黏附、牙菌斑生物膜形成到引起牙齿的颜色、形态和质地损害，一般需要 1 年左右的时间。因此，在现代龋病病因学中，时间也被认为是主要发病四联因素之一。由于龋病的发病时间长，使得医师有足够的时间，通过口腔检查，对龋病进行早期发现、早期诊断和早期防治。

第一节　龋病的病理过程

龋病是牙齿对牙菌斑生物膜及其代谢产物的动态反应的结果。这种反应过程，形态学上表现为初期超微结构水平的脱矿和再矿化以及晚期的龋洞形成。研究龋病病变过程的方法主要有：普通光镜、偏光显微镜、显微放射摄影、扫描电镜、氩离子减薄技术、高分辨电镜、micro CT 等。初期牙釉质龋的脱矿和再矿化主要表现为牙釉质内微孔的改变，偏光显微镜是有效的研究手段。人牙釉质由紧密排列的羟基磷灰石晶体构成，其中含有一定数量的微孔，具有使平面偏光分解为两束光的特性。正常牙釉质呈负性内在双折射（negative intrinsic birefringence）。龋病发生、发展过程中，矿物质移出形成溶解性间隙，牙釉质晶体破坏使组织中微孔容积增大，牙釉质的双折射由负性转变为正性。如使用不同折射指数的浸渍物浸渍这些微孔，能产生另一种类型的双折射，这种类型的双折射称为"形成双折射"（form birefringence）。

一、牙釉质龋

（一）牙釉质龋分区

牙釉质是全身最硬的矿化组织。龋病早期阶段，牙釉质的表面层损害极少，在表面层下方表现为脱矿。早期牙釉质龋可分为几个区（图 3-1-1），代表牙釉质内不同程度的病理变化过程。以奎宁作为浸液，偏光显微镜下观察牙釉质早期龋，从损害进展的前沿开始，可分为 4 个区：①透明带：是损害进展的前沿；②暗带：位于透明带与损害体部之间；③损害体部；④相对完整的表面带。

（二）龋病病理过程

龋病病损区不是独立的，而是龋病发展的

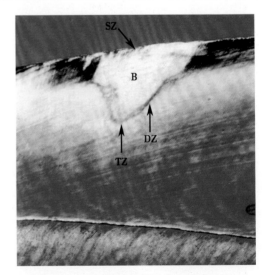

图 3-1-1　牙釉质龋的 4 个组织学分区

TZ. 透明带　DZ. 暗带　B. 损害体部　SZ. 表面带

（四川大学华西口腔医学院周学东医师供图）

连续性改变。整个龋病的发生、发展过程可分为以下6期：

1. 龋齿脱矿最早的表现是表层下出现透明带，此时临床表现和X线片均不能发现。

2. 透明带扩大，部分区域有再矿化现象，其中心部出现暗带。

3. 随着脱钙病变的发展，暗带中心出现病损体部，病损体部相对透明，芮氏线、釉柱横纹明显。临床上表现为龋白斑。

4. 病损体部被食物、烟和细胞产物等外源性色素着色，临床上表现为棕色龋斑。

5. 龋病进展到釉牙本质界时，病损呈侧向扩展，发生潜行性破坏，临床上表现为蓝白色。侧向扩展与釉牙本质界有机成分多、含氟量低有关。

6. 牙齿表面的龋坏，龋洞形成。

二、牙本质龋

牙髓和牙本质组织可视为一独立的生理性复合体，当龋损到达牙本质后也会累及牙髓组织。龋损潜行性破坏牙釉质后，沿牙本质小管方向侵入牙本质，沿着釉牙本质界向侧方扩散，在牙本质中形成锥形损害，其基底在釉牙本质界处，尖指向牙髓（图3-1-2）。

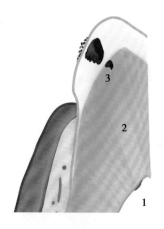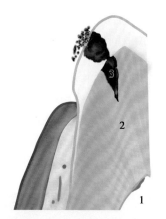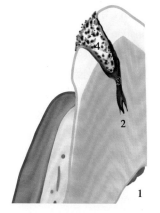

图 3-1-2　深部牙本质龋示意图

1. 第三期牙本质层　2. 透明层（硬化区）　3. 脱矿层　4. 细菌侵入层和坏死崩解层

牙本质龋早期阶段，在成牙本质细胞层下方能观察到炎症细胞浸润，说明刺激已到达成牙本质细胞。龋病损害的前沿产生脱矿，进而有细菌入侵。牙髓和牙本质中的变化主要取决于损害进展速度，也取决于脱矿程度和侵入组织的细菌数量。对细菌侵入牙本质后造成的深层活动性损害已进行了广泛研究，其病理变化在光镜下可分为坏死崩解层、细菌侵入层、脱矿层、透明层（即硬化区）以及第三期牙本质层（图3-1-3）。

在活动性龋病损害时，坏死区由结构遭破坏的牙本质小管、混合性口腔微生物群以及被降解的无结构基质所构成。该部分损害质地较软，易被去除。坏死区下方为感染层，该层中微生物已渗透至牙本质小管，但管周牙本质无大的破坏。靠近感染层的是脱矿区，该区矿物盐已被溶解，留下相对完整的牙本质小管。在脱矿区表层可发现少量细菌，但深层的大部分组织无菌。这一部分组织，由于其硬度的原因亦被称为革样牙本质（leathery dentin）。牙本质龋的前沿有脱矿区，但相对完整的硬化层的存在具有重要的临床意义。

当牙本质深龋进展较慢时，在脱矿区的下方可形成一硬化层。该层的管腔比正常牙本质管腔狭小，可

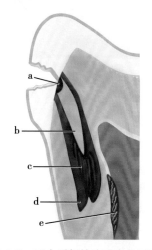

图 3-1-3　牙本质龋的病理变化示意图

a. 坏死崩解层　b. 细菌侵入层　c. 脱矿层

d. 透明层　e. 第三期牙本质层

能是被晶体堵塞之故。硬化层的牙本质小管可因管内钙化而完全闭合，使该层的渗透性降低，矿化水平增高且超过正常牙本质。硬化层的下方，成牙本质细胞继续形成一层第三期牙本质，不仅增加了牙本质的厚度，也使成牙本质细胞退到牙髓腔中远离损害区的部位。

牙髓对龋病的侵袭具有较强的自我恢复和修复能力，进展较慢的龋损可以停止。对无停止迹象的深龋损，如果能仔细地去除坏死和感染的牙本质，用氢氧化钙处理形态上完整的脱矿层后，就能成功地保护牙髓。通过盖髓治疗，可以诱导修复性牙本质形成。

三、牙骨质龋

牙骨质的龋损过程与牙本质龋相同。临床上牙骨质龋呈浅碟形，常发生在牙龈严重退缩，根面自洁作用较差的部位。初期牙骨质龋的显微放射摄影表明，在牙骨质中也发生表面下脱矿，伴有致密的矿化表面，表明这种再矿化过程类似于硬化牙本质的再矿化过程。

临床无法检测单纯的牙骨质龋。在接近釉牙骨质界处，牙骨质厚度通常仅为20～50μm，若发生龋损波及牙本质，称为根面龋（图3-1-4）。根面龋可同时发生于牙骨质和牙本质，在根部所见的牙本质组织病理变化与缓慢进展的冠部龋类似，随着牙本质小管的闭塞形成硬化层，其下方可能出现第三期牙本质。初期损害，光学显微镜和显微放射摄影可看到牙骨质中出现裂缝，微生物偶尔可穿过脱矿的裂缝，导致牙骨质的分段破坏。此后，损害沿着牙骨质前沿广泛扩散，有时表现为"分层损害"（delamination）。损害可能沿穿通纤维（perforating fibers）的走向进展，与牙根面垂直。显微放射摄影表明，由于矿物质分布的区域性差异，在X线片上表现为透射和阻射影像交替出现，龋损的牙骨质区域可能呈刷状外观。混浊的外表面层覆盖着下方脱矿的牙骨质。约有1/3根面龋标本表现为牙本质小管反应，出现死区，形成透明牙本质。超微结构观察表现为羟基磷灰石晶体呈板状，某些区域的晶体明显空虚，有些小区域无晶体，在牙骨质表面或表面下腔隙中有细菌入侵的痕迹。

在根部牙本质发生进行性损害时，牙本质小管被细菌感染，其主管和侧支均被累及，与冠部牙本质龋一样，可能有硬化性反应，矿物质晶体部分或全部封闭牙本质小管。

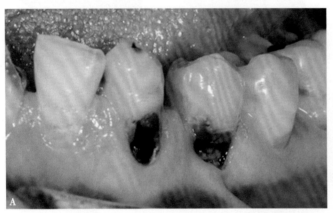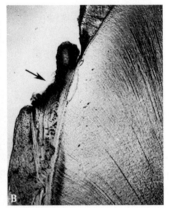

图 3-1-4　根面牙骨质龋
A. 根面龋口内观　B. 根面龋病理表现（箭头示）

四、脱矿和再矿化

牙齿是人体最硬的器官，承担咀嚼、发音、语言、美容等功能。牙齿来源于外胚叶和间质，成年时期的牙釉质既无细胞和血管，也没有神经。成釉细胞在完成牙釉质形成后便萎缩，仅留下一层有机薄膜。牙釉质没有细胞活动的防御机制，无法对微生物入侵产生炎症反应，也不能通过细胞修复而达到自愈。无细胞的成人牙釉质不能进行生命活动，如糖酵解或呼吸。牙釉质的代谢活动独特，进行着物理-化学交换反应，如脱矿和再矿化。

（一）脱矿

在酸的作用下，牙齿矿物质发生溶解，钙和磷酸盐等无机离子由牙中脱出称为脱矿。脱矿过程由扩散控制,反应的始动阶段取决于氢离子达到牙釉质表面的速度。氢离子的主要来源是未解离的酸。氢离子和少量乳酸根、乙酸根离子攻击羟基磷灰石晶体,特别是较薄弱的部位,致使钙和磷酸盐丧失至外环境中。只要有新产生的酸存在,这一脱矿过程就一直进行。随着钙和磷酸盐向外扩散,牙釉质表层可出现再矿化,导致牙釉质外层似有完整外观,厚度为 $20\sim40\mu m$,此处的矿物质含量高于损害体部。若菌斑微生物不断产酸,则牙釉质表面下脱矿仍继续进行,修复过程不能与之同步,脱矿大于再矿化,导致晶体结构广泛损伤、崩溃,形成龋洞。

(二)再矿化

发育尚未成熟的牙釉质亦可在口腔中继续再矿化。再矿化的概念应该包括使钙、磷和其他矿物离子沉积于正常或部分脱矿的牙釉质中或其表面的过程。这些离子可以来自唾液或合成的再矿化液等,也可以是内源性的,由牙组织早期脱矿溶解的矿物质再沉积,或者是这些因素的结合。局部钙离子和氟离子浓度可促进再矿化。

第二节 龋病的临床表现及分类

龋病是一种慢性破坏性疾病,并不累及所有牙面,对牙齿的不同解剖部位具有某种倾向性。根据龋病的临床损害模式,从动力学角度,可以按照龋病发病情况和进展速度分类;从形态学角度,可以根据损害的解剖部位分类;也可以按照病变程度分类。

不论哪种临床类型,引起龋损的微生物和底物大体相同,但在不同个体之间,牙齿的各解剖部位的敏感性和损害进展速度均有很大差异。牙齿解剖外形及其在牙弓中的位置,以及其他因素,如氟、唾液、口腔卫生等,均可对龋病发病造成影响。

一、龋病的临床表现

患龋病时,牙齿硬组织的病理改变涉及牙釉质、牙本质和牙骨质,临床特征是牙齿硬组织发生颜色、形态及质地的变化。以质变为主,色、形变化是质变的结果。随着病程的发展,病变由牙釉质侵入牙本质,组织不断被破坏、崩解而逐渐形成龋洞。龋损破坏程度不同,临床表现不一。龋坏的牙齿一般无自发性疼痛,但对冷、热或酸、甜刺激敏感,有时会有难忍的酸疼。

(一)临床特征

龋病的临床特征为患牙的硬组织发生色、性、质的渐进性变化,患牙逐渐出现感觉异常。

1. 色泽变化 龋坏的牙表面色泽的改变是临床上最早出现的变化,病变的早期呈现白垩色,病损区着色则会呈棕黄色或黑褐色。病损进一步发展,在窝沟处表现为浸墨样改变,提示龋损深度达到了牙本质层,实际的病损区范围甚至超过呈现色泽改变的区域。

2. 外形改变 病变不断进展,牙体硬组织不断被破坏、崩解而逐渐形成龋洞,这是龋病最显著的临床特征。

3. 质地改变 由于硬组织遭到破坏,龋洞中充满感染脱矿组织和食物残渣,称为腐质。脱矿的牙体硬组织质地松软,探诊时容易与正常牙体组织区别。

4. 感觉变化 仅波及牙釉质的早期龋损,患牙没有疼痛和不适的症状。当龋坏进展到牙本质层形成龋洞时,患牙会出现对冷热刺激敏感,饮食时食物嵌塞或食物嵌入龋洞时疼痛等症状,但均为一过性表现,刺激消失,症状随之消失。

(二)龋病好发的牙齿及部位

龋的易感性是多因素的,牙齿的解剖结构、形态、在牙列中的位置和排列以及牙齿硬组织的发育、矿化程度都对龋病的发生起着重要的作用。牙菌斑生物膜能够长期存在并不断代谢产酸的牙齿部位往往是龋病的好发部位;牙尖、牙嵴、牙冠轴角等自洁区不易发生龋坏。

1. 好发牙齿 磨牙点隙裂沟丰富,邻面不易清洁,患龋率高;邻近唾液腺导管开口的下前牙患龋率低;义齿基牙、安放固定矫治器的正畸牙和排列不整齐的牙齿都存在菌斑滞留区,也是易患龋的牙齿。

2. 好发牙面和部位 龋好发的牙面依次为𬌗面、邻面、牙颈部根面、唇/颊面。

二、龋病的分类

根据龋发生在牙齿硬组织上不同的部位,在组织学上分为牙釉质龋、牙本质龋和牙骨质龋。在临床中为了能够准确反映龋病的损害程度和进展情况,为了清楚表明龋损发生的部位,为了获得正确的病因分析,为了给治疗方案提供依据,在对龋病诊断时出现了龋病的多种分类方法,其中按照病变侵入深度的分类在临床上最为常用。

(一)按龋损深度分类

根据病变侵入深度可分为浅龋、中龋和深龋(图 3-2-1)。这一分类方法在临床上最为适用。

1. **浅龋**(superficial caries) 是指局限于牙釉质或牙骨质的龋,一般无自觉症状,仅在检查时发现局部有颜色改变。

2. **中龋**(intermediate caries) 是指发生于牙本质浅层的龋,除了颜色变化外,大多有冷热酸甜敏感症状。

3. **深龋**(deep caries) 是指龋损已发展到牙本质深层,此时刺激症状明显,检查时常可见较深的龋洞。

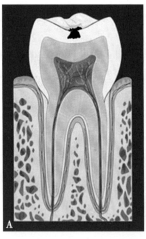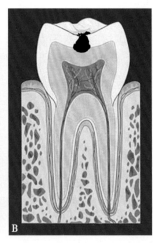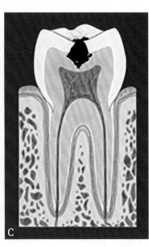

图 3-2-1 龋病按病变侵入深度分类示意图

A. 浅龋 B. 中龋 C. 深龋

(二)按发病情况和进展速度分类

这种分类方法有利于对患者的整体情况综合考虑,有利于及时采取有针对的治疗和干预措施。

1. **慢性龋**(chronic caries) 进展慢,龋坏组织染色深,呈黑褐色,病变组织较干硬,又称干性龋。一般龋病都属此种类型。

龋病发展到某一阶段时,由于病变环境发生变化,隐蔽部位变得开放,原有致病条件发生了改变,龋病不再继续进行,损害保持原状,这种特殊龋损称为静止龋(arrested caries),也是一种慢性龋。由于相邻牙被拔除,邻面龋的表面容易清洁,牙面菌斑易受到唾液缓冲作用和冲洗力的影响,病变进程自行停止。例如牙齿咬合面龋损,咀嚼作用可能将龋病损害部分磨平,菌斑不易堆积,病变停止,成为静止龋。

2. **急性龋**(acute caries) 多见于儿童或青年人。病变进展较快,病变组织颜色较浅,呈浅棕色,质地较软且湿润,很容易用挖器剔除,又称湿性龋。急性龋因病变进展较快,牙髓组织来不及形成修复性牙本质,或者形成较少,牙髓组织容易受到感染,产生牙髓病变。

猛性龋(旧称猖獗龋,rampant caries)是急性龋的一种类型,病程进展很快,多数牙在短期内同时患龋,常见于颌面及颈部接受放射治疗的患者,又称放射性龋(图 3-2-2)。Sjögren 综合征患者及一些有严重全身性疾病的患者,由于唾液分泌量减少或未注意口腔卫生,亦可能发生猛性龋。

3. **继发龋**(secondary caries) 龋病治疗后,由于充填物边缘或窝洞周围牙体组织破裂,形成菌斑滞留区,或修复材料与牙体组织不密合,留有小的缝隙,这些都可能成为致病条件,产生龋病，称为继发龋（图 3-2-3）。继发龋也可因治疗时未将病变组织除净，之后再发展而成，这种继发龋比较隐蔽，单纯临床检查不易查出，需借助 X 线片的检查。

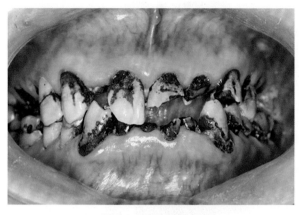

图 3-2-2 放射性龋

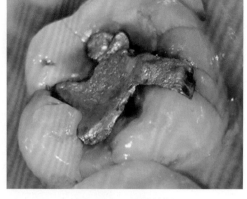

图 3-2-3 继发性龋

（三）按龋病损害的解剖部位分类

龋病好发于窝沟、邻面、牙颈部等难以自洁的部位。根据牙齿解剖部位对龋病敏感性分类也是最常见和最简单的分类方法。

1. 殆面（窝沟）龋和平滑面龋 牙面窝沟是牙釉质的深通道，个体之间的形态差异很大，常影响龋病发生。窝沟类型分为：①V 形：顶部较宽，底部逐渐狭窄，占 34%；②U 形：从顶到底部宽度几乎相同，约占 14%；③I 形：呈一非常狭窄的裂缝，占 19%；④IK 形：非常狭窄的裂缝，但底部带有宽的间隙，占 26%；⑤其他类型占 7%（图 3-2-4）。

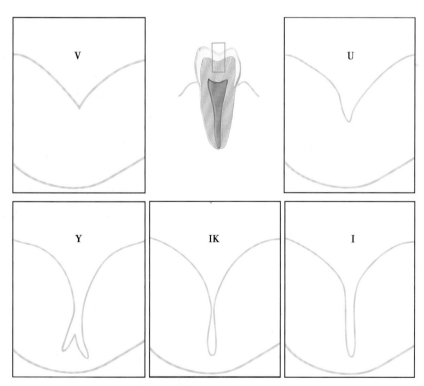

图 3-2-4 窝沟形态示意图

窝沟的形态与龋病发病和进展速度密切相关。窝沟龋限指磨牙和前磨牙咬合面、磨牙颊面沟和上颌前牙舌面的龋损。这些不规则的表面，由于先天性特征，缺少自洁作用，对龋病更具敏感性。在窝沟发生龋坏时，损害并非从窝沟基底部位开始，而是首先在窝沟侧壁产生损害，最后扩散到基底（图 3-2-5）。龋损沿着釉柱方向发展而加深，达到牙本质，然后沿釉牙本质界扩散。

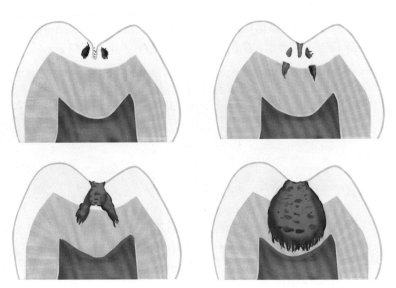

图 3-2-5 窝沟龋发展的各阶段示意图

有的窝沟龋损呈锥形,底部朝牙本质,尖向牙釉质表面,狭而深的窝沟处损害更为严重,龋病早期,牙釉质表面无明显破坏。具有这类临床特征的龋损又称潜行性龋。

除窝沟外的牙面发生的龋病损害称为平滑面龋。平滑面龋可进一步分为两个亚类:发生于近远中触点处的损害称为邻面龋;发生于牙颊或舌面,靠近釉牙骨质界处的损害为颈部龋。牙釉质平滑面龋病损害呈三角形,其底朝牙釉质表面,尖向牙本质。当损害达到釉牙本质界时,损害沿釉牙本质界部位向侧方扩散,在正常牙釉质下方逐渐发生潜行性破坏。

2. 根面龋 龋病过程大多从牙釉质表面开始,但亦有从牙骨质或直接从牙本质表面开始的龋损(图 3-2-6)。在根部牙骨质发生的龋病损害,称为根面龋,常发生于牙根的颊面和舌面。这种类型的龋病损害主要发生于牙龈退缩、根面外露的牙,常见于老年人。在 50～59 岁年龄组中,60% 以上的受检者有根面龋损。根面龋始于牙骨质或牙本质表面,这两种牙体组织的有机成分多于牙釉质,基于这一原因,引起根面龋的菌群可能有别于产生牙釉质龋的菌群。

(四)其他

牙釉质发育缺陷、矿化不良的牙齿部位或者不易自洁的牙齿隐匿区域也容易发生龋损变化。

1. 线形牙釉质龋(linear enamel caries) 是一种非典型性龋病损害,主要发生于上颌前牙唇面的新生线处(neo-natal line),或更确切地说是新生带(neo-natal zone)。新生带代表出生前和出生后牙釉质的界限,是乳牙具有的组织学特征。上颌乳前牙牙釉质表面的新生带部位产生的龋病损害呈新月形,其继承恒牙对龋病的易感性也较强。

2. 隐匿性龋(undermined caries) 牙釉质脱矿常从其表面下层开始,有时可能在看似完整的牙釉质下方形成龋洞,因其具有隐匿性,临床检查常易漏诊。隐匿性龋(图 3-2-7)好发于磨

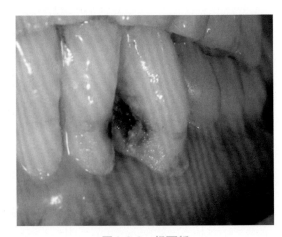

图 3-2-6 根面龋

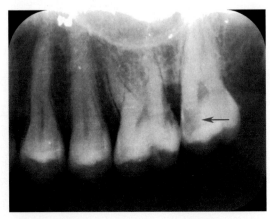

图 3-2-7 隐匿性龋(箭头示)

牙沟裂下方和邻面。仔细检查可发现病变区色泽较暗，有时用探针尖可以探入洞中。X 线片可以确诊。

第三节　龋病的诊断

龋病作为诊断名词，限定于已经造成牙齿硬组织损害但在临床上尚无牙髓病变的活髓牙。

一、诊断方法

临床上常用的诊断方法包括：问诊、视诊、探诊、牙髓活力测验、X 线检查及透照检查等。

（一）问诊

诊断龋病时，除了询问患牙有无敏感、疼痛、食物嵌塞等症状外，还应该了解与龋病发生相关的因素，全面掌握患者的口腔整体情况、卫生保健状态及全身健康状况。

（二）视诊

观察牙面有无黑褐色改变和失去光泽的白垩色的斑点，有无腔洞形成。当怀疑有邻面龋时，可从𬌗面观察邻近的边缘嵴有无变暗的黑晕出现。

（三）探诊

利用尖头探针探测龋损部位有无粗糙、勾拉或插入的感觉。探测洞底或牙颈部的龋洞是否变软、酸痛或过敏，有无剧烈探痛。还可探测龋洞部位、深度、大小及有无穿髓孔等。

邻面的早期龋损，探针不易进入，可用牙线自咬合面滑向牙间隙，然后自颈部拉出，检查牙线有无变毛或撕断的情况。如有，则可能有龋病病变。

（四）牙髓活力测验

当龋洞深达牙本质时，患者可能述说对冷、热或酸、甜刺激敏感，甚至有难忍的酸痛。医师可用牙髓活力温度测验和牙髓活力电测定，以此判断牙髓的病变状态和牙髓的活力。

（五）X 线检查

邻面龋、继发龋或隐匿龋不易用探针查出，此时可用 X 线片进行检查。龋病在 X 线片上显示透射影像。检查龋洞的深度及其与牙髓腔的关系时，也可借助于 X 线检查。

（六）透照

用光导纤维装置进行，对检查前牙邻面龋洞甚为有效，可直接看出龋损部位和病变深度及范围。

二、诊断标准

临床上最常使用的诊断标准按病变侵入深度分类进行。

（一）浅龋

浅龋位于牙冠部时，一般均为牙釉质龋或早期牙釉质龋，但若发生于牙颈部，则为牙骨质龋。

位于牙冠的浅龋又可分为窝沟龋和平滑面龋。前者的早期表现为龋损部位色泽变黑，进一步仔细观察可发现黑色色素沉着区下方为龋白斑，呈白垩色改变。用探针检查时有粗糙感或能钩住探针尖端。

平滑牙面上的早期浅龋一般呈白垩色点或斑，随着时间延长和龋损继续发展，可变为黄褐色或褐色斑点。邻面的平滑面龋早期不易察觉，用探针或牙线仔细检查，配合 X 线片可能作出早期诊断。

浅龋位于牙釉质内，患者一般无主观症状，遭受外界的物理和化学刺激，如冷、热、酸、甜刺激时亦无明显反应。

早期诊断疑为浅龋时，可定期追踪复查，或借助于其他诊断手段，如用荧光显示法检查，以一种氯化烃类染料涂布牙面，让其浸透 2～3min，后用清水洗净，紫外光照射局部，龋损部位发出的荧光有助于早期诊断。还可采用显微放射摄影方法、氩离子激光照射法帮助诊断。最常使用的常规诊断方法是行 X 线片检查，有利于发现隐蔽部位的龋损。

浅龋诊断应与牙釉质钙化不全、牙釉质发育不全和氟牙症相鉴别。

（1）牙釉质钙化不全：亦表现有白垩状损害，表面光洁，同时白垩状损害可出现在牙面任何部位，浅龋有一定的好发部位。

（2）牙釉质发育不全：是牙发育过程中，成釉器的某一部分受到损害所致，可造成牙釉质表面不同程度的实质性缺陷，甚至牙冠缺损。牙釉质发育不全时也有变黄或变褐的情况，但探诊时，损害局部硬而光滑，病变呈对称性，这些特征均有别于浅龋。

（3）氟牙症：又称斑釉症，受损牙面呈白垩色至深褐色，患牙为对称性分布，地区流行情况是与浅龋相鉴别的重要参考因素。

（二）中龋

当龋病进展到牙本质时，由于牙本质中所含无机物较牙釉质少，有机物较多，构造上又有很多小管，有利于细菌入侵，龋病进展较快，容易形成龋洞。牙本质因脱矿而软化，随色素侵入而变色，呈黄褐或深褐色，同时出现主观症状。

中龋时患者对酸甜饮食敏感，过冷过热饮食也能产生酸痛感觉，冷刺激尤为显著，刺激去除后症状立即消失。龋洞中除有病变的牙本质外，还有食物残渣、细菌等。

由于个体反应的差异，有的患者可完全没有主观症状。颈部牙本质龋的症状较为明显，这是由于该部位距牙髓较近之故。中龋时牙髓组织受到激惹，可产生保护性反应，形成修复性牙本质，它能在一定程度上阻止病变发展。

中龋有其典型的临床特征，因此诊断并不困难。

（三）深龋

龋病进展到牙本质深层时为深龋，临床上可见很深的龋洞，易被探查到。但位于邻面的深龋洞以及有些隐匿性龋洞，外观仅略有色泽改变，洞口很小而病变进展很深，临床检查较难发现，应结合患者主观症状，仔细探查。必要时需在处理过程中除去无基牙釉质，然后再进行诊断。

若深龋洞洞口开放，则常有食物嵌入洞中，食物压迫使牙髓内部压力增加，产生疼痛。遇冷、热和化学刺激时，产生的疼痛较中龋时更加剧烈。

深龋时一般均能引起牙髓组织的修复性反应，包括修复性牙本质形成，轻度的慢性炎症反应，或血管扩张、成牙本质细胞层紊乱等。

根据患者主观症状、体征，结合 X 线片易于确诊，但应注意与可复性牙髓炎和慢性牙髓炎相鉴别，具体参见第十六章第三节。

> **思考题**
> 1. 简述牙齿不同组织结构特点对龋病病理特征的影响。
> 2. 简述牙齿在口腔环境中发生的脱矿与再矿化现象对龋病临床治疗的意义。
> 3. 简述牙齿的解剖形态与龋病发生的临床特点。

（赵　今）

参考文献

1. FEJERSKOV O，KIDD E. Dental caries: the disease and its clinical management. Chapter 5 Clinical and histological manifestations of dental caries. Copenhagen: Blackwell Munksgaard，2003.
2. 樊明文. 牙体牙髓病学. 4 版. 北京：人民卫生出版社，2012.
3. BLACK G V. Operative dentistry，Pathology of the hard tissues of the teeth. London: Claudius Ash，1914.

龋病的治疗计划

> **>> 学习要点**
>
> **掌握:** 龋病非手术治疗的方法,以及牙体修复与材料选择的原则。
> **熟悉:** 龋病风险评估与不同龋风险等级的管理措施。
> **了解:** 龋病综合治疗的理念,以及常用的龋病风险评估表。

龋病治疗目的是终止病变发展,保护牙髓,恢复牙齿形态和功能,维持与邻近软硬组织的正常生理解剖关系。龋病治疗原则是针对龋损的不同程度,采用不同的治疗方法。

第一节　龋病综合治疗的理念

龋病是进行性发展的疾病,龋病的治疗不能仅局限于对龋齿进行简单的充填治疗,应针对病因采取积极有效的措施控制牙菌斑,阻止龋病的发展和蔓延,发现并指出患者口腔卫生态度和行为存在的问题并给予具体指导,这对于防控龋病的发展具有极其重要的意义,同时也是维持龋病治疗效果的基础。龋病的治疗计划应包括对病因的控制和消除,龋损的修复以及功能的恢复。同时,除了考虑主诉患牙,还应充分了解患者整体口腔情况,非主诉龋齿也应纳入全面的治疗计划中。

在龋病发展过程中,其他学科的疾病可能对其产生一定的影响,在病因分析和制订治疗计划时应加以考虑;同时在龋病治疗过程中,交叉学科如美学、殆学等都应纳入治疗计划的考量中。龋病的临床特点决定了其仅靠单次的修复远远不够,还需定期随访,防止复发。

第二节　龋病风险评估与管理

随着口腔医学向龋病早期诊断和预防的方向发展,采集分析患龋病风险信息,预测人群的龋病风险,特别是高风险人群,有针对性实施无创、微创、有创的递进式龋病防治技术,已成为现代龋病临床治疗的趋势。

基于龋病风险评估(caries risk assessment)的临床决策是龋病管理的重要组成部分。龋病治疗开始前应对患者进行龋病风险评估,并将龋病风险管理贯穿于龋病防治始终。龋病风险评估通过对患者龋危险因素和保护因素进行分析,确定个体在一定时间内发生新龋的可能性,进而对人群患龋的风险进行分级,给予相应的预防和治疗措施以阻止龋病的发生和发展。

一、龋病风险评估的概念

龋病风险评估可以帮助临床医生分析龋病的发病原因,有助于确定随访的频率及治疗方案;风险评估的结果也会影响治疗过程中充填材料的选择及窝洞预备方案的设计。此外,风险评估过程和结果有利于口腔卫生宣教和医患沟通,提高患者的依从性,进而提高龋病管理效果。基于龋病风险评估的龋病管理有利于控制龋危险因素,加强健康教育,强化规范诊疗,促进医防协同,推动实现人群全生命周期健康。

龋病是一种多因素影响的牙体硬组织疾病，一个理想的龋病风险评估系统应具备高效性、可靠性，以及使用简便、花费低等特点。龋病风险评估的提出是基于龋病平衡的概念，导致牙齿脱矿的危险因素和促进牙齿矿化的保护因素之间的平衡关系决定了个体新龋发生的风险（图 4-2-1）。一般来说，相比于用单个或几个风险因素的预测方法，使用龋病风险评估系统能更为准确地预测龋病发生，其准确率约为 60%～90%。常用的龋病风险评估系统见表 4-2-1 所示。

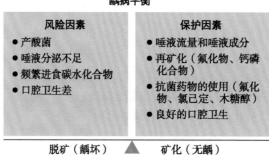

图 4-2-1　龋病平衡示意图

表 4-2-1　常用的龋病风险评估系统

龋病风险评估系统名称	时间	开发者	主要特点
Cariogram	1997 年	瑞典学者	是一种计算机模型，通过权重评估来预测，并提出针对性的新龋预防方法
CAMBRA（Caries management by risk assessment）	2002 年	美国加利福尼亚牙科协会提出，后经 Featherstone 等进行改良	以 6 岁为界限，根据个体的风险类别，提出相应的干预措施
CAT（Caries-risk assessment tool）	2002 年	美国儿童牙科学会	多应用于婴幼儿、儿童、青少年
ADA（American dental association）	2004 年	美国牙医协会	有分别适用于 0～6 岁和大于 6 岁患者的两个表格

二、龋病风险因素分析

龋病风险因素包括致龋的危险因素和保护因素。危险因素可以直接增加龋病发生的可能性，在缺乏或去除后可减少龋病发生；保护因素可以减少龋病发生的可能性，在缺乏或去除后可增加龋病发生。

（一）社会、经济与教育因素

患者的依从性和龋病风险行为管理都会受到社会经济地位与教育水平的影响。良好的依从性与行为管理能够有效降低患者的患龋病风险。社会、经济与教育情况在群体水平具有一定的预测性，但在个体水平通常不太准确。

（二）全身因素

患者的全身健康状况可影响患龋病风险。例如接受放疗或化疗的患者免疫功能受损，进而导致其患龋病风险升高。患者免疫功能的降低需要采取更多的预防措施，其中包括更频繁的复诊。

（三）口腔局部因素

口腔局部因素是直接判断龋活跃性的重要参考指标，为临床医师制订治疗方案提供有力的参考，是龋病风险评估中的重要因素。口腔局部危险因素包括可见的龋洞、白垩斑、牙釉质棕色斑块、根面暴露、深窝沟、固定或活动义齿、正畸托槽、接触不良及存在悬突的不良修复体等。

（四）唾液因素

唾液能抑制、稀释及杀灭细菌，缓冲细菌产生的酸，以及为脱矿的牙釉质提供再矿化所需的钙磷离子。唾液分泌减少更易患龋，在口干症患者人群中，唾液分析结果可以作为龋病风险预测因素，尤其适用于牙龈退缩的老年人群根面龋的风险预测。

（五）微生物因素

微生物是龋病发生的主要病因。微生物通常以牙菌斑的形式存在于牙面，因此，牙菌斑的聚集量、牙菌斑的位置是龋病风险评估的重要因素。利用补充实验分析菌斑生物膜中细菌的组成可以帮助确定患者的龋病风险水平。CAMBRA、CAT、Cariogram 等龋病风险评估系统均将唾液或牙菌斑中的变异链球菌和乳酸杆菌作为检测指标。

（六）氟保护因素

氟化物能增加牙体组织抑制脱矿的能力，降低龋病的发病率。因此，氟化物的使用情况是龋病风险评估的组成部分。氟保护因素包括氟的使用频率以及氟的使用形式，如含氟牙膏、含氟漱口水、饮水加氟、定期专业用氟等。

（七）饮食因素

过量和频繁地摄入蔗糖为产酸耐酸菌定植提供有利条件，致龋菌数量和代谢产物明显增加，打破了口腔微生态的平衡，降低牙菌斑生物膜 pH，增加了患龋的风险。

（八）6 岁以下儿童的风险因素

除了上述风险因素外，对 6 岁以下的儿童群体也应考虑与年龄有关的特有风险因素，这些因素包括：过去一年内主要照料者有活跃性龋，睡前进食，无人指导刷牙，以及有严重的牙釉质发育不全等。

三、龋病管理策略和措施

龋病管理是以龋病风险评估为基础，调控影响龋病发生发展的多种因素，恢复口腔微生态平衡，进而控制龋病进展和恢复牙齿结构与功能的过程。传统的龋病管理为治疗模式，包括去除龋损、进行牙体预备及充填修复治疗。这种模式只是针对龋损组织的治疗，而非针对每位患者的病因进行决策，并不能有效地控制龋病的发展过程。

现代医学模式认为，传统的治疗模式并不成功，龋病管理需要更完善的系统。该系统根据个体化的龋病风险评估结果来设计治疗方案，即对病人的患龋风险进行分级，为其制订适当的管理和治疗措施。

在龋病管理的因素中，患者能自行控制的因素有饮食、口腔卫生、抗菌药物的使用、口腔日常护理等。对这些患者能自行控制的因素进行管理，可以减少患龋或再患龋的风险。

龋病管理需要涵盖全生命周期。因为龋病的发生与口腔微生物密切相关，同时龋病的发生发展又受到多种因素的影响，所以从孕前期、孕期到不同年龄阶段的管理均可能影响到患龋风险。不同年龄阶段的龋病风险评估和龋病管理存在着一定的差异性。

（一）孕前期

孕前期需要加强口腔健康教育，了解不良口腔卫生状况可能导致的危害（如龋损、妊娠期龈炎等），以及其可能导致的对胎儿的影响（早产儿、低体重出生儿、婴幼儿龋风险的增加等）；同时了解妊娠期间由于激素水平改变，偏食及饮食次数、数量的增加使口腔卫生状况差，易患龋病和牙龈炎等口腔疾病。因此，孕前期应掌握正确的刷牙方式，每天至少刷牙两次，每次 3～5min；使用含氟牙膏、含氟漱口水以及局部用氟，使用牙线清除牙齿邻面菌斑。建立良好的生活卫生习惯，合理膳食，少吃甜食，减少零食，避免过量摄食酸性食物以造成牙本质敏感，慎用药物，戒除烟酒，预防感染性疾病。

孕前期进行系统、全面的口腔检查，可以预防孕期口腔疾病的发生。最好的治疗即是预防，备孕期进行全面的口腔检查和治疗是预防和消除孕期发生口腔疾病隐患的最佳时期。建议准备怀孕的妇女在怀孕前6个月进行一次全面的口腔检查，彻底治疗龋齿等口腔疾病。加强口腔卫生措施，改变饮食习惯和不良的口腔卫生习惯，预防龋病发生。

（二）孕期

女性在怀孕期间所处的特殊生理状态，以及所存在的饮食习惯的改变和激素分泌及代谢水平的变化，使其更容易罹患某些口腔疾患，因此孕期口腔卫生的日常护理和保健意识的提高就显得尤为重要。怀孕期间注意口腔清洁，掌握正确的口腔清洁方法，使用不含蔗糖的口香糖清洁牙齿（如木糖醇口香糖），可促进唾液分泌，抑制细菌和清洁牙齿，利于减少龋病发生率。如孕期出现牙齿不适症状，应及早就医，定期检查，保证做到早发现早治疗。

孕前期（前3个月）是胚胎发育的关键时期，易流产，此阶段不建议进行口腔治疗，对于较严重的口腔疾病，应选择合适的时期治疗。孕中期（4~6个月）是治疗口腔疾病的相对适宜时期；孕晚期（7~9个月）阶段子宫较敏感，外界刺激易引起子宫收缩，治疗时的卧姿易使孕妇出现躺卧性低血压，应尽可能避免口腔治疗。

（三）新生儿和婴儿期（0~3岁）

对于母乳喂养的婴儿，应让孩子学习在吸奶的过程中如何用鼻呼吸，并确保舌头和牙弓的正确位置。使用奶瓶喂养的婴儿，可以通过专业人士引导挑选最适合的奶瓶，应使奶嘴大小与婴儿口腔尺寸成正比。经过专业设计的奶瓶奶嘴，可以帮助婴儿在吸吮时锻炼口面部肌肉；每次使用后，奶嘴需要消毒。婴儿使用奶瓶喝奶时需要有成年人在一旁照看，延长奶瓶喂养或者母乳喂养时间，都会增加孩子患龋齿的风险。通常在6个月左右，孩子可以开始吃糊状食物并减少奶量，家长应该在孩子一周岁左右停止奶瓶喂养。目前并不推荐婴儿安抚奶嘴的使用，如果有需要用，也不能孩子一哭闹就立即使用。停用安抚奶嘴的最佳时期取决于婴儿生理和心理的成熟度，通常建议在孩子2周岁左右停用。

在婴儿牙齿萌出前，口腔清洁工作都是由家长完成，可以用小块的纱布或棉花棒，蘸水后轻轻地擦拭舌头、牙龈以及口腔黏膜等部位。6个月左右乳牙萌出时建议进行一次口腔健康评估，在第一颗牙萌出的6个月内建议由儿童口腔医师检查。乳牙萌出后可以用婴幼儿专用牙刷清洁牙齿。牙刷要按照婴儿的年龄选择，一开始最好选择刷头小且刷毛较软的牙刷，并让婴儿以躺下的姿势由家长帮忙刷牙。清洁时可以将牙齿依上、下与左、中、右分成6个单位，以口字形的顺序来刷牙，清洁位置为牙齿表面、内侧及咬合面。在婴儿还不会自己吐水之前，牙膏量如米粒大小，牙膏中含适量的氟可以有效预防龋齿。家长可以为婴儿建立一张饮食计划表，规定每餐的间隔；建议避免果汁、巧克力奶、葡萄干等含有大量蔗糖和酸性食物；婴儿晚上睡觉前必须刷牙；孩子身体不适时尽量服用无糖药物。

（四）乳牙期和替牙期（3~12岁）

在3~12岁期间，父母应帮助儿童养成良好的习惯，比如如何选择合理的食物以及合适的摄入量和频率，控制含糖食物摄入并仅在正餐时间食用，不喝含糖饮料、柠檬以及其他酸性饮料。家长应该鼓励并引导孩子们养成刷牙习惯，让刷牙成为起床后的第一件事，睡觉前的最后一件事。7岁之前孩子需要在家长的帮助下清洁牙齿。7岁之后孩子可以在家长的监督下清洁自己的牙齿。到了10岁左右就可以自己独立刷牙。儿童牙膏需要含有一定的氟化物，牙膏用量：①无法吐出泡沫的儿童：生米粒大小（0.1g）；②能够吐出泡沫的儿童：豌豆大小（0.3g）。

对乳磨牙和恒磨牙进行颊、舌、殆面的窝沟封闭，可阻止菌斑滞留及减少龋病的发生率。对小的窝沟龋和窝沟可疑龋进行预防性树脂充填术。建立合理的饮食习惯，增强儿童咀嚼功能，可促进颌骨发育。保证牙的正常替换，减少因牙替换异常而造成的牙列不齐。在乳牙期建议每3~6个月进行定期口腔检查。

（五）青春期（12~18岁）

青春期除智齿外，口内恒牙一般已萌出，但形态和结构尚未完全成熟，颌面部正在生长发育，坚持每日早晚刷牙、饭后漱口，建议选择适合自己的、刷头小、刷毛柔软的保健牙刷，采用改良的巴氏刷牙法，避免"拉锯式"横刷法，每次刷牙不少于2min，可以选用含氟牙膏，牙齿过敏者可选用抗过敏牙膏等，使用牙线清洁牙齿邻面。

建议恒牙萌出后，去医院及时进行窝沟封闭。控制糖的摄入量和摄入频率。使用含氟牙膏，或遵医嘱结合使用其他用氟方法。发现龋齿要尽早治疗。若发现有恒牙未萌出，要进行X线片检查，早期发现问题及时处理。建议每6～12个月去医院进行一次口腔检查。

（六）成年人（18~65岁）

根据风险评估等级采取不同的管理措施，包括了诊室干预措施和家庭干预措施（表4-2-2）。

表4-2-2 根据龋病风险等级制订的管理措施（成人）

龋病风险等级	诊室干预措施	家庭干预措施
高	1. 每3个月复查及口腔预防措施 2. 每3个月涂氟治疗 3. 个性化的口腔卫生维护方案制订 4. 饮食控制方案制订 5. 每隔6～12个月拍摄X线片监测	1. 含氟牙膏刷牙 2. 使用糖替代品（如木糖醇、山梨醇等） 3. 使用钙磷化合物 4. 使用抗菌药物 5. 如果有口腔干燥，需增加唾液功能（如嚼口香糖，使用口腔湿润剂等）
中	1. 每4～6个月复查及口腔预防措施 2. 每4～6个月涂氟治疗 3. 强化正确的口腔卫生维护方式 4. 饮食控制	1. 含氟牙膏刷牙 2. 非处方氟化物漱口（如0.05%NaF）
低	1. 每9～12个月复查及口腔预防措施 2. 强化正确的口腔卫生维护方式	1. 含氟牙膏刷牙

（资料来源：SHUGARS D A，BADER J D.MetLife Quality Resource Guide: Risk-based management of dental caries in adults，MetLife Quality Resource Guide.3rd ed. Metropolitan Life Insurance，Co.，Bridgewater NJ，2009-2012.）

（七）老年期（65岁以上）

老年人应提高自我保健意识，消除"老掉牙"的旧观念，积极有效地进行口腔健康维护。注重个人口腔卫生，坚持每日早晚刷牙、饭后漱口，可以选用含氟牙膏，牙齿过敏者可选用抗过敏牙膏等。老年人可使用间隙刷、牙线、冲牙器等清除残留在邻面、牙根面的食物残渣及牙菌斑。长期卧床者，应加强口腔护理，对于生活不能自理或手功能障碍的老年人，可选用电动牙刷。建议最好1年2次，至少1年1次去医院进行口腔检查并洁牙。

龋病管理的目标是通过龋风险评估方案识别龋病高危人群，从而采取相应预防或治疗措施。龋病管理不应该只停留在牙齿层面，也应该根据患者的生活习惯进行有效干预。传统的治疗模式不能有效控制龋病的发生和进展，识别和消除龋病的危险因素应是龋病管理关注的焦点。

第三节 非手术治疗

非手术治疗是采用药物或再矿化等技术终止或消除龋病的治疗方法。非手术治疗主要适用于：

1. 牙釉质早期龋，未出现牙体组织缺损者。

2. 牙釉质早期龋，形成较浅的龋洞，损害表面不承受咀嚼压力，也不在邻面触点内。

3. 静止龋，致龋环境消失，龋损不再进展。点隙内的龋损，由于𬌗面磨损，已将点隙磨掉；邻面龋由于邻接牙已被拔除，龋损面容易清洁，不再有菌斑堆积。

一、药物治疗

药物治疗是采用化学药物治疗龋损，终止或消除病变。

（一）适应证

1. 恒牙牙釉质早期龋，尚未形成龋洞者，特别是位于易清洁的平滑面，如颊、舌面龋损。

2. 静止龋，如𬌗面点隙龋损，由于咬合磨耗，将点隙磨掉，呈一浅碟状，使龋损环境消失。

（二）常用药物

1. 氟化物　常用的氟化物有 75% 氟化钠甘油糊剂、8% 氟化亚锡溶液、酸性磷酸氟化钠（APF）溶液、含氟凝胶（如 1.5% APF 凝胶）及含氟涂料等。氟化物对软组织无腐蚀性，不使牙变色，安全有效，前后牙均可使用。

2. 硝酸银　常用制剂有 10% 硝酸银和氨硝酸银。硝酸银与人体组织和细菌的蛋白结合形成蛋白银沉淀，低浓度时有收敛、抑菌作用，高浓度时能杀灭细菌，有强的腐蚀性。也可造成牙齿变色，只用于乳牙和后牙，不用于牙颈部龋，避免对牙龈的损伤。

（三）治疗方法

1. 磨除牙表面浅龋，暴露病变部位。

2. 清洁牙面，去除菌斑和牙石。

3. 隔湿，吹干牙面。

4. 涂布药物。

二、再矿化治疗

再矿化治疗（remineralizative therapy）是采用人工方法使脱矿的牙釉质或牙骨质再次矿化，恢复其硬度，终止或消除早期龋损。

牙釉质早期龋再矿化多采用人工再矿化液来治疗，可以获得一定疗效。

（一）再矿化液的组成

再矿化液的主要成分为含有不同比例的钙、磷和氟。再矿化液中钙与磷的含量和比例对龋损再矿化的程度和范围有明显影响。再矿化液 pH 一般调至 7。

（二）适应证

1. 光滑面早期龋，白垩斑或褐斑。

2. 龋易感者可作预防用。

（三）治疗方法

1. 配制成漱口液，每日含漱。

2. 局部应用。清洁、干燥牙面，将浸有药液的棉球置于患处，每次放置几分钟，反复 3～4 次。

三、渗透树脂治疗

渗透树脂治疗（resin infiltration）是一种阻止早期龋发展的新技术，为龋病光滑面和邻面的非洞病损提供了微创的治疗方法。高渗透性、低黏度、高表面张力的光固化渗透树脂材料通过毛细虹吸作用浸润到脱矿牙釉质的多孔隙结构中，封闭酸性物质入侵和矿物质溶解流失的通道，在病损内部形成屏障，最终起到再矿化和治疗早期龋的作用。

（一）适应证

牙光滑面或邻面早期未成洞的牙釉质白垩斑病损。

（二）材料组成

目前常用的渗透树脂治疗，其材料主要包括酸蚀剂（15%HCl）、干燥剂（乙醇）和渗透树脂三部分。渗透树脂主要由双酚 A 甲基丙烯酸缩水甘油酯、二甲基丙烯酸三甘醇酯、光敏剂和溶剂乙醇组成。

（三）治疗方法

1. 清洁牙面。

2. 术区隔湿　隔离唾液，干燥患龋牙面。对于邻面早期龋的患牙，需用楔子将患牙和邻牙分离开。

3. 患龋牙面涂布酸蚀剂酸蚀 2min。

4. 清水冲洗 30s，吹干，涂布干燥剂 30s，再吹干。

5. 用专用装置涂布渗透树脂，静置 3min 后去除表面多余的树脂材料。

图片：ER4-1
渗透树脂治疗
邻面早期未成
洞龋损示意图

6．光固化 40s，邻面龋需从颊、舌、殆面多角度光照。

7．再次用专用装置涂布渗透树脂，静置 1min 后去除表面多余树脂材料。

8．光固化 40s。

9．抛光。

第四节　牙体修复与材料选择的原则

牙体修复包括手术和治疗两个部分，首先通过牙体手术过程清除已病变或失去支持的牙体组织及细菌，将牙体制备成一定形状的窝洞，使充填体能够长期保持而不松动脱落。为了使牙体组织和充填体能够承受一定的咀嚼压力，选用适当的材料，或充填治疗，或选择嵌体、冠修复恢复牙齿的形态与功能。

一、牙体修复的原则

牙体修复必须遵循一定的原则，在恢复牙体形态与功能的同时，必须兼顾其作为口腔牙颌体系的一部分，使整个口腔牙颌体系处于生理平衡状态，做到真正意义上恢复健康的治疗目的。牙体修复的基本原则：

1．去净龋坏牙体组织、感染牙本质，消除感染源，终止龋病过程，避免产生继发龋。

2．牙体修复是一种生物性治疗技术，在活的牙齿组织上进行治疗。在治疗的全过程中必须充分考虑牙体和牙齿周围组织的特殊生物学特性，严格遵守保守治疗的原则，尽可能地保留健康的牙体组织，在保护牙髓牙本质复合体的前提下开展手术治疗。

3．采用生物力学和机械力学的基本原理预备窝洞，包括抗力形和固位形结构，确保既防止充填体的松动、脱落，又防止因过度磨除牙体组织造成的牙齿折裂。

二、充填材料选择的原则

正确选择和使用充填材料是牙体修复治疗的关键。用于牙体修复的材料种类很多，有金属材料、复合材料、陶瓷材料等。临床上根据牙齿的部位、窝洞的位置、材料的性能以及患者口腔状况等多因素，选择适当的材料，恢复牙齿的形态与功能。

1. 充填材料的性能要求　直接用于充填窝洞的修复材料叫充填材料。从充填体的临床要求出发，为达到最佳的修复效果，充填材料要求具备以下性能：

（1）物理和机械性能：充填材料必须有足够的机械强度，包括抗压强度、抗张强度、抗弯强度和抗冲击强度，且耐磨。弹性模量大，受力后变形小。热膨胀系数与牙体组织相近。绝缘性好，不传导温度和电刺激。色泽与牙接近，抛光性好，X 线阻射。

（2）化学性能：充填材料必须有稳定的化学性能，在口腔内不溶解、不腐蚀、不变色，固化收缩小，对牙体组织有化学粘接性。充填后在适当的时间固化，固化前可塑性好，操作方便。

（3）生物学性能：充填材料必须有较好的生物相容性，对机体无毒、安全。对牙髓、黏膜和牙龈无刺激性。必要时易于去除。价格便宜。

（4）美学和功能：充填材料的根本目的是恢复患牙的功能和美观。良好的色泽和外形是恢复自然美的两大要素。而功能的恢复除了外形的考量，还应与邻牙、对颌牙有良好的邻接和咬合关系。

理想的充填材料应该具有足够的机械强度、稳定的化学性能、与牙体组织相近的物理性能，如热膨胀系数、导电性、导热性、色泽与牙齿接近、生物安全、方便操作等特点。目前，尚无一种充填材料完全符合上述要求。近年来，随着生物材料的迅速发展，牙体充填材料已有很大进展，新产品不断问世，如树脂改良型玻璃离子自粘接树脂、大块充填树脂、自修复复合树脂等。充填材料的改进必将为牙体修复带来巨大的变革。

2. 充填材料的选择

（1）牙齿的部位：前牙充填材料重点考虑美观，应选与牙颜色一致的牙色材料，如复合树脂、

图片：ER4-2
常用充填材料
的选择

玻璃离子水门汀。后牙首先保证有足够的机械强度和耐磨性能,可选用银汞合金或后牙复合树脂。对龋易感患者,可选用含氟化物的防龋充填材料。

（2）窝洞所在部位和承受的咬合力:后牙涉及𬌗面的缺损,因承受咬合力,应选用耐磨性强的后牙复合树脂或银汞合金;前牙唇面的缺损,应选用美学性能更好的复合树脂;牙颈部的缺损,可选用通用型复合树脂。

（3）患者情况:根据患者健康状况、经济情况、对美观的要求和个体龋易感性选用不同的充填材料。

（4）其他因素:考虑所充填的牙齿在口腔的存留时间以及对颌牙已采用的充填材料的种类。保留短时间的牙选用暂时性充填材料。有金属嵌体或冠修复的对颌牙,原则上不选用银汞合金,以防止不同金属充填体接触时产生的电流刺激牙髓。

思考题

1. 简述龋病平衡的概念。
2. 简述不同龋风险等级的管理措施。
3. 简述牙齿龋损非手术治疗的临床应用原则。
4. 简述牙体修复材料的选择原则。

（周学东 黄晓晶）

参考文献

1. YOUNG D A, FEATHERSTONE J D B. Caries management by risk assessment. Community Dent Oral Epidemiol, 2013, 41: 53-63.
2. DORRI M, DUNNE S M, WALSH T, et al. Micro-invasive interventions for managing proximal dental decay in primary and permanent teeth. Cochrane Database Syst Rev, 2015, 11: CD010431.
3. PARIS S, HOPFENMULLER W, MEYERLUECKEL H. Resin infiltration of caries lesions: an efficacy randomized trial. J Dent Res, 2010, 89（8）: 823-826.
4. FEJERSKOV O, NYVAD B, KIDD E. Dental caries: the disease and its clinical management. 3rd ed. New Jersey: Wiley-Blackwell, 2015.
5. 周学东. 龋病学. 北京:人民卫生出版社,2011.
6. 樊明文. 牙体牙髓病学. 4版. 北京:人民卫生出版社,2012.

第二篇

牙体硬组织非龋性疾病

牙发育异常和着色牙

>> **学习要点**

掌握：1. 着色牙，尤其是氟牙症的发病机制和预防原则。
    　2. 牙形态异常，尤其是畸形中央尖的临床表现和治疗原则。
熟悉：1. 着色牙的分类及诊断标准。
    　2. 牙形态异常的分类及临床表现。
了解：1. 牙发育异常的病因及其分类。
    　2. 牙本质发育不全的病因及分类。
    　3. 梅毒牙的发病机制及临床表现。

第一节　牙发育异常和结构异常

一、牙釉质发育不全

牙釉质发育不全（enamel hypoplasia）指在牙发育期间，由于全身疾患、营养障碍或严重的乳牙根尖周感染导致牙釉质结构异常。根据致病的性质不同，有牙釉质形成不全和牙釉质矿化不全（enamel hypocalcification）两种表现形式：前者系牙釉质基质形成障碍所致，临床上常有实质缺损；后者则为基质形成正常而矿化不良所致，临床上一般无实质缺损。发育不良和矿化不良可单独发病，也可同时存在。

（一）病因及发病机制

1. 严重营养障碍　维生素 A、C、D 以及钙磷的缺乏，均可影响成釉细胞分泌牙釉质基质和矿化。维生素 A 缺乏，对上皮组织的影响很明显，而牙釉质为上皮组织的成釉细胞所形成；维生素 C 缺乏时，成釉细胞不能分化成高柱状细胞而蜕变成扁平细胞，使牙釉质发育不全。实验证明，维生素 C 缺乏首先导致成牙本质细胞变性，不能形成正常的牙本质，而是形成不规则的、没有整齐牙本质小管的钙化组织，严重时甚至使牙本质发育停止。成牙本质细胞变性后可影响牙釉质的正常发育。维生素 D 严重缺乏时，钙盐在骨和牙组织中的沉积迟缓，甚至停止；一旦形成牙釉质基质，由于得不到及时的矿化，基质不能保持它的形状而塌陷，这些都是牙釉质表面上形成凹陷和矿化不良的原因。

2. 内分泌失调　甲状旁腺与钙磷代谢有密切关系。甲状旁腺功能降低时，血清中钙含量降低，血磷正常或偏高，其牙也可能出现发育缺陷，肉眼能见到牙面横沟或在镜下见到加重的发育间歇线。

3. 婴儿和母体的疾病　小儿的一些疾病，如水痘、猩红热等均可使成釉细胞发育发生障碍。严重的消化不良，也可成为牙釉质发育不全的原因。孕妇患风疹、毒血症等也可能使胎儿在此期间形成的牙釉质发育不全。发病急、病程短的疾病，仅使牙釉质形成一条窄的横沟缺陷，如果正值牙发育的间隙期，则不引起釉质发育不全。

4. 局部因素　常见于乳牙根尖周严重感染，导致继承恒牙牙釉质发育不全。这种情况往往见于个别牙，以前磨牙居多，又称特纳（Turner）牙。1912 年，首先由 Turner 报道了 1 例男性患儿因患严重的麻疹，萌出的恒牙在牙面上呈对称性的白色条纹，与相邻牙釉质截然不同，说明牙釉质形成时曾受到干扰；另 1 例女性患儿，表现为局部牙釉质发育不良，牙面上有稍淡的黄斑，牙釉质完整。

追问病史,曾有乳牙因根尖周脓肿而拔除的病史。

特纳牙不同于其他牙釉质发育不全累及口内多数牙,其往往只涉及单颗牙齿。若患牙为尖牙或前磨牙,通常是因乳牙感染较重,影响了后继恒牙的发育。若为前牙,则多由于创伤因素所致,受创乳牙被推入下方发育中的恒牙胚,从而扰乱了恒牙牙釉质的发育。

(二)病理变化

在磨片上,牙釉质部分有凹陷,凹陷处的釉护膜能经数年而不被磨掉。在凹陷底部,有加重的牙釉质发育间隙线(芮氏线)。釉丛和釉梭明显且数目多。牙釉质易被染料浸透,故牙釉质中常有色素沉积。与牙釉质发生障碍同一时期发生的牙本质部分,也有增多的球间牙本质和牙本质发育间隙线(欧氏线)。

(三)临床表现

根据牙釉质发育不全的程度可将其分为轻症和重症。

1. 轻症 即牙釉质矿化不全,牙釉质形态基本完整,仅有色泽和透明度的改变,形成白垩色牙釉质,这是由于矿化不良、折光率改变而形成的,一般无自觉症状。

2. 重症 即牙釉质形成不全,牙面有实质性缺损,即在牙釉质表面出现带状或窝状的棕色凹陷。

(1)带状(横沟状)缺陷:在同一时期牙釉质形成全面遭受障碍时,可在牙面上形成带状缺陷。带的宽窄可以反映障碍时间的长短,如果障碍反复发生,就会有数条并列的带状凹陷的出现。

(2)窝状缺陷:由于成釉细胞成组地破坏,而其邻近的细胞却继续生存并形成釉质所致。严重者牙面呈蜂窝状。

(3)还可出现前牙切缘变薄,后牙牙尖缺损或消失。由于致病因素出现在牙发育期才会导致牙釉质发育不全,故受累牙往往呈对称性。所以,可根据牙釉质发育不全的部位,推断致病因素作用的时间。例如 11、13、16、21、23、26、31、32、33、36、41、42、43、46(FDI 记录法)的切缘或牙尖出现牙釉质发育不全,表示致病因素发生在 1 岁以内。因 12、22 牙釉质和牙本质在出生后 1 年左右才开始沉积,所以 12、22 的切缘被累及时,可推断致病因素已延续到出生后的第 2 年。如前牙未受累,主要表现在 14、15、17、24、25、27、34、35、37、44、45、47,则致病因素发生在 2~3 岁以后。如为乳牙根尖周感染致继承恒牙的发育不全,表现为牙冠小,形状不规则,常呈灰褐色着色(图 5-1-1)。

画廊:ER5-1 牙釉质发育不全轻症临床表现

画廊:ER5-2 牙釉质发育不全重症临床表现

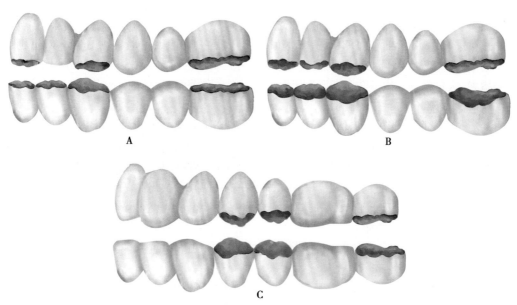

图 5-1-1 不同年龄牙釉质发育不全的罹患牙位示意图

A. 出生后第 1 年罹患牙位 B. 出生后第 1、2 年罹患牙位 C. 出生后第 3 年罹患牙位

(四)防治原则

1. 预防原则 牙釉质发育不全是牙在颌骨内发育矿化期间所留下的缺陷,而在萌出以后被发现,并非牙萌出后机体健康状况的反映。所以,对这类患牙再补充维生素 D 和矿物质是毫无意

义的。牙釉质发育不全的重点预防群体是孕妇及 7～8 岁前的儿童，应注意营养全面，避免维生素 A、维生素 C、维生素 D 以及钙、磷的缺乏。对于内分泌失调的孕妇应及时治疗，避免钙磷失调。此外，应尽早治疗乳牙龋病、根尖周炎等，避免对恒牙胚发育的影响。

2. 治疗原则　由于这类牙发育矿化较差，往往容易磨耗。患龋后发展较快，影响口颌系统功能和美观，甚至影响青少年的心理健康。可采取的措施主要有：①口腔卫生宣教，定期维护口腔卫生，应用氟化物和抗敏感药物减轻牙敏感症状，预防龋病和牙周病；②早期诊断并进行预防性治疗，防止磨耗及继发病损；③根据牙齿着色、缺陷的程度制订口腔多学科联合治疗计划，控制感染，恢复美观与功能；④在颌面部发育完全稳定后考虑永久性固定修复。

二、遗传性牙本质发育不全

遗传性牙本质障碍（hereditary dentine disorders）可分为遗传性牙本质发育不全（dentinogenesis imperfect，DGI，DI）和遗传性牙本质发育不良（dentine dysplasia，DD）。

关于遗传性牙本质发育不全的由来有以下 2 种说法。

遗传性牙本质发育不全（DGI）首先由 WC Barrett（1882）发现，而由 Talbot 于 1893 年首次报道，但将其描述为一种牙釉质缺损。1908 年，Fargin-Foyelle 与 Malassez 首先意识到这种缺损实际上是牙本质的异常所造成的。

1936 年，Hodge 提出遗传性乳光牙本质，为不伴有全身系统症状的遗传性牙本质缺损。1939 年，Roberts 与 Schour 在描述成骨不全症相关的口腔科表型中使用了"遗传性牙本质发育不全"的概念。

1973 年，Shields 等人根据临床特征及影像学表现提出以下分类：

1. 牙本质发育不全　主要分为以下 3 型：

（1）牙本质发育不全 I 型（DGI-I）：患有 DGI-I 型者伴有成骨不全症。乳恒牙通常均呈琥珀色、半透明，显著磨损。影像学表现为牙根又细又短，牙本质肥厚，从而导致萌出前或刚萌出的牙齿牙髓闭锁。但这种现象在同一个体内可能也会有所差异，可能有的牙齿牙髓完全闭锁，而其他牙齿牙本质表现正常。

（2）牙本质发育不全 II 型（DGI-II）：DGI-II 与 DGI-I 牙齿特征相似，但完全通透且无成骨不全症。该型一个显著特征为牙颈部明显缩窄以致形成一个球根状的牙冠。DGI-II 型中无正常牙。神经性听力损失也曾作为伴发的罕见特征被报道。

（3）牙本质发育不全 III 型（DGI-III）：该型发现于马里兰州和华盛顿特区因 Brandywine 河而与世隔绝的 3 个种族人口中。临床表现各异，除了牙齿大小及色泽与 DGI-II 型相似外，该型患者乳牙髓腔增大，大量暴露。影像学上表现为牙齿由于牙本质萎缩而中空，因而被称为"壳状牙"。

2. 牙本质发育不良　主要分为以下 2 型：

（1）牙本质发育不良 I 型（DD-I）：DD-I 型的牙齿临床表现并不明显，色泽、形状、外观均正常。但影像学表现为牙根尖锐，呈圆锥形，根尖缩窄。恒牙萌出前髓腔闭锁，因而剩余的牙髓呈与釉牙骨质界平行的新月形，而乳牙则牙髓完全闭锁。即使未患龋病牙齿也常常出现根尖阴影。

（2）牙本质发育不良 II 型（DD-II）：该型乳牙表现与 DGI-II 型相似。但恒牙可能不受影响或仅在影像学上轻微异常，如髓腔呈枝叶状畸形（thistle-tube deformity）及髓石。与 DD-I 型不同，DD-II 型根长正常，无根尖阴影。

本节仅讨论牙本质发育不全 II 型，即遗传性乳光牙本质（hereditary opalescent dentin）。

（一）病因

遗传性牙本质发育不全是一种常染色体遗传疾病，多为显性遗传。牙本质发育不全 I 型（DGI-I）的病因为广泛的 I 型胶原基因突变。牙本质发育不全 II 型（DGI-II）和 III 型（DGI-III）是牙本质涎磷蛋白（dentin sialophosphoprotein，DSPP）的基因突变所致。临床最常见的是仅有牙齿结构发育异常的牙本质发育不全 II 型（DGI-II），即遗传性乳光牙本质（hereditary opalescent dentin）。具有遗传性，因牙外观有一种特殊的半透明乳光色而得名，乳恒牙均可受累。其发病率为 1/8 000～1/6 000。本病可在一个家族中连续出现几代，亦可隔代遗传。男女患病率均等。亲代一人患病，子女有半数发病率，符合常染色体显性遗传规律。

我国科研人员通过对 3 个遗传性乳光牙本质家系的分析，发现了位于 4q21 区域染色体长臂的 DSPP 几种不同类型的突变都可导致该病的发生。该基因的突变在其中两个家系还引发进行性高频耳聋。科研人员不仅鉴定了部分遗传性乳光牙本质的一个新的表型——进行性高频耳聋，还首次发现在牙中特异表达的基因 *DSPP* 在内耳中也有表达，表明 *DSPP* 基因产物在牙本质发育及内耳正常功能中发挥了极为重要的作用，为该病的诊断和治疗带来了希望。

在这 3 个家系中，其中一个不伴有进行性耳聋的家系为 *DSPP* 基因内含子 3 的供点处发生了一个 G-A 的改变，在转录过程中可能导致 *DSPP* 基因外显子 3 的缺失；第二个家系在外显子 2 有一个 C-A 的颠换，造成了 Pro-Thr 的改变；另一个家系在外显子 3 有一个 G-A 的转变，从而造成密码子 Val-Phe 的改变，使蛋白跨膜区中两个相邻氨基酸残基发生错义突变，导致了疾病的发生。

近年来随着基因研究的发展，有观点认为遗传性牙本质发育不全与成骨不全症是两种独立的疾病。目前除 DD- I 型外，其余各型牙本质缺损定位基因已明确（表 5-1-1）。

表 5-1-1　遗传性牙本质障碍的定位基因

病变类型	定位	基因
DDGI- I	17q21.33	COL1A1
	7q21.3	COL1A2
DDGI- II	4q22.1	DSPP
DDGI- III	4q22.1	DSPP
DD- I	不明	不明
DD- II	4q22.1	DSPP

（二）病理变化

大部分牙釉质结构基本正常，约 1/3 患者有形成不全或矿化不全。釉牙本质界失去小弧形的排列而呈直线相交，有的虽呈小弧形曲线，但界面凹凸较正常牙浅。牙本质小管排列不规则，方向紊乱，管径较大，数目较少，有的区域甚至完全没有小管，并可见未钙化的基质区域（图 5-1-2）。牙本质基质可呈颗粒状，并见小球间钙化。由于不断较快地形成牙本质，成牙本质细胞蜕变消失，有的细胞被包埋于基质。异常牙本质的过度形成导致髓室、根管部分或完全消失。

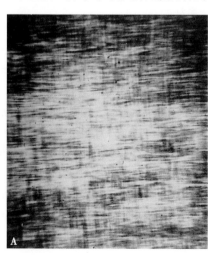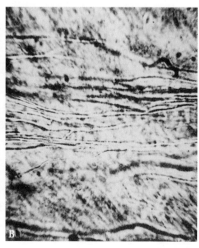

图 5-1-2　遗传乳光牙本质的组织学表现
A. 正常牙本质为规则的牙本质小管　B. 乳光牙为大的不规则的牙本质小管

遗传性乳光牙磨片内，髓腔也由于被不断形成的牙本质充满而消失（图 5-1-3）。

（三）临床表现

1. 受累牙列　三种类型的牙本质发育不全的受累牙列差异很大。一般 DGI- I 乳牙受累较恒牙更严重，而 DGI- II 乳恒牙受累程度均等，DGI- III 乳牙可表现为髓腔暴露。

2. 牙齿表现　萌出时牙冠呈琥珀色，之后逐渐变半透明，最后呈黄棕色或灰色。DGI- II 型牙齿可完全通透,光照下呈现乳光。大部分患者牙釉质结构正常,但牙釉质易从牙本质表面分离脱落使牙本质暴露,从而发生严重的咀嚼磨损。在乳牙列,全部牙冠可被磨损至龈缘,造成咀嚼、美观和语言等功能障碍。严重磨损导致低位咬合时,还可继发颞下颌关节功能紊乱等疾病。

3. X线表现 乳恒牙均可见牙根细而短,牙本质肥厚。牙萌出后不久,髓室和根管部分或完全闭锁(图5-1-4)。乳牙也可表现为牙本质萎缩、髓腔增宽,但牙骨质、牙周膜和牙槽骨表现正常。

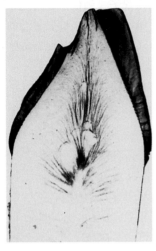
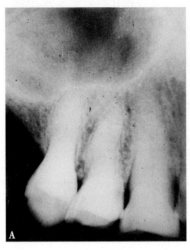
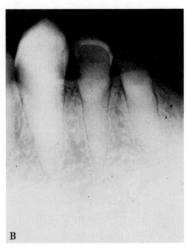

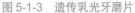
图 5-1-3 遗传乳光牙磨片　　　图 5-1-4 遗传性乳光牙患者牙髓腔变窄或闭锁
A. 上颌牙影像学表现　B. 下颌牙影像学表现

(四)治疗原则

由于乳牙列常有严重咀嚼磨损,故需用覆盖𬌗面和切缘的𬌗垫预防和处理。在恒牙列,为防止过度的磨损,可用全冠,也可用𬌗垫进行修复。

三、先天性梅毒牙

先天性梅毒牙(congenital syphilitic teeth)包括半月形切牙和桑葚状磨牙等。主要见于恒牙,乳牙极少受累。10%~30%的先天性梅毒患者有牙表征。

(一)病因及发病机制

在牙胚形态发生期,因感染梅毒螺旋体,引起炎症细胞浸润,特别在成釉器中有炎症渗出,致使成釉细胞受害,部分牙釉质的沉积停止。又由于牙本质的矿化障碍,前期牙本质明显增多,因而造成牙本质塌陷,形成半月形损害。

梅毒牙多见于11,16,21,26,31,32,36,41,42,46;少见于乳牙列。可能与下列因素有关:①梅毒对组织损害最严重的时期,是在胚胎末期及出生后第1个月;②如果梅毒在胚胎早期即严重侵犯组织,则可导致胎儿流产,当然不会遗留畸形牙;③梅毒螺旋体不易经过胎盘而直接作用于胎儿。

(二)病理变化

镜检发育期牙胚,曾发现牙胚周围有螺旋体,牙乳头和牙囊有炎症。梅毒牙的病理改变是:牙釉质明显缺少或完全缺失,牙本质生长线明显,球间牙本质增多,前期牙本质明显增宽,牙颈部可见含细胞牙本质和骨样牙本质。

(三)临床表现

1. 半月形切牙 亦称哈钦森牙(Hutchinson teeth)。Hutchinson 发现先天性梅毒患者有3项特征:①间质性角膜炎;②中耳炎或耳聋;③半月形切牙。这种切牙的切缘比牙颈部狭窄,切缘中央有半月形缺陷,切牙之间有较大空隙(图5-1-5A)。

2. 桑葚状磨牙(mulberry molars) Fournier 于 1884 年首次发现先天性梅毒患者第一恒磨牙的牙尖皱缩,表面粗糙,牙釉质呈多个不规则的小结节和坑窝凹陷,散在于近𬌗面处,故有桑葚状之称;牙尖向中央凑拢,牙横径最大处是在牙颈部(图5-1-5B)。

3. 蕾状磨牙(moon teeth) Henry Moon 于 1877 年第一次进行描述:第一恒磨牙较正常牙

图片:ER5-3
梅毒牙

小，圆顶状；近中面观，牙尖聚拢，但冠部无沟隙或缺损环绕；除了外形畸形外，牙齿表面光滑。Jacobi等人（1992年）与Putkonen（1962年）称其为蕾状磨牙（图5-1-5C）。

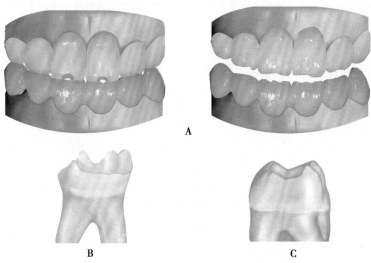

图5-1-5　先天性梅毒牙示意图
A. 半月形切牙　B. 桑葚状磨牙　C. 蕾状磨牙

　　1924年，Pflüger将其又进行如下描述：牙尖处横径缩窄，𬌗面收缩，颈部为全牙横径最大处，他认为第一磨牙虽不似桑葚状，但牙尖向中央凑拢，致使𬌗面收缩，如花蕾，因而得名。Moon则称此类牙为圆屋顶式牙，这也是先天性梅毒牙的特征之一。X线片示先天性梅毒牙的第一磨牙，牙根较短。

　　另外，牙萌出过早或过迟；先天性无牙畸形；由口角向颊部的放射状瘢痕；前额隆突而鼻梁塌陷等都可用作辅助诊断的标志，更有力的证据应是血清学检查。

（四）防治原则

　　在妊娠早期治疗梅毒，是预防先天性梅毒牙的有效方法。青霉素是治疗梅毒最有效的药物。若在妊娠早期开始规范使用抗生素行抗梅毒治疗，95%的婴儿可免得先天性梅毒。这样也就可以防止梅毒牙的发生。对梅毒牙可用牙体修复技术进行修复。

第二节　着　色　牙

　　着色牙（discoloration of teeth）是口腔中常见的疾病，各个年龄组人群均可发生，既可以发生在乳牙，也可以发生在恒牙。根据病因的不同，又可以分为内源性着色牙（intrinsic discoloration）和外源性着色牙（extrinsic discoloration）两大类。

　　内源性着色牙指的是由于受到疾病或药物的影响，牙内部结构包括牙釉质、牙本质等均发生着色，常伴有牙发育的异常，活髓牙和无髓牙均可以受累。外源性着色牙主要指由于药物、食物、饮料（如茶叶、咖啡、巧克力等）中的色素沉积在牙表面引起牙着色，牙内部组织结构完好。

（一）病因

　　着色牙的病因众多，大致可分为外源性着色和内源性着色。

　　1. 外源性着色　　由多种原因造成，包括附着在牙表面的菌斑、产色素细菌、饮料、食物等（表5-2-1）。

表5-2-1　外源性牙着色的主要原因及举例

主要原因	举例	主要原因	举例
菌斑、产色素细菌	如产黑色素类杆菌	食物	如油炸食品、咖喱食品等
漱口水	如氯己定漱口液	抗生素	如米诺环素
饮料	如咖啡、红酒、可乐等	其他药物	如补铁制剂

2. 内源性着色　其病因根据牙萌出情况而有所不同。在牙未萌出前，影响牙胚胎发育及硬组织形成的原因包括系统性疾病，如婴幼儿高胆红素血症、血液系统疾病，四环素类药物的应用等；而在牙萌出后，由于化学物质、外伤、抗生素使用等也可引起内源性牙着色（表 5-2-2）。

表 5-2-2　牙萌出前、后内源性牙着色的主要原因

	疾病	药物
牙萌出前	造血系统疾病，如卟啉症	四环素类药物
	肝疾病，如伴有肝功能障碍的高胆红素病	氟化物
	严重营养障碍或母婴疾病，如维生素缺乏	
	牙釉质发育不全	
牙萌出后	外伤	米诺环素
	龋损	牙体修复材料（如银汞合金）
	牙体的磨损、磨耗	
	牙本质过度钙化等	

图片：ER5-4
外源性着色

（二）临床表现

1. 外源性着色　主要表现为在牙的表面，如牙颈部、牙近远中面、下颌牙舌面和上颌牙腭面有条状、线状或者块状的色素沉着。根据着色原因不同，可有多种色素沉着，严重者覆盖整个牙面，极其影响美观。

2. 内源性着色　由于许多内源性着色均发生在牙萌出前牙冠形成时期，因此通常为多颗牙同时受累，且常伴有牙结构的发育缺陷，如四环素牙、氟牙症。而外伤引起的牙着色主要是由于创伤时血管破裂，血细胞游离到髓腔，发生溶血，释放出血红蛋白及铁离子，与硫化氢结合形成硫酸铁进入牙本质小管而导致牙着色。

（三）治疗

1. 外源性着色牙　常规口腔卫生清洁措施，如超声波洁牙、喷砂洁牙，一般能清除外源性着色，严重者需经过多次反复清洁才能去除。

2. 内源性着色牙　治疗方法主要包括牙漂白、树脂修复、全冠修复等，可根据牙着色的程度不同而选择不同治疗方法。

一、氟牙症

氟牙症（dental fluorosis）又称氟斑牙或斑釉（mottled enamel），具有地区性分布特点，为慢性氟中毒早期最常见且突出的症状。氟牙症在世界各国均有报道。我国氟牙症流行区很多，如东北、内蒙古、宁夏、陕西、山西、甘肃、河北、山东、贵州、福建等地都有慢性氟中毒区。氟中毒除了影响牙齿外，严重者同时患氟骨症。

（一）病因

1931 年 Churchill 首先肯定水中氟含量过高是本症的病因。同年 Smith 用氟化物做大鼠试验，证明氟含量过高可产生此症。一般认为水中含氟量以 1ppm（1mg/L）为宜，该浓度既能有效防龋，又不致发生氟牙症。但个体因素及其他生活条件，包括对氟的感受性也有一定差异。饮用水是摄入氟的一个最大来源，水氟摄入是按年龄、气候条件和饮食习惯综合决定的。水氟的最适浓度主要取决于当地的年平均最高气温，美国为 0.7～1.2ppm，广州约为 0.7ppm。我国地域辽阔，南北气温相差甚大，因此不能只有一个适宜浓度，故我国现行水质标准氟浓度为 0.5～1ppm 应是适宜的。

食物中氟化物的吸收，取决于食物中无机氟化物的溶解度以及钙的含量。如果加入钙的化合物，则氟的吸收就显著减少。动物实验证实，充足的维生素 A、D 和适量的钙、磷，可减轻氟对机体的损害。这说明氟含量过高并不是造成氟牙症的唯一原因，因为水中含氟量较高的地区，也不是人人罹患此症。

另外，能否发生氟牙症还取决于过多氟进入人体的时机。氟主要损害牙釉质发育期牙胚的成釉细胞，因此，过多的氟只有在牙发育矿化期进入机体，才能发生氟牙症。若在 6～7 岁之前，长期居住在饮水中含氟量高的流行区，即使日后迁往他处，也不能避免以后萌出的恒牙受累，反之，如 7 岁后才迁入高氟区者，则不出现氟牙症。

(二)发病机制和病理

碱性磷酸酶可以水解多种磷酸酯,在骨、牙代谢中提供无机磷,作为骨盐形成的原料。当氟浓度过高时,可抑制碱性磷酸酶的活性,从而造成牙釉质发育不良、矿化不全和骨质变脆等骨骼疾患。病理表现为釉柱间质矿化不良和釉柱的过度矿化。这种情况在表层的牙釉质更显著,表层牙釉质含氟量是深层牙釉质的 10 倍左右。由于氟牙症表层牙釉质呈多孔性,易于吸附外来色素(如锰、铁化合物)而产生氟斑。重型氟牙症的微孔量可达 10%~25%,位于釉柱间,并沿横纹分布。如果这种多孔性所占的体积大,牙釉质表面就会塌陷,形成窝状牙釉质发育不全。

(三)临床表现

1. 氟牙症临床表现的特点是在同一时期萌出牙的牙釉质上有白垩色到褐色的斑块,严重者还并发牙釉质的实质缺损。临床上常按其程度分为白垩型(轻度)、着色型(中度)和缺损型(重度)3 种类型。

2. 多见于恒牙,发生在乳牙者甚少,程度亦较轻。这是由于乳牙的发育分别在胚胎期和婴儿期,而胎盘对氟有一定的屏障作用。但如氟摄入量过多,超过胎盘筛除功能的限度时,也能不规则地表现在乳牙上。

3. 对摩擦的耐受性差,但对酸蚀的抵抗力强。

4. 严重的慢性氟中毒患者,可有骨骼的增殖性变化,骨膜、韧带等均可钙化,从而产生腰、腿和全身关节症状。急性中毒症状为恶心、呕吐、腹泻等。由于血钙与氟结合,形成不溶性的氟化钙,可引起肌痉挛、虚脱和呼吸困难,甚至死亡。

氟牙症的分类由 Dean 于 1934 年提出,1942 年进行了改良,具体评分体系如表 5-2-3 所示。

表 5-2-3　氟牙症的评分标准及诊断标准

分类及计分	原始标准(Dean,1934)	改良标准(Dean,1942)
正常 0	牙釉质通常呈半透明状,表面光亮,奶油样白	牙釉质通常呈半透明状,表面光亮,奶油样白
可疑 0.5	较正常牙釉质的通透度轻微异常,有一些直径 1~2mm 的白色小斑点	较正常牙釉质的通透度轻微异常,有一些白色小斑点。该类别可用于不足以明确诊断为最轻微的氟牙症但又不算正常者
极轻微 1.0	牙面上有条纹或小的、不透明的纸样区域不规则散在分布。主要见于唇颊面,涉及面积小于牙面的 25%。小的白色凹坑多见于牙尖。牙釉质无棕色染色	不规则散在分布的小的、不透明的纸样区域不超过牙面的 25%。归为此类的牙齿往往在前磨牙或第二磨牙的牙尖上可见不大于 1~2mm 的白色斑点
轻度 2.0	白色不透明面积占牙面至少一半。磨牙、前磨牙、尖牙的缺损表面上可见薄的白色磨损层,正常牙釉质下层泛青。棕染多在上颌切牙,有时隐约可见	牙釉质的白色不透明区域更广泛,但不超过牙面的 50%
中度 3.0	牙齿形状无改变,但往往整个牙面受累。牙面磨损显著。唇颊面多见微小的蚀损。往往伴有影响外观的棕染。不同的流行地区棕染的发生率会有所差异,许多无棕染、白色不透明斑驳的牙釉质也被归类为"中度"	整个牙面的牙釉质受累,有明显磨损,棕染往往影响外观
中等重度	较厚的牙釉质受累。云雾状白色外观。蚀损更常见,多可见于整个牙面。若有棕染,颜色更深	取消该分类
重度 4.0	牙釉质发育不全明显,有时牙齿形状改变,这种情况多发生于较大的儿童,可视为一种轻微的病理性切端-𬌗面磨损。凹坑更深且融合,染色广泛,在有些病例中色泽可从巧克力色至黑色不等	包括了原本的"中等重度"及"重度"。整个牙面牙釉质受累,发育不全明显,影响牙齿的整个外形。此分类的主要诊断标志为离散或融合的凹坑。棕染广泛,牙齿呈锈蚀状

但 Dean 指数存在四大局限性:①运用该指数的前提条件未说明;②部分诊断标准不够精确、敏感;③使用对象究竟是个人还是群体;④相关的统计方法及报告有缺陷。因此又有学者提出了有关氟牙症 TFI 的诊断标准、牙面指数及风险指数,具体分类标准见表 5-2-4。

表 5-2-4 Thylstrup 和 Fejerskov 指数（TFI）评分体系及诊断标准

得分	原始标准（1978）	改良标准（1988）
0	持续吹干牙面后牙釉质透明度正常	牙面经清洁干燥后牙釉质通透度正常，光亮呈奶油样白
1	釉面横纹处有细小的白色线条	牙面相当于牙釉质横纹处有薄的白色混浊线横跨。在有些病例中可见牙尖或切缘有轻微的"雪顶状"表现
2	平滑面 釉面横纹处的混浊线条更加明显。相邻线条有时融合 殆面 散在的不透明区直径 <2mm，在尖嵴处明显混浊	白色混浊线更明显且常融合形成云雾状区域，散布整个牙面。"雪顶状"改变在切缘及牙尖常见
3	平滑面 融合的不规则云雾状不透明区。不透明区之间的牙釉质横纹被衬托得更加明显 殆面 明显混浊的区域融合。磨耗区基本正常，但往往与不透明牙釉质界限分明	白线融合，模糊的云雾状区域布满牙面大部，在云雾状区域间可见白线
4	平滑面 整个牙面明显混浊或呈粉笔样白。部分磨耗面受影响较小 殆面 整个牙面明显混浊。牙齿萌出后不久明显磨损	整个牙面显著混浊或呈粉笔样白磨耗面可能受较小影响
5	平滑面及殆面 整个牙面明显混浊伴有直径在 2mm 以下的最外层牙釉质点状缺损	整个牙面模糊，有直径 <2mm 的圆形凹坑（最外层牙釉质局部缺损）
6	平滑面 融合的凹坑水平排列形成宽度 <2mm 的条带 殆面 牙釉质缺损融合的面积直径 <3mm，磨损显著	在混浊的牙釉质上可见融合的小凹坑形成条带，宽度不超过 2mm。此类别包括牙尖嵴表层牙釉质磨损，形成直径 <2mm 的缺损
7	平滑面 在不规则区域，最外层牙釉质缺损，累及面积小于整个牙面的一半 殆面 融合的凹坑改变了牙齿的形态，有显著磨损	不规则区域最外层牙釉质缺损，累及面积小于整个牙面一半，残余牙釉质不透明
8	平滑面及殆面 最外层牙釉质缺损累及面积大于牙面的一半	最外层牙釉质缺损面积占整个牙面一半以上。残余釉质不透明
9	平滑面及殆面 牙釉质大部缺损以至于改变了牙面的解剖形态。未缺损的牙釉质大多有明显的颈部边缘	外层牙釉质大部缺损导致牙齿/牙面解剖形态改变。不透明牙釉质的颈部边缘明显

氟牙症牙面指数（tooth surface index of fluorosis，TSIF）诊断标准及评分标准见表 5-2-5。

表 5-2-5 TSIF 评分体系及诊断标准

得分	标准
0	牙釉质无氟牙症征象
1	牙釉质有明确氟牙症征象，即羊皮纸样白色区域小于可见牙面的 1/3。该类包括氟牙症症状局限于前牙切端及后牙牙尖者
2	羊皮纸样白色病损累及可见牙面的 1/3～2/3
3	羊皮纸样白色病损累及可见牙面的 2/3 以上
4	牙釉质存在上述氟牙症表现伴有染色者。染色是指一个区域明显变色，可从浅至暗棕色不等
5	散在的牙釉质凹坑状缺损，不伴有完整牙釉质的染色。凹坑的定义为牙釉质表面的实质缺损，形成一个底面粗糙四周有完整牙釉质围绕的结构。凹坑常被染色与周围牙釉质存在色差
6	散在的凹坑与完整牙釉质染色共存
7	牙釉质表面的凹坑融合。大面积牙釉质缺损，牙齿解剖外形可能改变。常可见暗棕色染色

氟牙症风险指数（fluorosis risk index，FRI）：将牙面划分成各个区域，与发育的年龄相关，形成与氟暴露时间相关的狭窄的年龄带。关于牙面的区域划分如图 5-2-1 所示。

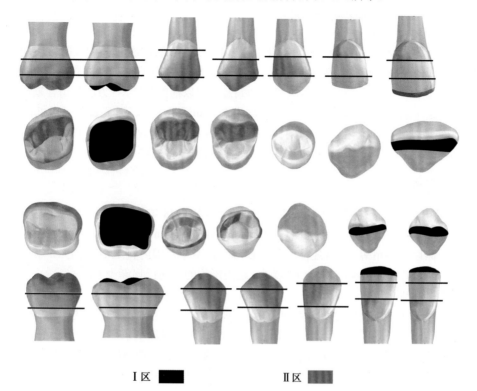

Ⅰ区 ▇▇▇　　　　　Ⅱ区 ▨▨▨

图 5-2-1　氟牙症风险指数牙面分区示意图

每颗恒牙可划为 4 区段：①𬌗面与切缘 1mm 内的范围；②唇颊面切 1/3 段及𬌗 1/3 段；③唇颊面的中 1/3 段；④唇颊面的颈 1/3 段。

其中，黑色区域牙釉质在 1 岁期间形成；橙色区域牙釉质形成于 3～6 岁期间；其他区域牙釉质形成时期不确定或形成于 5 岁以后。

FRI 评分标准及诊断标准见表 5-2-6。

表 5-2-6　FRI 评分标准及诊断标准

分类及计分	标准
阴性 0	完全无氟牙症表现。无任何白点或条纹，牙面色泽正常。符合上述条件者，该区段得分为 0
可疑 1	任意区段有疑似氟牙症表现（如白点、条纹或氟牙症缺损面积达该区段 50% 或以下）
阳性：轻 - 中度 2	一个光滑面的区段若有 50% 以上区域表现为羊皮纸样白色条纹的典型氟牙症表现则诊断为阳性。切缘及𬌗面的区段若有 50% 以上区域有明显的"雪顶样"表现则诊断为氟牙症阳性
阳性：重度 3	区段 50% 以上区域存在凹坑、染色及畸形则诊断为阳性重度氟牙症
非氟牙症的混浊 7	任何区段存在可能不是氟牙症的牙釉质混浊现象
排除 9	一个区段有以下情况者则排除：不完全萌出、正畸装置、冠或其他修复体、大块菌斑及碎屑

（四）鉴别诊断

本病主要应与牙釉质发育不全相鉴别。

1. 牙釉质发育不全白垩色斑的边界比较明确，而且其纹线与牙釉质的生长发育线相平行吻

学习笔记

合；氟牙症为长期性的损伤，故其斑块呈散在的云雾状，边界不明确，并与生长发育线不相吻合。

2．牙釉质发育不全可发生在单颗牙或一组牙；而氟牙症发生在多数牙，尤以上颌前牙多见。

3．氟牙症患者有在高氟区的生活史。

（五）防治原则

预防氟牙症的基本原则是在牙发育矿化期限制摄入过量的氟，最理想的预防方法是选择含氟量适宜的水源，或分别应用活性矾土（Al_2O_3）或活性炭去除水源中过量的氟，但后者费用昂贵，难以推广。特别是在高氟地区，对于特殊人群如孕妇及 8 岁以前的儿童，一方面使用含氟量适宜的水源，另一方面要营养全面，适当补充维生素 A、维生素 D 和适量的钙、磷，可减轻氟对机体的损害。

对于无实质性缺损的氟牙症，前牙可采用脱色法，后牙可不予处理；对于有实质性缺损的氟牙症，可采用复合树脂粘接修复，重者也可采用贴面、全冠修复等方法处理。

二、四环素牙

四环素是由金霉素催化脱卤生物合成的抗生素，早在 1948 年就开始用于临床。1950 年，国外有报道四环素族药物引起牙着色称为四环素牙（tetracycline stained teeth）；其后又陆续报道四环素沉积于牙、骨骼以及指甲等，而且还能引起牙釉质发育不全。国内直至 20 世纪 70 年代中期才引起注意。目前，随着四环素类药物使用的减少，这类疾病的发病已逐渐少见。

（一）发病机制

在牙的发育矿化期，服用的四环素族药物，可被结合到牙组织内，使牙着色。初呈黄色，在阳光照射下则呈明亮的黄色荧光，以后逐渐由黄色变成棕褐色或深灰色。这种转变是缓慢的，并能被阳光促进，所以切牙的唇面最先变色。一般说来，前牙比后牙着色明显；乳牙着色又比恒牙明显，因为乳牙的牙釉质较薄、较透明，不易遮盖牙本质中四环素结合物的颜色。牙着色程度与四环素的种类、剂量和给药次数有关。一般认为，四环素、地美环素引起的着色比土霉素、金霉素明显。在恒牙，着色程度与服用四环素的疗程长短呈正比关系，但是短期内的大剂量服用比长期给服相等总剂量的作用更大。

由于牙釉质和牙本质同时形成在同一基底膜的相对侧，所以同一次的剂量能在两种组织中形成黄色层，但在牙本质中的沉积比牙釉质中高 4 倍，而且在牙釉质中仅为弥散性的非带状色素（图 5-2-2）。这是由于牙本质磷灰石晶体小，总表面积比牙釉质磷灰石晶体大，因而使牙本质吸收四环素的量较牙釉质多。又由于黄色层呈波浪形，似帽状，大致相似于牙的外形，所以一次剂量引起的着色能在一个牙的大部分表面看到。在牙着色的同时，还有骨组织的着色，但是后者可随骨组织的生理代谢活动而使着色逐渐去除，然而牙的着色却是永久的。此外，四环素还可在母体通过胎盘引起乳牙着色。

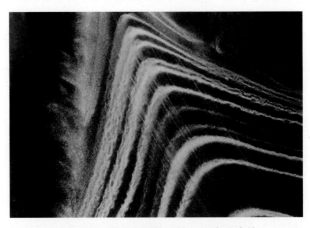

图 5-2-2　荧光显微镜下的四环素牙磨片

四环素对牙的影响主要是着色，有时也合并牙釉质发育不全。四环素分子有螯合性质，可与牙组织形成稳固的四环素正磷酸盐复合物，此物质能抑制矿化的两个相，即核化和晶体的生长。

（二）临床表现

四环素对牙着色和牙釉质发育不全的影响与下列因素有关（表5-2-7）：①四环素族药物本身的颜色，如地美环素呈镉黄色，土霉素呈柠檬黄色。②降解而呈现的色泽，四环素对光敏感，可以在紫外线或日光下变色。③四环素在牙本质内，因结合部位的深浅而使牙本质着色的程度有所不同，当着色带越靠近釉牙本质界时，越易着色。因而在婴儿早期，形成外层牙本质时，用药影响最大。④与牙釉质本身的结构有关，在严重牙釉质发育不全、牙釉质完全丧失时，着色的牙本质明显外露；如果轻度牙釉质发育不全，牙釉质丧失透明度而呈白垩色时，可遮盖着色的牙本质，反而使牙色接近正常。

表 5-2-7　四环素类药物与牙着色

药物	牙着色	药物	牙着色
金霉素	灰 - 棕色	四环素	黄色
地美环素	黄色	多西环素	未见报道有颜色改变
土霉素	黄色　影响较小	米诺环素	黑色

根据四环素牙着色程度和范围，四环素牙可以分为以下四种类型：
1. **轻度四环素着色**　整个牙面呈现黄色或灰色，且分布均匀，没有带状着色。
2. **中度四环素着色**　着色牙由棕黄色至黑灰色。
3. **重度四环素着色**　牙表面可见到明显的带状着色，颜色呈黄 - 灰色或黑色。
4. **极重度四环素着色**　牙表面着色深，严重者可呈灰褐色，任何漂白治疗均无效。

四环素牙引起牙着色和牙釉质发育不全，均只在牙发育期才能显现出来。因此，在6～7岁后可用四环素治疗相关疾病。

（三）防治原则

为防止四环素牙的发生，妊娠和哺乳的妇女以及8岁以下的小儿不宜使用四环素类药物。
着色牙可通过光固化复合树脂修复、瓷冠修复、贴面或漂白等方法进行治疗。

第三节　牙形态异常

一、过小牙、过大牙、锥形牙

牙的大小若与骨骼和面部的比例失去协调，就有过大或过小之感。个别牙若偏离了解剖上正常值的范围，且与牙列中其他牙明显不相称时，称为过小牙（microdontia）或过大牙（macrodontia）。过小牙多见于上颌侧切牙、第三磨牙和额外牙。如为圆锥形时则称锥形牙（conic shaped teeth），即牙的切端比颈部狭窄。有时上颌中切牙牙冠过大，而牙根并不长。过大牙应和临床上更为常见的融合牙相区别。

全口牙都呈过大或过小的情形极少，这种情形可能与遗传或内分泌有关，全口性过小牙，可发生于外胚层发育不良、Down 综合征、先天性脑垂体功能减退的患者。单侧牙过大，可见于颜面偏侧肥大者。

前牙区的过小牙常影响美观，如有足够长度的牙根，可用复合树脂或冠修复，以改善美观。
过大牙冠而牙根小者，导致菌斑的积聚和牙周病的发生，加上又有碍美观，可考虑拔牙后修复。

二、融合牙、双生牙、结合牙

融合牙（fused teeth）常由两个正常牙胚融合而成。在牙发育期，可以是完全融合，也可以是不完全融合。引起融合的原因，一般认为是压力所致。如果这种压力发生在两个牙钙化之前，则牙冠部融合；如果这种压力发生在牙冠发育完成之后，则形成根融合为一，而冠分为二的牙。牙本质总是相通连的。乳牙或恒牙均可发生融合牙，最常见于下颌乳切牙。此外，正常牙与额外牙有时也可发生融合（图5-3-1）。

画廊：ER5-7
过小牙

双生牙(geminated teeth)系由一个内向的凹陷将一个牙胚不完全分开而形成不完全的双生牙。通常双生牙为完全或不完全分开的牙冠,有一个共同的牙根和根管(图5-3-2)。双生牙在乳牙列与恒牙列皆可发生。双生乳牙常伴有其继承恒牙的先天性缺失。

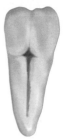 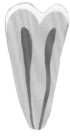
图 5-3-1 融合牙示意图

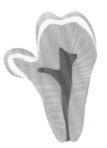
图 5-3-2 双生牙示意图

结合牙(concrescence of teeth)为两颗牙的牙根发育完全以后发生粘连的牙。在这种情况下,牙借助增生的牙骨质结合在一起(图5-3-3)。引起结合的原因据认为是由于创伤或牙拥挤,以致牙间骨吸收,使二邻牙靠拢,以后增生的牙骨质将二牙粘连在一起。结合牙偶见于上颌第二磨牙和第三磨牙区,这种牙形成时间较晚,而且牙本质是各自分开的,所以结合牙容易与融合牙或双生牙相区别。

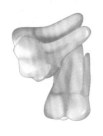 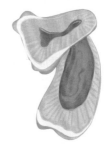
图 5-3-3 结合牙示意图

乳牙列的融合牙或双生牙,有时可延缓牙根的生理性吸收,从而阻碍其继承牙的萌出。因此,若已确定有继承恒牙,应定期观察,及时拔除。发生在上颌前牙区的恒牙双生牙或融合牙,由于牙大且在联合处有深沟,因此,对美观有影响。对这种病例应用复合树脂处理,一可改善美观,二可消除菌斑滞留区。此外,还可行适当调磨,使牙略微变小,以改进美观。

三、畸形中央尖

畸形中央尖(abnormal central cusp)多见于下颌前磨牙,尤以第二前磨牙最多见,偶见于上颌前磨牙。常为对称性发生。一般均位于𬌗面中央窝处,呈圆锥形突起,故称中央尖(图5-3-4)。此外,该尖也可出现在颊嵴、舌嵴、近中窝和远中窝。形态可为圆锥形、圆柱形或半球形等,高度1~3mm。半数的中央尖有髓角伸入。

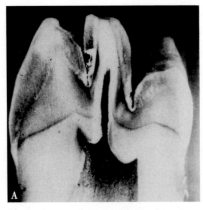 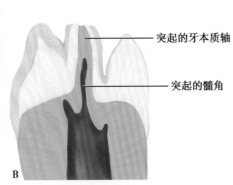

突起的牙本质轴

突起的髓角

图 5-3-4 畸形中央尖

(一)病因

一般认为发生此种畸形是由于牙发育期,牙乳头组织向成釉器突起,在此基础上形成牙釉质和牙本质。

（二）临床表现

中央尖折断或被磨损后，临床上表现为圆形或椭圆形黑环，中央有浅黄色或褐色的牙本质轴，在轴中央有时可见到黑色小点，此点就是髓角，但在此处即使用极细的探针也不能探入（图5-3-5）。圆锥形中央尖，萌出后不久与对颌牙接触，即遭折断，使牙髓感染坏死，影响根尖的继续发育。这种终止发育的根尖呈喇叭形，但也有一些中央尖逐渐被磨损，修复性牙本质逐渐形成，或属无髓角伸入型。这类牙有正常的活力，牙根可继续发育。因此，发现畸形中央尖时，应根据不同情况，给予及时相应的处理。

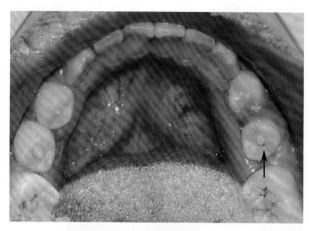

图 5-3-5 畸形中央尖（箭头示）

（三）治疗

1. 对圆钝而无妨碍的中央尖可不作处理。

2. 尖而长的中央尖容易折断或被磨损而露髓。牙刚萌出时若发现这种牙尖，可在麻醉和严格的消毒下，将此尖一次磨除，然后制备洞形，按常规进行盖髓治疗。另一种方法是在适当调整对颌牙的同时，多次少量调磨此尖，这样可避免中央尖折断或过度磨损，且可在髓角部形成足够的修复性牙本质而免于露髓。

3. 因中央尖折断而引起牙髓或根尖周病变时，为保存患牙并促使牙根继续发育完成，可采用根尖发育成形术或根尖诱导成形术（参阅牙髓病和根尖周病章节）。

四、牙内陷

牙内陷（dens invaginatus）为牙发育时期，成釉器过度卷叠或局部过度增殖，深入到牙乳头中所致。牙萌出后，在牙面可出现一囊状深陷的窝洞。常见于上颌侧切牙，偶发于上颌中切牙或尖牙。根据牙内陷的深浅程度及其形态变异，临床上可分为畸形舌侧窝、畸形根面沟、畸形舌侧尖和牙中牙。

（一）畸形舌侧窝

畸形舌侧窝是牙内陷最轻的一种。由于舌侧窝呈囊状深陷，容易滞留食物残渣，利于细菌滋生，再加上囊底存在发育上的缺陷，常易引起牙髓的感染、坏死及根尖周病变（图5-3-6）。

（二）畸形根面沟

畸形根面沟可与畸形舌侧窝同时出现，为一条纵形裂沟，向舌侧越过舌隆突，并向根方延伸，严重者可达根尖部，甚至有时将根一分为二，形成一个额外根（图5-3-7）。畸形根面沟尚未引起病变时，一般很难被诊断。有时在X线片上显示线样透射影，易被误认为副根管或双根管。畸形根面沟使龈沟底封闭不良，上皮在该处呈病理性附着，并形成骨下袋，成为细菌、毒素入侵的途径，易导致牙周组织的破坏。

（三）畸形舌侧尖

除舌侧窝内陷外，舌隆突呈圆锥形突起，有时突起成一牙尖。牙髓组织亦随之进入舌侧尖内，形成纤细髓角，易遭磨损而引起牙髓及根尖周组织病变。

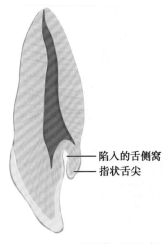

图 5-3-6　畸形舌侧窝剖面示意图

陷入的舌侧窝
指状舌尖

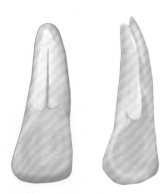

图 5-3-7　畸形根面沟示意图

（四）牙中牙

牙中牙是牙内陷最严重的一种。牙呈圆锥状，且较其固有形态稍大，X线片示其深入凹陷部好似包含在牙中的一个小牙，其实陷入部分的中央不是牙髓，而是含有残余成釉器的空腔（图5-3-8，图5-3-9）。

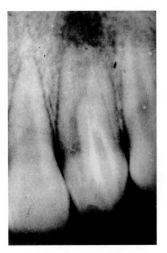

图 5-3-8　牙中牙

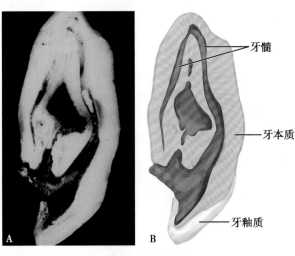

牙髓
牙本质
牙釉质

图 5-3-9　牙中牙

对牙内陷的治疗，应视其牙髓是否遭受感染而定。早期应按深龋处理，将空腔内软化组织去净，形成洞形，行间接盖髓术。若去腐质时露髓，应将内陷处钻开，然后根据牙髓状态和牙根发育情况，选择进一步处理的方法（参阅牙髓病和根尖周病章节）。若牙外形也有异常，在进行上述治疗后酌情进行冠修复，以恢复牙齿原来的形态和美观。

对畸形根面沟的治疗，应根据沟的深浅、长短以及对牙髓牙周波及的情况，采取相应的措施：①如牙髓活力正常，但腭侧有牙周袋者，先行翻瓣术，暴露牙患侧根面，沟浅可磨除，修整外形；沟深制备固位形，常规玻璃离子水门汀或复合树脂粘接修复，生理盐水清洗创面，缝合，上牙周塞治剂，7天后拆线。②如牙髓无活力伴腭侧牙周袋者，可在根管治疗术后，即刻进行翻瓣术兼裂沟的处理。

若裂沟已达根尖部，由于相互交通造成了牙周组织广泛破坏，则预后不佳，应予拔除。

五、釉珠

釉珠（enamel pearl）是牢固附着于牙骨质表面的牙釉质小块，大小似粟粒，呈球形。它多位于磨牙根分叉内或其附近（图5-3-10），或见于釉牙骨质界附近的根面上。

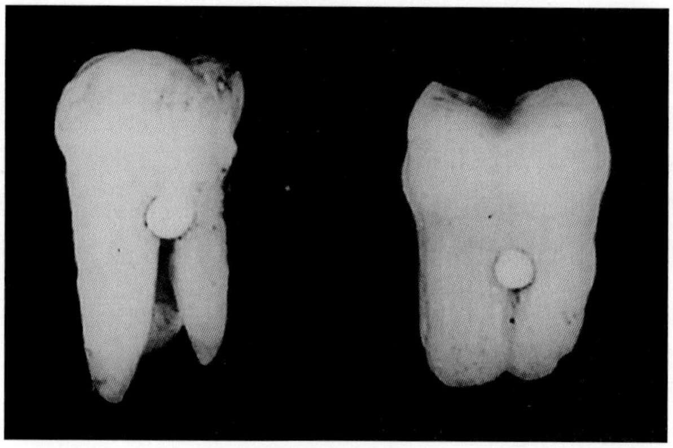

图 5-3-10　釉珠

釉珠的发生起因于一小团错位的成釉细胞或者由于上皮根鞘的一小团上皮异常分化，再度出现成釉功能而形成釉珠。在显微镜下观察，常见的釉珠完全为牙釉质所构成，釉珠基底直接附丽在牙本质上。有的釉珠包含有牙本质，但含有牙髓者甚为罕见。釉珠能影响牙龈与牙体之间的良好附着关系，形成滞留区，引起龈炎。它还可能妨碍龈下刮治术。另外，釉珠在 X 线片上可被误为髓石或牙石，故应加以鉴别。釉珠一般不必治疗，必要时可将其磨去。

第四节　牙数目异常

牙数目异常主要是指额外牙（supernumerary tooth）和先天性缺额牙（congenital anodontia）。正常牙数之外多生的是额外牙，而根本未曾发生的牙是先天性缺额牙。

额外牙的发生可能来自形成过多的牙蕾，也可能是牙胚分裂而成。额外牙可发生在颌骨任何部位，但最多见的是"正中牙"，即位于上颌两中切牙之间，常为单颗，但也可成对。"正中牙"体积小，牙冠呈圆锥形，根短。上颌第四磨牙也较常见，位于第三磨牙远中面。此外，额外牙还可在下颌前磨牙或上颌侧切牙区出现。额外牙可萌出或阻生于颌骨内，如有阻生，常影响邻牙位置，甚至阻碍其正常萌出，亦可导致牙列拥挤，成为牙周病和龋病的发病因素。乳牙的额外牙少见。

先天性缺额牙又可分为个别缺牙、多数缺牙和全部缺牙三种情况。个别缺牙多见于恒牙列，且多为对称性，最多见者为缺少第三磨牙。其次为上颌侧切牙或下颌第二前磨牙缺失。缺额牙也可为非对称性，在下颌切牙区内缺少个别牙。缺额牙在乳牙列很少见。个别缺额牙的原因尚不清楚，但一般认为有家族遗传倾向。

全口多数牙缺额或全口缺额牙，称为无牙畸形，常为全身性发育畸形的局部表现。无牙畸形常伴有外胚叶发育不全，如缺少毛发、指甲、皮脂腺、汗腺等，如追溯家族史，可能找到遗传关系。

部分无牙畸形比全口无牙畸形多见。

额外牙大多需要拔除，无牙畸形将在《儿童口腔医学》（第 5 版）中详述。

第五节　牙萌出异常

牙发育到一定程度，每组牙都在一定的年龄萌出，牙萌出异常有早萌、迟萌等现象。

一、早萌

萌出过早，多见于下颌乳切牙。在出生时，或出生后不久即萌出，如系正常乳牙，因牙胚距口腔黏膜过近所致，也可能为多生牙。早萌的牙根常发育不全，甚至无牙根，因而附着松弛，常自行脱落，亦可尽早拔除。

个别恒牙早萌，多系乳牙早脱所致。多数或全部恒牙早萌极为罕见。在脑垂体、甲状腺及生殖腺功能亢进的患者，可出现恒牙过早萌出。

画廊：ER5-8
额外牙

画廊：ER5-9
缺额牙

二、萌出过迟、异位和萌出困难

全口牙迟萌多为系统病或遗传因素的影响，个别乳牙迟萌可能与外伤或感染有关。一般乳牙很少有异位或萌出困难。恒牙迟萌或异位，往往因乳牙滞留，占据恒牙位置或乳牙过早脱落，造成邻牙移位，以致间隙不够。恒牙萌出困难，常见于上颌切牙，因乳切牙过早脱落，长期用牙龈咀嚼，使局部黏膜角化增强，龈质坚韧肥厚所致，必要时需切去部分龈组织，露出切缘以利萌出。

> **思考题**
>
> 1. 如何预防氟牙症的发生？
> 2. 畸形中央尖的防治原则是什么？

（梁景平）

参考文献

1. ALVAREZ J A，REZENDE K M，MAROCHO S M，et al. Dental fluorosis：exposure，prevention and management. Med Oral Patol Oral Cir Bucal，2009，14（2）：E103-107.
2. BRONCKERS A L，LYARUU D M，DENBESTEN P K. The impact of fluoride on ameloblasts and the mechanisms of enamel fluorosis. J Dent Res，2009，88（10）：877-893.
3. NEWBRUN E. What we know and do not know about fluoride. J Public Health Dent，2010，70（3）：227-233.
4. ZAVALA-ALONSO V，AGUILERA-FLORES R，PATIÑO-MARIN N，et al. Nanostructure evaluation of healthy and fluorotic dentin by atomic force microscopy before and after phosphoric acid etching. Dent Mater J，2011，30（4）：546-553.
5. LEE S K，LEE K E，JEON D，et al. A novel mutation in the DSPP gene associated with dentinogenesisimperfecta type Ⅱ. J Dent Res，2009，88（1）：51-55.
6. BARRON M J，MCDONNELL S T，Mackie I，et al. Hereditary dentine disorders：dentinogenesisimperfecta and dentine dysplasia. Orphanet J Rare Dis，2008，3：31.
7. LEE K E，LEE S K，JUNG S E，et al. Functional splicing assay of DSPP mutations in hereditary dentin defects. Oral Dis，2011，17（7）：690-695.
8. KUZEKANANI M，WALSH L J. Quantitative analysis of KTP laser photodynamic bleaching of tetracycline-discolored teeth. Photomed Laser Surg，2009，27（3）：521-525.
9. WILSON D E，BERRY T G，ELASHVILI A. A conservative treatment option for tetracycline staining. Dent Today，2011，30（9）：136，138-139.

第六章　牙　外　伤

> **学习目标**
>
> 　掌握：牙震荡、牙折、牙脱位的定义、临床表现、诊断及治疗。
> 　熟悉：牙外伤的临床检查。
> 　了解：牙外伤伴发的支持组织损伤。

　　牙外伤（traumatic dental injuries，TDI）是指在突然的机械外力作用下，牙体硬组织、牙髓或牙周组织发生急性损伤的一种疾病。牙体硬组织在外伤中可发生不同程度的冠折、根折或冠根联合折，可累及牙髓组织；牙周支持组织在外伤中可发生牙龈及牙周膜的充血、出血或撕裂，牙槽突和牙槽窝不同程度的骨折等。牙外伤多属急症，应及时处理，也有部分患者为陈旧性损伤，就诊时都应遵循常规接诊流程询问外伤史，作出明确诊断和治疗方案，并对预后进行评估，此外，还应关注牙外伤对患者心理造成的影响。

文档：ER6-1
牙外伤分类

第一节　牙外伤的病史采集和临床检查

一、病史采集

　　病史采集前应清楚记录患者的姓名、年龄、性别、联系方式及陪同监护人和患者的关系。首先确认全身状况，如是否头晕、恶心、呕吐、短暂意识丧失，是否胸闷、呼吸困难，肢体活动是否自如等。如出现颅脑损伤、呼吸障碍和严重的肢体骨折等状况时，应暂缓口腔科诊治，首先救治危及生命的全身损伤。

　　在采集牙外伤病史时，应询问以下几点：①外伤的时间、地点、原因；②外伤牙是否经过初步处理；③以前是否有过牙外伤史；④全身健康状况。

二、临床检查

　　首先排除患者面部其他组织是否有严重损伤和活动性出血，再进行口腔检查。

　　（一）视诊

　　检查牙冠的完整性，如有折断，应确定折断部位、范围、程度、有无露髓、探诊有无反应、牙齿是否变色以及有无位置变化等。如高度怀疑露髓或已露髓，不要探查露髓孔，以避免不必要的疼痛。检查牙龈和口腔软组织的损伤时，观察牙龈和口腔软组织是否有肿胀、撕裂和活动性出血，是否有口腔软组织穿通伤，伤口污染程度等，还应特别注意患者咬合的情况。

　　（二）叩诊和牙齿松动度检查

　　外伤牙叩诊疼痛、触诊松动或移位，是判断牙外伤后牙周组织损伤的重要指征。检查时，动作要轻柔，避免产生不必要的疼痛。牙齿松动度检查时，应注意与健康的对照牙相比较再下结论。若单颗牙齿松动，邻牙也同时移动，这是牙槽突骨折的典型特点。

　　（三）牙髓活力测验

　　牙髓活力测验包括温度测验和电活力测验。在可能的情况下都应进行牙髓活力测验，以外伤

学习笔记

63

当时活力测试值作为参照,用于之后复查时对比。需要注意的是,根尖尚未完全形成的年轻恒牙活力测验结果不总是一致;低龄儿童配合性差,测试结果常不可靠。此外,即刻外伤的患牙牙髓可能存在"休克"状态,此时牙髓测试无任何感觉,并不能简单判断为"牙髓坏死",部分外伤牙牙髓有可能在数周或数月后恢复反应,应定期进行牙髓活力测验。

三、影像学检查

所有的外伤牙都需要进行影像学检查,以明确牙根和牙周支持组织的损伤及牙根的发育情况。根尖片是常用的牙外伤检查手段,还可采用全口牙位曲面体层片及 CBCT 等检查方式。通过影像学检查主要观察以下几个方面:①牙根是否有折断;②牙周组织情况;③牙槽骨、颌骨有无骨折;④邻牙情况;⑤牙根形成和吸收的情况;⑥是否存在陈旧性外伤。

四、定期复查

定期复查也非常必要,应详细询问患牙有何不良反应,如有无疼痛,对温度刺激的反应,有无咬合不适等。此外,还应进行以下检查:①牙齿修复体是否完整,及时发现微渗漏;②牙冠是否有变色;③叩诊和牙齿松动度检查;④牙髓活力测验,与初诊时比较,观察其变化;⑤咬合情况,特别是牙尖交错𬌗时是否存在咬合创伤;⑥牙周和口腔软组织损伤的愈合情况;⑦影像学检查,应与初诊时对比,观察有无根尖周低密度影像、根内外吸收、根管内密度异常增高等牙髓改变的情况。

第二节 牙外伤的诊断和治疗

牙外伤包括牙周膜的损伤、牙体硬组织的损伤、牙脱位和牙折等。这些损伤可单独发生,亦可同时出现。对牙外伤患者,应注意查明有无颌骨或身体其他部位的损伤。现将常见的牙急性损伤分述如下。

一、牙震荡

牙震荡(concussion of the teeth)是牙周膜的轻度损伤,通常不伴牙体组织的缺损。
(一)病因
较轻外力,如在进食时骤然咀嚼硬物或较轻的外力撞击等所致。
(二)临床表现
伤后患牙有伸长不适感,轻微松动和叩痛,龈缘还可有少量出血,说明牙周膜有损伤。若做牙髓活力测验,其反应不一。通常受伤后无反应,而在数周或数月后反应开始恢复。3 个月后仍有反应的牙髓,则大多数能继续保持活力。伤后一开始牙髓活力测验有反应的患牙,若后来转变成无反应,则表示牙髓已发生坏死,同时牙可变色。
(三)治疗
1~2 周内应使患牙休息。必要时降低咬合以减轻患牙的𬌗力负担。松动的患牙应固定。受伤后 1、3、6、12 个月应定期复查。观察 1 年后,若牙冠不变色,牙髓活力测验正常,可不进行处理;若有牙髓坏死迹象时,应进一步行根管治疗术(参阅牙脱位的治疗)。必须记住,对于年轻恒牙,其活力可在受伤 1 年后才丧失。

二、牙脱位

牙受外力作用而脱离牙槽窝者称为牙脱位(dislocation of the teeth)。由于所受外力的大小和方向不同,牙脱位可表现为部分脱位和完全脱位。部分脱位又可分为脱出性脱位、侧向脱位和嵌入性脱位。
(一)临床表现
1. 部分脱位
(1)脱出性脱位:牙齿沿牙长轴向切端部分脱出,有伸长,常有疼痛、松动及龈沟内出血,X 线片示患牙根尖区牙周膜间隙明显增宽。

（2）侧向脱位：牙齿偏离其长轴向侧向移位，可造成牙周膜撕裂，常伴有牙槽窝骨壁骨折。由于牙齿与牙槽窝的锁结关系，牙齿常不松动，叩痛明显，龈沟内有或无出血。X 线片示患牙近中、远中两侧牙周膜间隙不对称。但当牙齿唇舌向移位时，X 线片上无明显变化，必要时需拍摄 CBCT。

（3）嵌入性脱位：牙齿沿其长轴向牙槽骨深部嵌入，可导致牙槽窝骨折或者碎裂，患牙临床牙冠变短，牙齿常不松动，牙龈可有淤血样改变（图 6-2-1A）。X 线片示牙周膜间隙变小或消失（图 6-2-1B）。

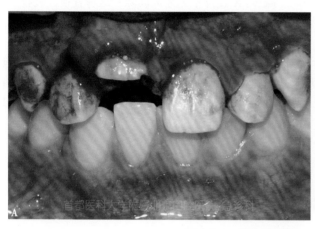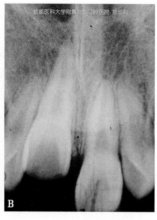

图 6-2-1 嵌入性脱位

A. 11 嵌入性脱位　B. X 线片示 11 嵌入性脱位

（图片引自龚怡主编《牙外伤》第 2 版）

2. 完全脱位　牙齿完全脱出牙槽窝，探查牙槽窝内空虚，可伴牙槽窝骨壁骨折，常见牙龈撕裂、出血，多累及单颗牙。

牙脱位后，可发生牙髓坏死、根管闭锁、牙根内、外吸收及牙根固连、牙槽突吸收等并发症。

（三）治疗

保存患牙是治疗牙脱位应遵循的原则。

1. 部分脱位牙　应在局麻下复位，结扎固定 4 周。术后 3、6 和 12 个月进行复查，若发现牙髓已坏死，应及时行根管治疗。如为嵌入性的牙脱位，应在复位后 2 周行根管治疗，对于发生嵌入性脱位牙的年轻恒牙，不可强行拉出复位，以免造成更大的创伤，诱发牙根和牙槽突的吸收。因此，对症处理，继续观察，任其自然萌出是最可取的处理方法，一般在半年内患牙可萌出到原来的位置。

2. 完全脱位牙　如能在 30min 内再植，多可避免牙根吸收。因此，牙脱位后，应立即将牙放入原位，如牙已落地污染，应就地用生理盐水或无菌水冲洗，然后放入原位。如果不能即刻复位，可放在盛有牛奶、生理盐水或自来水的杯子内。如无条件可将患牙置于患者的舌下或口腔前庭处。切忌干藏，并尽快到医院就诊。

对完全脱位牙，还应根据患者年龄、离体时间的久暂，作出具体的处理方案。

（1）根尖发育完成的脱位牙：若就诊迅速或复位及时，应在术后 3～4 周再行根管治疗术。因为这类牙再植后，牙髓不可能重建血液循环，势必坏死，进而引起炎症性的牙根吸收或根尖周病变。如果再植前行根管治疗术，延长了体外时间，将导致牙根吸收。一般人牙再植后 3～4 周，松动度减少，而炎症性吸收又正好于此时开始。所以再植后 3～4 周行根管治疗是最佳时期。

如果脱位在 2h 以后再就诊者，牙髓和牙周膜内细胞已坏死，不可能期望牙周膜重建，因而只能在体外完成根管治疗术，并经根面和牙槽窝刮治后，将患牙植入固定。

（2）年轻恒牙完全脱位：若就诊迅速或自行复位及时者，牙髓常能继续生存，不要贸然拔髓，一般疗效是良好的。动物实验证明：再植 3 个月后，93% 的牙髓全部被造影液充盈，仅有 7% 的牙

动画：ER6-2
完全脱位牙的
治疗

髓坏死。牙髓血管的再生主要由新形成的血管从宽阔的根端长入髓腔，也有与原来的血管发生吻合，说明这类牙再植后，有相当强的修复力。

当然，若就诊不及时或拖延复位时间，则只能在体外完成根管治疗术，搔刮根面和牙槽窝后再植，预后是欠佳的。

（四）牙再植后的愈合方式

1. **牙周膜愈合**　即牙与牙槽之间形成正常牙周膜愈合。这种机会极少，仅限于牙脱位离体时间较短，牙周膜尚存活，而且又无感染者。

2. **骨性粘连**　牙根的牙骨质和牙本质被吸收并由骨质所代替，发生置换性吸收，从而使牙根与牙槽骨紧密相连。临床表现为牙松动度减少，X线片示无牙周间隙。这种置换性吸收发生在受伤后6～8周，可以是暂时性，能自然停止；也可以呈进行性，直至牙脱落。这个过程可持续数年或数十年。

3. **炎症性吸收**　在被吸收的牙根面与牙槽骨之间有炎症性肉芽组织，其中有淋巴细胞、浆细胞和分叶粒细胞。再植前牙干燥或坏死牙髓的存在，都是炎症性吸收的原因。炎症性吸收在受伤后1～4个月即可由X线片显示，表现为广泛的骨透射区和牙根面吸收。如系牙髓坏死引起，及时采取根管治疗术，常能使吸收停止。

三、牙折

（一）病因

外力直接撞击，是牙折的常见原因。也可因咀嚼时咬到砂石、碎骨等硬物而发生。

（二）临床表现

按牙的解剖部位可分为冠折、根折和冠根联合折3型。就其损伤与牙髓的关系而言，牙折又可分为露髓和未露髓两大类。

1. **冠折（crown fracture）**　前牙可分为横折和斜折；后牙可分为斜折和纵折（图6-2-2）。

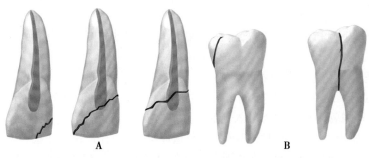

图 6-2-2　冠折示意图
A. 前牙冠折　B. 后牙冠折

2. **根折（root fracture）**　外伤性根折多见于牙根完全形成的成人牙，因为年轻恒牙的支持组织不如牙根形成后牢固，在外伤时常被撕脱或脱位，一般不致引起根折。引起根折的外力多为直接打击和面部着地时的撞击。根折按其部位可分为颈侧1/3、根中1/3和根尖1/3（图6-2-3）。最常见者为根尖1/3。其折裂线与牙长轴垂直或有一定斜度，外伤性纵折很少见。X线片检查是诊断根折的重要依据，但不能显示全部根折病例。必要时可进行CBCT检查，明确根折的部位及折断的方向。摄片时中心射线必须与折裂线一致或平行，方能在X线片上显示折裂线，如果中心射线的角度大于±15°～±20°，很难观察到折裂线。X线片不仅有助于根折的诊断，而且也便于复查时比较。

一些患者就诊时，牙髓活力测验无反应，但6～8周后可出现反应。据推测，无活力反应是牙髓在外伤时血管和神经受

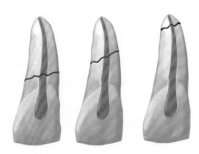

图 6-2-3　根折示意图

损伤所引起的"休克"所致，随其"休克"的逐渐恢复而再出现活力反应。

根折恒牙的牙髓坏死率为 20%～24%，而无根折外伤恒牙的牙髓坏死率为 38%～59%，其差别可能是因为根折断端的间隙，利于牙髓炎症引流的缘故。根折后是否发生牙髓坏死，主要取决于所受创伤的严重程度、断端的错位情况和冠侧段的动度等因素。根折时可有牙松动、叩痛，如冠侧断端移位可有龈沟出血，根部黏膜触痛等。有的根折早期无明显症状，数日或数周后才逐渐出现症状，这是由于水肿和咬合使根折断端分离所致。

3. 冠根联合折 占牙外伤总数的一小部分，以斜行冠根折多见，牙髓常暴露。

（三）治疗

1. 冠折 缺损少，牙本质未暴露的冠折，可将锐缘磨光。牙本质已暴露，并有轻度敏感者，可行脱敏治疗。敏感较重者，用临时塑料冠，内衬氧化锌丁香油糊剂粘固，待有足够修复性牙本质形成后（6～8 周），再用复合树脂修复牙冠形态，接近牙髓腔时须用氢氧化钙制剂垫底，以免对牙髓产生刺激。牙髓已暴露的前牙，对牙根发育完成者应用牙髓摘除术；对年轻恒牙应根据牙髓暴露多少和污染程度行活髓切断术，以利于牙根的继续发育，当根端发育完成后，有人主张还应行根管治疗术，因为钙化过程将持续进行并堵塞根管，而在以后作桩核冠修复需要行根管治疗时，却难以进行根管预备和桩的置入，导致难以完成桩核冠修复。牙冠的缺损，可用复合树脂或烤瓷冠等修复。

应该特别指出，凡仍有活力的牙髓，应在治疗后 1、3、6 个月及以后几年中，每半年复查 1 次，以判明牙髓的活力状况。牙的永久性修复都应在受伤后 6～8 周进行。

2. 根折 根折的治疗首先应是促进其自然愈合，即使牙似乎很稳固，也应尽早用夹板固定，以防活动。除非牙外伤后已数周才就诊，而松动度又较小就不必固定。

一般认为根折越靠近根尖其预后越好。当根折限于牙槽内时，对预后是很有利的，但折裂累及龈沟或发生龈下折时，常使治疗复杂而且预后亦差。

对根尖 1/3 折断，在许多情况下只行夹板固定，无需牙髓治疗，有可能出现修复并维持牙髓活力，那种认为根折牙应进行预防性牙髓治疗的观点是不正确的。因为根折后立即进行根管治疗常有可能把根管糊剂压入断端之间，反而影响其修复。但当牙髓有坏死时，则应迅速进行根管治疗术。

对根中 1/3 折断可用夹板固定，如牙冠端有错位时，在固定前应复位。复位固定后，每月应复查 1 次，检查夹板是否松脱，必要时可更换夹板。复查时，若牙髓有炎症或坏死趋势，则应行根管治疗术。根管不用牙胶尖充填而用玻璃离子水门汀将钛合金或钴铬合金桩粘固于根管中，将断端固定在一起，以利根面的牙骨质沉积。当因治疗需要将根尖部断块用手术方法去除后，因冠侧段过短而支持不足时，常需插入钛合金根管骨内种植体以恢复牙原来的长度，同时牙冠部用夹板固定。这样骨组织会在金属"根"周围生长而将病理动度消除。

颈侧 1/3 折断并与龈沟相交通时，将不会出现自行修复。如折断线在龈下 1～4mm，断根不短于同名牙的冠长，牙周情况良好者可选用：①切龈术：使埋藏于软组织内的牙根相对延长。②正畸牵引术（图 6-2-4）。③牙槽内牙根移位术：常规根管预备和充填，根管口用磷酸锌水门汀暂封。局部黏膜下浸润麻醉，唇侧弧形切口，翻开黏骨膜瓣，用骨凿去除根尖骨壁，暴露根尖，牙挺挺松牙根，再用牙钳将牙根断端拉出至龈缘，将敲下的唇侧牙槽骨骨板置入根尖部间隙，以维持牙根的理想位置，缝合黏骨膜瓣，置牙周塞治剂固定牙根，术后 2 周去除敷料。术后 3 个月，行桩冠修复（图 6-2-5）。

图片：ER6-3
根折的治疗

动画：ER6-4
正畸牵引术

学习笔记

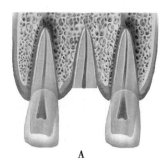

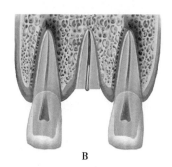

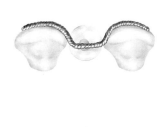

A   B   C

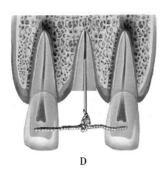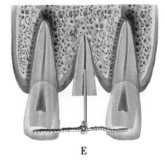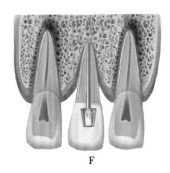

图 6-2-4　正畸牵引术示意图

A. 颈侧 1/3 根折　B. 根管治疗后，4～8 周根管内置桩钩　C. 唇弓预备　D. 弹力牵引　E. 固定结扎 2～3 个月　F. 桩冠修复

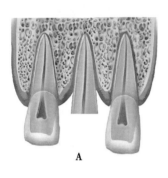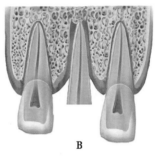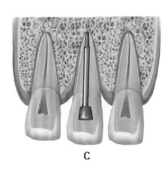

图 6-2-5　牙槽内牙根移位术示意图

A. 完成根管充填　B. 牙根断端拉至龈缘，凿去根尖骨壁填入根尖间隙　C. 完成桩冠修复

粘着夹板固定术是固定根折最简便的方法，其步骤如下：

（1）将患牙复位，拭净唇面，并用 95% 乙醇擦拭，吹干，隔湿。以同法处理两侧健康牙（至少每侧 1 颗牙）。

（2）取 0.4mm 直径不锈钢丝，其长度相当于患牙冠宽度加上两侧至少各 1 颗正常牙的宽度，将其弯成弓形，使它与这些牙的唇面外形相一致。

（3）将牙唇面中 1/3 处酸蚀 15～30s（根据不同产品而定），蒸馏水洗净吹干，用粘接剂和复合树脂将夹板固定在两侧健康牙上，粘接后，再以同法将患牙固定在钢丝上，此时应保证患牙位于固有的位置（图 6-2-6）。最后拍 X 线片检查根折断端对位是否良好。在下颌前牙，应将弓形夹板放在牙舌面，以免妨碍咬合。固定 3～4 个月后应重新进行临床检查，摄 X 线片和活力测验，以后应每隔 6 个月复查一次，共 2～3 次。根折愈合后，用金刚砂石磨除复合树脂，并松开钢丝后取下，磨光牙面。

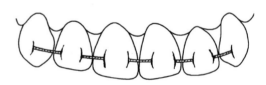

图 6-2-6　粘着夹板固定术示意图

根折（指根尖及根中 1/3）的转归有以下 4 种形式（图 6-2-7）：

（1）两断端由钙化组织联合，与骨损伤的愈合很相似。硬组织是由中胚叶组织分化出的成牙骨质细胞所形成。在活髓牙的髓腔侧则有不规则本质形成。

（2）结缔组织将各段分开，断面上有牙骨质生长，但不出现联合。

（3）未联合的各段由结缔组织和骨桥分开。

（4）断端由慢性炎症组织分开，根端多为活髓，冠侧段牙髓常坏死。这种形式实际上不是修复和愈合的表现。

第 1 种形式的愈合主要见于没有错位和早期就进行了固定的患牙。根折牙未行固定或未做咬合调整时则可出现第 2 种和第 3 种形式的愈合。与这三种组织学修复形式相应，X 线片也可观察到 3 种修复形式，即看不到或几乎看不到折线，断端间有狭窄的透射区，断端边缘变圆钝，断端之间可见到骨桥等。

视频：ER6-5 粘着夹板固定术

视频：ER6-6 牙外伤弹性夹板固定

根折牙常常发生髓腔钙化。因外伤而髓腔变小的牙髓以胶原成分增加为特征,同时伴有细胞数目减少。

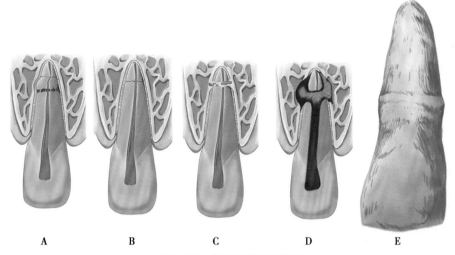

图 6-2-7　根折的预后示意图

A.钙化性愈合　B.结缔组织性愈合　C.骨、结缔组织联合愈合　D.断端被慢性炎症组织分开　E.离体牙显示根折的钙化性愈合

3. 冠根联合折　凡可行根管治疗,又具备桩核冠修复适应证的后牙冠根折,均应尽可能保留。对前牙的冠根折,可参考与口腔相通的牙颈部根折的治疗原则处理。

第三节　牙外伤伴发的支持组织损伤

牙外伤伴发的支持组织损伤包括牙支持骨组织损伤、牙龈和口腔黏膜损伤。在处理牙外伤的同时不能忽视伴发的支持组织损伤的诊治。

一、支持骨组织损伤

牙齿支持骨组织损伤包括牙槽窝粉碎性骨折(comminution of alveolar socket)、牙槽窝骨壁骨折(fracture of alveolar socket wall)、牙槽突骨折(fracture of alveolar process)和颌骨骨折(jaw fracture)。

1. 牙槽窝粉碎性骨折　是由牙槽窝受挤压而破裂,造成整个牙槽窝粉碎或折断,多见于嵌入性脱位和侧方脱位的牙外伤。

2. 牙槽窝骨壁骨折　是指牙槽窝唇侧或舌侧骨板骨折,多发生在上颌切牙,通常累及多颗牙齿,最常见的损伤类型是部分脱位和完全脱位,触诊可发现骨折位点所在,当检查患牙动度时,可发现牙槽窝骨壁的异常动度。

3. 牙槽突骨折　多见于年龄较大的人群,前牙区好发,前磨牙区亦可受累。牙槽突骨折时可累及或不累及牙槽窝。常见的损伤类型有牙齿部分脱位、侧方脱位和根折。由于骨折断片有明显的移位、松动,临床上牙槽突骨折通常比较容易诊断。其典型特征是:当检查单颗牙松动度时,邻牙随之移动。影像学检查可见明显的骨折线,位置大多数在牙槽窝内。

4. 颌骨骨折　其好发部位与牙位明显相关,下颌第三磨牙处的骨折最为常见,下颌尖牙、切牙、前磨牙区的骨折出现频率依次递减。

前三种骨折类型与牙外伤关系最为密切,常伴发于牙齿脱位性损伤。颌骨骨折的治疗涉及很多方面,本节不做重点讨论。

二、牙龈和口腔黏膜损伤

牙外伤常伴发牙龈、口唇及口腔黏膜等软组织的损伤,当牙齿受到外力时,周围的软组织可起到一定的保护作用，但患牙也可对其造成继发性损伤，最常见的是牙龈撕裂伤和牙齿刺入口唇组织，导致牙龈和口唇等软组织的肿胀和出血，如果处理不当，可形成瘢痕，影响美观。

软组织损伤包括擦伤、挫伤、撕裂伤、撕脱伤4种类型，诊疗方法各具特点，此处只简要介绍牙龈和唇黏膜的损伤。

牙龈、唇黏膜擦伤可常规进行清创术；挫伤可不用特殊处理，但应明确其下方的骨组织有无骨折，避免漏诊。大面积的撕脱伤应由专科医生诊疗。

（一）牙龈撕裂伤

1. 局麻下，生理盐水和0.25%氯己定溶液反复冲洗伤口，去除异物。

2. 牙齿复位后，将撕裂的牙龈对位缝合，缝线避免过密，必要时可使用牙周塞治剂。

3. 嘱患者每日用0.1%的氯己定溶液含漱，常规口腔卫生宣教，1周后拆线。

4. 可预防性使用抗生素和破伤风抗毒素治疗。

（二）唇部撕裂伤

1. 局麻下生理盐水和0.25%氯己定溶液冲洗伤口。

2. 探查伤口，清除异物，可拍摄X线片辅助检查，但需注意如布料、木头等并不显影，异物清除后再次反复冲洗。

3. 对位缝合唇部组织，注意恢复红白唇交界的形态；缝合污染伤口的深部时，应用少量间断缝合，减少感染的风险；贯通伤的处理，应先缝合口内黏膜，避免唾液进入伤口内，后分层缝合，消灭死腔；皮肤的缝合应用小针细线，创缘对位整齐。

4. 嘱患者每日用0.1%的氯己定溶液含漱，常规口腔卫生宣教，1周后拆线。

5. 可预防性使用抗生素和破伤风抗毒素治疗。

思考题

牙折的分类和治疗原则是什么？

（李志强　梁景平）

参考文献

1. 樊明文. 牙体牙髓病学. 4版. 北京：人民卫生出版社，2012.

2. ANDREASEN J O, ANDREASEN F M. Essentials of Traumatic Injuries to the Teeth. 4th ed. Copenhagen：Blackwell Munksgaard，2007.

第七章　牙慢性损伤

>> 学习要点

　　掌握：各种牙慢性损伤疾病的临床表现、诊断和治疗原则。
　　熟悉：各种牙慢性损伤疾病的病因。
　　了解：各种牙慢性损伤疾病的发病机制。

第一节　磨　　损

一、概述

　　自牙齿萌出建𬌗后，牙体硬组织每天都会因摩擦而丧失。这种现象主要发生在𬌗面，也会发生在邻面。其程度与年龄呈正相关。根据牙齿硬组织丧失的原因、速度和危害，将其分为磨耗和磨损两种，但两者间并无截然界限。

　　磨耗（attrition）是指在正常咀嚼过程中牙体硬组织的缓慢丧失。因牙髓腔相应部位有不断形成的继发性牙本质（secondary dentin），牙体硬组织的厚度无明显降低。磨耗又称为咀嚼磨损，属增龄变化范畴。磨耗是生理性的，无明显危害，无需专门处理。

　　磨损（abrasion）是指正常的咀嚼运动之外，高强度、反复的机械摩擦造成的牙体硬组织的快速丧失。磨损发生时，牙髓腔相应的部位可形成反应性牙本质（reactionary dentin）。磨损也称为非咀嚼磨损，是病理性的，应采取措施加以防治。

二、病因

　　1. 刷牙不当　刷牙是维持口腔卫生的基本方法，但刷毛过硬、牙膏中颗粒过大、刷牙速度快、力度大及横向刷牙等都会造成磨损。

　　2. 不良的咬合习惯　因某种职业或习惯，用较大的力度反复咬某种硬物也会导致牙齿的磨损。木匠、鞋匠用牙咬持钉子，缝纫者用牙咬持针或用牙断线，长期、大量嗑食瓜子（图7-1-1），叼烟斗，用牙齿撑开发夹，用牙齿咬开啤酒瓶盖，咬开核桃等，都会造成牙齿特定部位的明显缺损。

　　3. 其他　磨牙症（bruxism）也称夜磨牙，是在非进食情况下发生的不自主的咀嚼运动，多在夜间睡眠中发生。因无食物的缓冲、缺乏唾液的润滑，加之往往用力大、速度快，会导致明显的牙齿磨损。

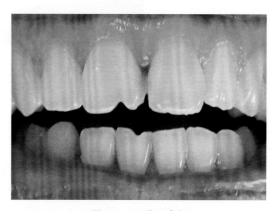

图 7-1-1　前牙磨损
因嗑食瓜子形成缺损

三、临床表现

后牙的磨损一般重于前牙，后牙又常以𬌗面为重。磨损以牙体硬组织进行性丧失为临床特征，牙釉质可均匀性变薄，或呈小凹坑样表现，甚至裸露出牙本质，出现牙本质敏感。因磨损不均，常见高耸的牙尖、锐利的边缘（图 7-1-2）。磨损处一般没有色素，表面坚硬光滑，与未磨损部位间没有明显界限。后牙邻面磨损重者因为邻牙间原来紧密的点状接触变成较为松弛的面状接触。检查中可有食物嵌塞、邻面龋以及牙周疾病等体征。

画廊：ER7-1
重度磨损

画廊：ER7-2
深覆𬌗导致重度磨损

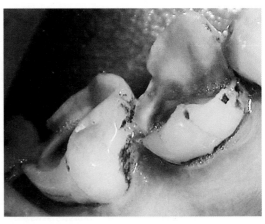

图 7-1-2　下颌后牙磨损
𬌗面牙本质暴露，边缘高耸锐利

前牙磨损多见于咬合关系不好、有不良咬合习惯者。严重的前牙磨损可使牙冠明显变短（图 7-1-3）。还有特殊习惯形成的特征性前牙磨损，如管乐演奏员和嗑瓜子形成的与器物形状相吻合的磨损。磨损可作为起因导致以下的症状或疾病：

1. 牙本质敏感症　一般是磨损等原因导致牙本质暴露出现的酸痛感，磨损愈快、愈重，酸痛感就愈明显。

2. 食物嵌塞　没有磨损的牙齿，邻面是凸的，牙与牙之间接触面积小（点接触）而紧，加之𬌗面上的嵴、沟等，利于食物溢出，偏离牙间隙，故不易发生食物嵌塞。而邻面磨损使牙齿之间出现缝隙，磨损又使𬌗面上的嵴、沟变得模糊，溢出作用减弱，因而造成食物嵌塞。

3. 牙髓和根尖周病　过度磨损会导致髓腔暴露，细菌侵入而引起牙髓病、根尖周病。

4. 颞下颌关节功能紊乱综合征　𬌗面的重度磨损可导致颌间垂直距离过短，从而引起颞下颌关节病损，出现相应的症状，如关节弹响、疼痛等。

5. 创伤　不均匀的磨损会导致高耸的牙尖和锐利的边缘嵴，这些牙尖和边缘嵴的抗折力差，很容易发生折裂，同时也容易咬伤邻近的软组织，如颊、舌黏膜等。

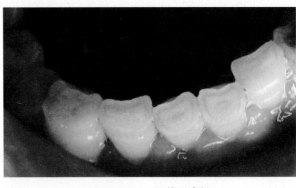

图 7-1-3　下颌前牙磨损
切缘高度磨损，类似后牙的𬌗面，牙本质暴露，髓腔轮廓可见

四、治疗原则

1. 戒除不良的咬合习惯，改善刷牙方法。
2. 发现高耸的牙尖和锐利的边缘，应通过调磨予以纠正。
3. 牙体缺损处如有空间应进行充填或粘接修复。
4. 牙本质过敏，牙髓、根尖周病和颞下颌关节紊乱综合征等症状出现时，应做相应处理。
5. 食物嵌塞者，应通过调𬌗、恢复接触关系等措施加以改善。
6. 磨牙症患者应通过戴𬌗垫、肌电反馈治疗以及精神、心理干预等方法加以改善。

第二节　牙酸蚀症

一、概述

牙酸蚀症（dental erosion）是因长期接触酸或酸酐造成牙体硬组织丧失的疾病。其脱矿过程与酸的关系明确，与细菌无关。如果酸来自外环境，一般破坏前牙的唇面；如果酸来自胃部，会破坏牙齿的腭、舌面。根据酸的种类和破坏程度，可有感觉过敏、染色、质地变软、缺损等临床表现。因釉柱被破坏，牙齿极易被磨损，有学者称其为"化学性磨损"。

让牙齿离开酸性环境是预防和阻止该病发展的关键。如果牙齿出现了敏感症状、牙髓炎等症状时应做相应处理。

二、病因

酸或酸酐是直接的病因。根据来源，可将酸分为外源性和内源性两类。

1. 外源性酸　研究发现，制酸、汽车电池、电镀材料、化肥、酿酒行业有关人员是牙酸蚀症的高危人群，表明该病是典型的职业病。随着劳动保护法的贯彻实施，这类患者已明显减少。但因长期、大量饮用酸性饮料导致牙酸蚀症患者增加，酸性饮料包括可口可乐、果汁、醋、酒等。

2. 内源性酸　主要见于各种原因导致的胃液反流，如胃溃疡、食管裂孔疝、妊娠、酗酒、神经性厌食症等。其特点是酸蚀部位发生在牙齿的内侧，即腭、舌面。

三、临床表现

牙体硬组织出现渐进性、均匀的实质缺损，可伴有牙齿敏感症。环境中酸雾或酸酐引起者发生在前牙唇面。酸蚀的表现因酸的种类的不同有所差异。由盐酸所致者表现为自切缘向唇面形成刀削状的光滑斜面，硬而无变色，切端可能因为太薄而折断；由硝酸所致者，多发生在牙颈部，表现为白垩状、染色黄褐或灰色的脱矿斑块，质地松软，易崩碎而逐渐形成实质缺损；由硫酸所致者，不易引起酸蚀，因二氧化硫气体溶于水后所形成的亚硫酸是弱酸，对牙齿的腐蚀破坏不明显，仅有酸涩感。其他低浓度酸所致者，一般破坏发生在釉牙骨质界，轻者出现沟状损害、敏感、探痛，重者出现大面积深度破坏，如酸性饮料导致的牙酸蚀症；常有胃酸反流者，可引起后牙的𬌗面与腭面的凹陷性损害。

四、防治原则

（一）治疗

1. 牙体硬组织的治疗可采取复合树脂直接粘接修复或间接修复体修复。
2. 仅有牙本质敏感症的患牙，可进行脱敏处理。
3. 牙髓有病变者，应先行牙髓病治疗，再行牙冠修复。
4. 定期复查　对高危人群和已治疗者要定期复查，发现异常，及时处理。

（二）预防

1. 控制饮食　减少酸性饮食的摄入。
2. 积极治疗消化系统的相关疾病。
3. 劳动保护　消除和减少劳动环境中的酸雾，是预防牙酸蚀症的根本方法。戴防酸口罩，定时用弱碱性溶液，如2%苏打液含漱，避免用口呼吸等是个人防护的有效措施。

第三节　楔　状　缺　损

楔状缺损（wedge-shaped defect）是一种非龋性牙颈部慢性损伤（noncarious cervical lesion，NCCL），是指发生在牙齿唇、颊面颈部的慢性硬组织缺损。典型的缺损由两个夹面组成，口大底

画廊：ER7-3
酸性饮料导致
的酸蚀症

画廊：ER7-4
反流性食管炎
导致的酸蚀症

学习笔记

小，呈楔形。楔状缺损往往发生在同一患者的多颗牙上。一般上颌牙重于下颌牙，口角附近的牙多于其他区域的牙。

楔状缺损的原因除了刷牙不当外，还包括龈沟液中的酸以及非正中咬合力等。楔状缺损可造成牙齿敏感、牙髓炎甚至牙齿横折等。调整咬合关系、改善刷牙方法是防治的根本措施。有症状者要进行相应的治疗。

一、病因

楔状缺损是由牙颈部解剖结构薄弱、应力疲劳、横刷牙磨损和酸蚀等综合作用在牙颈部形成的楔形缺损。病因包括内、外两个方面。

1. **内因** 牙颈部标志性的解剖结构是釉牙骨质界，当釉牙骨质界表现为牙釉质和牙骨质端端相接或两者不相连时，牙本质极易受到物理和化学因素的破坏。加之牙齿受力时，应力集中于牙颈部。长期应力集中会导致牙齿硬组织疲劳。牙齿舌面受到的主要是压应力，唇颊面是拉应力。因拉应力的破坏性更大，故楔状缺损主要发生在唇颊面；牙颈部的牙釉质薄，甚至缺如，加之被龈沟包绕，龈沟内有酸性渗出物，这些因素使牙颈部硬组织的破坏更易发生。

2. **外因** 刷牙不当与楔状缺损有密切关系：①不刷牙的人较少发生楔状缺损，横向刷牙者，常有严重的楔状缺损；②楔状缺损不发生在牙齿的舌面；③唇向错位的牙楔状缺损常比较严重；④楔状缺损的牙常伴有牙龈退缩，牙根暴露。研究还发现，楔状缺损的严重程度与牙刷刷毛的硬度、牙膏中颗粒的直径、刷牙的力度呈正相关关系。

二、临床表现

楔状缺损与年龄相关，即年龄越大，缺损越重。患者多有横刷牙习惯。罹患的牙齿为多颗甚至全口。常以口角附近的牙齿（尖牙、前磨牙）为重。患牙一般没有牙周病。楔状缺损可因深度不同而有不同表现。

1. **浅** 损害局限在釉牙本质界或牙本质浅层内，可有轻度敏感症状。

2. **中** 损害深度在牙本质中层或深层。遇到冷热酸甜等刺激时，可有敏感症状，也有不出现敏感症状的患牙。临床检查可见典型的表现：缺损大致由两个夹面组成，口大底小，缺损处质地坚硬，表面光滑，边缘整齐，无染色（图7-3-1，图7-3-2）。

3. **深** 可导致牙髓腔暴露甚至牙齿的横向折断。这个阶段会出现牙髓病、根尖周病的相应症状。

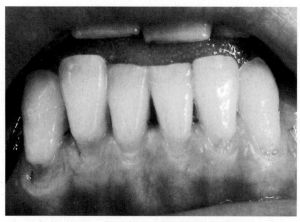

图 7-3-1　下颌牙楔状缺损
牙龈退缩，牙根暴露，楔状缺损深达牙本质中层

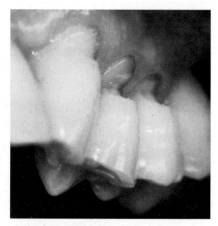

图 7-3-2　上颌牙楔状缺损
楔状缺损深达牙本质深层，以23—25为重

三、防治原则

（一）治疗

1. 缺损不深、症状不明显者可以不做处理。

2. 有过敏症状可做脱敏治疗。

3. 缺损较深者可行充填修复。

4. 缺损达到牙髓腔，有牙髓感染或根尖周病时，应做相应的治疗。

5. 已经或几乎导致牙齿横折者，可在根管治疗术完成后，行桩核冠。

（二）预防

1. **正确刷牙** 正确地选用牙膏、牙刷，采用正确的刷牙手法。

2. **戒除不良习惯** 避免咬异物、硬物等不良习惯。

3. **调整咬合** 消除高耸的牙尖、锐利的边缘。必要时通过正畸、修复等方法恢复咬合关系。

第四节 牙 隐 裂

牙隐裂（incomplete fracture）是指发生在牙冠表面的、不易被发现的细小裂纹。牙隐裂可由牙齿结构的内因和过大的咀嚼力等外因引起。不同时期表现不同，早期因为局限在牙釉质，没有症状，随着裂纹的加深，向牙本质延伸，累及牙髓甚至导致牙体的折裂，会出现各种牙痛，如激发痛、自发痛、咬合痛等。

牙隐裂具有隐匿性，诊断难，确诊后疗效不确定。

一、病因

病因也可以概括为内因、外因两个方面。

1. **内因** 牙齿各部分的形态、厚薄和结构不同，抵抗外力的能力也不同。如𬌗面的深沟、牙釉质中的釉板等都是相对薄弱的部分。故在很多情况下，隐裂发生在点、隙、裂、沟附近。因磨损不均而存在高尖陡坡的牙齿，咬合时会受到较大的水平向分力，这种水平向力对牙齿的破坏性很大，可使窝沟底部的釉板向牙本质方向加深加宽。

2. **外因** 在咀嚼中突然遇到沙砾、骨渣等，会使某个牙齿承受的咬合力骤然加大，这种突然变大的咬合力极易造成包括隐裂在内的牙体硬组织损伤，有文献称为"咀嚼意外（mastication accidents）"。事故中外力对牙齿的打击、医源性损伤，如拔牙中的器械失控撞击对颌牙等，也都会导致牙齿隐裂。

二、临床表现

牙位以第一磨牙好发，其次是第二磨牙和前磨牙；部位以前磨牙和磨牙的颊侧颈部、上颌磨牙的近中腭尖等多见。症状有激发痛、咬合痛、自发痛等。疼痛程度与裂缝的深度相关。

隐裂很难用肉眼发现。为了减少漏诊，要保持高度警惕。凡症状类似牙髓炎、根尖周炎的患牙，叩痛明显，但未发现龋坏、缺损等牙体硬组织病时，就要考虑到该病的可能。应仔细检查是否有裂线。要特别注意发育沟是否延长，上颌磨牙的隐裂线常与𬌗面腭沟重叠；下颌磨牙和前磨牙的隐裂线常与𬌗面近、远中发育沟重叠，并越过边缘嵴到达邻面或与𬌗面颊舌沟重叠。利用灯光和口镜多角度照射、深色液体（如碘酊、龙胆紫等）的浸染等，有助于发现裂线（图7-4-1）；棉卷咬诊、探针加力探诊时如出现明确的疼痛，即可确诊。

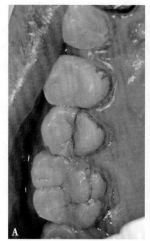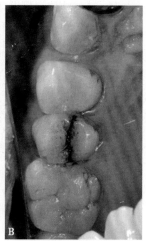

图7-4-1 15牙隐裂

A. 碘酊染色 B. 甲紫染色

（温州医科大学口腔医学院方平娟供图）

三、防治原则

隐裂牙的防、治很难分开。牙隐裂的预防有两层含义,一方面在治疗患牙时,要防止其进一步的裂开,保存患牙是首要目标。另一方面,除了主诉牙之外,还要检查其他牙;除了已经发生隐裂的牙外,还要注意有隐裂趋势的牙。

1. 消除创伤𬌗　高陡的牙尖、锐利的边缘嵴是长期的不均匀磨损所致。这种牙齿即使在正常的咀嚼过程中也会受到较大的水平向分力,极易造成牙齿的折裂,也容易造成软组织的咬伤。由这种牙齿形成的关系称为创伤𬌗。检查发现后,应调磨加以消除。这既是对已发生隐裂牙的治疗,也是预防其他牙齿发生隐裂的措施。

2. 根据症状估计隐裂线的深度,并根据深度进行处理。

(1)浅:裂纹在釉牙本质界内,如果着色浅而无继发龋损者,用酸蚀法和牙釉质粘接剂光固化处理即可。

(2)中:裂纹达牙本质浅层、中层。往往着色深,已有继发龋。这种情况可以沿裂纹备洞,磨除裂纹后用自酸蚀粘接技术直接粘接复合树脂。

(3)深:裂纹到达牙本质深层,可能累及牙髓。这种情况应做牙髓治疗,治疗前应先行降𬌗,治疗期间可做带环保护,治疗完成后要及时进行冠修复。

3. 平衡咬合力　有的患者除了主诉牙之外,其余牙齿还有其他的问题。如伸长的第三磨牙、残根、残冠、缺牙等导致的偏侧咀嚼,应做全面处理。这样,才能使全口的咬合力被多数牙齿分担,防治个别牙齿负担过重而发生隐裂。

全部治疗结束后应随访。如果咬合痛不能控制,牙周反复肿胀,甚至出现窦道,应考虑拔除。

第五节　牙根纵裂

一、概述

牙根纵裂(vertical root fracture)是指牙根发生纵形裂开。一旦出现,预后很差,往往需要复杂的治疗,甚至拔除。患者多为中老年人,牙位以前磨牙和磨牙多见。患牙有不同程度的咬合痛,可反复出现牙周脓肿。因为破坏发生在深部的牙根,检查不易发现,故影像学检查是关键的诊断依据。

二、病因

(一)内因

1. 解剖结构　从横断面看,牙根大体上有扁、圆两种。扁根的固位能力强而抗折能力差。下颌第一磨牙扁形的近中根发生纵裂的概率高于圆形的远中根。

2. 所在位置　全口牙中,以第一磨牙发生牙根纵裂的概率最高,因为第一磨牙的咬合力最大。

3. 饮食习惯　喜欢硬性食物者发生率高。常见的硬性食物包括甘蔗、蚕豆、硬质奶糖、烧饼等。

(二)外因

1. 外伤　承受的𬌗力过大,侧方力以及咀嚼中骤然遇到硬物的撞击力都可能造成牙根纵裂。

2. 医源性因素

(1)无髓牙:做过根管治疗术的牙齿被称为无髓牙(pulpless tooth),会因脱水而整体变脆,受力时牙根容易纵裂。

(2)过度的根管预备:充分的根管预备是根管治疗术成功的关键,但过度的机械预备会造成根管壁明显变薄,降低牙根的抗折能力。

(3)根充压力过大:加压和加温有助于根管的严密充填,但压力过大,温度过高,均可导致即刻或后来的根裂。

(4)根管桩:根管桩能够增加修复体的固位力,但会导致应力集中于牙根,促进根折的发生。根管桩中,有螺纹的与没有螺纹的、圆锥形的与圆柱形的、长的与短的、粗的与细的相比,前者均更容易造成根裂。

三、临床表现

1. 症状 病史询问常会发现有咬硬物史和/或咬硬物的习惯。患者一般能指出患牙，可有牙髓病、根尖周病的表现，如冷热刺激痛、自发痛、咀嚼痛等；也可以有牙周病的表现，如咬合无力，松动，常有牙周肿胀等表现。

2. 体征 患牙多为磨牙。可能有高耸的牙尖，也可能做过根管治疗术，还可能有根管桩和冠修复体。患牙牙根可探及窄而深的牙周袋，叩痛明显。纵裂牙根断片分离后，可伴随出现广泛牙周组织破坏，形成牙周脓肿。X线片对于诊断有重要作用，典型根裂的X线片特点是根管壁边缘整齐，早期牙根纵裂于根尖处变宽，根裂方向与根管长轴一致；牙根纵裂发生时间较长者，裂片会发生移动（图7-5-1）。

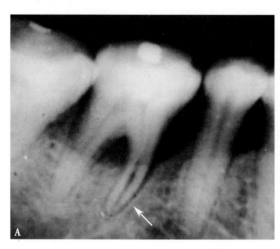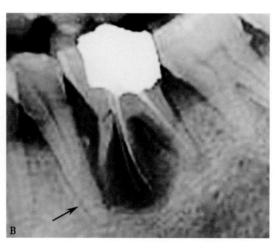

图 7-5-1 下颌磨牙根纵裂

A. 牙根纵裂典型X线表现：根尖部根管影像增宽（箭头示） B. 近中根已完全纵向分开，根周牙槽骨破坏明显（箭头示）

四、治疗原则

根裂患牙的预后很差。通常需拔除患牙或截除患根，待牙槽骨稳定后，再行义齿、种植等方法修复，恢复牙齿功能。

1. 拔除患牙 一般需拔除症状体征明显，给患者带来较大痛苦的牙齿。如松动、咬合无力或疼痛患牙，牙周软组织反复肿胀者。

2. 截除患根 如果是多根牙，冠根比、根分叉宽度、根分叉与牙槽骨的相对水平，牙周情况尚好，牙齿稳固，X线片显示牙槽骨的破坏局限于发生根裂的牙根，则可以考虑半切术，即去除病变的部分，另一半相对好的牙体组织则进行根管治疗术以及后续的修复治疗；如果是单根牙，牙根较长，根裂的部位和牙槽骨的破坏都在根尖附近，牙周情况尚好，牙齿稳固，可以考虑截根术，即去除根尖部分的牙根，保留冠方部分的牙根和牙冠的方法。

在手术前应先进行完善的根管治疗，并进行疗效追踪。

思考题

1. 磨损与磨耗有何不同？
2. 造成楔状缺损的原因有哪些？
3. 牙隐裂的诊断要点是什么？
4. 牙根纵裂容易发生在哪些牙齿和牙根？

（潘乙怀）

参考文献

1. 樊明文. 牙体牙髓病学. 4版. 北京：人民卫生出版社，2012.
2. SCHLUETER N，AMAECHI B T，BARTLETT D，et al. Terminology of Erosive Tooth Wear: Consensus Report of a Workshop Organized by the ORCA and the Cariology Research Group of the IADR. Caries Res，2020，54（1）：2-6.
3. CARVALHO T S，COLON P，GANSS C，et al. Consensus Report of the European Federation of Conservative Dentistry: Erosive Tooth Wear- Diagnosis and Management. Swiss Dent J，2016，126（4）：342-346.

学
习
笔
记

第八章　牙本质敏感症

>> 学习要点

掌握：牙本质敏感症的定义、临床表现、诊断和治疗原则。

熟悉：牙本质敏感症的治疗方法。

了解：牙本质敏感症的发病机制。

一、概述

牙本质敏感症（dentinal hypersensitivity, DH）是指牙齿受外界刺激，出现的短暂、尖锐的疼痛或不适的现象。刺激的类型有机械（摩擦或咬硬物）、温度（冷、热）、化学（酸、甜）、渗透压等。症状特点是随着刺激的来临和离去而迅速出现和消失。牙本质敏感症是一种症状，而不是一种独立的疾病。

牙本质敏感症在成人中的发生率为 4%～74%，在口腔门诊患者中占 1/7～1/4。40 岁左右多见，男女无差别。DH 的发生机制还没有得到充分认识。

二、危险因素

1. 牙体硬组织病　多数情况下，有敏感症状者有牙本质暴露。因此，凡能破坏牙釉质和/或牙骨质的完整性，使牙本质暴露的各种疾病，如磨损、楔状缺损、牙折、龋病以及牙周萎缩所致的牙颈部暴露等均是牙本质敏感症的危险因素。敏感程度常与牙本质暴露的程度和时间有关。

2. 牙周组织病　牙颈部的牙釉质很薄，有的牙齿（10%）在颈部甚至既无牙釉质也无牙骨质，一旦有了牙周病，牙龈萎缩或牙周袋形成，使牙颈部的牙本质暴露。

3. 其他　牙体修复时修复体不密合，缝隙处的牙本质暴露。过度的龈下洁治和根面平整术会破坏牙根表面的牙骨质，使牙本质暴露。

三、发生机制

牙髓受到刺激后会通过三叉神经传入中枢，但牙齿表面的刺激是如何传入牙髓的，却不清楚。因而，关于牙本质敏感症的发生机制，迄今还处于学说状态。代表性的学说有 3 个，分别是神经终末传导学说（direct never endings theory）、成牙本质细胞传导学说（odontoblast receptor theory）和流体动力学说（hydrodynamic theory）（图 8-0-1）。

1. 神经终末传导学说　认为牙本质中存在着牙髓神经（nerves in dentine），对外界的感觉可由牙本质表层传至牙髓。然而形态学的研究发现，牙髓中的无髓鞘神经仅有一部分进入前期牙本质和牙本质层，且限于内 1/3，即外围牙本质没有神经结构；另外，用表面麻醉剂涂布于牙本质表面也不能减轻牙本质的敏感性。这些研究结果都不支持神经终末传导学说。

2. 牙本质细胞传导学说　认为成牙本质细胞突起（the odontoblast processes）与神经之间存在突触样关系（synaptic-like relationship），能行使神经感受器的功能，将受到的刺激传给神经末梢，然后传至中枢。但在成牙本质细胞的原浆中没有发现神经传导必需的乙酰胆碱样物质。牙本质细胞突起并非都贯穿牙本质全层，而主要分布于内层。采用实验方法干扰成牙本质细胞，也未能影响牙本质的敏感性。这些研究结果不支持牙本质细胞传导学说。

动画：ER8-1
牙髓疼痛传导

资源组：ER8-2
3 个代表性学说

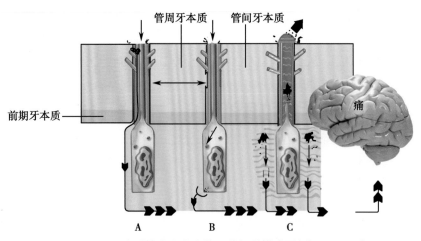

图 8-0-1　牙本质敏感症发病的 3 种假说模式图（仿 Torneck）

A. 刺激直接作用于神经末梢　B. 刺激通过成牙本质细胞传给神经　C. 牙本质小管内的液体因刺激发生流动，流动将刺激传给神经

3. 流体动力学说　认为牙本质小管内的液体流动（fluid movements in the dentinal tubules）起重要作用。即作用于牙本质表面的刺激会引起牙本质小管内的液体发生多向流动，这种流动传到牙髓，会引起牙髓神经纤维的兴奋而产生痛觉。

电镜观察发现，成牙本质细胞突只见于牙本质小管腔的内 1/4，其余部分充满液体；任何轻微刺激都会引起小管内液体的流动。另有研究牙本质小管内液体的膨胀系数与牙本质小管壁的系数相差甚大，温度刺激可使小管内液体膨胀或收缩，导致液体发生流动（图 8-0-2）。这些发现都支持流体动力学说。

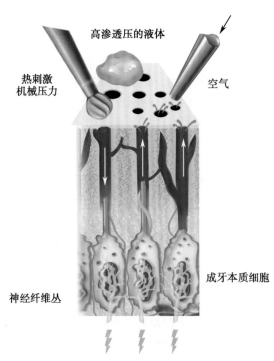

图 8-0-2　流体动力学说模式图（来自 James B. Summitt，略有改动）

四、临床表现和诊断

牙本质敏感症的主要表现是刺激痛，以机械刺激引发的症状最为显著，其次是化学和温度刺激。刷牙、进食硬韧食物、遇到酸、甜、冷、热刺激均可导致患牙明显的酸痛。

检查时，探诊为主要方法，用探针的尖端轻轻划过牙齿的可疑部位，观察患者的反应。可根据患者的主观反应将敏感程度分为 4 级：0°、1°、2°、3°，分别表示：无不适、轻微不适、中度痛和重度痛。为了使测量更加客观和精确，学者们不断改进探诊手段。Smith 等发明了一种装置，探测头是 15mm 长的可弯曲不锈钢丝，通过调节装置，可改变探测头对牙齿的探诊压力，直到患者感到疼痛为止，那时测到的力值即为敏感阈值。另一种探针可将探诊压力在显示器上反映出来，探诊压力可逐渐增加，出现疼痛感即找到了敏感阈值。当探诊压力达到 80g 时仍无反应时，可认为该牙不敏感。

迄今为止，疼痛程度的判定主要依据患者的主观感受，可用 VAS 法（视觉量表法），该法同样适用于牙齿敏感程度的判定。具体操作：在纸上画一条直线，直线上标有 10 个等距离的刻度，最左端的点为"0"，表示"无疼痛"；最右端的点为"10"，表示"最剧烈的疼痛"，要求患者结合以往的经历在两点之间确定一个点，并用笔标出以代表测试时的牙痛（敏感）程度。这种方法将定性资料转变成了定量资料，提高了统计效能，更精确、科学。但其受到测试者的知识水平、理解能力等因素影响，测试结果间的重复性差。对受试者要求也很高，难以推广。

五、治疗原则和方法

（一）原则

1. 有牙本质暴露者，用药物脱敏、激光以及充填修复等方法进行处理。
2. 治疗相关疾病包括牙周组织疾病、咬合创伤等。

（二）方法

如果牙本质暴露的程度不重，可采用保守的脱敏治疗。所用药物称为脱敏剂，脱敏剂的理想标准是：无害、无痛，操作方便，作用快而持久，没有牙齿变色等副作用，脱敏主要的原理是封闭牙本质小管。常用的方法有以下几种：

1. 氟化物法　氟离子的机械堵塞作用能减少牙本质小管的直径，从而减少液压传导。体外实验也证明，酸性氟化钠液或 2% 中性氟化钠液能分别减少 24.5%、17.9% 的液压传导，有多种形式的氟化物可用来处理牙本质过敏症。

（1）0.76% 单氟磷酸钠凝胶（pH=6）：单氟磷酸钠（Na_2PO_3F）是白色粉末或晶体，没有毒副作用，化学性能稳定，溶于水，除了防龋作用外，有一定的脱敏作用。因此在含氟牙膏中以添加剂的形式存在。含量为 0.7%~0.8%。可以让患者通过刷牙的形式使用，也可由医师在诊室用棉球或桔木尖蘸该药摩擦患处数分钟。

（2）用 75% 氟化钠甘油反复涂擦敏感区 1~2min，也可用橘木尖蘸该药摩擦患处 1~2min。

（3）2% 氟化钠液离子透入法：该法能够让氟离子更多地进入牙本质小管。

方法 1：采用直流电疗器，正极握于患者手中，负极以氟化钠液润湿，接触过敏区，电流强度为 0.5~1mA，以患者无不适感觉出现为度，通电时间为 10min。

方法 2：电解牙刷导入药物离子，在牙刷柄末端安装一节干电池（1.5V），刷柄为阳极（手握刷柄），刷端为阴极，供透入药物用。用这种牙刷每天刷 2~3 次，每次 3~5min 即可。

2. 氯化锶　氯化锶为中性盐，高度水溶性，毒性很低。放入牙膏内使用，方便安全。10% 氯化锶牙膏在国外应用较广泛，国内也有制品。局部涂擦用 75% 氯化锶甘油或 25% 氯化锶液。研究表明，锶对钙化组织，包括牙本质在内，具有强大的吸附性。因其产物钙化锶磷灰石阻塞了牙本质小管，起到脱敏的作用。

3. 氟化氨银　隔湿，38% 氟化氨银饱和小棉球涂擦患处 2min，同法反复一次，共 4min，擦去药液后漱口。该药有阻塞牙本质小管的作用，同时还能与牙中的羟基磷灰石发生反应，促使牙的再矿化，提高牙的耐脱矿性，防止牙本质小管的再次开放，并使药效持久。经临床观察表明，其效果优于氨硝酸银。

4. 碘化银　隔湿，涂 3% 碘酊 0.5min 后，再以 10%~30% 硝酸银液涂擦，可见灰白色沉淀附着于过敏区，0.5min 后，同法再涂擦 1~2 次即可。这是利用硝酸银能使牙体硬组织内蛋白质凝固而形成保护层，碘酊与硝酸银作用产生新生碘化银沉积于牙本质小管内，从而阻断了传导。

5. 树脂类脱敏剂　主要由甲基丙烯酸羟（基）乙基酯（HEMA）和戊二醛（GA）构成，也有的由

二、三甲基丙烯酸甲基和二季戊四醇 - 五异丁烯酸磷酸单酯构成。作用机制是使牙本质小管内蛋白质沉淀，通过阻塞牙本质小管，降低其通透性而起到脱敏作用。使用时可先用橡皮轮等去除表面食物残渣等，以清洁水冲洗过敏区后隔湿，有条件最好上橡皮障，轻轻吹干，用蘸有脱敏剂的小毛刷涂擦脱敏区，等候 30s，然后用气枪吹干至表面液体较干为止。最后以大量流水冲洗，如果疗效不显著，可反复进行，也可使用光固化灯进行照射。

6. 其他药物　4% 硫酸镁液、5% 硝酸钾液、30% 草酸钾液、硝酸银等皆可用于牙本质过敏的治疗。

7. 修复治疗　如果药物脱敏无效，而患者感到非常痛苦，强烈要求治疗者，可考虑冠修复，甚至去髓术。但一般只适用于患牙数目较少的患者。

8. 激光　20 世纪 80 年代后期，有学者将激光引入此领域。所用的激光种类有 YAG 激光、He-Ne 激光、Ga-Al-As 半导体激光等。激光能产生热效应，提高牙本质钙化程度，促进氟化物的吸收等作用。其中，热效应最重要，即瞬间产生的高热熔融无机物，封闭了牙本质小管，从而达到脱敏目的。目前所用较多的是 Nd：YAG 激光，功率范围 0.75～15W。照射敏感区每次 0.5s，8～20 次为一疗程。国内外学者以在体牙为对象进行的临床试验中，采用不同的参数，对即时效果和术后 1 个月、3 个月效果为指标进行评价，结果显效率为 60%～91%，有效率为 100%。推广激光疗法的主要问题是成本高，仪器体积大，疗程长，使用不方便等。另外，其有效性和安全性有待进一步证实。

思考题

1. 牙本质敏感症的症状有什么特点？
2. 简述牙本质敏感症的流体动力学说。
3. 引起牙本质敏感症的危险因素有哪些？
4. 简述牙本质敏感症的处理原则。

（吴友农）

参考文献

1. MOUNT G J, HUME W R. Preservation and Restoration of Tooth Structure.2nd ed. Queensland: Knowledge Books and Softure, 2005: 47-60.
2. 史俊南. 现代口腔内科学. 2 版. 北京：高等教育出版社，2004：161-167.
3. 樊明文. 口腔生物学. 2 版. 北京：人民卫生出版社，1996：9-14.
4. 高学军. 牙齿敏感症：一个应认真对待的口腔症状. 中华口腔医学杂志，2009，44（5）：257-259.
5. BERKOVITZ B K B, HOLLAND G R, Moxham B J. Oral Anatomy, Histology and Embryology. 3rd ed. London: Mosby-Wolf, 2002: 125-148.
6. 王林. 口腔疾病诊断流程与治疗策略. 北京：科学出版社，2008：48-64.
7. PORTO I C, ANDRADE A K, MONTES M A. Diagnosis and treatment of dentinal hypersensitivity. J Oral Sci, 2009, 51（3）: 323-332.
8. HOLLAND G R, NARHI M N, ADDY M, et al. Guidelines for the design and conduct of clinical trials on dentine hypersensitivity. J ClinPeriodontol, 1997, 24: 808-813.
9. GILLAM D G, ORCHARDSON R. Advances in the treatment of root dentin sensitivity: mechanisms and treatment principles. Endod Topics, 2006, 13: 13-33.
10. 史久成. 临床口腔内科新进展. 西安：世界图书出版社，2000：6-37.

第三篇

牙体疾病的治疗与修复

第九章　牙体修复治疗术

>> **学习要点**

掌握：1. 牙体修复治疗术的定义。
　　　2. 复合树脂直接修复术的适应证和优缺点。
　　　3. 牙釉质和牙髓牙本质复合体的生物学基础。
了解：1. 牙体修复治疗术的发展和趋势。
　　　2. 牙体直接修复治疗术的疗效与评价。

第一节　牙体修复治疗术概述

一、牙体修复治疗术的定义

牙体修复治疗学是一门以牙体缺损的诊断治疗为核心的学科，其修复技术称为牙体修复治疗术。牙体修复治疗的目的是恢复患牙的正常形态、功能和美观，保持牙的生理完整性以及与相邻硬组织和软组织的协调性。牙体修复治疗的范围包括三大类：①龋病；②牙体非龋性疾病，如形状异常、牙体缺损、折裂牙；③替换或修复有缺陷的旧修复体。

牙体修复治疗学是口腔医学领域中最古老的学科。在历史上，牙体修复治疗学曾代表了牙科学。在牙体修复治疗学的基础上，逐渐形成了牙髓病学、口腔修复学、口腔正畸学等专门学科。牙体修复治疗学目前仍然是口腔临床医学的主干学科。

在国际上，牙体修复治疗学既包括直接修复，也包括间接修复，如嵌体、冠修复等。在我国，由于历史的原因，牙体修复仅局限在直接修复，间接修复技术在口腔修复学中介绍。随着 CAD/CAM 技术的发展，直接修复与间接修复的壁垒将会被逐渐消失。

二、牙体修复学的历史和发展

Black 于 1909 年出版了 *Operative Dentistry*，提出了窝洞分类的方法，奠定了现代牙科学的基石。20 世纪上半叶，治疗龋病的主要措施就是利用外科机械方法去除患牙的脱矿部分，预备规范的洞形，并作预防性扩展，银汞合金充填占统治地位。

20 世纪下半叶后，随着科学技术的发展，牙体修复学也在不断发展和进步。龋病的病因逐步明确，以氟化物为主的公共预防措施得以实施。针对龋病病因和发展阶段，龋病管理和龋损管理的概念逐步形成和成熟。

21 世纪以后，牙釉质和牙本质粘接技术迅速发展，纳米技术在牙科材料中得到应用，以复合树脂为代表的现代牙体修复材料性能得到改善，能够完全满足临床治疗需求，成为主要的牙体修复材料。

三、银汞合金的使用

银汞合金自问世以来，直到 20 世纪 90 年代，一直是主要的牙体修复材料，其有效性和安

84

全性得到许多研究的证实。银汞合金的优点包括：①耐磨；②微渗漏小；③操作敏感性小，费时少；④成本相对低廉；⑤治疗效果肯定，长期寿命评价达 10～15 年。尤其是在高龋风险性个体中，失败率低于复合树脂修复。但是银汞合金也有缺点，包括：①有颜色，不美观；②不能与牙体组织粘接，需要预备机械固位形，导致磨除部分正常牙体组织；③含有汞，导致环境污染问题。

随着全世界范围内环保意识的增加，20 世纪 90 年代后对汞的使用限制越来越严。联合国近 140 个国家经过 3 年多的磋商，于 2013 年 1 月 19 日在日内瓦通过了 *Minamata Treaty*。该公约旨在禁止人为排放和释放汞和汞化合物，从而保护人类健康和环境。各国际学术组织如世界牙科联盟（Federation Dentaire International，FDI）、国际牙科研究协会（International Association for Dental Research，IADR）等均客观评价了银汞合金的使用效果和安全性，也表明了逐步减少银汞合金，使用无汞替代材料的态度。

鉴于中国国情，本教材仍将银汞合金修复的内容纳入。为了保护环境，尊重联合国公约，建议不再将银汞合金作为常规牙体修复材料使用。

四、牙体修复的新趋势

牙釉质和牙本质粘接技术的应用，彻底修改了传统窝洞预备的原则和要求，使得微创牙体修复成为可能。微创牙体修复指在牙体修复过程中尽可能地减少对天然牙体组织的破坏，最大程度地保护健康牙体组织和牙髓组织。这一概念包括以下几个具体内容：①龋病的早期诊断；②个体龋病风险性评估和菌斑控制；③针对非开放病损部位的再矿化治疗；④对病损部位作微创洞形设计（minimal cavity design）；⑤对已形成龋洞的病损部位进行微创预备（minimal invasive preparation）；⑥对失败充填体进行修补而不是完全去除和重新充填等。

牙体修复不仅是简单的恢复牙体结构，更重要的是还要尽可能地保存和恢复牙的正常功能，因此，微创治疗将是牙体修复的趋势。在"保存牙科"的观念越来越受到广大患者和口腔医师认同的今天，随着粘接修复材料的发展以及治疗器械的不断改进，微创修复技术将拥有更为广阔的应用前景，结合美学修复技术，古老的牙体修复学将恢复和充满活力。

第二节　牙体修复治疗的生物学基础

龋病发展一旦造成了牙体组织的实质性缺损，是不能自行恢复其形态的，只能采用人工材料来修复牙体组织的缺损，即以手术方法去除龋坏组织，终止龋病发展，制备窝洞，选择适宜的材料填充缺损部位，并以机械方法或粘接方法使之固位，恢复牙齿形态与功能。

牙齿具有感觉功能和代谢活动，牙体修复治疗是在生活的器官上实施手术治疗，因此，必须考虑到牙齿及其支持组织的特殊生物学特性。

一、牙釉质

牙釉质内没有细胞结构，含有大量的无机物，是全身最硬的组织。按重量比，成熟的牙釉质含 95% 无机成分，4% 的水和 1% 的有机物。按体积比，牙釉质的无机物、水和有机成分分别占 86%、12% 和 2%。切割牙釉质时产热多，必须用高速、锋利的器械钻磨，且用冷水冷却，否则产生的热会使牙体组织焦化并损伤牙髓牙本质复合体。

牙釉质位于牙冠表面，其内无血液循环系统，靠牙本质支持和获得营养。牙釉质一旦失去牙本质支持，就成为无基釉，易脆和崩裂。牙釉质主要由羟基磷灰石晶体构成，其组成单位是釉柱。釉柱的排列方向，特别是近牙齿表面的釉柱方向对备洞非常重要。为防止无基釉形成，必须了解牙面釉柱的排列方向。釉柱自釉牙本质界向外伸展，直至牙冠表面。在较平坦的牙面，釉柱垂直于牙面；在𬌗面点隙裂沟处，釉柱从釉牙本质界向点隙裂沟底部聚合，呈人字形排列；在牙尖和轴角处，釉柱由釉牙本质界向表面呈放射状伸展。釉柱的排列方向见图 9-2-1。备洞时，洞侧壁的牙釉质壁必须与釉柱方向平行。

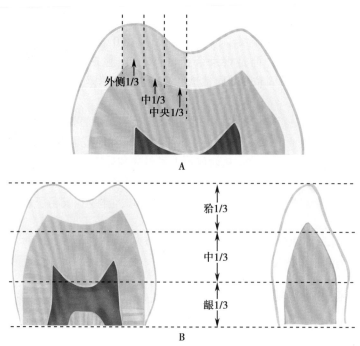

图 9-2-1　釉柱排列方向示意图
A. 𬌗面　B. 邻面

牙釉质的厚度随不同牙位、不同牙面而不同。后牙牙釉质较前牙厚,𬌗面、切缘较厚,颈部最薄,牙釉质厚度对确定洞的深度和预计酸蚀粘接的效果有很大的帮助。

二、牙髓牙本质复合体

牙髓和牙本质在胚胎发生上联系很密切,对外界刺激的应答有互联效应,是一个生物整体,被称为牙髓牙本质复合体(pulpodential complex)。牙本质内有许多牙本质小管,小管内有成牙本质细胞突和体液循环。牙髓组织内有神经、血管和各种细胞,通过成牙本质细胞伸入牙本质小管的细胞突与牙本质连为一体(图 9-2-2)。当牙釉质丧失,暴露的牙本质小管就成为牙髓与口腔环境间的通道。牙本质受到外界的任何刺激,无论是生理的或病理的,都能产生感觉,并引起牙髓的相应反应。牙本质的敏感性与其通透性密切相关。在接近釉牙本质界的外周牙本质,小管总面积仅占牙本质表面积的 4%,小管直径小(0.5~0.9μm),密度小(15 000~20 000/mm²)。小管间有大量分支,彼此高度交联。在接近牙髓端的内层牙本质与外周牙本质的结构是十分不同的,小管直径大(2.5~3.0μm),密度高(45 000~65 000/m²),管间牙本质的面积仅为外周牙本质的 12%,小管所占面积达牙本质的 80%。外周和内层牙本质结构的差异决定了牙本质具有不同的通透性,内层牙本质的面积为外周牙本质面积的 8 倍。越接近髓腔,单位面积的小管数越多,对外界刺激的反应也越强,更容易造成对牙髓的损伤。从洞底到髓腔的牙本质厚度是牙髓免于刺激的最重要因素。研究表明,0.5mm 厚的牙本质可减少有毒物质对牙髓的影响达 75%,1mm 厚牙本质可减少 90%,2mm 厚牙本质则使牙髓的反应很小。

牙本质受到外界刺激(机械、温度或化学)时,可引起小管内的液体快速流动(4~6mm/s),导致成牙本质细胞突和细胞体移位,激惹神经末梢,引起疼痛。当牙本质受到长期弱的外界刺激时,在相应的牙髓端有第三期牙本质形成,是牙髓的保护屏障。若受到急性、强的刺激,则受刺激的成牙本质细胞可发生变性,小管内的细胞突退变,严重时可致成牙本质细胞死亡,甚至造成牙髓发炎、坏死。窝洞制备过程中切忌对牙髓牙本质复合体造成过大刺激。

牙本质和牙髓组织的结构及反应性随不同年龄而有差异。在年轻人,牙本质小管粗大,通透性高,髓腔大,髓角高,神经和血管丰富,细胞多,修复能力强。随着年龄增长,牙本质小管钙化,通透性降低,髓腔变小,牙髓组织的纤维成分增多,修复能力减弱。牙体手术时要考虑到这些变化。

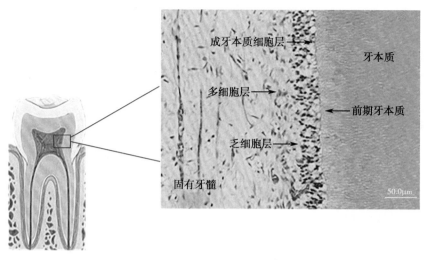

图 9-2-2　牙髓牙本质复合体

牙本质的羟基磷灰石晶体较牙釉质小，有机质和水较牙釉质多（占牙本质重量的 30%），硬度是牙釉质的 1/5，外周牙本质较内层牙本质质硬。牙本质有一定弹性，有利于支持无弹性、易脆的牙釉质和固位钉的固位。

牙齿萌出后，年龄的增长以及外界因素刺激可引起牙齿的增龄性变化和牙髓的修复性反应。

1. 原发性牙本质和继发性牙本质　牙根发育完成前形成的生理性牙本质为原发性牙本质，此期形成牙本质的速度相对较快，牙根发育完成后，牙本质仍可继续不断地形成，使髓室体积缩小，但形成速度减慢。这种后来形成的牙本质称为继发性牙本质。髓室的形态与牙的外形相似，但有时髓角很高，如前磨牙的颊尖、磨牙的近颊尖的髓角，在年轻恒牙的洞形预备中应避让髓角，避免穿髓。可能是由于对来自𬌗面的中轻度刺激产生的反应，继发性牙本质更多是沉积在髓角、髓室顶、髓室底，所以随着年龄的增加，髓室的顶底径变得很小，临床应根据患者的具体情况，了解髓室的大小和位置，因为它们往往是洞形预备的决定因素。

另外一种生理性或增龄性变化是牙本质小管壁的继续矿化，这可能由成牙本质细胞突介导。此种矿化造成牙本质小管壁增厚，牙本质小管变窄。继发性牙本质和管间牙本质的矿化是一种生理性过程。据报道，这种矿化也可在未萌出的牙中观察到。

2. 第三期牙本质　无论是由龋病造成的细菌侵入，还是口腔科钻针造成的热损伤，或是牙本质因磨损暴露后受到机械的、温度的、化学的外界刺激，这些对牙齿的刺激均能造成受累区域的成牙本质细胞破坏，在 3 周内，牙髓中的成纤维细胞或间充质细胞能转变为具有成牙本质细胞功能的细胞分泌基质，产生矿化作用，在受损伤处相对的髓腔壁上形成牙本质，又称为修复性牙本质。修复性牙本质形成的速度、厚度与外界刺激的强度和持续时间有关，通常修复性牙本质的厚度为 1.5μm/d，有时也可达 3.5μm/d。有报道称，在损伤的 50 天后，观察到了有 70μm 的修复性牙本质形成。修复性牙本质对牙髓的保护十分有效，因为修复性牙本质内牙本质小管少，明显弯曲，同时与原有的牙本质小管不连续相通。因此，修复性牙本质能补偿外周牙本质因损害而造成的厚度丧失，阻挡外界刺激对牙髓的持续损害。但如果损害没能停止或去除，细菌产物能扩散穿过约 0.5mm 的修复性牙本质，造成牙髓的严重炎症，最终将导致牙髓坏死。

三、牙骨质

牙骨质含有 50%～55%（重量）的有机物和水，较牙本质软。在牙颈部，牙骨质与牙釉质连接，形成釉牙骨质界。10% 的牙齿颈部牙釉质与牙骨质不相接，牙本质暴露在口腔环境中，对刺激很敏感。由于牙骨质的板层结构且矿化程度明显较牙釉质低，酸蚀粘接效果差。

四、牙周组织

牙周组织是牙齿的支持组织，牙齿外形和咬合直接影响牙周组织的健康。任何不当的充填治疗都会造成对牙周组织的损伤。

充填体的外形对牙周组织可产生严重的影响。正常的外形使食物有保护牙龈、按摩牙龈的作用,同时能防止牙菌斑的积聚。牙冠突度过小,食物可损伤牙龈;突度过大,牙齿的自洁作用差,易沉积菌斑。充填体出现悬突,压迫牙龈,引起牙周组织炎症或继发龋。

充填体正常咬合关系的恢复与牙周组织和颞下颌关节的健康密切相关。过高或过低的咬合都会破坏正常咬合关系,一方面造成创伤𬌗或使对颌牙移位;另一方面由于咬合关系的紊乱可进一步引起颞下颌关节疾病。

患牙与邻牙正常接触关系的恢复也很重要。触点太紧可撕裂牙周膜,太松则易造成食物嵌塞。其次,接触区的大小、位置不当也可引起食物嵌塞和牙移位。

牙体手术时,手术器械对牙周组织的直接损伤也不可忽视。钻针、石尖、成形片及手用器械等的使用不当均可损伤牙龈组织。

第三节　牙体直接修复术的适应证

牙体直接修复可选用复合树脂修复和玻璃离子体修复。

一、复合树脂修复的适应证及优缺点

(一)复合树脂修复的适应证

复合树脂可用于临床上大部分的牙体缺损修复,其广义适应证包括:①Ⅰ~Ⅵ类窝洞的修复;②冠底部和核的构建;③窝沟封闭或预防性修复;④美容性修复,如贴面、牙外形修整、牙间隙封闭;⑤间接修复体的粘接;⑥暂时性修复体;⑦牙周夹板。

使用直接修复时,必须考虑隔湿因素、咬合因素和口腔卫生因素。复合树脂修复的成功取决于对牙釉质和牙本质的粘接,粘接界面必须隔离口腔内的各种污染。因此能否成功隔离是临床上使用树脂粘接修复的一个关键因素。复合树脂经改进后耐磨性能提高,能够满足临床要求。但对于重度磨耗、磨牙症的患者,不建议使用复合树脂修复。口腔卫生状况对复合树脂修复的长期成功率有显著影响,是决定治疗预后的最重要因素。对龋风险性高的个体,建议首先要教育患者采取综合性预防和菌斑控制措施,首选能够释放氟离子的玻璃离子体修复。

复合树脂修复的禁忌证与隔离和咬合等因素有关,包括:①不能有效隔离治疗区者;②所有的咬合都位于修复体上时;③深度磨耗或磨牙症患者;④修复体延伸到根面时。

(二)复合树脂修复的优缺点

复合树脂修复具有的优点包括:①颜色与牙体组织一致,美观;②保存更多牙体组织;③牙体预备操作相对简单;④绝缘,热传导性低;⑤对牙体组织的粘接、固位良好,微渗漏低,同时能够增强剩余牙体组织的强度;⑥如果有缺陷可进行修补。

复合树脂修复的主要缺点包括:①由于材料在聚合过程中产生聚合收缩,收缩力一旦大于材料对牙本质的粘接力,就会导致材料与牙体结构之间形成间隙,产生微渗漏;②在咬合力较高区,或者咬合接触全部位于修复体上时,咬合磨损可能性较大;③技术敏感性较强;④耗时较多,成本较高。

二、玻璃离子体修复的适应证

玻璃离子体材料性能虽然经过改良,但仍然不建议用于常规的直接受力区域的修复。玻璃离子体修复的适应证包括:①非受力区域的修复,如Ⅴ类洞,非创伤性修复技术(atraumatic restorative technique,ART);②暂时性修复;③夹层修复技术中永久修复体下方的修复;④深龋的间接盖髓术。

第四节　牙体直接修复术的疗效与评价标准

牙体修复的疗效是指修复体能够在修复部位行使功能的时间,通常用寿命(longevity)表述。循证医学显示,后牙复合树脂的长期存留率(survival rate)高,第5年的年失败率(annual fail rate,

AFR）平均为 1.8% 左右，第 10 年的年失败率平均为 2.4%。

　　分析影响修复成功的主要原因包括：①继发龋；②修复体折裂；③牙髓炎症；④其他原因。其中修复后第 1 年失败的主要原因是牙髓炎症，可能与治疗前牙髓状态的判断以及修复过程对牙髓的刺激有关。第 2 年后，牙髓炎症的发生显著下降，折裂成为主要的原因。继发龋也逐年增加，到第 5 年成为主要的失败原因。

　　研究发现，影响后牙修复体疗效的关键危险因素主要是：①患者的龋风险性（caries risk），龋风险性高的个体，失败率显著高；②修复体的面数，修复体面越多，失败率越高。修复体每增加一个牙面，失败风险性增加 30%～40%。后牙衬洞对复合树脂修复的影响不能肯定。复合树脂材料对后牙修复体长期疗效没有影响。

　　牙体直接修复的评价标准采用美国公共卫生署（US Public Health Service）的改良的 USPHS/Ryge 标准（表 9-4-1）。该标准最初由 Ryge 于 1980 年首先提出，后经过改进，成为美国公共卫生署标准。该标准分为 10 个评价参数，如颜色匹配、边缘完整性等，每个评价参数根据检查结果分为 A、B、C、D 四级，其中 A 和 B 是可以接受的，C 和 D 是失败的。该标准是目前评价牙体直接修复疗效的临床通用标准。

表 9-4-1　改良的 USPHS/Ryge 标准

参数	分级	说明及要求
颜色匹配	Alfa	修复体与相邻牙体组织在颜色和半透明度上一致
	Bravo	修复体在颜色、色度或半透明性上与相邻牙体组织不一致，但是仍然在牙的正常颜色范围内
	Charlie	修复体在颜色、色度或半透明性上与相邻牙体组织不一致的程度已经超过了正常范围
边缘完整性	Alfa	修复体与相邻牙体组织紧密贴合，边缘没有可以钩住探针的明显可见的缝隙
	Bravo	当探针在修复体与牙界面划过的时候能被钩住，但是边缘处尚没有牙本质或基底暴露
	Charlie	修复体与牙边缘处的牙本质或基底暴露
解剖外形	Alfa	修复体与现有牙体组织表面的解剖外形连续一致
	Bravo	修复体与现有牙体组织表面的解剖外形不连续一致，但丧失的材料尚不足以暴露牙本质或基底
	Charlie	大量的修复材料丧失，从而导致牙本质或基底暴露
边缘台阶	Alfa	修复体与牙边缘的解剖外形不连续一致，但尚没有悬突形成
	Bravo	修复体与牙边缘有悬突形成
边缘变色	Alfa	修复体与牙界面没有变色
	Bravo	修复体与牙界面有变色，但变色没有沿修复体边缘向牙髓方向渗透
	Charlie	修复体边缘的变色向牙髓方向渗透
表面状态	Alfa	修复体表面没有缺陷，光滑，对相邻软组织无刺激
	Bravo	修复体表面有轻度的不光滑和小凹陷，但可以被再修整
	Charlie	修复体表面有严重的凹陷，非正常的沟，并不能被修整
	Delta	修复体表面有折裂或成片脱落
继发龋	Alfa	修复体边缘没有继发龋的表现
	Bravo	修复体边缘出现软化、不透光的潜在破坏或脱矿的表现，或是在酸蚀白点部位能够钩住探针
	Charlie	边缘出现龋损，必须修复或替换原有修复体
咬合	Alfa	正常
	Bravo	轻度
	Charlie	无接触

续表

参数	分级	说明及要求
牙髓活力	Alfa	试验牙对活力测验反应正常
	Bravo	试验牙对活力测验稍迟钝或稍敏感
	Charlie	试验牙对活力测验无反应或有激发痛
术后敏感	Alfa	没有术后敏感发生
	Bravo	有术后敏感，但是比较轻微，患者可以忍受
	Charlie	有术后敏感，且患者感觉不舒服

注：Alfa 和 Bravo 为临床可以接受，修复体不需要替换；Charlie 和 Delta 为临床不能接受，必须立即替换修复

思考题

1. 什么是牙体修复治疗学？
2. 什么是牙髓牙本质复合体？
3. 复合树脂修复术的适应证和优点是什么？

（陈　智）

参考文献

1. 中华口腔医学会牙体牙髓病学专业委员会. 复合树脂直接粘接牙体修复技术指南. 中华口腔医学杂志，2014，49（5）：275-278.
2. 陈智. 牙修复体的临床评价标准. 中华口腔医学杂志，2019，54（9）：612-617.
3. MOUNT G J. A new paradigm for operative dentistry. Australian Dent J 2007，52（4）：264-270.
4. OPDAM N，HICKEL R. Operative dentistry in a changing dental health care environment. Oper Dent，41（S7）：S3-S6.
5. RITTER A V，BOUSHELL L W，WALTER R. Sturdevant's Art and Science of Operative Dentistry. 7th ed. St. Louis: Elsevier，2019.

学习笔记

学习要点

掌握：1. 窝洞预备的基本原则。
　　　2. 窝洞预备的基本步骤。
熟悉：1. 窝洞的分类与命名。
　　　2. 各类窝洞的预备要点。
了解：1. 窝洞的消毒。
　　　2. 窝洞的封闭、衬洞及垫底。

第一节　窝洞的分类与结构

窝洞是指采用牙体外科手术的方法去除龋损组织，并按要求备成的洞形。窝洞具有一定的形状，能容纳和支持充填材料，达到恢复牙齿形态和功能的目的。

一、窝洞的分类

窝洞的分类方法较多，临床上常用以下几种（图 10-1-1）：

1. Black 分类法　1908 年 G.V. Black 以龋损发生的部位为基础，将窝洞分为 5 类，该分类法是目前国际上普遍采用的窝洞分类法。

Ⅰ类洞：所有牙面发育点隙裂沟的龋损所备成的窝洞，包括磨牙和前磨牙的𬌗面洞、上颌前牙腭面洞、下颌磨牙颊面 2/3 的颊面洞和颊𬌗面洞、上颌磨牙腭面 2/3 的腭面洞和腭𬌗面洞。

Ⅱ类洞：后牙邻面的龋损所备成的窝洞，包括磨牙和前磨牙的邻面洞、邻𬌗面洞、邻颊面洞、邻舌面洞和邻𬌗邻洞。

Ⅲ类洞：前牙邻面未累及切角的龋损所备成的窝洞，包括切牙和尖牙的邻面洞、邻舌面和邻唇面洞。

Ⅳ类洞：前牙邻面累及切角的龋损所备成的窝洞，包括切牙和尖牙的邻切洞。

Ⅴ类洞：所有牙齿颊（唇）舌面颈 1/3 处的龋损所备成的窝洞，包括前牙唇舌面和后牙颊舌面的颈 1/3 洞。

由于龋损部位的多样化，Black 的分类法不能完全满足临床需要，有学者将前牙切嵴或后牙牙尖发生的龋损所备成的窝洞列为Ⅵ类洞。

2. 按窝洞涉及的牙面数分类　根据窝洞涉及的牙面数将窝洞分为单面洞、双面洞和复杂洞。仅限于 1 个牙面的洞称单面洞；包括 2 个牙面的洞称双面洞；2 个以上牙面的洞称复杂洞。

二、窝洞的命名

窝洞的名称以其所在的牙面命名。位于𬌗面的窝洞称为𬌗面洞，颊面的称为颊面洞，近中面和𬌗面的双面窝洞称为近中邻𬌗面洞。临床上为了记录，以牙面的英文名称的第一个字母表示，以字母的大写形式记录，切缘 I（incisal）、唇面 La（labial）、舌面 L（lingual）、颊面 B（buccal）、𬌗面 O

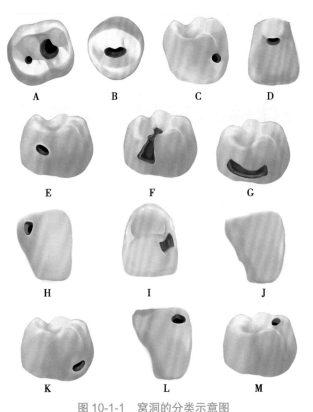

图 10-1-1　窝洞的分类示意图

A～D. Ⅰ类洞　E～G. Ⅱ类洞　H～I. Ⅲ类洞　J. Ⅳ类洞　K～L. Ⅴ类洞　M. Ⅵ类洞

（occlusal）、近中面 M（mesial）、远中面 D（distal）、腭面 P（palatal），以此类推。唇面和颊面又统一以 F（facial）表示。近中𬌗面洞可记录为 MO。

三、窝洞的结构

窝洞的结构包括洞壁、洞角和洞缘。

1. **洞壁（walls）**　分为侧壁和髓壁。侧壁是与牙面垂直的洞壁。在冠部由牙釉质壁和牙本质壁组成；在根部则由牙骨质壁和牙本质壁组成。侧壁以所在牙面命名，位于颊面称为颊壁，近龈缘称为龈壁（gingival walls），还有舌壁、近中壁、远中壁、切壁、𬌗壁等。位于窝洞底覆盖牙髓的洞壁称髓壁（pulpal walls），与洞侧壁垂直。与牙长轴平行的髓壁又称为轴壁（axial walls）。

2. **洞角**　洞壁相交形成洞角（angles），分为线角和点角。两壁相交构成线角（line angles），三壁相交构成点角（point angles）。洞角以构成它的各壁联合命名，颊壁与髓壁相交构成的线角称为颊髓线角；颊、轴、龈三壁相交构成的点角称为颊轴龈点角。

3. **洞缘**　窝洞的侧壁与牙面相交构成的边缘称为洞缘，是由洞侧壁与牙面相交形成的线角，即洞缘角或洞面角（cavosurface angles）。𬌗面洞由 4 个侧壁和一个髓壁（洞底）构成。侧壁与髓壁相交形成 4 个线角。邻𬌗洞由𬌗面洞和邻面洞组成。𬌗面部分的结构与𬌗面洞相同，只是与邻面相交处的侧壁是开放的，与邻面相通。邻面部分由侧壁、轴壁、线角和点角组成。𬌗面洞底（髓壁）和邻面轴壁相交处构成轴髓线角，此线角角尖向外，所在部位形成阶梯状（图 10-1-2）。

其余各类窝洞的结构可按上述原则来分析。

4. **抗力形（resistance form）**　是使充填体和余留的牙体组织获得足够的抗力，在承受咬合力时不折裂的形状。抗力形涉及充填体和牙体组织两方面，与充填体承受咬合力后应力的分布有关。

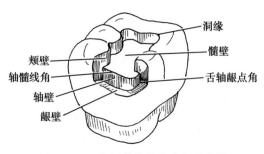

图 10-1-2　窝洞的结构和命名示意图

出现应力集中,充填体和 / 或牙齿可能出现折裂。抗力形制备应该使应力均匀地分布在充填体和牙体组织上。

窝洞抗力形主要包括:

(1)洞深:窝洞必须要有一定深度,使充填体有足够厚度和一定强度。加深窝洞虽增加充填体的强度,也降低了牙齿自身的抗力。因此,窝洞的深度要求充填体能承受正常咀嚼压力的最小厚度,洞底必须在健康牙本质上,保证洞的深度。一般洞深要求在釉牙本质界下 0.2~0.5mm,不同部位的窝洞所要求的深度不一样。殆面洞,牙釉质较厚,且承受咬合力大,洞深应为 1.5~2mm。邻面洞,牙釉质较薄,且承受咬合力小,洞深 1~1.5mm 即可。不同充填材料要求的洞深也不一样,抗压强度小的材料要求洞的深度较抗压强度大的深。银汞合金的最小厚度为 1.5mm。

(2)盒状洞形(box form):是窝洞最基本的抗力形,要求窝洞底平壁直,侧壁平面与洞底垂直,点、线角圆钝。盒状洞形使咬合力均匀分布,避免产生应力集中。与轴向咬合力垂直的平坦洞底使充填体处于最稳定的位置,受力时不移动。洞底为圆弧形,则受力时充填体会移动而产生剪切力(图 10-1-3)。圆钝的点、线角应力向四周传递,同时利于充填材料的填入。

(3)阶梯结构:双面洞的殆面洞底与邻面洞的轴壁应形成阶梯。阶梯不仅分散力,使殆力由殆面髓壁和邻面龈壁分担,而且也是保护牙髓的必要措施。髓壁与轴壁相交形成的轴髓线角应圆钝。尖锐的轴髓线角会使充填体在承受咬合力时受到张应力作用而折裂。邻面的龈壁应与牙长轴垂直,要有一定深度,不得少于 1mm,邻面部分才能承担力。

(4)窝洞外形:窝洞外形线呈圆缓曲线,避开承受咬合力的尖、嵴。圆缓的外形有分散应力的作用,尖锐的转角可使传向牙体组织的应力集中而致折裂。

(5)去除无基釉和避免形成无基釉:无基釉缺乏牙本质支持,在承受咬合力时易折裂。除前牙外,一般情况下都应去除所有无基釉。侧壁应与釉柱方向一致,防止形成无基釉。

(6)薄壁弱尖:是牙齿的脆弱部分,应酌情降低高度,减少殆力负担。外形扩展超过颊舌尖间距的 1/2,则需降低牙尖高度,并行牙尖覆盖。

口腔内每颗牙所承受咬合力的大小是不同的,牙的各部位所承受的咬合力也不同。在预备抗力形时要考虑牙和充填体所承受力的大小,对抗力形提出不同的要求。

5. 固位形(retention form) 是防止充填体在侧向或垂直方向力量作用下移位、脱落的形状。窝洞的固位形必须具有三维的固位作用,保持充填体的稳固。

窝洞的固位形结构包括:

(1)侧壁固位(lateral retention):是各类窝洞最基本的固位结构,要求窝洞有足够深度,呈底平壁直的盒状洞形。相互平行,与洞底垂直,并具有一定深度的侧壁借助于洞壁与充填材料间的摩擦力而产生固位作用,防止充填体沿洞底向侧方移位。窝洞一旦呈圆弧状,当充填体一侧受力时,会出现翘动或脱落(图 10-1-3)。

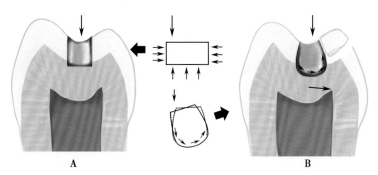

图 10-1-3 盒状洞形示意图
A. 正确 B. 错误(洞底呈圆弧形)

(2)倒凹固位:倒凹(undercut)是一种机械固位,在洞底的侧髓线角或点角处平洞底向侧壁牙本质作出的潜入小凹,有时也可沿线角作固位沟。充填体突入倒凹或固位沟内,形成洞底略大于洞口的形态,防止充填体与洞底呈垂直方向的脱位(图 10-1-4)。倒凹一般作在牙尖的下方,此处牙本质较厚，但牙尖下方的深层是髓角所在部位，要注意洞的深度。如洞较深，超过釉牙本质界下0.5mm时，应先垫底，后作倒凹。固位沟应在具有一定厚度的牙本质侧壁上作。倒凹和固位沟不宜作得太深，以避免切割过多的牙本质，一般以0.2mm深为宜。

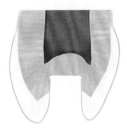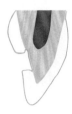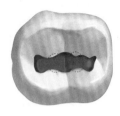

图 10-1-4　倒凹固位形示意图

　　侧壁固位良好的窝洞，当深度大于宽度的洞可不作倒凹。𬌗面Ⅰ类洞，由于釉柱排列方向向窝沟底聚合，所备成的洞侧壁略向洞口聚合，形成洞底略大于洞口的洞形，特别在牙尖高陡的𬌗面，聚合更明显，也不作倒凹。

　　（3）鸠尾固位：鸠尾（dovetail）是机械固位结构，多用于双面洞。后牙邻𬌗面洞在𬌗面作鸠尾，前牙邻面洞在舌面作鸠尾。此种固位形的外形似斑鸠的尾部，由鸠尾峡和膨大的尾部组成，借助于峡部的扣锁作用防止充填修复体从与洞底呈水平方向的脱位。

　　鸠尾的制备要求与邻面缺损大小相匹配，使充填体在受力时保持平衡。鸠尾要有一定深度，特别在峡部，以获得足够抗力。在预备鸠尾时应顺𬌗面的窝洞扩展，避开牙尖、嵴和髓角。鸠尾峡的宽度一般在后牙为所在颊舌尖间距的1/4～1/3，前牙为邻面洞舌方宽度的1/3～1/2。鸠尾峡的位置应在轴髓线角的内侧，𬌗面洞底的𬌗方（图10-1-5）。

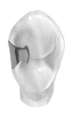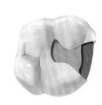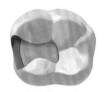

图 10-1-5　鸠尾固位形示意图

　　（4）梯形固位：邻𬌗洞的邻面应制备成龈方大于𬌗方的梯形，防止充填体垂直方向的脱位，梯形固位多用于双面洞（图10-1-6）。

　　充填体的固位与所选用的充填材料有关，不同的充填材料，固位形的设计不同。银汞合金没有粘接性，靠材料与洞壁间的摩擦力和机械扣锁固位。复合树脂、玻璃离子水门汀材料可与牙体组织粘接，以加强固位。

　　固位形的要求与窝洞涉及的牙面数有关。单面洞，充填体只能从与洞底呈垂直的方向脱位，而双面洞可从与洞底呈水平和垂直两个方向脱位。在设计固位形时应视不同情况而做不同的选择。

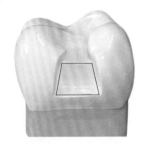

图 10-1-6　梯形固位示意图

　　窝洞的固位形与抗力形结构是相关的。洞的深度、盒状洞形与抗力和固位均有关。倒凹、固位沟、鸠尾等固位形制备的同时，也降低了牙齿自身的抗力。窝洞抗力形和固位形的要求与窝洞类型、牙承受咬合力的大小及充填体的种类有关。临床上应综合以上因素，合理应用抗力形和固位形预备的基本原则，设计窝洞的抗力形和固位形。

第二节　窝洞预备的基本原则

　　窝洞预备应遵循牙体组织的生物学特点，按照生物力学原理进行。

一、去除龋损组织

龋损组织是指龋病破坏的牙体组织，含有大量的细菌及其代谢产物。龋损组织可引起牙体组织继续破坏或造成对牙髓的不良刺激。为了消除感染及刺激物，终止龋病发展，窝洞制备时原则上应去除龋损组织，确保充填体与洞壁紧贴，防止继发龋。

龋损组织包括坏死崩解层和细菌侵入层，而脱矿层是无细菌侵入的。备洞时，只需去除感染牙本质，即坏死崩解层和细菌侵入层，不必去除脱矿层。临床上很难确定细菌的侵入范围，一般根据牙本质的硬度和着色两个标准来判断。

1. 硬度标准　通过术者的触觉来判断，即术者用挖器、探针及钻针钻磨时的感觉。脱矿层仅开始脱矿，临床上其硬度与正常牙本质差异不大。而细菌侵入层的多数牙本质小管壁及管间牙本质存在无机物脱矿、蛋白质分解，用器械探查时质地明显变软。

2. 着色标准　对龋病过程中脱矿、着色和细菌入侵三者关系的研究表明，脱矿是最早的改变，其后是着色，细菌入侵在最后。因此，临床上不必去除所有着色的牙本质。慢性龋时，病变进行缓慢，修复反应强，已脱矿、着色的早期病变组织可重新矿化，此种再矿化牙本质的颜色较正常牙本质深，但质硬，应予保留。急性龋时，病变进展快，脱矿层较厚，着色较浅，临床上很难判断龋损组织是否去净。可采用染色来识别，用1%酸性品红丙二醇溶液染色，龋损组织被染成红色，正常牙本质不着色。

二、保护牙髓组织

窝洞预备时切割牙体组织对牙髓牙本质复合体可产生机械、压力和温度等刺激，要尽量减少对牙髓的刺激，避免造成不可逆的牙髓损伤。因此，备洞时应做到以下方面：

1. 应清楚了解牙体组织结构、髓腔解剖形态及增龄变化，以防止意外穿髓。
2. 勿向髓腔方向加压，特别是制备深窝洞时。
3. 间断性操作，制备中用水冷却。

三、尽量保留健康牙体组织

保存健康牙体组织不仅对充填材料的固位很重要，而且使剩余的牙体组织有足够强度，以承担咀嚼功能。现代牙体修复技术对窝洞预备的要求更趋保守，尽量多保留牙体组织。

窝洞预备要求有以下方面：

1. 窝洞作最小程度的扩展，特别是在颊舌径和牙髓方向。
2. 窝洞的龈缘只扩展到健康牙体组织，应尽量位于牙龈边缘的殆方。
3. 尽量不作预防性扩展。平滑面的扩展只限于龋损范围，而有发育缺损的殆面点隙裂沟可采用牙釉质成形术（enameloplasty）、窝沟封闭或预防性树脂充填等处理来代替预防性扩展以保存更多的牙体组织。

牙釉质成形术是指牙釉质表面的再成形。用火焰状金刚砂针磨去浅的沟裂（沟裂的深度小于牙釉质厚度的 1/4~1/3）或将未完全融合的牙釉质磨圆钝，形成一光滑、碟形的表面，以利于清洁。磨去部分应小于牙釉质厚度的 1/3（图 10-2-1）。

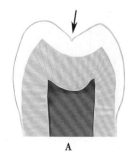
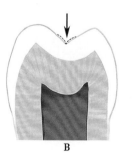

图 10-2-1　牙釉质成形术示意图
A. 术前　B. 术后（虚线表示磨去的部分）

第三节　窝洞预备的基本步骤

一、洞形预备

窝洞预备首先是在洞深范围内扩展洞形,提供进入龋损的通道,确定窝洞的外形,制备抗力形和固位形。

1. 开扩洞口,探查病情　对于病变较为隐蔽的龋洞,为了使视野清楚,查清病变的范围和程度,正确设计洞的外形,便于操作,首先应开扩洞口,寻找进入龋损的通道。咬合面潜行性龋,龋洞洞口很小,内部破坏大,需先去除洞口的无基釉,开扩洞口。而邻面隐匿龋损应视具体情况采取不同的方式进入。后牙邻面龋,在接触点已破坏时,应磨除𬌗面相应边缘嵴,从𬌗面进入龋洞。如尚未累及接触点,仅局限于牙颈部,可从颊或舌侧进入。这样可保留健康牙体组织,并保持了原有的完整接触点。同时,由于未涉及𬌗面,充填体不直接承受咀嚼压力。前牙邻面洞,一般从舌侧进入,保持唇面的完整和美观。由于牙色修复材料的使用,如龋损靠近唇面,也可从唇面进入,保留较坚固的舌侧边缘嵴,有利于承受咀嚼压力。

2. 设计和预备洞的外形　窝洞的洞缘构成了洞外形。洞的外形既要将所有病变部分包括,最大限度地减少洞缘继发龋的发生,又要尽量保留健康牙体组织。窝洞外形的设计必须遵循以下原则:

(1)以龋损为基础。

(2)洞缘应制备到健康的牙体组织。

(3)外形线呈圆缓曲线,尽量避开牙尖和嵴等承受咬合力的部位,以减少应力集中,利于材料的充填。

(4)为了防止继发龋,邻面的颊舌洞缘应位于接触区以外,分别进入楔状隙,龈缘与邻牙之间至少应有 0.5mm 宽的间隙,不必扩展到龈下(图 10-3-1)。

(5)洞形的深度:一般在釉牙本质界下 0.2~0.8mm。咬合面窝洞进入牙本质的深度不超过 0.2mm,平滑面不超过 0.5mm,牙根面不超过 0.8mm(图 10-3-2)。

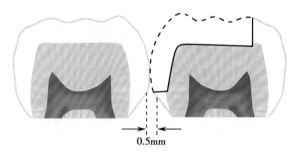

0.5mm

图 10-3-1　邻面洞龈缘的位置示意图
龈缘与邻牙 0.5mm 宽

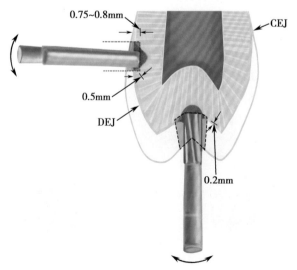

0.75~0.8mm

CEJ

0.5mm

DEJ

0.2mm

图 10-3-2　不同部位洞形扩展时进入牙本质的深度示意图

3. 制备抗力形和固位形　双面洞和复杂洞往往需要预备辅助的抗力形和固位形,使充填体和牙承受咬合力,并将因侧向力而折裂的可能性减小到最低程度,使充填体获得最好的固位。

4. 制备洞缘　洞缘制备包括洞缘牙釉质壁的修整和洞面角的设计。在充填体与牙体组织之间形成边缘封闭,以防止两者界面出现缝隙,产生微渗漏（microleakage）。充填体与牙面形成平整的连接。洞缘处的充填体和牙体组织具有最大强度,以获得足够机械强度的界面。

在洞缘的制备中,要考虑洞缘所在部位釉柱的方向。根据在不同牙面釉柱的方向,使牙釉质壁的釉柱止于健康牙本质。由于釉柱易于折裂,最强的釉缘应由止于健康牙本质的全长釉柱组成,同时由止于健康牙本质的较短釉柱组成的洞壁支撑（图10-3-3）。

洞面角的设计取决于充填材料的种类。如银汞合金,由于其边缘韧性较差,脆性大,洞面角应为90°,使银汞合金充填体和牙体组织有最大强度。复合树脂材料的韧性好,可作短斜面,利于粘接修复（图10-3-4）。洞形制备后需清理窝洞,除去窝洞内所有碎屑,检查有无残存感染牙本质、无基釉等。

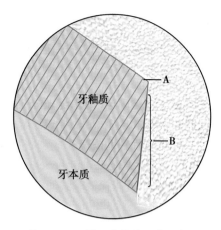

图 10-3-3　最强釉缘的组成示意图
A. 止于健康牙本质的全长釉柱
B. 止于健康牙本质的较短釉柱

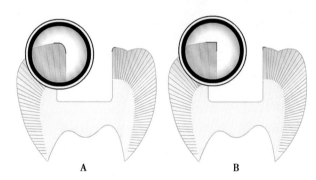

图 10-3-4　洞面角的设计示意图
A. 复合树脂充填洞面角为短斜面　B. 银汞合金充填洞面角为90°

二、无痛制洞法

为了减轻备洞时的疼痛,可选用以下方法:

1. **使用锐利器械和正确手法**　用锐利器械高速、间断切割牙本质,轻柔而准确的操作可减少对牙髓的刺激,疼痛时间短,且程度轻。

2. **局部麻醉**　可行根尖区局部浸润麻醉或外周牙槽神经阻滞麻醉。

3. **化学机械去龋**　用特殊的化学药剂,如单氯甘氨酸溶液,使软化牙本质中的胶原解体而容易被去除。将药液喷入洞内,通过机械冲洗和化学作用选择性地去除软化牙本质。该方法有不产热、对牙髓刺激小、安全、无痛等优点,但操作时间长,对质地坚硬的慢性龋去龋效果较差。

三、术区隔离

窝洞预备好后,应将准备充填的牙齿与口腔环境隔离开来,防止唾液进入窝洞,影响充填材料与洞壁的密合。条件允许的情况下,整个窝洞制备过程都应将术区隔离,这样视野更清楚,手术不会受唾液等其他因素的干扰。

常用的隔离方法有以下几种:

1. **棉卷隔离**　用消毒棉卷隔离患牙。将棉卷置于患牙颊（唇）侧前庭处和舌侧口底,吸去术区附近的唾液，从而达到隔湿目的。如将棉卷置于唾液导管开口处，能更有效地隔湿。下颌舌侧的棉卷不易固定，可加用棉卷压器（图 10-3-5）。棉卷压器有前牙、右后牙和左后牙 3 种类型，根据患牙位置选择使用。

该方法简便易行，不需特殊设备，是常用的一种隔离方法。但隔湿维持时间短，需随时更换棉卷。

2. 吸唾器　利用水流和抽气产生的负压，吸出口腔内的唾液。将吸唾管置于患者口底，注意勿紧贴黏膜，以避免损伤黏膜和封闭唾液导管口。口腔综合治疗台都有吸唾器装置。吸唾器常与棉卷隔离配合使用。

3. 橡皮障隔离（rubber dam isolation）　是用一块橡皮膜，经打孔后套在牙上，利用橡皮的弹性紧箍牙颈部，使牙齿与口腔完全隔离开来。具体使用方法见第二十八章。

4. 选择性辅助隔离法

（1）排龈线（gingival retraction cord）：接近龈缘和深达龈下的牙颈部龋损，龈沟液常干扰手术操作。此时，可用探针或其他器械的薄而钝的边缘，将浸有非腐蚀性收敛剂的排龈线嵌入龈沟内（图 10-3-6）。通过温和的物理和化学作用，几分钟内即可迅速使龈缘向侧方和根方退缩，龈沟开放，龈沟液减少，从而使术区干燥，视野清楚，便于手术操作。根据龈沟的宽窄和手术范围选择排龈线的直径和长度。注意排龈线的直径以不使牙龈受压过度而缺血变白为度。如使用排龈线不能使术区充分暴露，可行翻瓣术。

视频：ER10-3
排龈线的使用方法

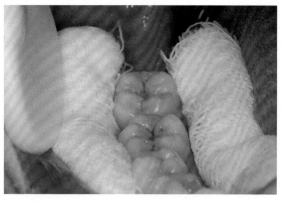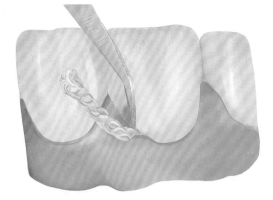

图 10-3-5　棉卷隔离　　　　　　　　　　　图 10-3-6　排龈线的使用

（2）开口器（mouth prop）：可用开口器维持恒定的张口度，减轻患者的疲劳，同时也方便了术者的操作。

（3）药物：必要时可用药物减少唾液分泌。

四、窝洞清理

在窝洞制备完毕充填前，必须对窝洞进行彻底清理，消除残留的碎屑和残余的感染。可以通过粘接剂封闭窝洞，尽量减少微渗漏，使用洞衬剂或具有抑菌作用的垫底材料及含氟充填材料进一步防止继发龋。

五、窝洞封闭、衬洞及垫底

由于窝洞深浅不一，深洞的洞底往往不平，而且一些充填材料对牙髓有刺激性，因此，在充填前应根据洞的深度和充填材料的性质对窝洞行适当处理，目的是隔绝外界和充填材料的刺激，保护牙髓，垫平洞底，形成充填窝洞。

1. 窝洞封闭（cavity sealing）　是在窝洞洞壁涂一层封闭剂，以封闭牙本质小管，阻止细菌侵入，隔绝充填材料的刺激。由于封闭剂很薄，不能隔绝温度刺激，但能增加充填材料与洞壁的密合性，减小微渗漏，也可减少银汞合金中的金属离子渗入牙本质小管而防止牙变色。

树脂粘接剂（resin bonding agent）能有效地封闭牙本质小管，且不溶解，可有效减小微渗漏。

2. 衬洞(cavity lining) 是在洞底上衬一层能隔绝化学和一定温度的刺激，且有治疗作用的洞衬剂(liner)，其厚度一般小于0.5mm。常用的洞衬剂有氢氧化钙制剂、玻璃离子水门汀和氧化锌丁香酚水门汀。氢氧化钙具有刺激修复性牙本质形成和抑菌作用，但其物理性能差，有一定溶解性，主要用于接近牙髓的深窝洞或可疑穿髓者。玻璃离子水门汀对牙髓刺激小，可释放氟，有防龋作用。氧化锌丁香油酚水门汀对牙髓有安抚作用。

3. 垫底(basing) 是在洞底（髓壁和轴壁）垫一层足够厚度(>0.5mm)的材料，隔绝外界和充填材料的温度、化学、电流及机械刺激，同时有垫平洞底，形成窝洞，承受充填压力和咀嚼力的作用。常用的垫底材料有氧化锌丁香油水门汀、磷酸锌水门汀、聚羧酸锌水门汀及玻璃离子水门汀。

临床上，根据余留牙本质的厚度和充填材料的种类选用不同的封闭剂、洞衬剂和/或垫底材料。

（1）浅的窝洞：洞底距髓腔的牙本质厚度大于1.5~2mm，不需垫底。银汞合金充填时，在洞壁涂布洞漆或粘接剂后直接充填；复合树脂则只能用粘接剂处理后再充填。

（2）中等深度的窝洞：洞底距髓腔的牙本质厚度大于1mm，一般只垫一层磷酸锌水门汀、聚羧酸锌水门汀或玻璃离子水门汀。除磷酸锌水门汀需先涂封闭剂以隔绝其对牙髓的化学刺激外，用后两种材料充填时，可直接垫底，然后充填。由于材料性能和技术的不断发展和改善，磷酸锌水门汀已不常用于活髓牙的垫底。

（3）深的窝洞：洞底距髓腔很近，为了保护牙髓需要做双层垫底处理。第一层用氧化锌丁香油酚水门汀或氢氧化钙衬洞，第二层则用磷酸锌水门汀垫底。复合树脂充填时不能采用氧化锌丁香油酚水门汀垫底，可用聚羧酸锌水门汀或玻璃离子水门汀垫底。这些垫底材料对牙髓刺激小。当洞底接近髓腔，或可疑穿髓时，首先选择氢氧化钙衬洞，以促进修复性牙本质形成，再使用玻璃离子水门汀或其他垫底材料。在垫底后方可涂布洞漆或粘接剂于洞壁和基底上。

垫底部位只限于殆面髓壁和邻面轴壁，要求底平壁净，留出足够的深度(1.5~2mm)，使充填体有足够的抗力和固位（图10-3-7）。

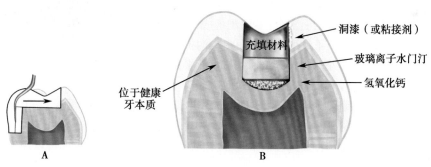

图10-3-7 衬洞和垫底示意图

A. 轴壁垫底 B. 深窝洞的髓壁衬洞垫底

第四节 各类窝洞的预备要点

一、Ⅰ类洞预备要点

Ⅰ类洞主要是指单面洞，也包括磨牙的颊殆面洞和舌殆面洞，常见的洞形见图10-4-1。

1. 殆面窝沟单面洞制备 要求窝洞的外形呈圆缓曲线，避开牙尖。如殆面近、远中点隙均发生龋损，且龋洞范围小，两洞缘间的距离大于0.5mm时，制成两个单独的窝洞，尽量保留斜嵴或横嵴。洞深1.5~2mm，洞缘角呈直角，点、线角圆钝，洞底平坦（深的窝洞应垫平洞底），确保抗力结构，主要靠侧壁固位。要求为典型的盒状洞形，侧壁略向洞口聚合，必要时可增加倒凹固位。洞底（髓壁）应与殆面外形一致，以防止穿髓。如下颌第一前磨牙，颊尖高，舌尖低，洞底应呈斜平面（图10-4-2）。

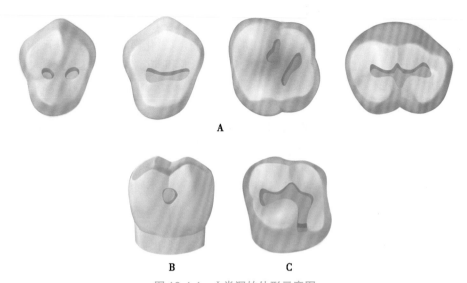

图 10-4-1　Ⅰ类洞的外形示意图

A. 𬌗面Ⅰ类洞　B. 磨牙颊（腭）面洞　C. 磨牙颊（腭）𬌗面洞

2. 磨牙颊（腭）面单面洞制备　磨牙颊（腭）面点隙沟龋范围小时可制成单面洞。由于此部位不承受咀嚼压力，且位于自洁区，可制成洞口略小于洞底的洞形，不作预防性扩展。

3. 磨牙双面洞制备　当𬌗面窝沟龋与颊（腭）面的沟裂龋相连，或颊（腭）面龋损范围较大，使𬌗面边缘嵴脆弱时，应备成颊（腭）𬌗洞。颊（腭）面部分：沿颊（腭）沟制成长条形，近远中宽度不得小于 1.5mm，龈壁与牙长轴垂直，近、远中壁相互平行或略向𬌗方聚合。由于位于自洁区，不向近、远中扩展，龈壁止于沟的末端即可。𬌗面部分：𬌗面制备成鸠尾固位形。上颌磨牙沿𬌗面远中沟；下颌磨牙沿𬌗面中央沟扩展，形成鸠尾，鸠尾峡的宽度不得小于 1.5mm，轴壁与牙面平行，与洞底（髓壁）相交形成阶梯，梯的轴髓线角应圆钝。

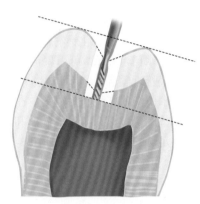

图 10-4-2　下颌第一前磨牙洞底与𬌗面平行示意图

4. 上颌前牙腭面洞制备　上颌前牙腭面洞的外形呈三角形或圆形。洞深 1～1.5mm，洞底与舌面平行，洞侧壁垂直于洞底。

粘接修复时，对于累及颊舌面窝沟或𬌗面缺损扩展到颊舌面沟者，颊舌面可以预备成 45° 洞缘斜面。

二、Ⅱ类洞预备要点

根据龋损范围可预备成单面洞或双面洞。如病变已累及接触区，应备成邻𬌗面洞，而病变未累及接触区者，可制备成单面洞或双面洞。Ⅱ类洞外形见图 10-4-3。

Ⅱ类洞以邻𬌗面洞常见，由邻面洞和𬌗面洞两部分组成。邻𬌗面洞的预备一般先制备邻面部分，𬌗面部分的大小再由邻面龋损范围来定。

1. 邻面洞制备　颊、舌壁应越过接触区，达自洁区，扩展程度与邻面突度有关，突度大，接触区小，颊、舌楔状隙大、扩展少。反之，邻面突度小，则扩展多。龈壁位置：位于接触点根方的健康牙体组织，与相邻牙面至少有 0.5mm 宽的间隙，以便于清洁。在颊、舌和 / 或龈壁与轴壁相交的线角处作固位沟，防止邻面部分在水平分力作用下向邻方移位；颊、舌壁略向𬌗方聚合，形成龈方大于𬌗方的梯形，防止邻面在垂直分力作用下向𬌗方移位。邻面洞深应为 1～1.5mm；颊、舌和龈壁的牙釉质壁部分应顺釉柱走行方向，避免形成无基釉；邻面固位沟的预备使邻面有独立的固位形，可减少邻面充填体受力而折裂的趋势；为了增加邻面与𬌗面连接处的抗力，除了轴髓线角应圆钝外，可将轴壁略向髓壁倾斜，这样使轴髓线角处的充填体厚度增加，以抗衡此处所受的剪切力（图 10-4-4）。

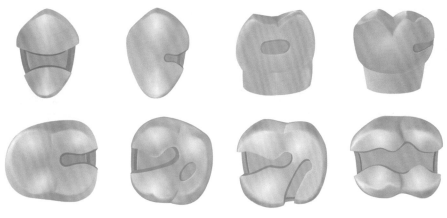

图 10-4-3　Ⅱ类洞的外形示意图

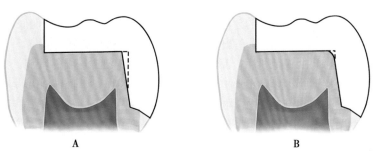

图 10-4-4　增加邻𬌗洞邻面与𬌗面连接部的抗力示意图

A. 轴壁略向髓壁倾斜　B. 轴髓线角圆钝

2. 𬌗面洞制备　应具有连接和固定邻面充填体的作用。在一般𬌗面洞的设计原则基础上，应预备鸠尾固位形，防止充填体受水平分力作用向邻方移位。

邻面龋损范围小，且所涉及的边缘嵴承受的咀嚼压力不大者，为了保存更多的健康牙体组织，近年来主张不向𬌗面扩展作鸠尾固位形，不作阶梯，只需从边缘嵴进入邻面病变区，预备邻面洞，在颊轴线角和舌轴线角作两个相互对抗的固位沟，以加强固位。

如牙的近、远中邻面均发生龋损，且累及接触区，在前磨牙一般应预备成邻𬌗邻复杂洞，两个邻面洞与𬌗面洞连为一体，起到相互固位的作用。在磨牙，如龋损范围大，可预备成邻𬌗邻洞，但如龋损范围小，特别是上颌磨牙，可分别预备两个邻𬌗洞，以保留斜嵴。

后牙邻面牙颈部龋损，未累及接触区，作单面洞有困难时，可从颊或舌方进入，预备成邻颊洞或邻舌洞，在颊或舌面作鸠尾，预备原则与邻𬌗洞相同。如龋损范围小，则不必向颊面或舌面扩展作鸠尾，只需在𬌗轴线角和龈轴线角作固位沟即可。此部分的窝洞不承受咀嚼压力，主要考虑固位形，防止充填体向颊（舌）侧和近（远）中方向移位。

后牙邻面龋损在相邻牙缺失或龋接近牙颈部且牙龈退缩，器械容易进入者，可只在邻面作单面洞。此类窝洞不承受咀嚼压力，主要预备固位形，应预备成盒状洞形，洞底与邻面弧度一致，略呈突面，这样既保护了牙髓，又使洞深一致。在𬌗轴线角和 / 或龈轴线角作固位沟或倒凹，以加强固位。此类单面洞的预备在近中面较容易，而远中面较困难。

对于较小的窝洞，粘接修复时，可采用盒状预备（box-only preparation）和槽状预备（slot preparation）。龋损仅发生于邻面，未累及𬌗面，或仅𬌗面边缘嵴缺损而邻面未缺损时，可以预备成盒状窝洞。预备时器械与牙冠长轴平行，沿边缘嵴向龈方扩展，轴壁深度在釉牙本质界内 0.2mm（图 10-4-5）。

后牙邻面龋损未波及接触点时，可以采用更为保守的槽状预备。即用小球钻从颊面或舌面以水平角度进入，向𬌗、龈方向扩展以去除龋损组织。该方法的优点是保留了患牙的边缘（图 10-4-6）。

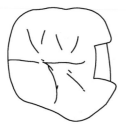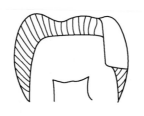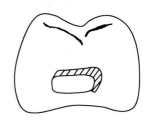

图 10-4-5　盒状预备示意图　　　　　　　　　图 10-4-6　槽状预备示意图

三、Ⅲ类洞预备要点

根据病变部位、范围和邻牙情况可预备成单面洞或邻舌洞。

1. 单面洞制备　邻面病变范围小，舌壁有一定厚度，且邻牙缺失或牙间隙大者可在邻面作单面洞。此类洞𬌗力负荷不大，主要预备固位形。一般多制备成与前牙邻面相似的底向根方的三角形盒状洞。唇、龈、舌三侧壁与相应的牙面平行，龈壁的牙釉质壁略敞开，洞底与邻面弧度一致，洞深 1～1.5mm。在 3 个点角作倒凹或在龈轴线角作固位沟可获得更好的固位。

2. 邻舌洞制备　邻面龋损范围大，舌侧壁较薄者，一般应制备成邻舌洞。邻舌洞的预备一般先预备邻面洞形。从舌面边缘嵴处开扩洞口，进入邻面龋损。邻面洞外形呈唇方大于舌方的梯形，龈壁和切壁略向舌方聚合，在边缘嵴处与舌面相连，龈壁长于切壁，唇壁与唇面平行。洞深 1～1.5mm。必要时，在唇轴切点角作倒凹和龈轴线角作固位沟，以达到更好固位。

舌面窝洞需在舌面预备鸠尾，以防止充填体向邻方移位。鸠尾位于舌隆突的切方，一般不超过中线，尖牙的鸠尾尽量不累及舌轴嵴。切牙唇舌径小，特别是牙冠的切 1/3 部位，故应避开切 1/3 区。鸠尾峡宽度为邻面洞舌方宽度的 1/3～1/2。必要时，可在鸠尾的尾部龈方和切方转角处作倒凹，以增强固位（图 10-4-7）。

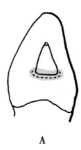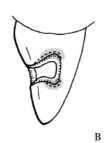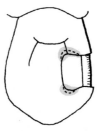

A　　　　　　　　　　　　　　B

图 10-4-7　Ⅲ类洞的外形与固位形示意图（虚线示固位形）
A. 单面洞　B. 双面洞的邻面（左）和舌面（右）观

邻面龋损范围小，预备单面洞有困难者，可以从舌面边缘嵴处进入病变区，制备邻面洞形，不向舌面扩展作鸠尾固位形。为加强固位，应在唇轴切点角处作倒凹和龈轴线角处作固位沟。

粘接修复时，对于邻面中、小范围的病损，可改良窝洞预备，在洞缘预备牙釉质斜面。对较小窝洞，不需将洞壁预备成直角，仅仅从内向外形成"铲子"形状，同时也预备斜面。

四、Ⅴ类洞预备要点

Ⅴ类洞不直接承受咬合力，一般为单面洞，备洞时以固位形和外形为重点。

1. 外形制备　Ⅴ类洞的龈壁与龈缘平行，呈与颈曲线相应的圆弧形。近、远中侧壁的位置依龋损范围而定，尽量在轴角以内，如超过轴角，则难以成形。𬌗壁一般呈水平线，使洞的整体外形呈半圆形，为不损伤牙冠中份的坚实牙体组织，𬌗壁尽量不超过颈 1/3 线。

2. 抗力形和固位形制备　Ⅴ类洞抗力形和固位形制备应按盒状洞形要求。龈壁和𬌗壁与洞底（轴壁）垂直，近、远中壁的牙釉质壁略向外敞开。洞深 1～1.5mm。因颈部的牙面呈弧面，特别是前磨牙的突度较大，为使洞深一致，又不损伤牙髓，洞底应呈与牙面弧度一致的弧面，否则容易将洞底磨平，造成意外穿髓，同时使近、远中壁很浅，甚至被磨除，难以形成盒状洞形，不利于固位。V类洞虽不直接承受咀嚼压力，但在咬合运动中，侧方殆运动使牙受到颊、舌方向的力，在此力的反复作用下，会产生以牙颈部为中心的往返弯曲，使V类洞充填体出现与洞壁分离的趋势。为了与颈部所受的弯曲力抗衡，应在殆轴线角和龈轴线角作倒凹或固位沟，以防止充填体与洞壁分离。也可在4个点角处作倒凹，以保存更多的牙体组织，减少穿髓的可能性（图10-4-8）。

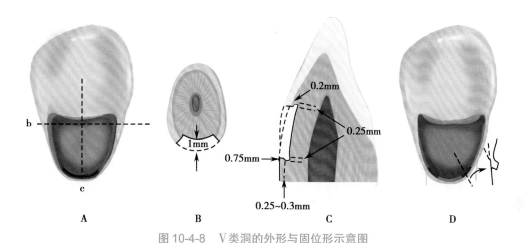

图 10-4-8 V类洞的外形与固位形示意图

A. 在殆轴线角和龈轴线角作固位沟 B. A的横切面观 C. A的纵切面观，显示固位沟的位置和深度
D. 在4个点角处作倒凹

粘接修复时，对于替换已有的V类洞银汞合金修复体，或者较大的根面龋，可改良窝洞预备，在牙釉质洞缘预备斜面，而位于根面的洞缘呈直角，轴壁深度为0.75mm，根据窝洞大小可备或不备固位沟。牙釉质斜面宽度为0.25～0.5mm。

对于小到中等的、完全位于牙釉质内的V类洞缺损，不需预备直的洞壁或固位沟。预备后的窝洞呈敞开的"勺"状。磨损或酸蚀症导致的颈部龋损采用改良型预备。预备时仅需要用器械将洞壁磨粗糙，在牙釉质洞缘预备斜面即可（图10-4-9）。

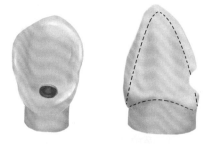

图 10-4-9 改良型牙体预备示意图

第五节 银汞合金充填术

银汞合金具有抗压强度好、耐磨性强、性能稳定、对牙髓无刺激、可塑性大、方便操作等特点，主要用于后牙充填。银汞合金呈金属颜色，一般不用于前牙修复。银汞合金与牙齿组织之间没有粘接性，是通过窝洞的机械固位保证充填体的稳固性，因此银汞合金充填体对窝洞的要求高，窝洞必须具有良好的固位形和抗力形。近年来，随着口腔修复材料及设备的不断发展，银汞合金充填修复逐渐被树脂类及玻璃离子类材料所替代。

一、适应证

1. I类洞、II类洞。
2. 后牙V类洞，特别是可摘义齿的基牙修复。银汞合金耐磨，能抗卡环移动所致的磨损。
3. 对美观要求不高患者的尖牙远中邻面洞，龋损未累及唇面。偶尔也用于下前牙邻面洞。
4. 大面积龋损时配合附加固位钉的修复。
5. 冠修复前的牙体充填。

二、银汞合金的调制

银汞合金的调制对其性能有较大的影响,合理的调制可获得最佳性能。

1. 汞与银合金粉的比例　汞与银合金粉的比例对银汞合金的性能有较大影响。汞量过多,会使其强度和硬度下降,流动性和蠕变增加。汞量过少,则汞合作用不完全,呈粉状,使其机械性能明显降低。

不同合金粉与汞的调制比例不同,传统银合金粉与汞的重量比略大于1,球形银汞合金粉和高铜银合金粉与汞的重量比略小于1(体积比为3∶1)。为减少汞污染和准确掌握银合金粉与汞的配比,现已有银汞合金胶囊问世。汞与银合金粉按合适的比例装入同一胶囊内,中间借一层薄膜隔开,使用时,将胶囊放入调拌器内振荡,使汞与银合金粉充分混合。

2. 研磨方法　将银合金粉与汞混合成一均质的团块称研磨。其目的是使银合金颗粒表面被汞润湿,而后弥散进去,发生汞合反应。同时,研磨有助于银汞合金中基质晶粒的均匀分布和各相的彼此结合。

银汞合金的研磨方法有以下几种:

(1)手工研磨:按一定比例将汞与银合金粉放入清洁而干燥的磨砂玻璃制的白内,旋转研磨。研磨速度150～220r/min,压力1～1.5kg,时间1min。随着研磨进行,汞与银合金粉逐渐互溶,成为具有金属光泽的柔软团块。将其倾于薄的涤棉布上,包好,用手指揉搓,调制合适者则有捻发或握雪声。充填前,挤出多余的汞。挤出的余汞应收集于密闭器皿中。

手工研磨时必须戴手套,避免汞合金污染,减少皮肤对汞的吸收。

(2)自动研磨:用汞合金调拌机调制。有全自动封闭式和半自动两种调拌机。前者将汞合金与银合金粉分别装入调拌机内盛汞及合金粉的瓶中,按不同合金粉调节汞与合金粉的量、研磨时间和速度,然后开动机器,即可自动调制。后者将配好的汞与合金粉装入调拌机的有盖小杯内,小杯置于固定夹上,调节其调拌时间,开机即振动调拌。如用银汞合金胶囊,将胶囊放入调拌机内振荡即可。

自动调拌时间不宜过长,最长时间不得长于40s。调拌时间过长,温度升高,增加了汞升华为蒸气的机会,从而加重了汞污染,而且会使汞合金的蠕变值增加。

自动研磨使用方便,调拌出的汞合金质量好,且能节约时间,减少汞污染。

三、银汞合金的充填

1. 保护牙髓　银汞合金是电和热的良导体,热导系数大于牙体组织。为了保护牙髓,中等深度以上的窝洞在银汞合金充填前,需要封闭、衬洞或垫底。

2. 放置成形片和楔子　双面洞在充填前应放成形片(matrix)。成形片作为人工假壁,代替失去的侧壁,以便于加压充填材料、形成邻面生理外形及恢复与邻牙的接触关系。

充填银汞合金用的成形片为不锈钢薄片,分前磨牙双面洞、磨牙双面洞和后牙三面洞3种规格。成形片必须上于成形片夹上使用。成形片夹有两种,即邻殆洞成形片夹和邻殆邻洞成形片夹(图10-5-1)。

成形片借成形片夹安放、固定在牙上。成形片突的一边向龈方,且边缘应置于洞龈壁的根方,使龈壁位于成形片内。成形片的殆方边缘应稍高于殆面,以便于充填体边缘崤处的成形。

为了使成形片紧贴牙颈部,尚需在成形片颈部外侧的牙间隙中安放楔子(wedge)。楔子的作用是使成形片紧贴龈壁洞缘的牙颈部,有助于充填体邻面颈部的成形;防止充填时将材料压入龈沟,形成悬突,损伤牙周组织;稳固成形片;分开相邻牙,以补偿成形片的厚度,使拆除成形片后能与邻面恢复正常接触关系。楔子的大小、形状应适宜。楔子多为木质或塑料制成,横切面有三角形或梯形。楔子底部的宽度应比修复牙与邻牙间的牙间隙稍宽,使其能略分开相邻牙,但不能太宽,过宽则造成充填体与邻牙无接触。楔子的殆向端也不能太粗或太低,以免影响充填体的邻面外形。一般多从舌侧插入楔子,因通常舌侧间隙较大。楔子插入时注意其底部应位于窝洞龈壁的根方,切勿将楔子底部置于窝洞龈缘的殆方,使成形片陷入洞内而影响充填,同时注意勿损伤牙龈。

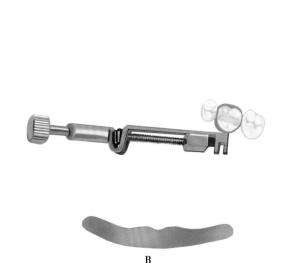

图 10-5-1 成形片及成形片夹示意图
A. 双面洞的成形片及成形片夹 B. 复杂洞的成形片及成形片夹

如果没有邻骼邻洞成形片夹,可用不锈钢薄片自制 T 形成形片。用时将 T 形成形片头的两翼向内弯曲,然后将其尾部插入,套在牙上拉紧,最后将尾端反折过去压紧(图 10-5-2)。

3. 充填银汞合金材料 采用银汞合金输送器将调制好的银汞合金少量、分次送入窝洞内。每次送入窝洞的汞合金量,在铺平后最好不超过 1mm厚。先选用小的汞合金充填器将点、线角及倒凹、固位沟处压紧,再换较大的充填器向洞底和侧壁层层加压,使汞合金与洞壁密合,并同时剔除余汞,使充填的汞合金略高于洞缘,最后用较大的充填器与洞缘的牙釉质表面平行,进行最后加压,确保洞缘汞合金的强度(图 10-5-3)。

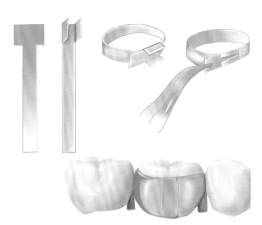

图 10-5-2 T 形成形片的制作与安装示意图

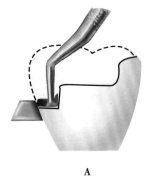 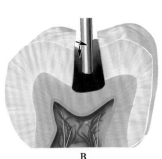 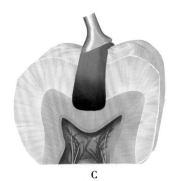

图 10-5-3 银汞合金充填方法示意图
A. 选用小压器将汞合金压入点线角、倒凹及固位沟 B. 向洞底和侧壁层层加压 C. 用较大压器与洞缘的牙釉质表面平行,进行最后加压

双面洞一般先充填邻面洞部分,后填骼面洞。邻面洞多窄而深,应选用细而长的充填器将龈壁压紧。同时向邻牙方向加压,以恢复与邻牙的接触。银汞合金从调制到充填完毕,应在 6～7min 内完成。如搁置时间太长,调制的银汞合金变硬,可塑性降低,影响材料与洞壁的密合。

4. 雕刻成形 银汞合金调制后 20min 以内可塑性大,以后逐渐减弱,24h 后完全固化。临床上在银汞合金填充完毕后的 **20min** 内进行充填体的雕刻成形。采用雕刻器去除𬌗面及边缘嵴多余汞合金，然后取出楔子，松开成形片夹，先取下成形片夹，而后用镊子或手将成形片紧贴邻牙，从一侧邻间隙向颊𬌗或舌𬌗方向慢慢移动，拉出成形片。

取下成形片后，即行外形雕刻，恢复其功能外形。雕刻𬌗面时，雕刻器尖端置于裂沟处，刀刃部分放在牙面上，部分放在充填体上，紧贴牙面，沿牙尖斜度，从牙面向充填体雕刻，这样可避免造成充填体过高或过低。在邻𬌗洞，则应从边缘嵴向𬌗面中份雕刻，以防止邻面充填体的松脱。双面洞还需用探针检查邻面有无悬突，如有悬突，应及时除去，注意勿破坏接触区。

雕刻成形后的充填体外形应与窝洞的外形线一致。超出窝洞范围的多余的银汞合金因太薄而易破损，会留下不整齐的边缘，而雕刻过多可造成充填不足而留下裸露的部分洞壁。雕刻要恢复牙的功能外形、边缘嵴、邻面接触关系、楔状间隙及牙颈部的正常突度。

5. 调整咬合 银汞合金充填体的外形初步雕刻完成后，𬌗面承受咬合力的部位应进行咬合调整，使充填体与对𬌗牙恢复正常的咬合关系。如对𬌗牙有高陡的牙尖或边缘嵴，应先调磨，然后让患者轻轻咬合，做牙尖交错𬌗及侧方𬌗运动，检查有无高点。如有高点，则银汞合金充填物上出现亮点，用雕刻器除去。如此反复，直至合适为止。值得注意的是，此时银汞合金尚未达到初凝，强度很低，切勿重咬，特别是邻𬌗洞，重咬会使充填体破裂。

6. 打磨抛光 银汞合金充填体尚未完全硬固时，不能承受咀嚼压力，不能打磨抛光，24h 后待完全硬固后方可打磨抛光。用细石尖或磨光钻从牙面向修复体方向打磨，邻面用磨光砂条磨光，最后用橡皮尖抛光。调整银汞合金充填体边缘防止超过洞缘，去除充填体表面不平整的缺陷，使表面变得光滑，从而不易被腐蚀和沉积菌斑，减少继发龋发生。磨光后的银汞合金充填体表面细腻、有光泽。在唾液的影响下，银汞合金充填体会出现金属腐蚀性，因此对银汞合金充填体应定期检查及抛光处理。

四、汞污染及预防

1. 汞污染 银汞合金在固化后，一般不具有毒性。但在医院中，医护人员由于长期使用银汞合金可受到汞污染。口腔科的汞污染包括 3 个方面：①调制和使用银汞合金时，汞的蒸气在室温下挥发，使工作人员受到汞污染；②撒落的汞粒或银汞合金碎屑使诊室环境受到汞污染；③清除口腔内的银汞合金碎屑或压出的汞，被排入下水道，成为二次污染源。

2. 汞中毒 汞为银白色液态金属，沸点 356.6℃，熔点 −38.9℃，常温下即可蒸发，易沉积在空气的下方，能随空气流动，且附着力强。汞在使用过程中流散或溅落后可形成很多小的汞珠，且能被地面缝隙、墙壁、衣物等吸附。口腔科使用的银汞合金在研磨、揉搓操作过程中，汞即可蒸发，并以蒸气形式经呼吸道进入体内，长时间则可引起汞吸收或慢性汞中毒。

（1）慢性汞中毒：比较常见。初期表现为类神经征，如头晕、头痛、失眠、健忘等，进一步发展则出现易兴奋症、震颤和口腔炎三大典型临床表现。易兴奋症是慢性汞中毒特有的症状，如急躁、易怒、害羞、多疑等，性格与情绪都发生明显改变。震颤最先见于手指、眼睑和舌的细微震颤，进一步发展可出现手指、手臂意向性粗大震颤。口腔炎表现为唾液增加、牙龈红肿、出血、压痛、溢脓等较重的牙周炎症状，口腔卫生不良者还可见牙龈暗蓝色色素沉着。

（2）急性汞中毒：短时间吸入高浓度的汞蒸气或摄入可溶性汞盐可导致急性汞中毒。一般起病急，伴有发热、咳嗽、呼吸困难、口腔炎和胃肠道症状。口腔炎主要表现为流涎，口内金属味，牙龈红肿、糜烂、出血，牙齿松动、脱落，颊黏膜、舌、软腭及咽等处充血、水肿和坏死。

3. 防治方法

（1）调制银汞合金应在密闭情况下进行，加强操作室通风。定期净化室内空气，污染的地面或器械可用 10% 漂白粉或 5%～10% 三氯化铁溶液喷洒或冲洗。

（2）工作台应平滑，且有一定斜度。工作台低侧应有汞收集器，以防汞蒸发。研磨汞合金的工具和汞放在固定容器内。

（3）工作人员上班时穿好工作服，戴帽子、口罩，勤换洗，勿用手直接接触汞。操作完毕后，余汞和汞合金放于专门器皿中，妥善处理。定期体检。

（4）对汞中毒职业病的防治可以采取排汞治疗。口腔处理可给予 2% NaHCO₃、0.02% 氯己定漱口液、生理盐水含漱。

第六节　并发症及处理

充填术是龋病治疗的有效方法。在治疗过程中，根据患牙龋损程度，作出正确的诊断和相应的治疗方案，按照规范程序进行治疗。如果诊断不正确或操作不当，可造成治疗失败。认识可能出现的意外，分析原因，以减少并发症发生。

一、意外穿髓

在窝洞的制备过程中，出现健康牙髓的意外暴露，常见原因有以下方面：

1. 对髓腔解剖不熟悉　操作中应了解髓腔解剖形态，髓腔的大小、髓角高低与患者年龄和龋病类型有关。如乳牙及年轻恒牙的髓腔大、髓角高；急性龋软化牙本质多，修复性牙本质薄等情况。若不了解这些情况则易造成意外穿髓。

2. 髓腔解剖结构的变异　个别牙齿的髓角特别高，如有的第一磨牙近颊髓角非常高，不易防范。术前拍 X 线片可帮助了解髓腔的情况。

3. 操作不当　窝洞预备过程中，去除病变组织时操作和器械使用不当均可导致穿髓。特别是急性龋时，软化牙本质多，修复性牙本质薄，更易发生意外穿髓。扩展洞形时，以与洞底平齐的深度向牙尖扩展，可造成髓角穿通。深部龋坏组织应用挖器挖除或低速球钻磨除，切忌用高速涡轮机去除。预备洞形时，深窝洞洞底不能磨平，而应通过垫底完成。

意外穿髓时牙髓多为正常牙髓，处理应视患者年龄、患牙部位和穿髓孔大小而选择不同的牙髓治疗方法。

二、充填后疼痛

充填治疗后出现疼痛，根据引起疼痛的病因和疼痛性质可以分为牙髓性疼痛和牙周性疼痛。

（一）牙髓性疼痛

1. 激发痛　充填修复后出现冷、热刺激痛，但无明显延缓痛或仅有短暂的延缓痛，常见原因包括：

（1）备洞过程中对牙髓的物理刺激，如过冷的水冲洗窝洞、连续钻磨产热及钻牙的负压均可激惹牙髓，致牙髓充血。

（2）中龋、深龋未垫底直接汞合金充填可传导冷、热刺激。复合树脂直接充填或深龋直接用磷酸锌水门汀垫底可造成对牙髓的化学刺激而激惹牙髓。

症状轻者，可观察，如症状逐渐缓解可不予处理。如症状未缓解，甚至加重者则应去除充填物，经安抚治疗无症状后再重新充填。

2. 与对颌牙接触时疼痛　应用银汞合金充填的牙齿，在与对颌牙接触时出现短暂的疼痛，脱离接触或反复咬合多次后疼痛消失。这种情况多见于与对颌牙相应的牙齿有不同的金属修复体，上下牙接触时，两种具有不同电位的金属连在一起，形成电位差，产生电流而引起疼痛。

去除银汞合金充填物，改用非导体类材料，如复合树脂充填，或改作同类金属的嵌体修复。

3. 自发痛　充填后出现阵发性、自发性疼痛，不能定位，温度刺激可诱发或加重疼痛，此种情况应考虑有牙髓炎的可能。近期出现的原因包括：①对牙髓状况判断错误；②小的穿髓孔未被发现；③上述引起激发痛的各种因素严重或持续时间长。

远期出现的原因可能是：①充填材料对牙髓的慢性刺激，导致牙髓逐渐发炎，甚至坏死；②洞底留有较多的龋坏组织，致病变继续发展，累及牙髓。此时，应根据患者年龄和牙髓情况选择适当的牙髓治疗方法。

（二）牙周性疼痛

1. 咬合痛　充填修复后出现咀嚼疼痛，与温度刺激无关。多因充填物过高，咬合时出现早接触所致。检查时会发现银汞合金充填物有亮点，复合树脂充填物可用咬合纸检查出高点。确定早接触部位，磨除高点，症状即可消除。

2. 自发痛　持续性自发性疼痛，可定位，与温度刺激无关，咀嚼可加重疼痛。主要原因：①术中器械伤及牙龈，甚至牙周膜，或酸蚀剂溢至牙龈而致牙龈炎症；②充填物在龈缘形成悬突，压迫牙龈，造成牙龈炎症、出血，时间长后可引起牙龈萎缩，甚至牙槽骨吸收；③接触点恢复不良，造成食物嵌塞，引起牙龈炎症、牙龈萎缩及牙槽骨吸收。

可针对不同原因做不同处理。操作时要轻柔、谨慎，尽量避免牙周组织的损伤。轻度牙龈炎者，局部冲洗上药，去除悬突，消除局部刺激物。接触点恢复不良者应重新充填，必要时需要作嵌体或全冠，以恢复正常接触关系。

三、充填体折断、脱落

充填体在口腔内经过一段时间后发生折断或松动脱落，常见的原因有以下方面：

1. 窝洞预备缺陷　抗力形和 / 或固位形不佳，如窝洞过浅或垫底过厚，导致充填材料过薄；邻面洞的鸠尾与邻面洞大小不平衡，鸠尾峡过宽、过窄；轴髓线角过钝、过锐；洞底不平、龈壁深度不够等原因可致充填物易于脱落或折裂。

2. 充填材料调制不当　充填修复材料调制比例不当、调制时间过长或过短、材料被唾液或血污染等均可使充填材料的性能下降。

3. 充填方法不当　未严格隔湿，充填压力不够，材料未填入点线角、倒凹等微小区域，酸蚀粘接不充分等。

4. 过早承担咬合力　材料未完全固化前，其机械强度差，如过早受力，易折裂。

5. 充填物存在高点，咬合关系异常　去除原残存充填体，针对存在问题，按照备洞原则修整洞形，按正规操作调制材料和完成窝洞充填。

四、牙齿折裂

充填后牙齿折裂包括部分折裂和完全折裂两种情况。主要由于牙体组织本身的抗力不足所致。常见原因包括：①窝洞制备时存在无基釉，薄壁弱尖未行降低咬合处理，特别是在承受咬合力大的部位；②磨除过多牙体组织，削弱了牙体组织的抗力；③窝洞的点、线角太锐，导致应力集中；④充填体过高、过陡，引起创伤；⑤充填材料过度膨胀，如银汞合金在固化过程中与水接触所造成的延缓性膨胀。

对部分折裂者可去除部分充填物后，修整洞形，重新充填。如固位和抗力不够，可行粘接修复术、附加固位钉修复术、嵌体或冠修复。完全折裂至髓底者应予拔除。

五、继发龋

继发龋多发生在洞缘、洞底或邻面牙颈部等部位。主要原因有以下方面：

1. 备洞时未去净龋损组织　残留的龋损或临近的可疑龋未做处理，致使充填后龋损继续发展。

2. 洞缘未在自洁区　洞的边缘在滞留区内，或在深的窝沟处，不便于清洁和维护，易产生继发龋。

3. 微渗漏　无基釉受力时易破碎，在洞缘处存在缝隙，菌斑沉积，不易清除。充填材料硬固时，本身的体积收缩小于牙体硬组织的热膨胀系数、充填压力不足及洞缘的垫底材料溶解、充填材料自身被腐蚀等原因都可造成洞壁与充填材料之间出现微渗漏。充填体的羽毛状边缘和在承受咬合力部位洞缘短斜面上的充填体，可在受力时破碎、折裂，而使充填体边缘出现缝隙。一经诊断为继发龋，应去除充填物，清除腐质，修整洞形，重新充填。

思考题

1. 简述牙髓牙本质复合体对牙体修复治疗的作用。
2. 窝洞的抗体形和固位形包括哪些？试述它们之间的联系。
3. 简述窝洞预备的基本原则及窝洞预备的要求。
4. 简述窝洞预备的基本步骤及窝洞外形设计原则。

（牛玉梅）

参考文献

1. ROBERSON T M，HEYMANN H O，SWIFT E J. Sturdevant's Art and Science of Operative Dentistry. 5th ed. St.Louis：Elservier，2006.
2. 仲来福. 卫生学. 7 版. 北京：人民卫生出版社，2008.
3. 樊明文. 牙体牙髓病学. 4 版. 北京：人民卫生出版社，2012.

第十一章　牙体修复材料及粘接材料的应用基础

掌握：1. 酸蚀刻技术、玷污层、酸蚀-冲洗粘接系统、自酸蚀粘接系统的概念。
　　　2. 牙釉质、牙本质的粘接机制。
　　　3. 牙本质粘接系统的分类和临床选择。
熟悉：1. 复合树脂的分类、性能与临床应用。
　　　2. 玻璃离子水门汀的性能与临床应用。
了解：1. 牙色材料的特点及应用。
　　　2. 复合树脂的组成。
　　　3. 玻璃离子水门汀的分类。
　　　4. 牙体粘接材料的发展过程。

第一节　牙色材料与牙体修复

牙色材料（tooth-colored materials）是一类色泽近似天然牙的复合材料的总称。20 世纪 60 年代，以复合树脂为代表的牙色材料进入牙体充填修复领域，随着材料科学的进步，牙色材料得到了极大发展并不断改进，得以在临床上广泛应用。

临床上常用的牙色材料主要有复合树脂、玻璃离子水门汀、复合体（表 11-1-1）。复合树脂以物理机械性能优越，颜色选择范围宽，美学表现稳定，操作性能好，工作时间充裕取胜。但复合树脂与牙体组织缺乏直接粘接，必须采用粘接技术，借助粘接材料与牙体组织结合。复合树脂聚合收缩可导致微渗漏产生，且可能具有充填后牙的敏感问题。玻璃离子水门汀具有生物相容性好，与牙体组织形成较强的化学粘接，可释放氟的优点。为了改善玻璃离子水门汀的机械物理性能和操作性能，在玻璃离子中加入树脂进行了改良。复合体在性能上更接近于复合树脂，以操作简便取胜，可释放氟，具有较好的生物相容性。但其粘接强度、机械强度、美学表现不如复合树脂。

表 11-1-1　常见牙色材料比较

传统玻璃离子	树脂改良型玻璃离子复合体	复合树脂
释氟性强	←	释氟性弱
强度低	→	强度高
美观性差	→	美观性好
抗磨耗弱	→	抗磨耗强

一、复合树脂

复合树脂（composite resin）是在甲基丙烯酸酯基础上发展起来的高分子修复材料，主要由树脂基质、无机材料和引发体系组成。1962 年 Brown 为了改善丙烯酸树脂的物理性能，研制了一种具有特殊结构和性能的树脂单体双酚 A 二甲基丙烯酸缩水甘油酯（Bis-GMA），并添加硅化颗粒以加强材料的物理机械性能，奠定了复合树脂以及美学修复的基石。在此基础上，复合树脂迅速发展，从早期的 20 世纪 60—70 年代的传统型到 20 世纪 70—80 年代的超微填料型，到 20 世纪 90 年代的混合填料型，进入 21 世纪出现了纳米填料型。复合树脂的性能得以不断改进，特别是粘接技术的发展，使复合树脂在牙体修复中得到了更为广泛的应用，是目前较为理想的牙色材料。

复合树脂的性能与填料和基质的比例密切相关。填料比例越高，机械物理性能提高越显著，但流动性降低，操作性减弱；基质比例增高又增加了聚合收缩，降低了强度和耐磨性。填料的粒度也是影响复合树脂性能的重要因素，从大颗粒发展到纳米颗粒，获得了更佳的机械物理性能和美观效果。因此，复合树脂的性能取决于填料和基质的比例和填料粒度的最佳匹配，而聚合收缩是影响复合树脂性能的重要因素。

（一）组成

复合树脂由树脂基质、无机填料、偶联剂、引发体系、阻聚剂以及赋色剂等组成。无机填料均匀分散在树脂基质中，在引发体系的作用下，有机基质发生化学聚合，固化后形成高分子复合物。

1. 树脂基质　是复合树脂的主要聚合成分。由可聚合的单体分子构成，在引发体系的作用下，通过聚合反应，使流动的单体分子转化为高度交联的高分子材料。树脂基质的主要作用是将复合树脂的各组分粘接在一起，赋予材料稠度与可塑性、固化特性和强度。最常用的树脂基质是丙烯酸酯类，如双酚 A 二甲基丙烯酸缩水甘油酯（Bis-GMA）、二甲基丙烯酸二异氰酸酯（UDMA），这两种材料黏性很大，通常加入黏度较低的二甲基丙烯酸三甘醇酯（TEGDMA）进行稀释。基质比例越高，树脂的稠度越低，流动性越高。

2. 无机填料　是决定复合树脂物理性能和临床应用的关键成分。常用的填料包括石英，无定形二氧化硅，含钡、锶、锆的玻璃粉粒和陶瓷粉粒。填料的表面需要用硅偶联剂处理，有利于填料与树脂基质的聚合。填料的作用是赋予复合树脂良好的物理机械性能，减少树脂的聚合收缩，降低树脂的热膨胀系数，部分填料还具有遮色和 X 线阻射的作用。因此无机填料，尤其是填料的粒度（particle size）和比例，不仅决定了复合树脂的物理机械性能，还决定了其色度、光泽以及抛光度。

3. 硅烷偶联剂　包被于无机填料表面，是将无机填料与有机基质结合在一起的化合物。该分子的硅烷氧基与填料的羟基结合，甲基丙烯酸酯基与基质发生聚合反应。硅偶联剂还能降低填料颗粒的表面能，使填料更容易分散于基质中。

4. 引发体系　有光敏引发体系和氧化还原引发体系。最常见的光敏引发体系（photoinitiators）是樟脑醌（camphoroquinone）和叔胺（tertiary amines）。樟脑醌吸收光线波长范围为 360～520nm，最大吸收峰在 465～470nm。

（二）性能

理想的复合树脂应该具备以下特性：①良好的粘接性；②较佳的美学表现；③较好的生物相容性；④易于操作；⑤可长期保持牙的形态和功能。这些特性是由复合树脂的物理性能（热膨胀系数、热传导性、阻射性）、化学性能（聚合收缩、溶解性、吸水性）、机械性能（弹性模量、硬度、强度、耐磨性）、生物性能、操作性能以及色泽和抛光性等决定的。

1. 固化特性　早期的复合树脂是通过自固化或称化学固化完成聚合反应，需要将树脂与引发剂混合调匀才能开始固化。20 世纪 70 年代短期采用紫外线固化，但紫外线穿透能力较差，有安全问题，很快被淘汰。20 世纪 80 年代中期以后，可见光固化成为主流固化方式。光固化赋予了复合树脂较好的操作性能。

（1）光固化：光照时复合树脂的光敏剂樟脑醌被激活，在促进剂，如叔胺存在条件下，产生自由基，引发树脂基质和稀释剂聚合固化。

复合树脂的光固化具有以下优点：①树脂为单组分剂型，各组分比例稳定；②可见光波长的穿透性较高，可以使树脂材料达到一定的固化深度（2mm）；③光固化方式可控制材料固化前时间，延长了操作时间，提高了临床可操作性。

（2）影响因素

1）光源因素：光源的波长与光敏引发剂的最大吸收峰越接近，产生的光能就越强，最佳的光源波长在 450～490nm。石英钨丝卤素灯（QTH）的光源波长在 380～760nm，发光二极管灯（LED）光源的波长分布窄，为 440～480nm，波峰波长为 467nm，与樟脑醌的吸收波长吻合性好，能产生较大光强。另外，光源的功率不能少于 300mW/cm²，普通卤素灯功率为 400～800mW/cm²，而 LED 灯的功率可超过 1 000mW/cm²。

2）操作因素：光源引导头应尽可能接近材料表面，如果距离超过 3mm，强度会显著减少。光照时间至少需要 20s。

3）树脂因素：复合树脂填料表面可以散射光，较暗的色系吸收光较多，随着材料厚度的增加，散射和吸收也随之增加，进入材料内部的光强度会逐渐降低，而树脂单体的转化率由材料表面到内部会逐渐降低。因此，传统树脂堆塑时要求每层的充填和固化厚度不能超过 2mm。树脂的层间结合借助于固化树脂表面氧阻聚层不饱和烯键与新加入树脂单体的共聚。

2. 聚合收缩与收缩应力　聚合收缩（polymerization shrinkage）是指复合树脂在聚合过程中，由于单体分子的互相移动并形成长链而导致的材料体积缩小。以甲基丙烯酸酯为基质的复合树脂的聚合收缩范围在 1.5%～4.0%。聚合收缩对窝洞洞壁产生一定的收缩应力，导致树脂材料与洞壁形成缝隙，产生微渗漏（图 11-1-1）。因此，聚合收缩是导致复合树脂修复失败的最主要因素。

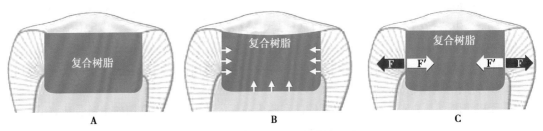

图 11-1-1　复合树脂的聚合收缩示意图
A. 未固化的复合树脂　B. 箭头表示固化后期结合界面的收缩应力　C. F=粘接力；F'=收缩应力

（1）聚合收缩的影响因素

1）复合树脂的组成：是影响聚合收缩的主要因素。填料比例增加可减少树脂的聚合收缩，而纳米填料粒度小，单位体积内填料的比例更高，产生的聚合收缩也相应较小。基质比例增高可增加聚合收缩。

2）窝洞形态：是决定聚合收缩的重要因素。以洞形因素值（cavity configuration factor value）C 因素表示，是指树脂充填修复体的窝洞粘接面与未粘接面之比（图 11-1-2）。不同 C 因素充填修复体形成的聚合收缩应力不同，C 因素越高，聚合收缩应力就越大。同样体积的Ⅰ类洞，深而窄的窝洞未粘接面积比例小，充填树脂的聚合收缩应力较大；浅而宽的窝洞聚合收缩应力相应较小。

3）操作方式：临床采用分层充填和固化的操作方法可有效减少聚合收缩应力。

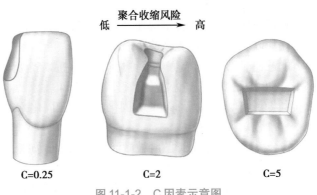

低　　聚合收缩风险　　高

C=0.25　　　C=2　　　C=5

图 11-1-2　C 因素示意图

（2）聚合收缩的危害：复合树脂的边缘封闭性（marginal sealing）是指充填修复体与牙结合面的封闭能力，又称边缘适合性（marginal adaptation）。聚合收缩会产生垂直于洞壁指向材料中心的收缩应力，破坏边缘封闭性，是形成微渗漏（microleakage）的主要原因。食物残渣、细菌及毒素进

学习笔记

入微渗漏缝隙,导致充填修复体边缘变色,以致发生继发龋。

3. 强度与耐磨性 与复合树脂的机械性能密切相关。强度和弹性模量是影响复合树脂耐久性的重要性能,具有较高强度的复合树脂材料在口腔中具有较长的寿命,弹性模量应尽可能和牙体硬组织相近,以减少咬合咀嚼时的材料变形。现有复合树脂的弹性模量低于牙釉质。无机填料的粒度和比例是决定机械性能的主要因素,填料比例越高,机械性能越好。

耐磨性也是复合树脂的重要特性,与树脂基质性质、填料粒度、填料树脂基质结合强度密切相关。现有树脂在后牙修复中的耐磨性还有待提高。

4. 牙髓刺激性 固化后的复合树脂使用安全,生物相容性好。但固化后复合树脂内部仍有少许单体残留,在窝洞距离牙髓组织极近的情况下,可能对牙髓组织造成刺激,导致牙髓敏感症状。

5. 美学特性 光固化树脂色谱广,具有较大的颜色选择范围,是目前应用最广的牙色充填材料。同时,由于树脂无机填料的改进,树脂材料的表面抛光度好,还能维持较好的颜色稳定性和抛光持久性。

6. 粘接性能 复合树脂自身和牙体组织缺乏粘接性,需要借助粘接剂与牙体组织粘接。

7. X线阻射性 复合树脂中含有钡、锶、锆等元素的无机填料,具有不同程度的X线阻射性(radiopacity),可将充填修复体和牙体组织区别开来,便于临床X线诊断。

(三)分类

为了充分认识复合树脂,便于临床应用,可按下面基本原则对其进行分类:①根据无机填料粒度分类;②根据填料与基质比例和操作性能分类;③根据固化方式分类。

1. 根据无机填料粒度分类 填料粒度是决定树脂性能的基础,也是临床复合树脂选择的主要依据。根据填料的粒度不同,可将复合树脂分为以下四种:

(1)大颗粒填料型复合树脂(macrofilled composite):填料粒度10~100μm,为早期产品,机械物理性能较好,但表面抛光性较差。

(2)超微填料型复合树脂(microfilled composite):20世纪70年代后期产品,填料粒度为0.02~0.04μm,色泽抛光度较好。但由于填料粒度变小,树脂黏度变大,需要添加较多单体稀释,结果使填料含量降低,物理机械性能降低。

(3)混合填料型复合树脂(hybridfilled composite):将大颗粒与小颗粒填料混合在一起,小颗粒填补了大颗粒之间的空隙,填料粒度为0.04~4μm,其增加了复合树脂耐磨性及透光度,但抛光度比超微填料型差。

(4)纳米填料复合树脂(nanofilled composite):这类树脂在2000年后应用于临床,填料由单分散纳米粒子(nanomer)和纳米粒子团簇(nanocluster)构成。前者粒度为20~75nm,后者粒度为0.04~1.0μm。纳米填料复合树脂的强度、耐磨性、美观性、抛光性最佳,具有优秀的物理机械和美学性能,是目前性能最好的复合树脂材料。

2. 根据填料、基质比例和操作性能分类 复合树脂中填料、基质比例不同,赋予材料的物理机械性能不同,临床操作性能和用途不同。因此又将材料分为以下几种:

(1)膏体树脂(pasty composite):也可称为通用型树脂(universal composite)。填料的体积比为60%~65%,质量比为70%~80%,具有优良的物理性能和操作性能,是主流产品。膏体树脂有各种填料,前牙和后牙修复均可用。使用时,前牙充填修复更强调材料的美学性能,如色谱范围、遮色性(半透性)、乳光性、荧光性,以及抛光性和抛光持久性;后牙充填修复则更强调材料的机械强度、耐磨性。

(2)流动树脂(flowable composite):是一类低黏度、低弹性模量、低填料(40%~60%质量比)树脂,其填料可有混合填料、超微填料等。由于流体树脂具有良好的流动性,是小的窝沟点隙、不承担咬合负担的区域和乳牙的充填修复材料,同时可以阻塞直接修复体(例如嵌体和冠修复体)的倒凹,亦能作为缓解应力的衬洞材料应用于较深的I类、II类、V类洞和大的窝洞。近年来,流动树脂在临床上得以广泛应用,被定位为一种多功能材料。

(3)可压实树脂(packable composite):主要为大颗粒混合填料,填料含量高(70%~87%质量

画廊:ER11-1
复合树脂根据
无机填料粒度
分类

学习笔记

比），流动性和黏稠性较低，易于加压填充和雕刻外形，操作性能较好，但色度和抛光性较差，用于后牙修复。

（4）大块树脂（bulk-fill composite）：是一类新型复合树脂，一次固化深度可达 4mm 以上，聚合收缩应力较小，节省了椅旁时间。有流动性和塑形性两大类。前者形状更似流动树脂；后者则与膏状树脂相似。

3. 根据固化方式分类　复合树脂有化学固化、光固化、双固化三种方式，光固化是主流，双固化在临床特定环境下使用。

（1）光固化复合树脂：是目前牙体充填修复的主流复合树脂。树脂含光引发体系，包括光敏剂和促进剂。

（2）化学固化复合树脂：为早期产品。树脂为双组分剂型，含有氧化还原引发体系。将两组分调和后，氧化还原体系迅速产生自由基，引发聚合反应。化学固化复合树脂因操作时间不易控制，目前很少用于充填修复。

（3）双重固化复合树脂：树脂同时含有光敏引发体系和氧化还原反应引发体系，可以在有或无光照条件下引发聚合反应。主要用于桩核树脂水门汀。

（四）临床应用

临床上可以根据牙齿的位置、修复的部位、牙体缺损的大小选择恰当的复合树脂材料。总体来说，前牙修复更强调复合树脂材料的颜色、抛光性和抛光持久性；后牙修复则需要复合树脂具有更好的强度和耐磨性。

填料类型是选择复合树脂的第一考虑。超微填料树脂，非应力承受区域窝洞的修复，如较小的Ⅲ类洞、Ⅳ类洞、Ⅴ类洞的修复；牙微小改形和局部变色牙釉质修复。混合填料树脂，前牙及后牙大多数缺损的修复，用于Ⅰ类洞、Ⅱ类洞的修复时，只能用于中小缺损，不建议充填牙尖。也可用于Ⅱ类洞、Ⅳ类洞的牙本质堆塑，Ⅴ类洞的修复。纳米填料树脂，前牙及后牙所有窝洞的修复，牙形态改形和贴面修复。

其他特定临床情况，请参见前述复合树脂分类中的临床应用建议。

二、玻璃离子水门汀

玻璃离子水门汀（glass-ionomer cements，GIC）是 20 世纪 70 年代由 Kent 和 Wilson 综合硅酸盐和聚羧酸锌水门汀技术发展而来，该材料由离子交联的聚合物基质以及包裹其中的玻璃填料微粒组成，既保留了聚羧酸锌水门汀的粘接性好、刺激性小的优点，又通过加入硅酸铝玻璃粉改进了其机械强度低、色泽不美观的缺点。近 40 年来，玻璃离子水门汀有了很大的改进和发展，由于其良好的生物相容性和粘接性，以及不断改进的操作性能，越来越受到人们的关注。

（一）组成与性能

1. 组成　玻璃离子水门汀的基础成分有硅酸铝玻璃、氟化钙、聚丙烯酸、衣康酸或马来酸、3-丁烯 -1，2，3- 三羧酸共聚，以及少量酒石酸。有粉液型、单粉剂型、双糊剂型，使用时均需调拌，固化方式有酸碱反应、化学固化、光固化。

2. 性能　玻璃离子的生物相容性好，对牙髓刺激性小；系不良导体，热膨胀系数与牙体组织接近，边缘密封性良好；释放氟离子促进脱矿牙体组织再矿化；与牙体硬组织通过表面的残余羧基与牙齿表面的钙形成配位健，同时还能与牙本质表面的羟基形成氢键，而发生化学粘接；固化后性能稳定，不溶于唾液。

玻璃离子水门汀的物理机械性能较差，弹性模量较低，脆性较大，抗张强度和抗压强度均小于复合树脂，美观性也较复合树脂差。

（二）分类

1. 传统型　有粉液剂型和单粉剂型两种，使用时需要调拌。粉液型的粉剂主要由硅酸铝玻璃和氟化钙组成，液剂为聚丙烯酸、衣康酸或马来酸、3- 丁烯 -1，2，3- 三羧酸共聚物的水溶液，加有少量酒石酸，以加快凝固速度。单粉剂型将所有玻璃离子组分加入粉剂，使用时用水调拌。

传统型玻璃离子水门汀耐磨性差，强度低而易脆，操作性能较差，主要用于根面龋、乳牙龋、

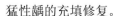

猛性龋的充填修复。

2. 金属改良型 在传统型玻璃离子粉剂中加入银 - 锡微粒（银汞合金粉）来提高玻璃离子的机械强度，但银 - 锡微粒与聚丙烯酸基质之间缺乏粘接性，机械性能仍远不如银汞合金。为了克服这一缺点，在粉剂中又加入银 - 钯合金微粒，银钯合金粉的表面缓慢氧化后能形成与聚丙烯酸发生螯合的氧化钯膜，大大提高了玻璃离子的机械性能，但美观性差。

3. 光固化型 为粉液型，在液剂中加入甲基丙烯酸脂 -β- 羟乙酯（HEMA），以及醌类光引发剂，光照后材料迅速聚合，pH 很快升高，减小对牙髓的刺激性。此型一般作为洞衬剂和垫底材料。

4. 树脂改良型 树脂改良型玻璃离子水门汀（resin-modified glass ionomer cements，RMGIC），有光固化型（粉液型）和化学固化型（双糊剂型）两种。

粉液型将甲基丙烯酸甲酯引入传统玻璃离子，粉剂中除含有原有的氟铝硅酸盐玻璃粉外，还加入 HEMA 和具有丙烯酸官能基团的单体，以及树脂填料等，同时在液剂中加入光导引发剂和 HEMA。化学固化型则引入化学固化引发剂。

此型的机械性能、美观性、光泽度、粘接性均有提高，可作为充填材料、冠核修复材料。

（三）固化反应

传统型玻璃离子水门汀由硅酸铝玻璃粉和经过真空干燥的聚丙烯酸与衣康酸共聚物混合构成，使用时用水或酒石酸溶液调和，通过酸碱反应固化。聚丙烯酸溶液与复合硅酸铝玻璃粉混合，酸性溶液溶解玻璃颗粒，释放钙、铝、氟、硅等离子，钙离子迅速与聚丙烯酸链的羧基团发生交联反应，形成无定形的高分子凝胶。在随后的 24～72h，钙离子被反应较慢的铝离子替换，形成更多的交联基质，完成材料的固化。聚丙烯酸链的羧基团同时还能与牙体组织中的钙离子发生络合反应，使材料与矿化的牙体组织发生真正的化学粘接。在酸碱反应中，多种离子从硅酸铝玻璃中释放出来，在玻璃颗粒周围形成富含氟离子的硅凝胶层。氟离子通过离子交换，从固化的玻璃离子体中释放进入周围环境中。

引入光固化的玻璃离子水门汀（光固化型和粉液型树脂改良型）的固化机制有所不同。当粉液混合时发生常规的酸碱凝固反应，此时材料稠度增加，光照后发生自由基聚合反应，材料迅速固化。此型玻璃离子水门汀具有酸碱凝固反应和光固化树脂的自由基聚合反应的双重固化机制。

糊剂型树脂改良型玻璃离子水门汀的固化反应则是传统玻璃离子的酸碱反应和氧化还原引发树脂的自由基聚合反应的双重固化机制。

（四）临床应用

玻璃离子水门汀是一类多功能的牙色材料，在牙科临床得以广泛应用，不同类型的玻璃离子水门汀具有其相应的临床适应证。可以用于小的、不承受咬合压力窝洞的充填修复；窝沟封闭；间接修复体和外伤牙、牙周夹板、正畸托槽的粘接等。在根面龋、乳牙龋、猛性龋等的充填修复中尤其具有优势。

三、复合体

复合体（compomer）是 20 世纪 90 年代中期进入临床的一种新型牙色材料，由复合树脂与玻璃离子组合而成。正式名称为聚酸改性复合树脂（polyacid modified composite resin）。复合体是复合树脂（comp-）和玻璃离子体（-omer）的组合词，表示这种材料既具有复合树脂的美观性能、物理机械和临床操作性能，又具有玻璃离子体释放氟离子的优点。

（一）组成与性能

复合体是多酸改性复合树脂，组成中除含有复合树脂和玻璃离子水门汀的主要成分外，树脂中还含有带羧基的酸性亲水性可聚合单体，既可与含末端烯键的多官能单体聚合，也可与活性的碱性玻璃离子粉产生交联反应。复合体的固化首先是类似复合树脂的光固化，随后吸收水分，交联分子上的羧基解离羧酸根，与玻璃粉释放的金属离子交联反应，同时缓慢释放氟。

相对于玻璃离子水门汀，复合体具有更高的机械强度和耐磨性，材料通过自由基聚合反应固化,不能与牙体组织直接粘接,需要与粘接剂联合应用。但操作性能优于玻璃离子。

相对于复合树脂,复合体承袭了玻璃离子水门汀生物相容性好、对牙髓刺激性小、能够释放氟离子的优点,但释氟量较玻璃离子体少,在固化后 1～2 周释氟量较大,随后逐渐减少。且在粘接强度、耐磨性以及抛光性方面不如复合树脂。

复合体的吸水性较大,吸水后体积有轻微膨胀,可以部分抵消材料聚合引起的体积收缩,修复体的边缘密合性优于复合树脂,但颜色稳定性和边缘着色不如复合树脂。

(二)临床应用

复合体一般用于低应力承受区缺损的充填修复,如牙颈部缺损,包括根面龋和非龋性颈部缺损、Ⅲ类洞的修复;乳牙修复;暂时性恒牙Ⅰ类洞和Ⅱ类洞的修复。

第二节　牙体粘接材料与技术

粘接是指两个同种或异种固体物质,与介于两者表面间的第三种物质作用而产生牢固结合的现象。粘接剂(bonding agent, adhesives)是介导两种固体表面结合的媒介物。利用粘接剂的粘接力使固体表面连接的方法称为粘接技术。牙体粘接是修复材料与牙体之间通过牙釉质和牙本质粘接系统产生牢固有效的结合。

粘接可分为物理性、化学性和机械性。物理性粘接(physical bonding)涉及两种物质间范德华力或其他静电作用,是不同物质间普遍存在的作用,相对较弱。化学性粘接(chemical bonding)是指两个物质之间形成的化学键的结合。机械性粘接(mechanical bonding)是由于界面的倒凹或不规则对材料产生的锁扣(interlocking)作用。牙体粘接主要依靠机械性粘接,化学性粘接作用相对较弱。如果产生机械性锁扣作用的粘接界面小于 10μm,称为微机械粘接(micromechanical bonding)或微机械固位(micromechanical retention)。

1955 年,Bonocoure 首次采用酸处理牙面,发现酸蚀(acid etching)牙釉质后可以增强修复材料与牙釉质的结合强度,提高修复的稳固性,由此开启了牙科实践的巨大变革,保留更多牙体组织的粘接技术得到了广泛的应用。口腔医学进入了"粘接牙科学(adhesive dentistry)"的时代。理论上说,粘接材料与牙体组织有 15MPa 的粘接力是临床牙体粘接的基本要求。由于牙釉质的组成和结构相对单一,在粘接技术应用早期粘接强度已经能够满足临床需求,牙体粘接材料主要针对牙本质进行改良,如全部去除还是部分去除牙本质表面微屑层;牙本质表面性质从亲水性改为疏水性;牙本质的湿粘接等。

20 世纪 50—60 年代出现第一代粘接系统,其主要成分是二甲基丙烯酸磷酸甘油酯(MMA),临床操作分为酸蚀和粘接两步。第一代粘接系统对牙本质未进行酸蚀,粘接剂与牙本质的粘接强度仅 1～3MPa,临床粘接效果差。

20 世纪 70 年代出现第二代粘接系统,粘接剂主要成分是双酚 A 甲基丙烯酸缩水甘油酯(Bis-GMA),操作步骤和粘接机制与第一代相似,未对牙本质进行酸蚀处理。第二代粘接剂的粘接强度虽然高于第一代,但临床粘接效果仍然没有改善。

20 世纪 80 年代出现第三代粘接系统。当时的研究已经认识到牙本质表面的玷污层是影响粘接的重要因素,必须对牙本质进行酸蚀处理。玷污层(smear layer)是窝洞预备过程中器械切割和碾磨牙体组织形成的并贴附于洞壁的一层无结构物质,主要由牙本质碎屑和凝固的胶原蛋白构成。第三代粘接系统最主要的改进是使用了预处理剂(primer),由牙釉质酸蚀剂、牙本质处理剂、预处理剂和粘接剂组成,经牙釉质酸蚀、牙本质酸蚀、预处理剂预处理和粘接四步操作后,实验室牙本质可产生 8～15MPa 粘接力。

20 世纪 90 年代初期出现了划时代的第四代牙本质粘接系统,实验室粘接强度高达 17～25MPa,可以获得满意的临床粘接效果。第四代牙本质粘接系统的出现主要有以下几个重要突破:1979 年 Fusayama 等提出全酸蚀(total-etching)技术,即用一种酸蚀剂同时处理牙釉质和牙本质;1982 年 Nakabayashi 等提出混合层(hybrid layer)的形成是牙本质粘接的关键,奠定了全酸蚀技术的理论基础;1992 年 Kanca 等发现亲水性预处理剂在表面湿润的牙本质获得的粘接强度明显高于表面干燥的牙本质,提出牙本质湿粘接(wet-bonding)的概念。

第四代牙本质粘接系统是经典的全酸蚀粘接系统(total-etch adhesive system),采用多瓶多步骤操作方法,由酸蚀剂、预处理剂和粘接剂组成,临床操作分为三步:①酸蚀和冲洗(etching and rinsing);②牙本质预处理(priming);③粘接(bonding, adhesive)。第四代粘接系统操作步骤多、技术敏感性高。由于酸蚀后必须用水冲洗酸蚀剂,全酸蚀粘接系统现在改称为酸蚀 - 冲洗粘接系统(etch-and-rinse adhesive system)。

20 世纪 90 年代中期,为了简化临床操作,出现了第五代粘接系统。该系统为两步法酸蚀 - 冲洗粘接系统,将预处理剂和粘接剂合为一瓶,粘接机制与第四代相同。临床操作分为两步,即同时酸蚀牙釉质和牙本质,冲洗后涂抹预处理剂和粘接剂一步完成。第五代粘接系统对牙本质的粘接强度实验室测试为 20~24MPa。

20 世纪 90 年代末出现的第六代粘接系统为自酸蚀粘接系统(self-etch adhesive system),其目的是部分去除牙本质表面微屑层,用弱酸代替强酸处理微屑层,以减轻术后敏感,同时也减少了临床操作步骤。自酸蚀粘接系统由自酸蚀预处理剂和粘接剂构成,操作由涂布自酸蚀预处理剂和涂布粘接剂两步完成,省略了独立的酸蚀步骤。2000 年研发出改良型第六代粘接剂,使用前需将自酸蚀预处理剂和粘接树脂多组分混合,操作时酸蚀、预处理及粘接简化为一步。自酸蚀粘接系统的特点是将玷污层进行改性而不是完全去除,实验室粘接力可达 18~23MPa。

2002 年第七代粘接系统出现,这是一种真正意义上单组分一步操作的自酸蚀粘接系统。酸蚀剂、预处理剂和粘接剂混合在一个瓶内,临床操作时酸蚀、预处理和粘接一步完成。第七代粘接系统粘接强度实验室测试可达 18~25MPa。

ER11-2

图片:ER11-2
牙体粘接材料
的发展过程

一、牙釉质粘接

牙釉质是高度矿化的组织,复合树脂和牙釉质的粘接是通过酸蚀技术形成树脂突的微机械固位实现的。

(一)牙釉质粘接的生物学基础

牙釉质是人体最硬的组织,无机物占其重量的 95%~97%,少量有机物和水。无机物主要以羟基磷灰石晶体的形成存在,不溶于水,可溶于酸。成熟牙釉质中有机物占其重量的 0.4%~0.8%,主要有釉原蛋白和非釉原蛋白。

由羟基磷灰石晶体构成釉柱是牙釉质的基本结构,而大部分有机物则分布在牙釉质的带状结构内,如釉板、釉丛和釉柱间质中。

处在口腔环境中的牙釉质,表面被许多沉积物所覆盖,主要包括唾液获得性膜和牙菌斑生物膜等,其表面性质为非极性,表面能较低。牙釉质的组成结构对牙釉质的稳定粘接提供了较好的基础,但其表面特性却不利于粘接。

(二)牙釉质粘接前的酸处理

酸处理时,吸附于牙面的唾液获得性膜和牙菌斑生物膜首先除去,暴露出清洁新鲜的表面层。

牙釉质中含有大量的羟基磷灰石,对牙釉质进行酸处理时,其表面的羟基磷灰石可生成溶于水的磷酸二氢钙而被溶解。由于牙釉质化学组成和组织结构的差异,釉柱和柱间质表现出不均匀的脱矿,形成凹凸不平的蜂窝状结构,增加了粘接表面积,提高了机械嵌合力(图 11-2-1)。由于酸处理后的牙面上部分羟基和氢基可产生定向排列,使牙釉质表面呈现出极性。

酸蚀的作用包括:①酸溶解牙釉质表面的羟基磷灰石,暴露牙釉质新鲜层,增大牙釉质表面可湿性和表面自由能,有利于粘接剂的渗入;②酸蚀活化了牙釉质表层,经酸处理后,牙釉质表面的极性增强,易与粘接剂结合;③酸蚀增加了牙釉质表面的粘接面积和粗糙度,利于形成粘接剂的机械嵌合。

影响牙釉质酸蚀的因素有酸的种类、浓度和酸蚀时间等。为了获得良好的粘接,要求牙釉质有适当的脱矿深度。深度太小,脱矿不足;深度太大,则表面过度脱矿,羟基磷灰石生成不溶性的磷酸氢钙,表面粗糙度反而减小。所以,目前最常用的是 37% 的磷酸处理 20~30s。为了控制酸蚀部位,推荐使用凝胶。

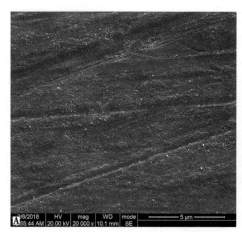
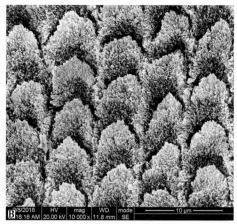

图 11-2-1　牙釉质酸蚀处理前后的表面结构（SEM）
A. 未处理牙釉质表面　B. 37% 磷酸处理 20s 的蜂窝状结构

（三）牙釉质粘接剂

牙釉质粘接剂（enamel bonding agents）的组成与复合树脂相似，主要由树脂基质、稀释剂、粘接性单体等组成，大多数不含填料，有的含有质量分数不等的纳米或亚微米填料，以增加粘接剂的强度。目前，已无单独的牙釉质粘接剂，牙本质粘接剂既可用于牙釉质，也可用于牙本质粘接。

（四）牙釉质的粘接机制

牙釉质和复合树脂的粘接是通过酸蚀技术实现的。酸蚀技术（acid-etching technique）是指牙釉质经酸处理后，由光滑的表面变成具有高表面自由能的蜂窝状表面，形成 $5\sim50\mu m$ 的微孔层，低黏度的树脂粘接剂借助毛细作用渗入微孔中，聚合形成树脂-釉质的微机械嵌合（micromechanical interlock），即树脂突（resin tag）（图 11-2-2）。树脂突有两种形式：釉柱之间形成的称为大树脂突（macrotag）；每一个釉柱末端羟基磷灰石晶体溶解后形成的微空隙内形成的称为微树脂突（microtag）。大量的微树脂突互相交联形成了一个网状结构，是产生微机械固位的主要因素。粘接剂中的粘接性单体还能与牙釉质中的 Ca^{2+} 形成分子间作用力，进一步提高粘接强度。

学习笔记

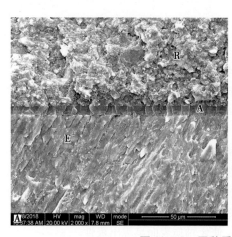
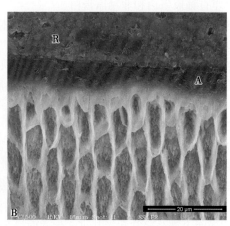

图 11-2-2　牙釉质的粘接机制（SEM）
A. 牙釉质粘接界面的树脂（R）、粘接剂（A 紫色区域）、牙釉质（E）　B. 牙釉质的树脂突（绿色区域）

同时，由于氧能抑制树脂聚合，故在粘接剂的表面总有氧阻聚层（oxygen-inhibited layer）形成，此层能够提供不饱和烯键，使粘接剂与修复树脂形成共聚，产生较强的化学粘接。复合树脂与牙釉质的粘接强度可达 20MPa 以上。

二、牙本质粘接

由于牙本质的组成和结构不同于牙釉质，牙本质粘接经历了漫长的改良过程，至今仍在发展中。概括起来，牙本质的粘接仍然是复合树脂的微机械固位为主，是通过牙本质表面的酸蚀、改性、粘接等过程实现的。

（一）牙本质粘接的生物学基础

牙本质的主要成分是矿物质，重量比的 70% 为无机物，以羟基磷灰石为主，但其矿化程度和体积均小于牙釉质的羟基磷灰石晶体。有机物为 20%，其中 90% 是胶原，主要是 I 型胶原；水为 10%。

组织结构上牙本质主要由牙本质小管及小管内的造牙本质细胞突、管周牙本质、管间牙本质构成。牙本质小管贯通整个牙本质层，从牙髓向釉牙本质界面呈放射状排列。牙本质小管靠近牙髓的一端较粗，越接近牙的表面，牙本质小管越细，且排列越稀疏。

牙本质小管作为毛细管构成虹吸作用系统。牙本质暴露时其表面液体很快丧失，损失的液体中通过这种沿小管的毛细作用所引起的液体流动而得到补偿。在暴露的牙本质表面，用各种刺激可引起小管内液体向外或向内流动。例如，用空气吹风蒸发除去牙本质暴露面的液体，用高渗溶液或吸收性物质，以及用冷刺激使表面脱水，均可引起液体向外流动；而采用热刺激，即用一种热的液体可产生向内、向牙髓的流动。这种通过小管向牙本质表面流动的液体，对形成稳固的粘接极为不利。当对粘接面进行干燥处理时，尽管暂时除去了牙面吸附的水层，但从小管内渗出的液体又使表面变得潮湿，故有牙本质开口的牙面实际上无法完全干燥。

围绕牙本质小管周围的管周牙本质，其矿化程度比管间牙本质高，主要为矿物质，脱矿处理后该处结构消失。管间牙本质的无机物含量较少，胶原含量较高，胶原纤维结合成致密束，呈格子状排列。

临床制备牙本质粘接面时，器械高速切削和挤压牙本质会产生胶原纤维的变性和无机物的碎屑，产生玷污层。

玷污层结构无序，厚度为 0.5～15μm，紧紧贴附于下层的牙本质上，可深入牙本质小管形成栓塞。玷污层能提供足够稳定的界面状态与粘接剂结合，是一种具有特殊作用的结构层（图 11-2-3）。

（二）牙本质粘接前的预处理

相对于牙釉质，牙本质粘接条件更加复杂。牙本质表面为非均质性和亲水性，含有更多的有机物和水，并有与牙髓相通的牙本质小管，以及从牙本质小管中的向外渗透出的液体。牙本质表面还覆盖有因切削牙本质而产生的沾污层。另外，

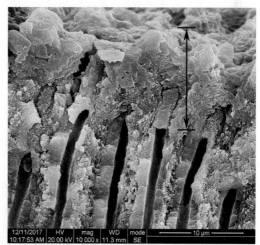

图 11-2-3　牙本质玷污层（SEM）（箭头示玷污层）

图片：ER11-4
牙釉质和牙本质的化学组成（重量比）

牙本质矿化基质内含有大量胶原纤维并形成网络结构，酸蚀脱矿后，胶原纤维将因失去矿物质的支持而塌陷。因此，在牙本质上获得持久可靠的粘接力更加困难，必须采用与牙釉质粘接不同的技术，如玷污层的处理，牙本质表面改性，粘接的湿度控制等。

1. 处理玷污层　在牙本质粘接之前，需要处理牙本质表面，以清除或溶解玷污层及其形成的管塞，并使牙本质表层脱矿，胶原纤维的微孔支架暴露，管间牙本质的微孔增加，形成内含脱矿后遗留胶原纤维的多孔带。常用的牙本质处理剂主要是各种弱酸或表面活性剂。

2. 增加牙本质的表面活性　玷污层处理后，需要用预处理剂增加牙本质的表面活性。预处理剂的作用是粘接促进剂，含有亲水单体，对胶原有较高的亲和力，可有效地湿润牙本质，是粘接剂的良好助渗剂，促进疏水粘接剂对牙本质润湿。预处理剂中还含有疏水单体，能与粘接剂的树脂共聚。通过预处理剂处理，使亲水性的牙本质表面变成疏水性，以利于粘接剂有效地润湿和渗入暴露的胶原纤维网中。

（三）牙本质粘接剂

根据玷污层的去除程度不同，牙本质粘接剂（dentin bonding agents）可分为酸蚀 - 冲洗粘接和自酸蚀粘接两大系统。

1. 酸蚀 - 冲洗粘接系统　曾经称为全酸蚀粘接系统，由酸蚀剂、预处理剂和粘接剂三部分组

学习笔记

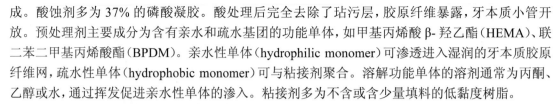

成。酸蚀剂多为 37% 的磷酸凝胶。酸处理后完全去除了玷污层，胶原纤维暴露，牙本质小管开放。预处理剂主要成分为含有亲水和疏水基团的功能单体，如甲基丙烯酸 β- 羟乙酯（HEMA）、联二苯二甲基丙烯酸酯（BPDM）。亲水性单体（hydrophilic monomer）可渗透进入湿润的牙本质胶原纤维网，疏水性单体（hydrophobic monomer）可与粘接剂聚合。溶解功能单体的溶剂通常为丙酮、乙醇或水，通过挥发促进亲水性单体的渗入。粘接剂多为不含或含少量填料的低黏度树脂。

2. 自酸蚀粘接系统 包含自酸蚀预处理剂和粘接剂两组分。自酸蚀预处理剂的主要成分为酸性功能单体、双性功能单体和溶剂。酸性单体多为 10- 甲基丙烯酰氧癸基磷酸酯（10-MDP）和 4- 甲基丙烯酰氧乙基偏苯三酸酐（4-META）；双性功能单体多为 HEMA、BPDM 等，溶剂多为水、乙醇或丙酮。

根据酸蚀剂的酸度，自酸蚀粘接系统可分为强酸性（pH≤1）、中酸性（pH≈1.5）和弱酸性（pH≥2）3 种类型。

3. 酸蚀 - 冲洗粘接系统和自酸蚀粘接系统的比较 两个系统的主要区别有：①酸蚀剂不同：酸蚀 - 冲洗粘接系统使用的是较强的无机酸，自酸蚀粘接系统使用的是较弱的有机酸；②酸蚀方法不同：酸蚀 - 冲洗粘接系统需要冲洗来终止酸蚀过程，自酸蚀粘接系统不需冲洗自行终止；③去除玷污层程度不同：酸蚀 - 冲洗粘接系统完全清除玷污层，自酸蚀粘接系统则是溶解部分玷污层或使其改性。

（四）牙本质的粘接机制

无论使用酸蚀冲洗粘接系统或自酸蚀粘接系统，牙本质的粘接机制可以概括为牙本质表面玷污层的处理，牙本质脱矿，暴露胶原纤维的微孔支架，形成多孔层，开放牙本质小管；改变牙本质表面的极性，从亲水性变为疏水性；树脂粘接剂渗入多孔层和牙本质小管，形成混合层或混合带，内含有微树脂突，与牙本质小管中的大树脂突共同作用而获得与牙本质的牢固粘接（图 11-2-4）。同时，粘接剂中的粘接性单体还能与牙本质中的 Ca^{2+} 形成分子间作用力，进一步提高粘接强度。在充填树脂界面，粘接剂中的不饱和烯键与充填树脂单体共聚，使树脂粘接于牙本质。

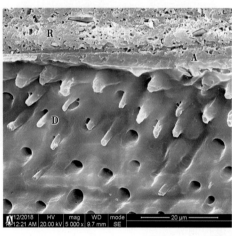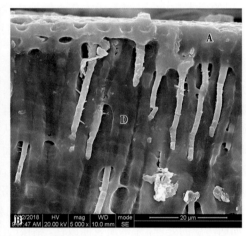

图 11-2-4 牙本质的粘接机制（SEM）

A. 牙本质粘接界面的树脂（R）、粘接剂（A 紫色区域）、牙本质（D） B. 牙本质的树脂突（绿色区域）

1. 酸蚀 - 冲洗粘接技术 粘接机制由以下几个作用构成：①酸蚀 - 冲洗作用：首先用酸蚀剂同时处理牙釉质和牙本质，冲洗后完全去除玷污层和牙本质小管内的玷污栓，并使表层牙本质完全脱矿，暴露管间牙本质中的胶原纤维，形成多孔层。冲洗后的牙本质需保持一定湿润防止胶原纤维网塌陷。②预处理剂的作用：预处理剂含双性基团的功能单体，亲水性单体可扩散渗入胶原纤维间的微间隙和牙本质小管内，疏水性基团可与疏水性树脂发生粘接，溶剂挥发时带走水分，使牙本质表面由亲水性转为疏水性，有利于疏水性粘接树脂的渗入。③混合层的作用：最后疏水性粘接树脂不仅渗入牙本质小管内形成大树脂突封闭牙本质小管，同时渗入微间隙内并与预处理剂发生聚合反应，固化后形成混合层（hybrid layer）。混合层是粘接复合树脂和牙本质的一层过渡结构，由粘接剂 - 牙本质胶原组成，厚 5～8μm，内含数量众多的微树脂突，是微机械固位的基础，也是决定粘接强度的主要因素（图 11-2-5）。

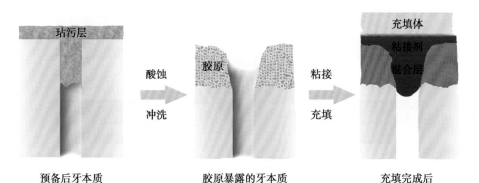

图 11-2-5　酸蚀冲洗技术示意图

第四代牙本质粘接系统是经典的酸蚀 - 冲洗粘接技术使用的系统。临床操作分为酸蚀和冲洗、预处理（牙本质表面改性）、粘接 3 步。第五代粘接系统简化为酸蚀和冲洗、预处理和粘接 2 步。

酸蚀 - 冲洗粘接技术的操作步骤较多，技术敏感性高。尤其是冲洗酸蚀剂后，如何掌握牙本质的湿润程度，是临床操作的难点。同时，高浓度磷酸使玷污层完全去除，开放了牙本质小管，增加了树脂充填术后敏感的可能性。

2. 自酸蚀粘接技术　对牙本质的酸蚀和预处理两个过程同时发生。自酸蚀预处理剂含有 10-MDP、4-META、HEMA 等酸性功能单体，能够同时对牙本质进行酸蚀和预处理，也能够与粘接剂发生化学聚合。酸性功能单体还能够与羟基磷灰石中的钙发生化学反应。当酸蚀预处理剂涂布于牙本质表面后，酸性功能单体部分溶解玷污层，或使其改性，渗入牙本质，导致牙本质脱矿，牙本质小管部分开放，胶原网暴露。酸性功能单体逐渐渗入脱矿过程中，溶解牙本质基质中钙离子与其发生化学结合，单体 pH 逐渐升高，最后变为中性，脱矿过程终止。在酸蚀脱矿的同时，预处理剂含有双性基团的单体渗入牙本质小管和胶原纤维网孔隙中，亲水性基团与胶原纤维结合，通过吹干加速溶剂和水分的挥发，最后粘接剂渗入，与预处理剂的疏水基团发生聚合，形成混合带（hybrid zone）。混合带除含有混合层的成分外，还残留部分玷污层（图 11-2-6）。

自酸蚀粘接技术的牙本质脱矿深度和粘接树脂渗入深度一致，形成的混合带厚度与功能单体的酸性有关。

第六代粘接系统为两步法（two-step），酸蚀预处理和粘接分步进行。第七代粘接系统将自酸蚀预处理剂和粘接剂合为一瓶装，一步法（one-step）完成。

自酸蚀粘接技术具有操作简便，技术敏感性低，对牙髓的刺激性小等优点。但对牙釉质、硬化性牙本质及根面牙本质的粘接强度相对较低。

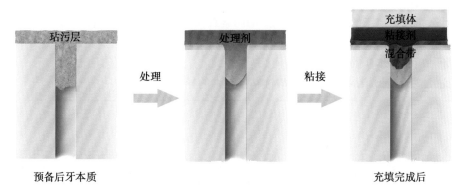

图 11-2-6　自酸蚀技术示意图

3. 牙本质粘接技术的临床选择　牙本质粘接系统总结见图 11-2-7。根据研发历程牙本质粘接系统被分为 1～8 代。临床已不再使用第 1～3 代粘接系统。按代数分类容易造成误解，认为代数越高，粘接效果越好。实际上对牙釉质和牙本质粘接强度最大的是第 4 代粘接系统，即酸蚀 - 冲洗的三步法粘接系统，该系统也是目前研究粘接强度和效果的金标准。

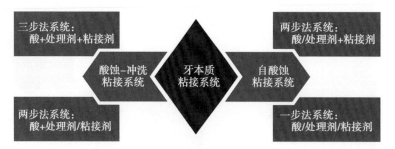

图 11-2-7　牙本质粘接系统

　　牙本质粘接技术的技术敏感性较高,临床使用时需要清楚地了解各类粘接系统的作用机制、优缺点以及特殊的使用方法,严格按照操作程序正确使用,才能获得预期的临床效果。在选择不同粘接系统时,必须考虑各种临床情况。例如,酸蚀 - 冲洗粘接系统的酸蚀效果强,但操作步骤多,偶发牙本质敏感症状。自酸蚀粘接系统操作步骤少,技术相对容易掌握,但酸蚀作用较弱。因此,在临床上对于涉及牙釉质粘接较多的窝洞,考虑牙釉质粘接的可靠性,应首选酸蚀 - 冲洗粘接系统。对于涉及牙本质粘接较多的窝洞,考虑术后敏感(post-operative sensitivity)的控制,可选用自酸蚀粘接系统,或两类粘接系统均可使用。

三、影响牙体粘接成功的临床因素

　　1. 牙体粘接环境的湿度控制　牙体粘接环境易受唾液、龈沟液和血液等影响,污染牙体表面,直接导致粘接失败。因此,在整个牙体修复过程中,必须完全控湿。

　　2. 牙釉质的酸蚀程度　酸蚀 - 冲洗粘接系统对牙釉质的粘接强度高于自酸蚀粘接系统,因为牙釉质需要更好的酸蚀。因此,选用自酸蚀粘接系统时,为了提高牙釉质的粘接强度,建议额外酸蚀牙釉质,即选择性的牙釉质酸蚀(selective enamel etching)。

　　3. 牙本质的矿物含量　有些情况导致牙本质中矿物含量增加,如老年人的牙本质、龋损附近的牙本质、非龋性颈部病损部位的牙本质。此时牙本质小管被磷酸三钙晶体封堵,形成比正常牙本质更抗酸蚀的硬化性牙本质,限制了牙本质粘接剂的渗透深度,导致硬化性牙本质的临床粘接效果比正常牙本质差。

　　4. 应力集中与牙颈部疲劳　咀嚼力不仅能够导致牙颈部非龋性病变,也是造成 V 类洞充填修复失败的可能原因之一。夜磨牙或其他异常的咀嚼运动可能产生侧向力,从而导致牙颈部区域成为应力集中部位。虽然此应力非常小,但应力循环疲劳可能导致树脂和牙本质之间粘接的失败。

> **思考题**
>
> 1. 什么是复合树脂的聚合收缩?其影响因素有哪些?
> 2. 临床上各类窝洞修复时如何选择复合树脂材料?
> 3. 牙釉质和牙本质的粘接机制是什么?
> 4. 比较酸蚀 - 冲洗粘接技术和自酸蚀粘接技术的异同点。

(李继遥)

参考文献

1. ROBERSON T M, HEYMANN H O, SWIFT E J. Sturdevant's ART & Science of operative dentistry.4th ed.St Louis: Mosby, 2002.
2. SCHWENDICKE F, GÖSTEMEYER G, BLUNCK U, et al.Directly Placed Restorative Materials: Review and Network Meta-analysis. Journal of Dental Research, 2016, 95(6): 613-622.
3. MANUJA N, NAGPAL R, PANDIT I K. Dental Adhesion: Mechanism, Techniques and Durability. J Clin Pediatr Dent, 2012, 36(3): 223-234.

学习笔记

第十二章　牙体粘接修复术

学习笔记

学 习 笔 记

>> **学习要点**

掌握：

1. 复合树脂粘接修复术的适应证、禁忌证和优缺点。
2. 复合树脂粘接修复的临床操作步骤。
3. 前牙Ⅲ类洞的复合树脂粘接修复。
4. 后牙Ⅰ、Ⅱ类洞复合树脂粘接修复。

熟悉：

1. 前牙Ⅳ类洞复合树脂粘接修复。
2. 后牙复合树脂直接修复失败的原因。

第一节　复合树脂直接粘接修复术

一、适应证

具体参见第九章第三节内容。

二、术前准备

在进行治疗前需要完成全面的检查，作出正确的诊断和龋损风险性评估，在此基础上制订完整的治疗计划，进行充分的医患沟通。准备阶段首先完成局麻和手术区清洁，进行色度选择，然后隔离手术区。

（一）局麻和手术区清洁

牙体修复治疗应常规使用局部麻醉。局麻可以减轻患者的痛苦和焦虑，使治疗过程顺利，治疗效果更好。

局麻后应对治疗区进行清洁，去除牙结石、菌斑、食物残渣等。

（二）色度选择

根据修复牙和邻牙的颜色，选用色泽合适的复合树脂材料。为了更好地恢复治疗牙的色泽与形态，达到理想的美学效果，必须进行精确的比色。自然牙具有天然颜色，介于白色和黄色之间，色泽分布有一定范围，介于黄色调和红色调之间，稍偏黄。

1. **色彩**　包括色相、明度和彩度三个要素。色相（hue）是颜色的基本样貌，也是红、橙、黄、绿、青、蓝、紫7种基本颜色的总称，是颜色彼此间区别的最基本特征。不同色相的颜色相互混合可以形成各种颜色。明度（value）是各种颜色由明到暗的变化程度，决定于物体表面对光的反射率。在无彩色中，最亮的是白色，最暗的是黑色。黑色中加入不同量的白色，便可形成暗灰、中灰、浅灰等不同的灰色。彩度（chroma）是指颜色的鲜艳程度。各种颜色中的纯色，其彩度最高。色相、明度相同的颜色可有彩度的不同。

2. **比色方法**　可采用视觉直观比色法、分光光度计法、色度测量以及数字图像分析等方法对牙进行色彩测量。临床上一般采用视觉直观比色法,由医师或助手利用比色板进行比色。

比色板是用于选择复合树脂材料颜色的参考,应满足两个基本要求:一是比色板的颜色排列应该是在颜色空间内合乎逻辑的排列;二是比色板的颜色分布应该是在颜色空间内的合理分布。各生产厂家提供了与复合树脂相匹配的比色板,但仍存在细微的颜色差异,需要医师根据经验进行选择。

3. **临床操作**　临床比色是一个十分复杂的过程,需要注意以下事项:

(1)比色要在自然光下进行,将手术灯关闭,减小各种环境因素对比色造成的影响。

(2)比色前清洁患牙和邻牙表面,减小色素对比色的影响。

(3)比色必须在橡皮障隔离之前,牙呈自然湿润状态下进行。

(4)选择合适的体位,患者平躺于椅位,医师位于患者头部12点方向,目光与牙面成45°角。

(5)比色时应快速进行,尽可能快的作出选择,不要长时间凝视牙或比色板,避免产生视觉疲劳。如果需要多次比色,让眼睛看几秒蓝色或紫色以得到休息,蓝色和紫色是牙冠主要颜色橙色和黄色的互补色。

(6)比色时先确定明度,再确定牙的彩度和色系。

(三)手术区隔离

1. **橡皮障隔离**　使用橡皮障对手术区进行隔离,目的和优点包括:①首先可以保持手术区清洁干燥,防止唾液的污染。如果酸蚀后的牙釉质或牙本质被唾液污染,复合树脂的粘接将显著下降。如果复合树脂在充填过程中被污染,材料的物理性能将减低。②保持口腔呈开口状,隔离或收缩牙龈组织、舌、唇和颊部,方便观察,有利于临床操作。③防止操作过程对患者口腔的无意伤害,保护患者,保护医师。

牙体修复时橡皮障至少隔离暴露3颗以上的牙。手术区为前牙舌面时,隔离范围为第一前磨牙到对侧第一前磨牙,以提供足够的操作空间。手术区为尖牙时,隔离范围为第一磨牙到对侧侧切牙。手术区为后牙时,隔离范围应到对侧侧切牙。手术区为前磨牙时,隔离范围远中包括两颗邻牙,近中延伸到对侧侧切牙。手术区为磨牙时,隔离范围远中尽可能远,近中到对侧侧切牙。

2. **棉卷隔湿**　在出现下列情况下不宜使用橡皮障:①未完全萌出的年轻恒牙,橡皮障夹无法固定;②某些第三磨牙;③某些严重错位牙。另外,哮喘患者鼻呼吸有困难,不能耐受橡皮障。在此情况下棉卷是能替代橡皮障隔离的另一方法,棉卷和吸唾器一起使用,可达到短时间隔湿的效果。

3. **楔子**　在邻面窝洞累及邻面接触区或向龈方延伸时,必须在橡皮障隔离后,牙体预备前在龈外展隙插入楔子(wedge)。此时楔子的作用是:①推开邻牙间牙龈组织;②避免牙体预备时损伤橡皮障和牙龈组织;③产生轻微分牙力,减少充填后与邻牙的间隙。

4. **排龈线**　当牙体预备延伸至龈缘或龈下时,应使用排龈线(retraction cord)以使牙龈暂时性退缩并减少龈沟液的渗出。为了控制牙龈出血,排龈线可含止血药物。

三、牙体预备与牙髓保护

(一)牙体预备特点

复合树脂修复的牙体预备包括:①去除龋损、有缺陷组织或材料以及脆弱的牙体结构;②预备洞缘,除根面窝洞的洞缘角为90°外,其他部位的牙釉质洞缘应大于90°。在牙体预备时应提倡微创理念,尽可能保存牙体组织。预备的范围通常由病损的大小、形状和部位,以及是否影响视野和器械的操作等因素决定。

复合树脂修复的牙体预备具有的特点:①外形保守,较少扩展;②轴壁和髓壁的深度根据病损深度而定,没有统一深度;③需要预备牙釉质斜面;④可使用金刚砂钻,预备后的洞壁较粗糙。

(二)牙体预备

牙体修复的牙体预备有以下几种类型:

1. **传统型预备**　传统型预备(conventional preparation)与银汞合金修复时的预备基本一致,其特征和预备方法详见第十章。

传统型预备在复合树脂修复时的适应证包括:①位于根面的缺损;②中到大范围的Ⅰ类洞和Ⅱ

类洞。在根面区由于缺乏牙釉质，传统型预备的封闭效果较其他类型的好。中到大范围的Ⅰ类、Ⅱ类洞需要较大的抗力形，但预备时殆面颊舌向应尽量保守。

2. 斜面型预备 斜面型预备（beveled preparation）与传统型相似，如外形为盒状外形，相似的轴线角结构，其特征是洞缘为斜面。斜面型预备的适应证是替换原有传统型银汞合金修复体的病例。

预备牙釉质斜面的目的是使釉柱末端得以充分暴露，能获得有效的酸蚀（图 12-1-1），而传统型仅仅只有釉柱侧面酸蚀，釉柱末端未获酸蚀，酸蚀面的增加使得树脂的粘接力更大。

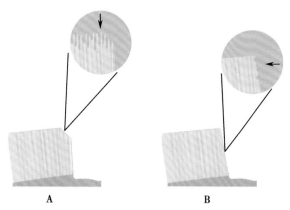

图 12-1-1 斜面型牙体预备暴露釉柱末端示意图
A. 末端酸蚀 B. 釉柱酸蚀

斜面型与传统型比较具有的优点是：①增加酸蚀和粘接面积，增加粘接力；②减少微渗漏；③增加美观，洞缘的斜面能够使复合树脂更好地与牙体结构的颜色交织，不会产生明显的白线或晕圈，美学效果更好（图 12-1-2）。后牙殆面由于釉柱的方向为内敛，在预备洞壁时就已经形成斜面，因此不用专门预备牙釉质斜面。

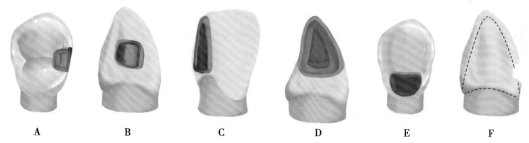

图 12-1-2 斜面型牙体预备示意图
A、B. Ⅲ类洞 C、D. Ⅳ类洞 E、F. Ⅴ类洞

3. 改良型预备（modified preparation） 其目的是尽可能保守地去除病损组织，保存更多的牙体结构，依靠粘接使修复体固位。因此改良型窝洞既不需预备特殊的洞壁构形，也不需预备特定的窝洞深度，窝洞的范围和深度根据病损的范围和深度决定（图 12-1-3）。

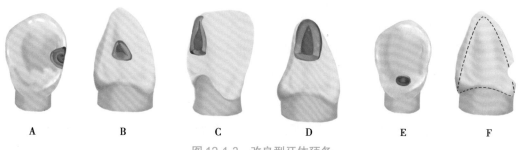

图 12-1-3 改良型牙体预备
A、B. Ⅲ类洞 C、D. Ⅳ类洞 E、F. Ⅴ类洞

改良型窝洞适应证是较小的龋损或牙釉质缺陷。也可用于较大的龋损,但需预备辅助固位结构,如较宽的斜面、固位沟等。

(三)牙髓保护

由于复合树脂材料和牙本质粘接剂有绝缘性,通常不需任何衬底。如果牙体预备后近髓(剩余牙本质厚度<1mm)或牙髓暴露,则需要使用氢氧化钙盖髓剂间接或直接盖髓,然后用玻璃离子体封闭盖髓区,防止随后的酸蚀剂对氢氧化钙的溶解作用。

四、成形片的放置

(一)成形片的临床意义

凡涉及邻面接触区的复合树脂修复,必须使用成形片。因为复合树脂在固化后不再具有可塑性,在固化前需要利用成形片和楔子将治疗牙与邻牙分开,固化后去除成形片,治疗牙恢复原来位置,补偿成形片的厚度,保证邻面接触关系紧密。因此成形片的作用包括:①有助于材料的填充;②恢复邻面接触,形成正常轮廓和外展隙,减小食物嵌塞的风险;③减少材料的用量从而减少修整时间;④有助于隔离窝洞,强化粘接效果;⑤减少材料从牙颈部渗出形成悬突的风险。

(二)成形片的种类

复合树脂修复常用的成形片有3种类型:①透明聚酯成形片(clear plastic matrix):适用于前牙邻面修复;②片段式金属成形片(sectional matrix system):适用于后牙邻面修复;③圈形成形片系统(Tofflemire matrix system):适用于多牙面修复。

画廊:ER12-2 透明聚酯成形片

动画:ER12-3 片段式成形片

图片:ER12-4 圈形成形片

1. 透明聚酯成形片 其优点是:①允许固化光线从多角度进入,保证填充的树脂有足够的固化;②可以从颊、舌面向邻面窝洞填充树脂,也可在Ⅱ类洞邻面部分采用垂直分层填充技术。其不足是:①厚度为0.05mm,较金属成形片厚;②缺乏刚性,如果邻面接触区较紧则难以进入;③有活动性,不易固定,可能出现轮廓过大或过小,甚至接触点丧失。透明聚酯成形片一般用于Ⅲ类和Ⅳ类窝洞。

操作步骤:将透明成形片插入治疗牙和邻牙之间,形成牙的轮廓外形;用镊子将楔子插入龈间隙以固定成形片。如果窝洞入口在舌侧,楔子从唇侧插入;如果入口在唇侧,楔子从舌侧插入。

2. 片段式金属成形片 由预弯、带一定凸度的金属成形片和辅助固定的G形固位圈组成。金属成形片厚度38μm,一般有小、中、大3种规格,G形圈的作用是借助钢丝的弹性用两个固位臂使成形片贴附于牙面,形成正确的外形。

操作步骤:选择合适的成形片;用镊子将成形片插入治疗牙与邻牙之间;插入楔子协助固定;用固位圈撑开钳将固位圈撑开;将固位圈放置就位,使固位臂位于颊舌外展隙,与成形片紧密接触;松开撑开钳,用器械将成形片从窝洞内向邻牙方向轻压,与邻牙的邻面紧密接触。

3. 圈形成形片系统 包括金属成形片和Tofflemire固位器。成形片在固位器的夹持下形成一个圆圈,通过调节固位器来控制成形圈的大小和松紧。一般只用于近中远中邻𬌗洞。

(三)楔子的使用

安放成形片后,在两牙之间的龈间隙插入楔子,其作用在于:①帮助固定成形片;②将治疗牙与邻牙稍许分离,帮助补偿成形片的厚度;③避免复合树脂填充后在龈缘形成悬突。

五、粘接

(一)酸蚀-冲洗粘接技术

经典的酸蚀-冲洗粘接技术有酸蚀、预处理、粘接3个步骤。改进后的酸蚀-冲洗粘接技术将预处理和粘接合并为一个步骤。操作步骤如下:

1. 酸蚀 使用凝胶状酸蚀剂,可使用小毛刷蘸涂,也可使用小注射器直接注射到酸蚀部位。针对不同部位可使用一次酸蚀法或二次酸蚀法。

(1)一次酸蚀法:适用于只涉及牙釉质或牙釉质面积较大的修复,如前牙Ⅳ类洞、贴面修复等。使用时在修复面涂一层酸蚀剂,酸蚀30s,用水冲洗,干燥釉质面。

(2)二次酸蚀法:适用于同时涉及牙釉质和牙本质的窝洞,方法是首先酸蚀牙釉质洞缘15s,

再酸蚀牙本质15s，然后用水冲洗干净。将棉球置于窝洞内吸去水分，或用气枪轻柔吹窝洞。

对于只涉及牙釉质的粘接，冲洗后可用气枪将釉质面吹干呈白垩色。对于涉及牙本质的窝洞，必须保持窝洞相对湿润，不能过分干燥或过分湿润。因为过于干燥的牙本质胶原网会发生塌陷，妨碍预处理剂和粘接树脂对牙本质胶原网的渗透。如果牙本质过于湿润，疏水性基团成分也不能充分渗入牙本质胶原网内。两种情况均使得粘接力显著降低。

2. 预处理　用小毛刷蘸预处理剂，涂布于窝洞。气枪轻吹以让溶剂挥发。如果使用全酸蚀二步法粘接系统，则可省略此步骤。

3. 粘接　用小毛刷蘸粘接树脂，涂布于窝洞。气枪轻吹以让溶剂挥发，使粘接剂形成很薄的一层粘接层，光照固化10s。

（二）自酸蚀粘接技术

与酸蚀-冲洗技术比较，自酸蚀粘接技术酸蚀与预处理作用同时进行，免去冲洗步骤。因此临床操作较简单和方便。自酸蚀技术包括二步自酸蚀和一步自酸蚀技术，以及近年来出现的选择性牙釉质酸蚀加自酸蚀粘接技术。操作步骤如下：

1. 二步自酸蚀技术　首先在窝洞内涂布自酸蚀预处理剂，作用20s，气枪轻吹，用另一支小毛刷涂粘接树脂，轻吹让溶剂挥发，光照固化10s。

2. 一步自酸蚀技术　用小毛刷蘸自酸蚀粘接剂，直接在窝洞内涂布，作用20s，气枪轻吹，让溶剂挥发，并形成薄膜，光照固化10s。

3. 选择性牙釉质酸蚀加自酸蚀粘接技术　为了克服自酸蚀技术对牙釉质粘接较对牙本质粘接差的不足，近年来出现了选择性牙釉质酸蚀加自酸蚀粘接的改良技术。该技术首先用磷酸酸蚀洞缘牙釉质部分15s，冲洗，小棉球或海绵吸干水分，涂自酸蚀粘接剂20s，轻吹，光照固化10s。

无论采用酸蚀-冲洗粘接技术，还是采用自酸蚀粘接技术，使用前要仔细阅读产品使用说明书，按产品说明书的具体要求操作。

视频：ER12-5
选择性牙釉质
酸蚀加自酸蚀
粘接技术

六、复合树脂的充填

复合树脂充填的原则是控制厚度，分层充填和固化，目的是减少复合树脂的聚合收缩（图12-1-4）。近年来随着纳米技术的应用，复合树脂从传统的膏状树脂，发展出新型的可直接充填的流动树脂和固化深度达4mm的大块树脂。

复合树脂的输送方法有手用器械法和注射法。器械填充法适用于膏状树脂。器械填充法的优点是简单、快捷，浪费材料少；不足是在填充过程中空气可能混入材料或窝洞中。流动树脂使用注射法。注射法的优点是使用方便，可以避免空气的混入；不足是在固化前不能用器械加压。

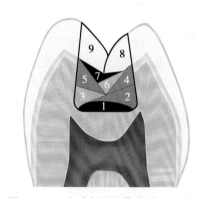

图12-1-4　复合树脂的聚合收缩示意图

复合树脂充填技术根据树脂材料的固化深度不同，有逐层充填（incremental technique）和整块充填（bulk technique）技术。常规树脂固化深度只有2mm，必须使用逐层充填技术。

逐层充填包括水平逐层充填（horizontal increment）和斜向逐层充填（oblique increment）技术。水平逐层充填适用于前牙唇面充填和后牙窝洞髓壁的首层充填，以及深度小于2mm的浅窝洞。斜向逐层充填技术产生的聚合收缩最小，是后牙窝洞充填的首选技术。逐层充填时复合树脂的厚度对光照固化有明显影响。第一层树脂的厚度应在1mm内，以后每层树脂的厚度不要超过2mm。

整块充填又称大块树脂充填，只用于固化深度达4mm的大块树脂的充填，适用于深窝洞。

动画：ER12-6
斜向逐层充填

动画：ER12-7
整块充填

七、复合树脂的固化

复合树脂充填和固化是一个连续过程，逐层充填后逐层光照固化。

（一）光固化灯

光固化灯是可见光发生器，为复合树脂固化提供可见光范围内特定波长冷光照射的装置。目前临床使用的光固化灯有两大类。

1. 石英钨卤素灯　简称卤素灯，卤素灯发出的光谱是一个连续的光谱，因此需要配备滤光片，隔绝不需要的光谱。卤素灯只有 5% 的能量转化为可见光，其他都转化为热能和红外线。因此卤素灯工作时大量产热，需要配备风冷系统，能量浪费严重，目前已趋于淘汰。

2. 发光二极管灯　2000 年末出现的 LED 灯利用半导体产生特定波长蓝光，通过发光二极管阵列芯片发出的光源能够局限在 450～500nm 波段内，与光敏引发剂的最高峰值非常接近，避免了采用滤光片过滤造成的能量浪费，产热量非常低，无需配备冷却风扇，能量转换利用率很高。采用电池供电，光强度达到 $2\,000\text{mW/cm}^2$，能够快速完全的固化复合树脂，是目前主流的光固化装置。

（二）固化方法

临床操作时，需要注意光固化灯距离和光固化时间。光固化灯光引导头应尽可能接近材料表面。每层充填后光照时间 20s，复合树脂可获得充分的固化。如果材料过厚，或光引导头难以接近的部位，可延长固化时间。

应注意定期检查光固化灯的光照强度，保持光引导头清洁。因为蓝光射线会损害眼睛视网膜，在照射过程中应做防御性的保护，戴黄色防护眼镜。

八、修复体的修形和抛光

（一）修形和抛光的临床意义

复合树脂充填固化后，修复体很难与正常解剖外形完全一致，通常会有少量超充，尤其在修复体边缘。修复材料的表面粗糙不规则，能促进菌斑形成或色素沉着，最终影响修复效果，因此必须对充填体进行修形和抛光。修形和抛光的目的包括：①获得理想的修复体外形和光滑表面；②实现牙和修复体边缘的自然过渡，达到美学效果；③避免菌斑聚集，减少边缘区域和表面的着色；④改善口腔咀嚼功能，减少修复体与对颌牙和邻牙的磨损。修形和抛光对于复合树脂粘接修复质量至关重要。

修形（finishing）是用器械对修复体多余材料进行切削的过程，涉及削除修复体边缘的不规则、完善修复体解剖外形、减少修复体表面粗糙的过程。抛光（polishing）是在修形后用更细的摩擦器械对修复体表面进行磨光的过程，通过削除修复体表面细小划痕和缺陷，旨在获得一个光滑的、有光泽的、均质性表面。实际上，修形和抛光就是用渐细的摩擦材料清除较大的表面痕迹和缺陷，使其被更小的痕迹取代的过程（图 12-1-5）。

修复体的表面粗糙（surface roughness）可用平均粗糙度 Ra 表示，通过测量材料表面最高点和最低点的距离计算，测量方法采用表面光度仪或原子力显微镜。临床可接受的复合树脂表面光滑，Ra 值应小于 $1\mu m$。经过仔细抛光后的复合树脂表面 Ra 值可达 $0.2～0.6\mu m$。

修形和抛光的效果受以下因素影响：①修复材料的结构和机械性能；②修形和抛光器械与材料之间硬度的差异；③器械所带摩擦颗粒的硬度、大小、形状和物理性能；④器械使用时的速度和压力；⑤润滑剂的作用。

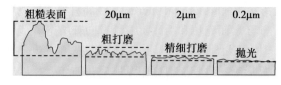

图 12-1-5　修形和抛光示意图

（二）修形和抛光器械

1. 摩擦材料　修形和抛光器械所用的摩擦材料有以下几种：氧化铝、碳化合物（碳化硅、碳化硼、碳化钨）、金刚砂、二氧化硅、氧化锆、硅酸锆。

2. 修形器械

（1）手用器械：如 12 号手术刀片、刮器等，用于削除洞缘多余的材料。

（2）金刚砂钻：硬度最高，分粗修钻（金刚砂粒度 30～40μm）和精修钻（金刚砂粒度 15μm）两种。

（3）碳钨硬质合金修形钻：有 12 刃、20 刃和 40 刃，其工作原理是直接切削，不依靠摩擦材料。在金刚砂钻粗修形后使用。

（4）修形石：由摩擦颗粒烧结或树脂粘接形成，通过不同颜色显示不同摩擦材料，如绿色为碳化硅颗粒，白色为氧化铝颗粒，依粒度不同有粗、中、细规格。

（5）修形抛光碟：由摩擦颗粒粘接在薄的塑料片或塑料条上形成。摩擦颗粒层较薄，多为一次性使用。绝大部分摩擦剂为氧化铝，也有使用碳化硅、石榴石、刚玉砂、石英石等。优点是摩擦颗粒粒度分布很广，如粗颗粒型粒度为 55～100μm，超细颗粒型粒度只有 7～8μm。粗颗粒型作为修形用，细颗粒型可作为抛光用。在使用时由粗到细按顺序使用。修形抛光碟适用于平滑面和凸面，特别是涉及切缘和外展隙处的前牙区。

3. 抛光器械

（1）抛光杯、抛光尖、抛光碟，材质为天然或合成橡胶类，分布有很细的磨除颗粒，质地较软有弹性。适用于光滑面、前牙舌面和后牙𬌗面。抛光器械一般为套装，有粗细两种规格，分两步抛光。现有一步抛光器械，橡胶内分布的摩擦颗粒为金刚砂。

（2）抛光刷：高分子刷毛浸渍有不同的超细摩擦颗粒，形状有杯状和尖状。优点是可以进入其他抛光器械难以进入的窝沟裂隙区，以及邻面区。

（3）修形抛光条：适用于邻面的修形和抛光。抛光条两端分别黏附有粗细两种摩擦颗粒，中间小段无摩擦颗粒，有利于抛光砂条通过接触区进入邻面。

图片：ER12-9
邻面抛光条

（4）抛光膏：以甘油为基质，散布有超细的氧化铝或金刚砂颗粒，氧化铝颗粒粒度平均小于 1μm，金刚砂的粒度范围为小于 1～10μm。配合毡毛抛光刷使用，可以获得理想的光滑表面。

（三）修形和抛光方法

修形和抛光时应选择正确的修形和抛光器械，遵循由粗到细的操作原则，注意避免对牙体组织和龈缘区的损伤。各牙面修形和抛光的方法如下：

1. 唇面的修形和抛光 用火焰形金刚砂精修钻除去唇面多余复合树脂，用橡胶抛光杯蘸抛光糊剂进行精细修整和抛光；或用修形抛光碟由粗到细修形和抛光。

2. 舌面的修形和抛光 用 12 刃碳钨钢修形球钻磨除舌面多余树脂，用橡胶抛光尖或抛光碟抛光。

3. 邻面的修形和抛光 如果邻面出现多余材料，用 12 号手术刀刃沿修复体边沿刮除；用牙线检查邻面接触情况，最后用抛光条抛光邻面。使用时沿牙体和修复体的曲线向唇面方向单向摩擦，不要来回拉动。

4. 𬌗面的调整 拆除橡皮障，嘱患者咬住咬合纸并做下颌运动，观察咬合情况。如果有高点，用 12 刃碳钨钢修形球钻一次少量磨除，再次用咬合纸检查，直至咬合正常。用橡胶抛光尖或抛光碟抛光后结束治疗。

第二节　前牙复合树脂直接修复术

排列整齐和洁白的前牙是人类美貌的重要组成部分，但前牙常常会因为龋病、外伤、发育畸形等原因需要修复。前牙修复的目的不仅仅是对缺损的牙体组织的修复，更应该是对患者美丽笑容和自信的重塑。

前牙缺损可采用冠、贴面等间接修复和复合树脂直接修复。间接修复技术存在破坏健康牙体组织过多的不足。复合树脂直接修复技术更符合微创修复的理念，可以在患者需求、组织损伤和技术风险之间达到较好的平衡。其优点主要包括：①可以在一个疗次恢复患牙的形状、颜色、邻接及咬合关系；②为微创性技术，对牙体损伤最小；③为可逆性修复，必要的时候可去除原修复体，恢复到治疗前的状态；④可修补性，修复体如果出现小的缺陷，可进行修补；⑤直接修复失败后还可以采用间接修复方法进行弥补。

由于复合树脂材料的美观性，非常适合前牙缺损的美容修复。前牙复合树脂直接修复的适应证包括：①Ⅲ、Ⅳ类缺损；②前牙的Ⅴ类缺损；③前牙区的着色牙；④形状异常的前牙；⑤关闭牙间隙。前牙复合树脂直接修复的禁忌证包括：①不能有效隔离和隔湿；②需延伸到根面的修复体。

一、Ⅲ类洞直接修复的临床技术

（一）准备过程

Ⅲ类洞直接修复需要做以下准备：①咬合检查：有助于确定牙体预备的设计；②比色；③比色后上橡皮障，隔离治疗区。如果修复体过大，累及全部邻面接触区，可预先放置楔子，协助重建修复体的邵面接触。

（二）Ⅲ类洞的预备

画廊：ER12-10
舌侧备洞

Ⅲ类洞是前牙邻面的窝洞。绝大部分Ⅲ类洞依靠粘接固位，不需预备另外的固位形。预备Ⅲ类洞时，首先要考虑进入的部位，应该选择舌侧进入。舌侧进入的优点包括：①唇侧的牙釉质得到保留，更有利于美观；②对复合树脂的颜色匹配要求不严。

在下列情况下可直接从唇侧进入：①龋损发生于唇面；②牙排列不齐，舌侧进入困难；③邻面龋损延伸到唇面；④原修复体位于唇面，需要再修复时。如果龋损同时累及唇面和舌面，选择便于器械操作的牙面进入。

如果相邻牙的邻面也发生龋损，应同时预备和修复。首先预备龋损较大的窝洞，然后再预备较小窝洞，可以保留更多的牙体组织。修复时的顺序则相反。

1. 传统型预备　Ⅲ类洞传统型预备仅适合于前牙邻面根面的修复，特别是病损仅仅局限在根面时，但大多数情况是病损同时累及根面和牙釉质区，因此要联合采用传统型和斜面型牙体预备，即根面部分的预备为传统型，牙釉质部分的预备为斜面型。

操作步骤：与银汞合金修复的传统型牙体预备相同。

2. 斜面型预备　Ⅲ类洞斜面型预备的特点与传统型基本相同，但在洞缘预备牙釉质斜面（见图 12-1-2A、B）。如果邻面龋损累及根面，根面部分的窝洞不预备斜面，冠部需要预备斜面。斜面型牙体预备适应：①替换前牙邻面已有的银汞合金修复体或有缺陷的修复体；②邻面龋损较大，需要增加固位形和抗力形时。

操作步骤：以舌侧进入的牙体预备为例，整个预备分为两个阶段。

（1）开始阶段：建立外形和轴壁深度。

根据病损区的大小选用不同规格的裂钻或梨形钻预备外形，大小取决于龋损或不良修复体的范围。

以高速、间歇、水雾冷却的方式从边缘嵴进入病损区，进入角度为垂直于牙釉质面。注意避免损伤邻牙。

扩大洞口，建立外形，注意尽可能少地扩展窝洞。控制轴壁深度在釉牙本质界下 0.2mm 内，轴壁应与牙的外形一致呈外展，轴线角应位于牙本质内 0.2mm。

平整洞壁，与邻面牙釉质成直角。

（2）完成阶段：包括去龋、垫底、制备固位形、制备斜面和清洁等步骤。

使用球钻或挖器除净残存感染牙本质或旧修复材料；非应力区的无基釉质可保留，但边缘脆弱的牙釉质可去除。

如果需要，使用球钻在龈轴线角制备固位沟，深度为釉牙本质界下 0.2～0.25mm；在切轴线角制备固位沟。

外壁的修整，使用火焰状金刚砂钻在洞面角制备斜面，角度为 45°，斜面宽度为 0.25～0.5mm；龈壁洞缘不预备斜面。

冲洗、清洁窝洞，检查、清洁窝洞。

3. 改良型预备　Ⅲ类洞改良型牙体预备适合于邻面中小范围的病损。改良型预备的特点是尽可能保守地预备，预备范围根据龋损或不良修复体的范围确定，采用合适的球钻从舌面进入，不需预备特殊的外形、深度、洞壁或辅助固位形（见图 12-1-3A、B）。

操作步骤：选用的器械和进入位置、方法与斜面型牙体预备方法相同，尽可能从舌面进入。清除龋损组织。

对较小窝洞,不需将洞壁预备成直角,仅仅从内向外形成"铲子"形状,同时也预备了斜面。

对中等或较大窝洞,尽可能保守地预备外形,尽可能少地扩展,注意外形不要累及邻面接触点,也不要扩展到唇面或龈区;洞壁不必与轴壁垂直;轴壁深度根据龋损组织的深度决定,不能强求深度一致。

对较大窝洞,使用火焰状金刚砂钻预备斜面,清洗、检查、清洁窝洞。

(三)Ⅲ类洞的修复

1. 成形片　Ⅲ类洞累及邻面,必须使用成形片,以帮助恢复外形,同时也隔离和保护邻牙不受酸蚀和粘接的影响,减少材料的用量和修形所需时间。

Ⅲ类洞的成形片为易弯曲的透明聚酯成形片。透明聚酯成形片不会影响光固化效果。使用前预弯,插入两牙之间的邻面,应超过窝洞龈方和切方各1mm。如果邻牙接触过紧,先使用楔子使邻牙分离,让成形片到位。

在邻面窝洞的龈缘要使用楔子。使用时用镊子将楔子从唇侧插入即可。注意楔子插入后不要影响窝洞的进入。

2. 粘接　由于Ⅲ类洞较局限,累及釉质面较小,酸蚀-冲洗粘接系统和自酸蚀粘接系统均可使用。无论选择哪一类型,均应遵循基本原则和产品的使用指南。

操作步骤:按照选择的粘接系统的规范操作步骤,完成粘接过程。

3. 复合树脂充填和固化　操作步骤:放置聚酯成形片和楔子,以示指压住成形片舌侧部分,拇指将成形片唇侧部分压向邻牙形成开口,以便材料的进入;使用专用充填器械或注射器将材料填充入窝洞内;将聚酯成形片封闭,光照固化20s;将示指移开,光照固化舌面20s;如果窝洞较大,需分层填充和固化,以减少材料的聚合收缩,保证深层聚合完全。

如果有两个相邻的邻面洞,首先充填和修复较小或进入较难的窝洞。充填后检查外形,是否有多余材料,修形后再充填第二个邻面洞。第二个窝洞需要冲洗干净后,按酸蚀、粘接和填充的步骤完成修复。

(四)修形和抛光

首先使用探针和牙线检查邻面是否有多余材料和悬突,使用手术刀片从龈方向切缘方削除多余材料;使用圆形12刃精修钻磨除舌面多余材料;使用火焰状精修钻修整唇面;使用抛光碟抛光邻面颊舌外展隙;使用抛光碟或抛光尖抛光唇面和舌面;使用抛光条抛光邻面。

(五)检查咬合

最后去除橡皮障,用咬合纸检查咬合情况。

二、Ⅳ类洞直接修复的临床技术

(一)准备过程

Ⅳ类洞修复的准备过程与Ⅲ类洞基本相同。因为Ⅳ类洞累及切角,需要确定牙体预备的边缘,因此咬合检查对Ⅳ类洞更为重要。Ⅳ类洞对比色的要求也更高,需要针对不同结构(如牙釉质、牙本质)和不同部位(颈部、体部和切缘)进行精确比色。

隔湿对确保Ⅳ类洞直接修复的质量非常重要。如果需要对牙体颈部进行修复(如贴面修复)时,须采用212号橡皮障夹,以充分暴露牙体颈部。

(二)Ⅳ类洞的预备

Ⅳ类洞是指前牙邻面累及切角的窝洞。斜面型牙体预备适宜于较大的Ⅳ类洞,改良型牙体预备适宜于较小的Ⅳ类洞。如果牙体结构破坏丧失较多,可能需要制备固位沟;Ⅳ类洞为高应力区,为了提高固位力,可增加斜面宽度;为了提供抗力形,可制备盒状窝洞。

1. 斜面型预备　适宜于较大的前牙邻面Ⅳ类洞(见图12-1-2C、D)。

操作步骤:与Ⅲ类洞的牙体预备相同。在完成阶段用火焰状金刚砂钻在洞缘预备斜面,斜面宽度和长度具体根据牙体结构的破坏程度和固位要求而定。

2. 改良型预备　适宜于小或中等大小的Ⅳ类洞(见图12-1-3C、D)。

画廊:ER12-11
Ⅲ类洞成形片

视频:ER12-12
Ⅲ类洞的充填

视频:ER12-13
Ⅲ类洞的修形
与抛光

学习笔记

操作步骤：利用合适的球钻去除病损组织或有缺陷的修复体；去除薄弱牙釉质，建立外形；预备斜面；清洗、检查、清洁窝洞。

注意外伤性牙折的牙体预备仅仅只需预备斜面，不需更多地预备。

（三）Ⅳ类洞的修复

由于Ⅳ类洞累及切角，为了获得理想的美学修复效果，推荐使用导板技术进行修复（图 12-2-1）。根据导板的制作方法，可分为直接导板修复和间接导板修复。

1. 直接导板修复技术

（1）导板制备：牙体预备后，不涂布粘接剂，在透明聚酯成形片帮助下，直接在患牙分层堆塑树脂，外形恢复满意后，光照固化。用硅橡胶印模材料直接取前牙腭侧印模。修整印模作为硅橡胶腭侧导板。去掉暂时堆塑树脂，将硅橡胶导板放于口内就位。

（2）粘接：使用酸蚀 - 冲洗技术。

（3）复合树脂充填和固化：首先在硅橡胶导板内腭侧注入流动树脂或牙釉质色树脂，光照固化。移开硅橡胶阴模，形成树脂腭侧导板。可采用单色或多色复合树脂直接进行分层充填和固化。

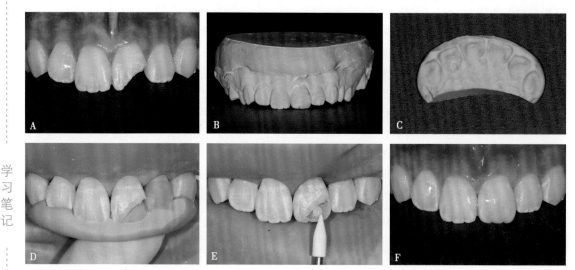

图 12-2-1　复合树脂间接导板修复技术

A. 术前　B. 硅橡胶取模后制备的石膏模型　C. 利用石膏模型制备硅橡胶导板　D. 导板就位并充填舌侧壁　E. 充填缺损牙本质　F. 修复后

2. 间接导板修复技术

（1）导板制备：牙体预备后，首先用硅橡胶印模材料取全口印模；灌注石膏阳模，在石膏阳模上用红蜡修复缺损；外形修复满意后，用石膏阳模取硅橡胶阴模；修整印模，形成腭侧导板。

（2）粘接、充填和固化：步骤与直接导板修复技术相同。

3. 复合树脂分层修复技术　根据天然牙体组织色泽和透明度的差异，市场出现了多色系复合树脂，用来修复不同部位的牙体组织，从而出现了复合树脂多层修复技术（layering technique）或分层修复技术（stratification technique）。用不透明的"牙本质色复合树脂"替代牙本质，用透明或半透明的"牙釉质色复合树脂"替代牙釉质，用透明的复合树脂修复前牙切缘。该技术适用于对前牙美容要求较高的病例。

（四）修形抛光和咬合检查

与Ⅲ类洞相同。

画廊：ER12-14
Ⅳ类洞间接导板修复

第三节　后牙复合树脂直接修复术

后牙修复长期以来采用银汞合金修复术。20 世纪 60 年代，复合树脂材料问世后即用于后牙修复。随着复合树脂材料的改善和牙本质粘接技术的发展，越来越多的后牙病例采用复合树脂粘接修复术。后牙复合树脂直接修复除Ⅰ类洞、Ⅱ类洞、Ⅵ类洞修复外,还包括窝沟封闭、预防性树脂修复等内容,将在其他章节中讲述。

一、后牙复合树脂直接粘接修复术的特点

后牙复合树脂直接粘接修复术的优点包括:①满足患者美观的需求;②避免汞对人体健康的影响;③非传导性,不传导冷热刺激;④采用粘接技术,可以更多地保存牙体组织,实现微创治疗。

后牙复合树脂直接修复术也存在一些缺陷,如:①复合树脂材料存在聚合收缩;②偶有术后敏感;③存在技术敏感性。因此在临床操作中应尽可能克服这些不足。大量临床研究已证实,如果病例选择合适,临床操作规范,复合树脂直接修复可以获得良好的长期成功。

后牙复合树脂直接修复的适应证包括:①小到中等的修复体;②绝大部分的前磨牙和第一磨牙修复体;③修复体没有承担全部的咬合接触;④咬合接触不紧;⑤患牙能被有效隔离;⑥冠修复的基础部分;⑦意向性修复。

禁忌证包括:①术区不能有效隔离;②全口咬合过紧;③修复体承担全部的咬合接触;④延伸到根面的修复体;⑤对树脂类材料过敏者。这些因素中隔湿是粘接修复的前提条件,如果不能有效隔湿,将直接导致修复失败。另一个因素是Ⅱ类洞修复时龈缘的位置,如果窝洞延伸到根面,缺乏牙釉质,使用复合树脂粘接修复会出现较大的微渗漏,必须采用玻璃离子体恢复根面缺损,再使用复合树脂粘接修复根面以上部分的窝洞,即三明治修复技术。

二、Ⅰ类洞直接修复的临床技术

(一)准备过程

Ⅰ类洞直接修复的准备过程与其他相同,但需要检查全口牙和治疗牙的咬合状况,用咬合纸标记咬合接触点。

(二)牙体预备

3种类型的牙体预备都适用于Ⅰ类洞修复。如果为小到中等的缺损,可用改良型预备,不需预备典型的抗力形。如果缺损较大,或修复体将承受较大咬合力时,需要预备传统型和斜面型,以增加抗折性。

1. 斜面型预备 适用于累及颊舌面窝沟的Ⅰ类洞。如果𬌗面缺损扩展到颊舌面沟,采用𬌗面为传统型、颊舌面为斜面型的混合预备。使用火焰状金刚砂钻以45°预备洞缘斜面,斜面宽0.5mm。由于𬌗面釉柱的方向,在𬌗面不需再预备斜面。

2. 改良型预备 适用于较小的缺损。改良型Ⅰ类洞没有特殊的形状,窝洞呈匙状。预备时使用小号球钻。

(三)粘接

Ⅰ类洞的粘接可选用酸蚀-冲洗技术或自酸蚀技术。使用时遵循产品的使用指南。

(四)树脂填充和固化

Ⅰ类洞的C因素最大,产生的聚合收缩最大。因此树脂填充和固化时应充分考虑此因素的影响,尽可能控制聚合收缩。

使用填充器械或使用注射方法进行树脂充填。填充时必须遵循分层充填和分层固化的原则,以减少材料的聚合收缩。第一层充填厚度应控制在1mm,光照固化20～40s,以后每层充填厚度为1～2mm,直到𬌗面成形。

(五)修形和抛光

检查咬合状况后,开始进行修形。使用12刃钨钢修形钻,或梨形金刚砂修形钻削除多余材料,恢复解剖外形。使用橡胶抛光杯或抛光尖进行抛光。

三、Ⅱ类洞直接修复的临床技术

(一)准备过程

Ⅱ类洞修复的术前准备与Ⅰ类洞基本相同。特别需要注意检查修复牙的咬合关系,在橡皮障

学习笔记

图片:ER12-15
改良型Ⅰ类洞

画廊:ER12-16
Ⅰ类洞的粘接

隔离后,在预修复牙的邻面放置楔子,以保护橡皮障和牙龈组织。

(二)牙体预备

Ⅱ类洞粘接修复的牙体预备与传统银汞合金修复的牙体预备比较有以下不同:①窝洞较浅,因为复合树脂修复依靠粘接剂对牙釉质和牙本质的粘接,而不依靠固位形固位,因此预备深度仅限于提供进入和去除龋坏组织即可,不一定深入釉牙本质界下;②窝洞外形较窄,可减少修复体与对颌牙的咬合接触,减少修复体的磨损,同时较小的体积可减少材料的聚合收缩,改善边缘完整性和牙尖的挠曲强度;③窝洞线角圆滑,可减少锐的线角导致的应力集中,有助材料充填时贴合;④不需预防性扩展,𬌗面的窝沟裂隙如果没有龋损,邻面的窝洞不必扩展到𬌗面,𬌗面易患龋的窝沟可用流动性树脂进行封闭处理。

Ⅱ类洞直接修复的牙体预备有传统型和改良型两种窝洞设计。改良型适合于较小的修复体,传统型适合于中等到较大的窝洞。

1. 传统型预备 适用于较大的窝洞。不需预备辅助固位形,洞缘角不需成90°角,扩展时更加保守。

2. 改良型预备 适用于较小的窝洞。预备器械为小球钻或倒锥金刚砂钻。预备时用钻清除龋坏组织,髓壁和轴壁的深度与龋损组织的深度一致,没有标准的外形。邻面壁是否扩展取决于龋损在邻面的程度。

改良型Ⅱ类洞有两个更加保守的特殊预备方法,即盒状预备(box preparation)和槽状预备(slot preparation)。如果龋损仅发生于邻面,未累及𬌗面,可以预备盒状窝洞。预备时小球钻与牙冠长轴平行,沿边缘嵴向龈方扩展,轴壁深度在釉牙本质界内0.2mm。

后牙邻面的龋损可以采用更为保守的槽状预备。使用小球钻从颊面或舌面以水平角度进入,向𬌗、龈方向扩展以去除龋坏组织。该方法的优点是保留了患牙的边缘嵴。

Ⅱ类洞预备过程中是否预备斜面取决于窝洞位置和釉柱的排列方向。在𬌗面部分洞缘不需预备斜面;在邻面洞部分,因为龈壁一般接近釉牙骨质界,龈壁洞缘一般也不需要预备斜面;颊壁和舌壁则需要预备斜面。

Ⅱ类洞预备过程中一定要注意不要损伤邻牙的邻面接触区。

(三)成形片放置

Ⅱ类洞修复的关键之一在于恢复邻面接触。邻面接触恢复不好会导致食物嵌塞,牙周损伤,继发龋形成,最后导致修复失败。因此Ⅱ类洞修复必须使用成形片和楔子,使治疗牙与邻牙分开,在邻面部分形成理想的外形和良好的邻面接触。

Ⅱ类洞修复的成形片首选片段式金属成形片系统。选择大小合适的成形片,插入邻面部分,注意凸面朝向邻牙,插入楔子,利用成形片撑开钳将固位圈放置就位,固位圈的两臂分别位于颊舌外展隙内,将成形片紧紧贴附于颊舌面,用充填器将成形片轻轻压向邻牙,使成形片与邻牙有最紧密的接触。

如果Ⅱ类洞为近中远中邻面洞,也可使用Tofflemire圈形金属成形片系统。

(四)粘接

Ⅱ类洞的粘接与Ⅰ类洞相同。注意避免粘接剂在邻面洞积留。

(五)树脂充填和固化

Ⅱ类洞的树脂充填和固化原则是分层斜向填充,分层光照固化,以控制复合树脂的聚合收缩。

Ⅱ类洞首先在邻面部分的龈壁上充填第一层,厚度不超过1mm。从𬌗面进行光照固化。以斜向的方式,逐层充填邻面壁,每层厚度不超过2mm,直到恢复到边缘嵴高度。再逐层斜向充填𬌗面部分。最后一层充填时,利用填充器械形成𬌗面解剖外形和结构。

Ⅱ类洞充填结束后,去除楔子和成形片,从颊舌面补充光照邻面部分,使修复体有足够光照固化。

(六)修形和抛光

Ⅱ类洞的修形和抛光与其他类型基本相同。首先用探针检查邻面部分是否有多余材料和悬突,用手术刀或雕刀削除多余材料;用牙线检查邻面接触是否过紧或过松,用修形碟对邻面外展隙

视频:ER12-17
Ⅱ类洞牙体预备

视频:ER12-18
Ⅱ类洞成形片

视频:ER12-19
Ⅱ类洞的粘接

视频:ER12-20
Ⅱ类洞的充填

学习笔记

134

和边缘嵴进行修形；用抛光条对邻面进行抛光；用钨钢修形钻或金刚砂钻对殆面进行修形；用抛光尖对殆面进行抛光。抛光结束后再次检查咬合情况，确认修复体没有承受全部咬合力。

四、Ⅱ类洞玻璃离子体加复合树脂三明治修复技术

临床上常见后牙邻面的龋损累及根面。常规牙体预备后龈壁位于釉牙骨质界或釉牙骨质界下，该部位缺乏牙釉质，复合树脂粘接修复效果较差。1992 年 Knibbs 提出三明治修复技术累及根面的Ⅱ类洞，即首先用玻璃离子体修复Ⅱ类洞根面部分，然后用复合树脂粘接技术修复Ⅱ类洞邻面和殆面其他部分。三明治修复技术分封闭式和开放式两种（图 12-3-1）。如果玻璃离子体直接与口腔环境接触，即为开放式。如果玻璃离子体被复合树脂完全覆盖，则称为封闭式。目前大量的体外试验和临床研究证实，开放式三明治修复技术对龈壁处的边缘封闭显著好于封闭式。因此封闭式三明治修复技术不提倡使用。

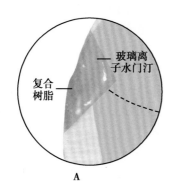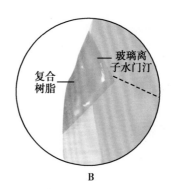

图 12-3-1 三明治修复技术示意图
A. 封闭式 B. 开放式

利用玻璃离子体封闭龈壁的优点在于：①玻璃离子体能直接与牙本质和复合树脂粘接，可以更好地贴合无牙釉质结构的龈壁，有效地封闭颈部边缘；②能够释放氟离子，具有抗菌性，预防继发龋的产生；③具有与牙本质接近的弹性模量，可以缓冲复合树脂聚合产生的收缩应力。早期的玻璃离子体有溶解性，目前使用树脂改良型玻璃离子体，机械物理性能得到明显改善。体外研究发现，开放式三明治技术边缘渗漏显著减少。临床试验也证实，该技术的临床效果好于单纯复合树脂粘接修复技术。

适应证：修复体位于根面部分的Ⅱ类洞。

临床操作时，首先用玻璃离子体的调节剂处理龈壁，将玻璃离子体用注射方法填充到邻面洞的龈方，与龈壁紧密贴合，高度位于邻面接触区下，将表面光滑，光照固化。在此基础上，采用常规复合树脂粘接技术，继续修复其他部分。最后修形和抛光。

五、后牙直接修复失败的原因

复合树脂修复的临床评价采用 Ryge 提出的评价标准，包括解剖外形、边缘完整性、边缘着色、继发龋、颜色匹配、表面光滑以及牙髓活力等指标。

如果适应证选择合适，操作规范，后牙修复体可以长期保持。循证医学证据表明，后牙复合树脂直接修复体有很高的存留率，5 年平均失败率为 1.8%，10 年平均失败率为 2.4%。修复体的大小形状、观察时间与失败率呈线性关系。修复体越保守，失败率越低。影响后牙修复体寿命的主要因素是患者口腔的龋风险性，其次为修复体的面数量。

后牙复合树脂修复失败常见的原因有：①继发龋；②修复体折裂；③边缘缺陷；④磨损；⑤术后敏感。

继发龋的形成在于修复体与洞壁之间存在微渗漏。微渗漏形成的原因包括：①未有效隔湿，粘接失败；②充填时聚合收缩过大，当聚合应力大于粘接力时，导致粘接界面形成间隙。

修复体折裂的主要原因是：①适应证选择不当；②修形时未能有效消除咬合力集中点。因此在治疗前和充填后，均应仔细检查患者的咬合情况，特别是治疗牙与对颌牙的咬合关系。

复合树脂材料经过多年改进，其磨损率与牙釉质的磨损率基本相同。但对于磨牙症患者而言，修复体磨损仍是一个值得关注的问题。自酸蚀粘接技术术后敏感发生率可能较酸蚀 - 冲洗粘接技术低。因此必须严格按照临床操作规范进行操作。

第四节　V类洞直接修复术

V类洞是涉及牙唇面和舌面颈 1/3 的窝洞，常用于非龋性牙颈部缺损和根面龋。可用于 V类洞直接修复的材料包括玻璃离子体、复合树脂和复合体。在材料的选择上，应考虑的影响因素如美观性、龋活跃性、隔湿以及患者年龄等。

前牙唇面、前磨牙颊面常发生颈部缺损，修复时对美观要求较高，因此复合树脂是最常用的修复材料。龋活跃性较强的患者，尤其是累及根面的龋损，建议首先做龋病风险评估，教育患者保持口腔清洁，使用玻璃离子体进行修复。老年人口腔出现增龄性变化，如口腔唾液分泌减少、牙龈萎缩、牙根暴露，根面龋和非龋性颈部缺损的发生率增加。在此情况下，首选玻璃离子体材料。

一、准备过程

画廊：ER12-22 V类洞的比色和隔离

画廊：ER12-23 V类洞改良型预备

V类洞直接修复在预备之前需要进行比色和隔离。比色时需要注意，牙颈部 1/3 的颜色较深。

V类洞直接修复时可采用橡皮障隔离或棉卷加吸唾器的方法隔离。橡皮障隔离必须用 212 号橡皮障夹。为了获得理想修复效果，建议常规使用排龈线。

二、牙体预备

由于V类洞位于颈 1/3 处，常累及根面，涉及牙釉质、牙本质和牙骨质，因此预备时应根据不同情况分别进行处理。

1. **改良型预备**　适用于小到中等的、完全位于牙釉质内的V类洞缺损（见图 12-1-2E、F）。不需预备直的洞壁或固位沟。预备后的窝洞呈敞开的"勺"状。

磨损或酸蚀症导致的颈部龋损采用改良型预备。预备时仅需要用金刚砂钻将洞壁磨粗糙，在牙釉质洞缘预备斜面即可。

2. **斜面型预备**　适用于替换已有的V类洞银汞合金修复体，或者较大的根面龋（见图 12-1-3E、F）。

窝洞特点是在传统型预备的基础上对牙釉质洞缘预备斜面，而位于根面的洞缘呈直角，轴壁深度为 0.75mm，根据窝洞大小可备或不备固位沟。牙釉质斜面宽度为 0.25～0.5mm。

3. **传统型预备**　仅适用于龋损或缺损完全位于根面，而未累及牙釉质的V类洞。因为洞缘完全位于根面牙骨质，不需预备斜面。其特点是洞缘均呈直角，轴壁深度为 0.75mm。此深度方能提供充足的外壁宽度以支撑洞壁和修复材料的强度和预备固位沟的可能。轴壁呈一定弧度，与颊面的生理弧度一致。根据缺损情况，可沿龈轴线角或切轴线角预备固位沟，固位沟应位于切壁或龈壁，深度为 0.25mm。

三、V类洞的复合树脂修复

1. **粘接**　V类洞修复时可根据情况选择自酸蚀粘接系统或选择性酸蚀粘接系统。自酸蚀粘接剂具有方便操作的优点。使用酸蚀剂时，需要注意不要接触牙龈组织，以免刺激牙龈出血。建议使用凝胶型酸蚀剂，只酸蚀牙釉质洞缘。

2. **充填和固化**　V类洞虽然窝洞较浅，使用常规树脂时仍需要分层充填和固化。最后一层填充时尽量与牙体颈部外形轮廓一致，减少修形时间。可使用流动型复合树脂，操作方便，有利于成形。

3. **修形和抛光**　使用火焰状修形钻或金刚石钻进行修形，使用橡皮抛光尖或抛光杯进行抛光。注意不要损伤牙龈组织。

四、V类洞的玻璃离子体修复

玻璃离子体的优点使其适合于V类洞修复，尤其是老年人和龋活跃性较强的根面龋。

1. 粘接　玻璃离子体依靠自身化学反应实现对牙本质的粘接。

绝大多数传统型玻璃离子体需要用 10% 聚丙烯酸（polyacrylic acid）酸蚀牙本质表面 20s，以去除玷污层，增加材料对牙本质的粘接。树脂改良型玻璃离子体和复合体则需要使用配套的粘接剂。具体使用严格遵照产品说明书。

2. 充填和固化　化学固化型玻璃离子体调拌后应迅速直接充填入窝洞内。光固化型或双固化型玻璃离子体充填后需要光照固化。

3. 修复和抛光　传统型玻璃离子体需要 24h 固化，修形和抛光应在完全固化后进行。光固化型玻璃离子体和复合体在光固化后即可进行修形和抛光。具体方法与复合树脂的修形和抛光相同。

思考题

1. 复合树脂修复的技术要点有哪些？
2. 复合树脂修复成功的关键因素有哪些？

（陈　智）

参考文献

1. 樊明文. 复合树脂多层美学修复 - 基础理论与临床. 北京：人民卫生出版社，2011.
2. 高学军. 复合树脂直接粘接修复. 中华口腔医学杂志，2008，43（3）：187-189.
3. 陈智. 新型流动复合树脂在牙体修复中的应用. 中华口腔医学杂志，2015，50（6）：331-336.
4. RITTER A V, BOUSHELL L W and WALTER R. Sturdevant's Art and Science of Operative Dentistry. 7th ed. Elsevier, 2019.
5. FERRACANE J L. Resin composite-State of the art. Dent Mater, 2011, 27（1）：29-38.
6. CRAMER N B, STANSBURY J W, BOWMAN C N. Recent Advances and Developments in Composite Dental Restorative Materials. J Dent Res, 2011, 90（4）：402-416.
7. OPDAM N J, VAN D E SANDE F H, BRONKHORST E. Longevity of Posterior Composite Restorations：A Systematic Review and Meta-analysis. J Dent Res, 2014, 93（10）：943-949.

第十三章　深龋治疗与盖髓术

>> **学习要点**

掌握：深龋治疗的原则及盖髓术的适应证。

熟悉：间接盖髓术和直接盖髓术的操作步骤。

了解：盖髓术的原理。

第一节　深龋的治疗

龋病发展到牙本质深层，牙髓很容易被外界，包括机械、温度、化学和龋损牙本质的细菌及其代谢产物所激惹。治疗深龋时，如处理不当也容易造成牙髓的损害。

一、深龋的治疗原则

（一）停止龋病发展，促进牙髓的防御性反应

去除龋损组织，消除感染源是停止龋病发展的关键步骤。原则上应去净龋损组织，尽量不穿通牙髓。由于深龋接近牙髓，去除龋损组织时应特别小心，应去除感染牙本质（caries-infected），保留部分近髓的受累牙本质（caries-affected），必须根据不同年龄的髓腔解剖特点，结合洞底的硬度和患者反应等具体情况而做处理。例如，年轻人的髓腔大、髓角高，软化牙本质多、着色浅、硬化牙本质少，去龋时易穿髓。如果患牙无自发痛，在去净龋损牙本质后有穿髓可能，可保留轴壁和髓壁近髓处少量已脱矿的牙本质，采用间接盖髓术，盖以有抑菌和促进修复性牙本质形成的制剂，如氢氧化钙，以达到终止龋病发展和促进牙髓防御性反应的目的。特别是急性龋，牙本质脱矿过程进展快，病变组织中细菌侵入的深度相对较浅，去龋损时不必将所有软化牙本质去净，以避免穿髓。

（二）保护牙髓

术中必须保护牙髓，减少对牙髓的刺激。在治疗深龋时应尽量避免对牙髓造成机械、温度的刺激。去软龋时，用挖器从软龋边缘开始平行于洞底用力，或用较大的球钻间断、慢速磨除，切勿向髓腔方向加压。随时用水冲洗窝洞，棉球拭干，保持视野清楚。用探针探查有无穿髓孔时，应沿窝洞轻轻滑动，勿施加压力，以防穿通髓腔。

深龋治疗时，洞侧壁的软化牙本质应彻底去净，而覆盖髓腔的洞底，包括髓壁和轴壁，去净软化牙本质后，有时可能引起牙髓暴露，特别是在髓角处。在此种情况，可保留少许洞底近髓处的软化牙本质，并做特别处理，以避免牙髓穿通，造成对牙髓的损伤和感染。

（三）正确判断牙髓状况

正确判断牙髓状况是深龋治疗成功的基础。深龋时，牙髓受外界刺激而发生病变的可能性较大，故治疗深龋时，首先要对牙髓状况作出正确判断，才能制订出正确的治疗方案。

深龋时，细菌可经牙本质小管进入牙髓而使牙髓感染。牙本质厚度小于 0.3mm 者牙髓可有明显炎症，小于 0.2mm 则牙髓中可发现细菌，即使未穿通髓腔，牙髓也可能感染。洞底与髓腔之间的牙本质厚度临床上很难估计。细菌的侵入与龋病发展速度也有关。急性龋时，病变发展快，修

复反应少，脱矿区较宽，再矿化的硬化牙本质较窄，细菌侵入的深度相对较浅，一般存在于外层腐质区。慢性龋的病程缓慢，脱矿区较窄，硬化牙本质区较宽，细菌可存在于脱矿区。牙髓反应除与牙本质厚度和病变进程有关外，与细菌种类和数量及致病性、牙本质钙化程度、牙髓细胞和微循环状况、患者年龄等因素也有关，这些因素可影响牙本质的通透性和牙髓的反应性。

深龋时牙髓的反应性可受到以上多种因素的影响，对牙髓状态的判断较困难。临床上可通过详细询问病史，了解患牙有无自发痛、激发痛、刺激去除后有无延缓痛等。结合临床检查，包括视、探、叩诊等，必要时行牙髓温度测验、电活力测验及影像学检查。主要与牙髓炎早期、慢性闭锁性牙髓炎、牙髓坏死等鉴别，不要将已有牙髓病变的患牙误认为单纯的深龋来处理。

二、深龋的治疗方法

在排除了不可复性牙髓炎和牙髓穿孔的情况后，根据近髓牙本质厚度、牙髓状态以及患牙软龋能否去净，采取不同的治疗方法。

对于无自发痛、激发痛不严重、刺激去除后无延缓痛、能去净龋损牙本质、近髓牙本质厚度 >0.5mm、牙髓基本正常的患牙，多数情况下可一次完成树脂充填治疗，即窝洞预备后，行复合树脂修复术。对于软化牙本质不能一次去净，牙髓 - 牙本质反应能力下降，无明显主观症状的深龋可采用间接盖髓术（indirect pulp capping），即用具有消炎和促进牙髓 - 牙本质修复反应的盖髓制剂覆盖于洞底，促进软化牙本质再矿化和修复性牙本质形成，保存健康牙髓。去龋过程中一旦牙髓暴露，则去净软化牙本质，通常穿髓孔直径不超过 0.5mm 可采用直接盖髓术（direct pulp capping），即用盖髓剂覆盖于牙髓暴露处，以保护牙髓，保存牙髓活力。

间接盖髓术与直接盖髓术合称为盖髓术（pulp capping），是一种活髓保存的方法，即在接近牙髓的牙本质表面或已暴露的牙髓创面上，覆盖能使牙髓组织修复的制剂，以消除病变，保护牙髓。

第二节 盖 髓 术

盖髓术（pulp capping）是一种保存活髓的方法，即在接近牙髓的牙本质表面或已暴露的牙髓创面上，覆盖具有使牙髓病变恢复效应的制剂，以保护牙髓，消除病变。盖髓术又可分为直接盖髓术和间接盖髓术。

一、间接盖髓术

间接盖髓术是将盖髓剂覆盖在接近牙髓的牙本质表面，以保存牙髓活力的方法。主要用于治疗无牙髓炎临床表现的深龋患牙。常用的间接盖髓剂有氢氧化钙制剂等。

（一）原理

牙髓对外来刺激有一定的防御和修复能力。牙髓对龋病最常见的反应是牙本质硬化，硬化层中牙本质小管部分或全部被磷灰石和白磷钙石（whitlockite）晶体等矿物质阻塞，减少牙本质通透性以保护牙髓。牙髓可通过形成修复性牙本质，阻止细菌及其产物进入牙髓，限制毒性产物扩散。

通过间接盖髓治疗，去除外层感染牙本质和龋损中大部分细菌，利用盖髓剂覆盖并隔离细菌所需的物质，使脱矿区和硬化层中的细菌明显减少。氢氧化钙等盖髓剂作为一种温和刺激物或诱导剂，维持局部的碱性环境，有利于成牙本质细胞样细胞分化并形成修复性牙本质。硬化层的保留和修复性牙本质的形成，避免了牙髓暴露。间接盖髓术是保存活髓的有效治疗方法。

（二）适应证

1. 深龋、外伤等造成近髓的患牙。

2. 深龋引起的可复性牙髓炎，牙髓活力正常，X 线片显示根尖周组织健康的恒牙。

3. 无明显自发痛，去净腐质未见穿髓却难以判断是慢性牙髓炎或可复性牙髓炎时，可采用间接盖髓术作为诊断性治疗。

以下情况不适用间接盖髓术：①外伤性或深龋治疗过程中机械性露髓的患牙；②临床检查有不可复性牙髓炎或根尖周炎表现的患牙。

图片：ER13-1
间接盖髓术流
程图

视频：ER13-2
间接盖髓术

（三）操作步骤

1. 局部麻醉　对患牙行局部麻醉。

2. 隔离患牙　橡皮障隔离患牙。

3. 去龋　用大球钻低速去除龋损组织，再以挖匙去除近髓处的软龋，尽可能去除所有龋损组织或仅保留少许近髓软龋，应注意避免穿髓。可采用选择性去龋（selective removal），窝洞洞缘和侧壁去龋至硬化牙本质，窝洞髓壁和轴壁则保留韧化牙本质（firm dentin），以避免露髓。

4. 放置盖髓剂　用消毒棉球拭干窝洞后，于近髓处放置氢氧化钙盖髓剂。

5. 充填　盖髓后直接行永久充填为一步去龋法（one-step excavation）间接盖髓术。也可采用分步去龋法（stepwise excavation）间接盖髓术。对于分步去龋法，盖髓后用玻璃离子暂封窝洞，观察3～6个月，复诊时如无症状，去除充填材料，观察窝洞牙本质是否硬化，如仍有软化牙本质，去除后，行复合树脂充填；如均为硬化牙本质，直接复合树脂充填（图13-2-1）。

分步去龋法可能会增加露髓风险，不利于牙髓健康，而且多次治疗也增加了治疗费用、就诊时间和患者的不适感。

若患牙经盖髓治疗后对温度刺激仍敏感，可除去盖髓剂及暂封物，更换新的盖髓剂暂封，直到症状消失后再行永久充填。

二、直接盖髓术

直接盖髓术是用药物覆盖牙髓暴露处，使牙髓组织免于新的损伤刺激，促进牙髓愈合修复，以保持牙髓活力的方法。从组织学角度而言，许多龋源性露髓的患牙经盖髓治疗后，牙髓呈慢性炎症状态。因此，直接盖髓术多用于外伤性和机械性露髓患牙的保髓治疗。常用的直接盖髓剂有MTA及氢氧化钙等。

（一）原理

牙髓细胞在受到刺激后可分化为成牙本质细胞样细胞，促进受损的牙髓愈合。将盖髓剂覆盖在暴露的牙髓创面上可以消除感染和炎症，保护牙髓组织，恢复牙髓健康状态。

对牙髓暴露、牙根未发育完成的年轻恒牙，可进行直接盖髓术保存活髓。为避免牙髓钙化或发生内吸收，直接盖髓治疗后，只要根尖孔发育完成，应进行根管治疗。

（二）适应证

1. 根尖孔尚未发育完全，因机械性或外伤性露髓的年轻恒牙。

2. 根尖已发育完全，机械性或外伤性露髓，穿髓孔直径不超过0.5mm的恒牙。

3. 露髓位置无出血或仅有少量出血。

以下情况不适用直接盖髓术：①龋源性露髓的乳牙；②临床检查有不可复性牙髓炎或根尖周炎表现的患牙；③露髓孔较大的患牙；④露髓点有不可控的出血。

（三）操作步骤

1. 局部麻醉　对患牙行局部麻醉。

2. 隔离患牙　橡皮障隔离患牙。

3. 制备洞形

（1）对于机械性或外伤性因素引起牙髓暴露的患牙，操作过程中要求动作准确到位，避开穿髓孔，及时清除洞内牙体组织碎屑，以防止牙髓再感染。

图片：ER13-3
直接盖髓术流
程图

视频：ER13-4
直接盖髓术

（2）对于深龋近髓的患牙，以球钻或挖匙依次去除洞壁和洞底的龋坏组织，最后清除近髓处的软龋，一旦牙髓意外暴露应即刻清洗窝洞，置盖髓剂并封闭洞口，尽量减少细菌污染牙髓的机会。

4. 消毒止血　可用次氯酸钠（NaClO）溶液消毒止血，清除血凝块。于髓腔内置浸润次氯酸钠（1.5%～6%）的小棉球，与暴露的牙髓组织接触约1～10min。

5. 放置盖髓剂　用消毒棉球拭干窝洞后，于近髓处放置盖髓剂。

（1）用生理盐水缓慢地冲洗窝洞，清除血凝块及残存的次氯酸钠，严密隔湿下用消毒棉球拭干窝洞。

（2）将MTA、氢氧化钙或其他直接盖髓剂覆盖于暴露的牙髓上。

6. 充填　可采用一步直接盖髓术或两步直接盖髓术。盖髓剂以 MTA 为例,一步直接盖髓术即盖髓后直接用玻璃离子垫底,复合树脂充填。两步直接盖髓术即盖髓后窝洞内放置一小的湿棉球,用玻璃离子封闭窝洞,1～2 周后无任何症状且牙髓活力正常,可去除暂封材料及棉球,复合树脂永久充填。若患牙盖髓治疗 1～2 周后,对温度刺激仍敏感,可继续观察 1～2 周,也可去除暂封物及盖髓剂,更换盖髓剂后暂封观察 1～2 周,症状消失后行永久充填。更换药物时,应注意无菌操作,避免再感染(图 13-2-2)。

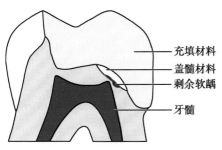

图 13-2-1　间接盖髓术

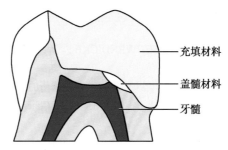

图 13-2-2　直接盖髓术

(四)预后与转归

直接盖髓术能否成功,与适应证的选择、操作时对牙髓的创伤及污染程度密切相关。选择适应证时,必须根据病变的程度、患者年龄以及全身健康状况等作出正确的判断。直接盖髓术的预后取决于以下因素:

1. 年龄　根尖尚未发育完全、血供充分的年轻恒牙预后较好。牙髓组织细胞成分减少、牙本质修复能力降低的成熟恒牙预后较差。

2. 牙髓暴露的类型　机械性或外伤性露髓的患牙预后比龋源性露髓好。外伤性露髓患牙的炎症多局限在距牙髓表面 2mm 范围内,因此制洞后行直接盖髓术的成功率较高,而龋源性露髓的患牙可能存在细菌感染或牙髓炎。

3. 牙髓暴露的范围　牙髓暴露的范围越小,预后越好;牙髓暴露的范围越大,感染的牙髓组织越多,预后越差。根尖未发育完全的年轻恒牙,若牙髓暴露的直径大于 1mm,则不宜行盖髓术,应行活髓切断术以保存未感染的根髓,使牙根发育完成。

4. 牙髓暴露的位置　如果牙髓暴露处位于牙轴壁,如颈部穿髓,直接盖髓后形成的钙化桥可阻断冠部牙髓的血液供应,导致牙髓脓肿或坏死,预后差,应行活髓切断术。

5. 牙髓暴露的时间　牙髓刚暴露于唾液时,有一定抵抗细菌微生物侵入的能力,但随着暴露时间延长,细菌感染引起牙髓炎的可能性增大,因此,露髓时间越短预后越好。

6. 牙髓暴露的出血量、持续时间和止血能力　如果暴露部位出血过多或在止血 5～10min 后出血仍难以控制,说明炎症性的牙髓组织未完全去除或牙髓炎症已侵及根髓,则应立即行根管治疗术。

7. 边缘渗漏　修复体边缘渗漏会使牙髓炎症持续存在,影响盖髓治疗后牙本质修复,最终导致牙髓坏死。

8. 全身因素　许多系统疾病干扰牙髓结缔组织的修复过程,其中包括肝病、糖尿病、血液病等,对长期使用激素或抗代谢药物者也不宜进行盖髓治疗。

直接盖髓治疗后牙髓组织的转归:①机械性、外伤性因素引起的意外露髓,因盖髓治疗前牙髓无明显感染,愈合效果好。直接盖髓后,在露髓孔处形成血凝块,其下方的牙髓组织充血,出现暂时性炎症反应,随后血凝块机化,成牙本质细胞样细胞形成修复性牙本质,封闭穿髓孔,这种修复一般在术后 2 个月左右完成。②深龋露髓患牙经直接盖髓术后,牙髓组织内残留的毒性产物可引起慢性炎症反应,出现疼痛症状,或因循环障碍导致牙髓钙化或牙内吸收。

直接盖髓术后,应定期复查,即半年复查 1 次,复查 2 年。根据临床表现、牙髓活力检测及 X线检查等判断疗效,如有异常应立即行根管治疗术。

> **思考题**
>
> 1. 如何判断牙髓状态？
> 2. 盖髓术的关键步骤和原理是什么？
> 3. 如何评估盖髓术的预后？

（张　旗）

参考文献

1. 陈智，卢展民，SCHWENDICKE F，等．龋损管理：龋坏组织去除的专家共识．中华口腔医学杂志，2016，51（12）：712-716.

2. 周学东，黄定明，刘建国，等．牙髓损伤的活髓保存治疗．华西口腔医学杂志，2017，35（4）：339-347.

3. HARGREAVES K M, BERMAN L H. Cohen's Pathways of the Pulp. 11th ed. St. Louis: Mosby Elsevier, 2016.

第四篇

牙髓根尖周病

第十四章　牙髓根尖周病治疗的生物学基础

> **学习要点**
>
> 掌握：牙髓 – 牙本质复合体的形态学特点和牙髓根尖周病治疗的生物学基础。
> 熟悉：牙髓的功能及牙髓感觉神经纤维的特点。
> 了解：牙髓的增龄性变化和牙骨质的生理学特点。

第一节　牙髓形态及组织结构

牙髓是牙体组织中唯一的软组织，位于由牙本质围成的牙髓腔内，借狭窄的根尖孔与根尖周组织相连。牙髓作为一种疏松结缔组织，所含的细胞、血管和神经对环境变化的反应与其他疏松结缔组织的反应基本一样。牙髓具有：①被无让性的牙本质包围；②基质富含纤维且具有黏性；③无有效的血液侧支循环；④神经感觉功能单一等特点。这些特点使牙髓的损伤一般都难以恢复，且易产生疼痛。

一、形态学特点

牙髓在牙齿外伤时，暴露于口腔，呈红色的具有黏性的软组织。拔髓针可将牙髓从髓腔内完整地取出，可见牙髓是一个坚实的、黏性的和具有弹性的实体组织。牙髓由明胶状基质构成，富含胶原纤维和纤维束。

显微镜下牙髓分为 4 层：①成牙本质细胞层（odontoblast layer）：位于牙髓的最外层，主要由成牙本质细胞体构成，细胞间含有毛细血管和神经纤维。②无细胞层（cell-free zone）：也称魏氏层或成牙本质细胞下层，位于成牙本质细胞下方，宽约 40μm；该层细胞成分很少，主要由无髓鞘的神经纤维、毛细血管和成纤维细胞的胞浆突构成。在牙本质快速形成时，该层可以缩小或暂时消失。③多细胞层（cell-rich zone）：位于无细胞层的下方，主要由大量的成纤维细胞和储备细胞构成；该层在冠髓区较根髓区明显。④中央区（central zone）：即固有牙髓（pulp proper），是牙髓疏松结缔组织的核心和主体，含有较粗大的神经纤维、血管以及成纤维细胞（图 14-1-1）。

画廊：ER14-1
牙髓形态结构

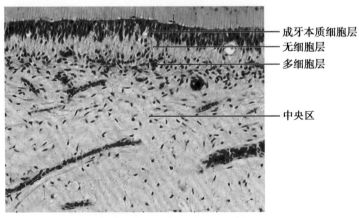

成牙本质细胞层
无细胞层
多细胞层

中央区

图 14-1-1　组织学切片示牙髓分层

二、结构特点

牙髓的结构成分与机体其他疏松结缔组织基本上一样，由细胞、细胞间质和细胞间液组成。

（一）细胞

牙髓的细胞成分包括成牙本质细胞（odontoblast）、成纤维细胞、防御细胞和储备细胞。

1. 成牙本质细胞　是一种特殊的牙髓结缔组织细胞，有形成牙本质的作用，是牙髓牙本质复合体的特征性细胞。成牙本质细胞在牙髓周边呈并肩的栅栏状排列，但在髓角区，由于细胞的过度拥挤，也可呈假复层排列。细胞的大小和形状随所在部位的不同而有所不同，在髓室区为高柱状，在颈部和根中部呈矮柱状或立方状，而在根尖区则呈扁平状。它们的高度为8~25μm，直径为3~8μm。细胞的大小还取决于它们的功能状态，一般在功能旺盛时要大一些。成牙本质细胞不能进行有丝分裂，被认为是分裂后细胞或终末细胞。

图片：ER14-2
成牙本质细胞层

成牙本质细胞突（odontoblast process）是成牙本质细胞伸入牙本质小管中的原浆突，一般仅局限于牙本质内侧1/3~1/2，但也可贯穿整个牙本质层，到达釉质牙本质界或牙本质牙骨质界。在前期牙本质中，该细胞突完全充满牙本质小管，随后它与小管壁分离，并在末端形成许多细小分支。未被细胞突占据的牙本质小管空间，由牙本质液所充盈。

成牙本质细胞突在近牙髓端粗大，近末端细小，平均直径为2μm，平均长度为2μm。原浆突内缺乏较大的细胞器，主要含有一些微管和微丝，它们有传递胞内物质和支持细胞突的作用。

2. 成纤维细胞　是牙髓中的主体细胞，又称牙髓细胞，它们分布于整个牙髓，特别密布于多细胞层。成纤维细胞可产生明胶状基质和胶原纤维，相对未分化的成纤维细胞可分化为成牙本质细胞。

成纤维细胞可呈细长的纺锤状，也可为有多个短突起的星状。它们在功能旺盛时胞体较大，反之则胞体较小。一般来讲，成纤维细胞的健康状态可以反映牙髓的年龄和活力以及牙髓抵御外来有害刺激的潜能。

3. 防御细胞　牙髓结缔组织中还有一些具有防御作用的细胞。包括：①巨噬细胞：血液中单核细胞进入组织后，可成为巨噬细胞，后者也可来源于组织中的间质细胞。巨噬细胞可吞噬细菌、异物或坏死细胞，同时具有抗原呈递作用，参与免疫反应。②其他细胞：树突状细胞、淋巴细胞、肥大细胞也可存在于正常牙髓中，它们可能与牙髓的免疫监视作用有关。牙髓有炎症时，上述细胞的数目可明显增多。

4. 牙髓干细胞　牙髓中许多成纤维细胞被认为处于相对未分化状态，与大多数其他结缔组织中的成纤维细胞相比，牙髓组织中的成纤维细胞则更多维持在一种相对未分化状态，目前认为它们是牙髓干细胞（dental pulp stem cells, DPSCs），有高度增殖、自我更新的能力和多向分化的潜能。牙髓损伤修复，特别是牙髓暴露或牙髓切断术后牙本质桥形成的相关实验模型的研究结果表明，在新形成的成牙本质细胞分化之前的细胞有丝分裂活动主要发生在血管周的成纤维细胞中。牙髓干细胞并没有非常显著的细胞表面标志物，目前主要采用间充质干细胞的标记，如STRO-1被认为是较好的表面标记，其他常用的有CD44, CD73, CD90等，干细胞标记如Nestin, Nanog, Sox2, SSEA4等，除此之外，CD34, CD45的阴性表达也常用于筛选牙髓干细胞。牙髓干细胞在体外诱导环境中可向牙向分化、软骨向分化、骨向分化、脂向分化、神经向分化等，不同集落来源的牙髓干细胞分化潜能具有差异。

（二）细胞间成分

牙髓细胞间成分包括胶原纤维、不定形基质和细胞间组织液，它们在维持牙髓结构的完整性和牙髓的生理功能方面具有重要意义。

1. 胶原纤维　牙髓中含有丰富的胶原纤维，它们交织成松散、不规则的网状，以支持牙髓组织中的其他结构成分。牙髓中的胶原纤维由成牙本质细胞和成纤维细胞合成和分泌，胶原类型主要为Ⅰ型和Ⅲ型。牙本质胶原纤维主要为Ⅰ型，因此Ⅰ型胶原纤维可能由成牙本质细胞合成。

牙髓中存在着不同大小的胶原纤维。一些细小的纤维，是正在发育和年轻牙髓中的优势纤维，被称为网状、嗜银或原胶原纤维。随着牙髓的成熟，这些细小的胶原纤维在长度和直径上逐渐增加，成为成熟的胶原纤维。胶原纤维一旦成熟，就很难被破坏和从牙髓中清除。随着年龄的增长，胶原纤维在牙髓中不断聚积，最后导致牙髓纤维化。在牙髓周边还存在一种特殊排列的胶原束，被称为 von Korff 纤维，它呈螺旋状，从成牙本质细胞间进入牙本质基质。

2. 基质　是细胞间的不定形胶状物质，其主要化学成分是蛋白多糖。蛋白多糖中的多糖成分种类较多，总称为糖胺多糖。牙髓中主要有两种类型的糖胺多糖，即透明质酸和硫酸软骨素，其中透明质酸是基质中的主要成分，它们使基质具有黏性且呈胶状。

基质包绕和支持着牙髓中的各种有形成分，并且是血管与细胞之间传递营养物质和废料的重要介质，胶状基质也是抵抗细菌和毒性产物在牙髓组织中扩散的一道屏障。黏性的基质使炎症时组织压的增加仅局限在受损区局部，同时胶原纤维也可增强基质的黏性，使组织压不易扩散到整个牙髓。但局部组织压的过度增高，可使静脉萎缩，血液淤滞或局部缺血，最终导致局部细胞的坏死。

3. 组织液　来源于毛细血管，其成分与血浆相似。一般情况下，组织液中的水与基质蛋白多糖相结合，构成液态胶体系统，这有利于可溶性物质来往于基质中。炎症时，基质可以快速释放出游离的水，使组织压增高。实验表明，正常牙髓内组织压为 0.8～1.3kPa，在可复性牙髓炎时，组织压可上升到 1.7kPa 左右，而在急性牙髓炎时，其组织压可上升到 4.6kPa，过高的组织压提示牙髓处于不可复状态。

第二节　牙髓的生物学功能

牙髓具有 4 种基本功能：①成牙本质细胞形成牙本质；②血液系统向牙髓牙本质复合体提供营养成分；③感觉神经纤维传导痛觉；④成牙本质细胞及结缔组织成分对外界刺激的保护性反应。

一、形成功能

牙髓在其整个生命过程中有不断形成牙本质的功能，但形成牙本质的速率和形式有所不同。在牙萌出之前所形成的牙本质为原发性牙本质（primary dentin），它呈管状且排列有规律，其原因是成牙本质细胞的排列不拥挤，牙也还未开始行使功能。在牙萌出之后所形成的牙本质为继发性牙本质（secondary dentin），它也是规则的管状牙本质，且牙本质小管与原发性牙本质中的小管相延续。随着成牙本质细胞分泌基质和逐渐后退，它们就会变得拥挤且排列紊乱，所形成的继发性牙本质呈波纹状，且形成的速度也相对缓慢。

牙髓受到外界异常刺激如龋病、磨损、酸蚀症和备洞等所诱发形成的牙本质称为第三期牙本质（tertiary dentin），它是一种防御机制，其目的是保护牙髓免受不良刺激。第三期牙本质以往也被称为修复性牙本质（reparative dentin）、刺激性牙本质（irritation dentin）或不规则牙本质（irregular dentin）等。目前认为，若第三期牙本质由原来的成牙本质细胞形成，则称为反应性牙本质（reactionary dentin），虽然牙本质形成的速度较快，但牙本质小管与继发性牙本质中的小管相延续。若第三期牙本质由新分化的成牙本质细胞样细胞形成，则称为修复性牙本质，其牙本质小管形态不规则，数目较少甚至缺乏，也不与继发性牙本质中的小管相延续。若修复性牙本质的形成速度过快，基质中就会含有细胞或组织，形成类似骨组织样外观，因此又被称为骨样牙本质（osteodentin）。

二、营养功能

牙髓通过向成牙本质细胞和细胞突提供氧、营养物质以及牙本质液来保持牙本质的活力，而牙髓丰富的周边毛细血管网是牙髓行使营养功能的基础。毛细血管动脉端的压力，可使血浆中的营养成分经毛细血管进入基质；在毛细血管静脉端，由于渗透压的不同，组织液携带废物可再进入毛细血管和淋巴管。

牙髓的血液来源于上、下牙槽动脉。动脉经根尖孔进入牙髓后，在牙髓中央区向冠部行走，沿途向周边发出分支，从小动脉到微动脉，最后形成毛细血管。毛细血管存在于整个牙髓，并在成牙本质细胞下层形成了密集的毛细血管网，以满足邻近成牙本质细胞层和多细胞层内细胞的功能需

图片：ER14-3
继发性牙本质

图片：ER14-4
修复性牙本质

要。流经毛细血管的血液回流到毛细血管后静脉和小静脉，出根尖孔后汇入牙槽静脉。多根牙在髓室内有丰富的血管吻合，但由于来源于副根管的交通血管不足或缺乏，牙髓无有效的侧支循环。

牙髓中有淋巴管存在，其毛细淋巴管以盲端状起源于牙髓周边，所收集的淋巴液逐步汇入较大的淋巴管，最后牙髓淋巴管与血管和神经一起出根尖孔，汇入相应的淋巴结。毛细淋巴管内皮细胞的间隙较大，且基底膜不连续，使得大分子物质甚至细菌能够进入管中。炎症时，淋巴管可移走过多的组织液、蛋白成分、细胞碎片和细菌等，因此，它具有降低组织压，缓解早期炎症反应的功能。

牙本质液来源于组织液，其组成与血浆成分相似。组织液经成牙本质细胞间不断进入牙本质小管内，成为牙本质液，后者对维持牙本质的生理功能具有重要意义。

三、感觉功能

牙髓丰富的神经分布是其行使感觉功能的基础。由于牙髓内仅有伤害感受器或称疼痛感受器，当它们受到各种外界刺激，如机械、温度或化学刺激时，其冲动传递到中枢都表现为痛觉。因此，牙髓的感觉功能是产生痛觉，功能单一。

（一）神经分布

牙髓的神经主要来源于三叉神经的上颌支和下颌支，其感觉神经纤维束伴随着血管自根尖孔进入髓腔。在中央区可见较粗大的神经纤维，随着向冠方和周边的行走，它们逐渐分出越来越细小的分支。在邻近多细胞层，广泛的神经分支形成了神经壁层（parietal layer of nerves），也称Raschkow丛（plexus of Raschkow），该神经丛包括有髓鞘的 Aδ 纤维和无髓鞘的 C 纤维。在多细胞层，有髓鞘纤维开始失去它们的髓鞘，并在无细胞层形成一个密集的纤维网络或游离的神经纤维丛。最后，许多纤维进入成牙本质细胞层，部分纤维还可伸入前期牙本质层以及牙本质的内层（图 14-2-1）。牙髓感觉神经末梢为游离的神经末梢，它们是疼痛感受器，所以任何有害刺激作用于牙髓后，机体只感受到痛觉。

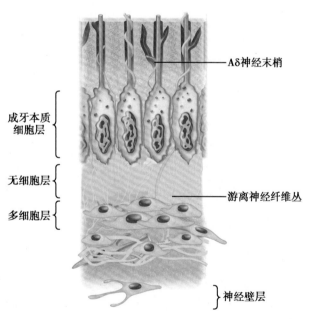

图 14-2-1　牙髓神经分布示意图

牙髓感觉神经纤维包括 Aδ 纤维和 C 纤维，虽然它们都是传递痛觉的纤维，但其特点不同。Aδ 纤维为有髓鞘神经纤维，其末梢主要分布在牙釉牙本质交界区，刺激阈值较低，疼痛特征为尖锐刺痛，一般认为它与牙本质敏感有关。C 纤维是无髓鞘神经纤维，末梢遍布整个牙髓，刺激阈值较高，疼痛特征为烧灼样剧痛，相对而言，它与牙髓炎疼痛相关（表 14-2-1）。另外，C 纤维对缺氧环境有较强的抵抗力，当牙髓组织因缺氧发生坏死时，C 纤维还有活性，这可以解释在预备死髓牙根管时，有时还会发生疼痛的原因。

表 14-2-1　牙髓 Aδ 和 C 纤维的生理特点、临床症状及反应

	纤维直径	传导速度	髓鞘	末梢位置	冷诊	热诊	牙髓电活力测验	可定位	放射痛	疼痛特征	刺激阈值	缺氧相关	髓腔压力相关	炎症介质相关	高渗相关
Aδ 纤维	2～5μm	5～30m/s（快）	在多细胞层和中央区的轴突有，在无细胞层和成牙本质细胞层的终末分支丧失髓鞘	周边，即牙髓牙本质交界区	有反应	有反应	有反应	良好	否	尖锐刺痛，快速、短暂、能忍受	低（9.9μA），在组织未受损伤时即可兴奋	否	否	否	是
C 纤维	0.3～1.2μm	0.4～2.0m/s（慢）	无	整个牙髓近血管处	无反应	有反应	无反应	差	是	烧灼样跳痛，持续、剧烈、难以忍受	高（37.4μA），需较高的刺激，疼痛与组织损伤有关	是	是	是	否

牙髓神经分布方面的一些特点还与牙髓炎时疼痛的特点密切相关。如急性牙髓炎所导致的疼痛常不能定位,且常引起牵涉痛,其原因除了与牙髓内仅有疼痛感受器而无本体感受器有关外,还与神经分布的复杂性相关。有学者对牙髓神经分布的复杂性作了归纳,主要包括:①前牙左、右牙髓神经都可以跨越中线到达对侧三叉神经节内的神经元;②上、下颌第一磨牙牙髓神经在三叉神经节内有明显交叉现象;③三叉神经节内的一个神经元可以控制两颗牙的感觉;④后牙牙髓神经可达到同侧三叉神经节、颈上神经节及耳后神经节内的神经元;⑤三叉神经节内神经元同时支配上、下颌骨以及牙周、头、面部较为广泛的组织的感觉。

（二）炎症性疼痛的机制

牙髓炎的主要症状是疼痛,特别是自发痛在诊断上具有重要意义。牙髓炎疼痛的原因被认为与组织压升高的压迫作用和某些炎症介质直接作用于神经末梢有关,特别是 C 纤维的兴奋与炎症性疼痛关系密切。

1. 组织压升高　牙髓在受到损伤因子的作用下所发生的炎症反应,可导致局部组织水肿和组织压升高。牙髓中的感觉神经纤维主要是 C 纤维,对压力非常敏感,组织压升高的压迫作用可使 C 纤维的末梢兴奋,冲动传至中枢,最后导致疼痛。

随着炎症的发展,大量白细胞所释放的各种酶可导致组织坏死,甚至导致脓肿的形成,这使局部组织张力更高,从而引发剧烈的疼痛。

2. 炎症介质　炎症中的组织细胞、血浆成分和白细胞可释放各种炎症介质,它们除了可通过升高牙髓内组织压引发疼痛外,部分炎症介质还可直接作用于神经末梢。一般认为,炎症介质可使疼痛感受器的痛阈下降,使它们对环境变化的刺激更为敏感。

实验表明,5- 羟色胺能兴奋牙髓 Aδ 纤维,组胺和缓激肽可兴奋 C 纤维而引发牙髓疼痛,白三烯 B4 对牙髓内神经纤维有持久的致敏作用。临床研究表明,5- 羟色胺和前列腺素在有症状牙髓炎中的含量明显高于无症状牙髓炎和正常牙髓,提示它们与牙髓炎疼痛关系密切。

牙髓 C 纤维含有多种神经多肽,如 P 物质、降钙素基因相关肽和神经激肽 A 等,当牙髓受到刺激时,C 纤维可释放这些神经多肽,导致血管扩张和神经末梢的敏感性上升。因此,神经多肽亦参与了牙髓炎疼痛的发生。

（三）闸门控制学说

关于外周神经冲动能否传入高级神经中枢引起疼痛有多种学说,其中引用较多的是闸门控制学说(gate control theory)。根据该学说,在脊髓灰质区的胶质中有闸门装置,它控制着传入冲动向中枢传递。在闸门开放时,冲动可以通过;而闸门关闭时,则冲动不能通过。同时,较高级的大脑中枢也可向下传出冲动,调节该闸门装置。图 14-2-2 是闸门控制学说的模式,该图说明:

动画:ER14-5 疼痛闸门控制学说

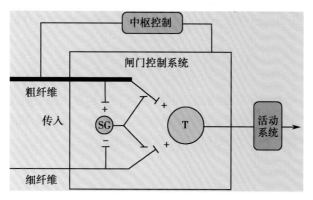

图 14-2-2　闸门控制学说示意图
SG:胶质细胞　T:传递细胞　+:兴奋　-:抑制

（1）外周粗纤维(Aα、Aβ 和 Aγ 纤维,主要传递触觉和压觉等)进入脊髓后,其主支直接到达背角区的中枢传递细胞(T 细胞),其侧支中的一支进入胶质,终止于胶质细胞(SG 细胞);另一支上行至高级中枢。

（2）外周细纤维（Aδ和C纤维，主要传递痛觉）进入脊髓后，其主支也抵达T细胞，亦有侧支终止于SG细胞。

（3）SG细胞发出的轴突进入T细胞区，在外周传入纤维到达T细胞之前，与传入纤维形成抑制性突触，发挥闸门作用。T细胞接受外周传入纤维的冲动，将信号传向中枢活动系统，引起痛觉和痛反应。

（4）来自粗纤维的冲动只能兴奋SG细胞，使后者向T细胞发生抑制性冲动，从而阻断外周纤维向T细胞传递冲动，故闸门关闭。粗纤维还可通过高级中枢的下行传出冲动，调节闸门系统，这是精神因素（包括情绪、痛觉认识、过去痛觉经历等）影响痛觉的原因。

（5）来自细纤维的冲动只能抑制SG细胞，使后者不能向T细胞发生抑制性冲动，因而闸门开放。

（6）当外周纤维受到刺激时，粗纤维的冲动可快速到达SG细胞，使SG细胞兴奋；细纤维的冲动随后到达SG细胞，抑制SG细胞。两种相反作用相互影响，当细纤维的冲动超过粗纤维时，则SG细胞受抑制，闸门打开，然后T细胞被激活，将伤害性刺激冲动传向大脑；当T细胞的冲动达到临界值时，中枢活动系统被触发，导致痛觉和痛反应。当T细胞尚未接受来自SG细胞的抑制性冲动，并为细纤维冲动激发时，它可自由向大脑传递冲动。

闸门控制学说可解释一些临床现象和镇痛机制。例如，应用镇痛安眠剂，由于作用于高级中枢，使闸门预先处于关闭状态，不允许伤害性刺激冲动向上传递，故不会引起疼痛。又如，按摩或加压患处可减轻疼痛，这是由于压觉兴奋了粗纤维，从而使闸门关闭之故。针刺镇痛的原理也与按摩减痛的原理相似。

闸门控制学说也被用来解释牙髓炎时的自发性痛和阵发性痛。有学者推测：Aβ纤维可能是牙髓内的粗纤维，若炎症兴奋了Aβ纤维，后者的冲动可使闸门关闭，从而使C纤维的冲动不能传向中枢；相反，若Aβ纤维未被兴奋，C纤维的冲动到达一定阈值，就可引发痛觉。两种纤维兴奋的程度决定了闸门的状态：细纤维的刺激总和大于Aβ纤维时，产生痛觉；Aβ纤维的兴奋过强时，痛觉就会终止。由于缺乏足够的解剖学依据，故对闸门控制学说仍有争论。

四、防御功能

牙髓在受到一定的外界刺激或损伤时，其内的神经、血管以及牙髓牙本质复合体和防御细胞会出现相应的反应，发挥防御功能。牙髓的防御功能包括疼痛、第三期牙本质形成和炎症反应等。多种分子介质可以通过直接作用于髓周神经细胞，降低疼痛阈值，这些介质在诊断为牙髓炎的患牙中有明显增高表达，如前列腺素、血管活性胺缓激肽、肿瘤坏死因子α、神经肽、P物质、降钙素基因相关肽、神经激肽A、儿茶酚胺等。伴有浅龋和中龋的牙髓中神经肽Y和它的Y1受体，均有明显高表达，神经肽Y作为交感神经系统的神经递质，能调控神经源性炎症。

第三节　牙髓增龄性变化

牙髓增龄性变化是指随着年龄的增加，牙髓在体积、结构和功能上所发生的一些生理性变化。值得注意的是，各种不良刺激可加速牙髓的这些变化，因此在考虑牙髓增龄性变化时，要特别将一些病理性因素即导致牙髓"早老"性变化的因素考虑进去。

一、体积变化

成牙本质细胞具有不断形成继发性牙本质的功能，所以随着年龄的增长，髓腔周围的牙本质会不断增多，牙髓体积就会不断缩小。髓室由大变小，髓角变低或消失，根管由粗变细，根管走向复杂化，根尖孔变窄（图14-3-1）。进行牙髓治疗时，需要拍X线片以了解髓腔的大小和位置，以及根管的粗细和走向，以利于操作，避免髓底或髓腔侧壁的穿孔。

严重的磨损或龋病可诱导牙髓形成修复性牙本质，加速牙髓增龄性变化，使髓腔变小，甚至闭塞。在临床治疗过程中，要特别注意牙髓这种"早老"性变化。

ER14-6
画廊：ER14-6
牙髓增龄性变化（髓腔变小）

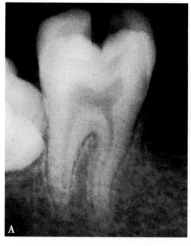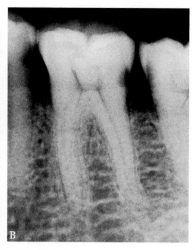

图 14-3-1　牙髓增龄性变化
A. 年轻患者牙髓腔　B. 年老患者牙髓腔

二、结构变化

随着年龄的增加，牙髓内成纤维细胞的大小和数目逐渐减少；成牙本质细胞从高柱状变为立方状或扁平状，在磨牙髓室底处甚至消失，牙髓基质因逐渐失去水分而变得更黏稠。虽然胶原纤维的形成随着细胞成分的减少而逐渐减少，但成熟的胶原纤维不能从牙髓中清除。因此，胶原纤维在牙髓内的堆积可使牙髓出现纤维变性。

在衰老的牙髓中，神经、血管的数目亦明显减少，导致牙髓营养不良性钙化的发生。钙盐可沉积在变性或坏死的细胞、血管壁、神经纤维以及胶原纤维上，在根管内常形成弥散性钙化，而较大的钙化物仅见于髓室内。牙创伤和盖髓术常可诱发和加速牙髓组织钙化，使年轻恒牙的髓腔也会出现钙化性闭塞，增加根管治疗的难度。

三、功能变化

随着牙髓中细胞成分的减少，牙髓的各种功能会逐渐降低。根尖孔的变窄和血管数目的减少可造成牙髓血供的减少，使牙髓中的细胞因缺乏足够的营养物质和氧而逐渐丧失它们在防御和修复方面的功能。神经纤维数目的减少，也导致了发生增龄性变化的牙髓对外界刺激的敏感性降低。继发性和修复性牙本质的形成，降低了牙本质的通透性，使牙髓暴露机会减少。但一旦牙髓受损，因其修复能力降低，痊愈比较困难。

第四节　根尖周组织生理学特点

根尖周组织是指根尖部的牙周组织，包括牙骨质、牙周膜和牙槽骨，其组织生理学特点与牙髓有着明显的不同。

一、牙骨质

牙根冠方 2/3 的牙骨质为薄的板层状结构，而根尖 1/3 的牙骨质为较厚的不规则的板层状结构，多为细胞性牙骨质。牙骨质的基本功能是将牙周膜的主纤维附着于根面上。除此之外，牙骨质还可行使一些其他的生理功能。

在正常情况下，根尖 1/3 不断有细胞性牙骨质的沉积，以补偿牙冠的磨耗。这种不断沉积的特点使牙根不断增长和使根尖孔逐渐缩小。根尖孔过度的缩小将影响血液进入牙髓，诱发牙髓的退行性或增龄性变化。虽然牙根的长度在不断增加，但如果以牙本质牙骨质界为测量标准，随着牙冠的磨耗，根管工作长度却在不断减少。在根管充填后，根尖牙骨质持续性的沉积将增加牙本质

ER14-7

图片：ER14-7
髓石

ER14-8

画廊：ER14-8
根尖孔牙骨质沉积

牙骨质界与根尖孔之间的距离。

根管预备的深度应止于牙本质牙骨质界,通常距根尖孔 0.5～1mm,在老年患牙该值大于 1mm。牙本质牙骨质界是根管最狭窄处,是牙髓与牙周组织的分界,因此,它又被称为组织学根尖孔。在根管治疗中,组织学根尖孔可协助根管预备器械在根尖的定位,同时可预防根充材料超出根尖孔。

牙骨质可修复因炎症导致的牙根病理性吸收,也可修复因牙移位导致的牙根生理性吸收,在对后者的修复过程中,可使根尖孔开口更偏向侧方。另外,在根尖诱导形成术后,牙骨质在根端硬组织屏障形成中亦具有重要作用。

二、牙周膜

牙周膜内分布有触觉(压觉)感受器和疼痛感受器。前者可传导压力和轻微接触牙体的外部刺激,发挥本体感受功能;而后者可传导痛觉,参与防御反应。当根尖周组织发生炎症时,由于炎症介质的释放、血管的扩张和局部组织压力的增加,患者既可感受到痛觉,又能指出患牙所在。

与牙髓相比,牙周膜的侧支循环较为丰富,其血供有 3 个来源:①牙槽动脉在进入根尖孔前的分支;②牙槽的血管通过筛状孔进入牙周膜;③牙龈血管也可分支至牙周膜。这些血管在牙周膜内形成血管网,能较好地清除炎性产物,使病变在接受合理治疗后易于恢复和痊愈。根尖周淋巴管也较丰富,因此在发生根尖周炎时,所属淋巴结可肿大,扪压时产生疼痛。另外,牙周膜丰富的血液供应还有营养牙骨质的功能。经过治疗的无髓牙或死髓牙仍能保留于颌骨内并行使其咀嚼功能,就是借助于牙周膜的联系和营养。

根尖周牙周膜内含有成纤维细胞、组织细胞和未分化的间质细胞,后者在炎症过程中可分化成各种细胞,如成牙骨质细胞、成骨细胞或破骨细胞等。根尖周牙周膜内还含有来源于上皮根鞘的外胚叶细胞索,即牙周上皮剩余,它在受到炎症刺激时可增殖,从而在根尖周囊肿的形成中起重要作用。

三、牙槽骨

牙槽骨由固有牙槽骨和支持骨组成。固有牙槽骨为薄层致密骨,构成牙槽窝的内壁,它在 X 线片上呈围绕牙根的连续阻射白线,又称硬骨板。持续性根尖周炎症可导致根尖周硬骨板的吸收,在 X 线片上可表现为阻射白线的模糊、中断,甚至消失。硬骨板矿物质被吸收 30%～50% 时,在 X 线片上才能显示出来,因此,早期根尖周病损不一定能被 X 线片检出。

固有牙槽骨上有许多小孔,它们是血管、神经进出的通道,这些小孔使固有牙槽骨呈筛状外观,因此又被称为筛状板。因为固有牙槽骨的筛状特点,由根尖周炎压力引发的疼痛远没有牙髓炎疼痛那么剧烈。

第五节　牙髓根尖周病治疗的生物学基础

一、活髓保存术的治疗学基础

牙髓病变局限或可逆时,多选择以保存活髓为目的的治疗方法,包括盖髓术和牙髓切断术等,活髓保存术由于有活髓的存在,其治疗的生物学基础主要在于牙髓牙本质复合体的自我修复功能,包括:①局部感染和炎症反应的控制和消除;②成体干细胞或前体细胞的动员和募集及增殖;③干细胞在受到刺激后最终分化为成牙本质细胞样细胞;④促进受损的牙髓愈合形成第三期牙本质等,最终达到保护牙髓组织,恢复牙髓健康状态的目的。该过程中,炎症反应是组织修复发生的前提条件,炎症反应中,抗原呈递树突状细胞或特异性成牙本质细胞和成纤维细胞膜受体激活、细胞因子的分泌,可激活牙髓组织中潜在的干细胞形成成牙本质细胞样细胞,发挥功能形成钙化桥。目前对于分化的成牙本质细胞样细胞的来源尚存在争议,包括成纤维细胞、血管周细胞、骨髓间充质干细胞或其他未分化间充质干细胞。

二、牙髓再生治疗的生物学基础

对于牙根未完全形成之前发生牙髓严重病变或根尖周炎症的年轻恒牙，目前可选择的方法有根尖诱导成形术、根尖屏障术和牙髓再生治疗技术等进行治疗。牙根未发育完全的牙齿，其根尖部的细胞具有多潜能，在炎症消除后，能分化为多种细胞，不仅继续形成根尖的牙体组织，而且可重建根尖周组织。根尖部的牙髓、牙乳头、上皮根鞘是根尖诱导形成的组织基础。譬如根尖牙乳头干细胞（stem cell from the apical papilla，SCAP）受赫氏上皮根鞘（Hertwig's epithelial root sheath，HERS）调控，一系列的上皮 - 间充质交互作用会引导牙根发育和成形。对于根端残留活髓或牙乳头组织存活的患牙，药物诱导如氢氧化钙制剂可通过抑制细菌生长，中和炎症反应的酸性产物，提高根尖周存活细胞中碱性磷酸酶的活性，促进局部结缔组织细胞的分化，使根管侧壁沉积骨样牙本质、类牙骨质和类骨质，以延长牙根并封闭根尖孔。

再生性牙髓治疗技术则更接近于牙髓组织工程，除了和根尖诱导成形术相类似的生物学基础外，功能性牙髓牙本质复合体的再生，更依赖于组织工程的生物学基础，包括将合适的干细胞和生长因子合理分布并包埋在支架内，置入根管内，从而促进组织的再生。牙髓血运重建术（dental pulp revascularization）常用支架材料为血凝块、富血小板血浆（platelet-rich plasma，PRP）、富血小板纤维蛋白（platelet-rich fibrin，PRF）、可吸收性明胶海绵（gelatin sponge），将其导入感染控制后的根管内后，可形成纤维蛋白三维支架并释放大量生长因子及蛋白等生物活性因子，这些活性因子可以参与诱导细胞的迁移、增殖、分化，具有调节免疫应答和组织愈合的作用，从而最终形成类牙髓样组织。有临床前研究将充满干细胞／生长因子／支架复合体的牙齿埋入裸鼠皮下，通过病理学检测可发现新生血管化组织并伴有新形成的具有分化和矿化能力的成牙本质细胞样细胞。除此之外，还有研究采用 17%EDTA 处理根管牙本质壁，释放出包埋在牙本质壁内的内源性生长因子，利用人的 SCAP 或牙髓干细胞（dental pulp stem cell，DPSC），置入聚乳酸 - 羟基乙酸共聚物（polylactic-co-glycolic acid，PLGA）支架，均能再生出血管化组织，且组织学证明成牙本质细胞样细胞分化和在根管壁上可形成空间结构正确的牙本质样结构。

三、根尖周炎愈合的生物学基础

牙髓病变范围大或不可逆时，对于根尖发育完成的牙齿多采用根管治疗术进行治疗。根管治疗术的生物学基础主要集中在根尖周组织的损伤修复，其过程与体内其他结缔组织损伤修复的基本原理一致，首先形成纤维血管化肉芽组织，激活巨噬细胞清除坏死组织和死菌，最终修复或再生损伤组织。根尖周缺损的修复主要依靠组织再生和一定程度上的纤维化完成，局部组织中参与根尖周组织损伤修复过程的细胞包括牙槽骨来源的成骨细胞和骨髓间充质干细胞，以及牙周膜来源的多潜能干细胞。根尖周修复过程中，通过细胞凋亡来清除多余的增生细胞如内皮细胞、成纤维细胞、上皮细胞等，同时通过金属基质蛋白酶重建胞外基质。

思考题

1. 牙髓在显微镜下可分为哪几层？
2. 简述成牙本质细胞的形态和功能特点。
3. 何为第三期牙本质？
4. 简述牙髓感觉神经纤维的生理特点。

（叶　玲）

参考文献

1. TORABINEJAD M，WALTON R E，FOUAD A F. Endodontics principles and practice.5th ed. St.Louis: Elsevier Inc.，2014.
2. HARGREAVES K M，BERMAN L H. Cohen's pathways of the pulp. 11th ed. St.Louis: Elsevier Inc.，2016.
3. 边专. 口腔生物学. 4 版. 北京：人民卫生出版社，2012.

学习笔记

第十五章　牙髓根尖周病的病因及发病机制

>> 学习要点

掌握：
1. 细菌因素在牙髓病和根尖周病发病中的作用及机制。
2. 牙髓病及根尖周病的感染途径。
熟悉：细菌因素的致病机制及宿主的反应。
了解：物理、化学、免疫因素的作用。

　　牙髓病和根尖周病是多因素交互作用所致的、病理机制非常复杂的病损，其发病机制尚不完全清楚，并未能形成成熟的理论，其中许多学说需要进一步的研究证实。目前认为，引起牙髓病和根尖周病的原因主要有细菌感染、物理和化学刺激以及免疫反应等，其中细菌感染是导致牙髓病和根尖周病的主要因素。

第一节　微生物因素

　　牙髓病和根尖周病由微生物（microorganism）感染所致。人类对牙髓细菌感染的认识可追溯到 100 多年前。Miller 于 1890 年首次证实了在人坏死牙髓组织中有细菌的存在。此后，许多研究亦相继证实了细菌与牙髓病和根尖周病的密切关系。

一、优势菌及其代谢产物

　　20 世纪 70 年代以前，根管内细菌学的研究主要提示了兼性厌氧菌（facultative anaerobes）的存在。20 世纪 70 年代以后，随着厌氧菌（anaerobe）技术的发展和应用，越来越多的研究表明，厌氧菌才是感染根管内的优势菌。70% 以上的感染根管内可分离出多种厌氧菌，它们与牙髓病和根尖周病的临床症状和体征有密切的关系。目前认为，根管和根尖周的感染是以厌氧菌为主的混合感染，厌氧菌在牙髓病和根尖周病的发生和发展中具有重要作用。

　　引起牙髓根尖周病的厌氧菌以革兰氏阴性专性厌氧菌（obligate anaerobes）最多，占 90% 以上，其次还有少量的兼性厌氧菌和需氧菌。引起牙髓根尖周病的细菌主要有链球菌属、梭杆菌属、普雷沃菌属、卟啉单胞菌属、真杆菌属、消化链球菌属、拟杆菌属和乳杆菌属。

（一）卟啉单胞菌属

　　牙髓卟啉单胞菌（*Porphyromonas endodontalis*）和牙龈卟啉单胞菌是革兰氏阴性、专性厌氧的不解糖杆菌，均能在血琼脂上产生黑色或棕色色素，其中，牙髓卟啉单胞菌被认为是牙髓感染的特殊病原菌，多从感染根管和根尖脓肿中分离，具有很强的诱导化脓感染的作用（图 15-1-1）。

（二）粪肠球菌属

　　粪肠球菌（*Enterococcus faecalis*）为革兰氏阳性兼性厌氧，属人体正常菌群。近年来，对于粪肠球菌的研究逐渐成为口腔医学研究的热点。研究报道，粪肠球菌是再感染根管内的细菌的组成，是治疗后再感染根管内的主要病原微生物，其具有强大的渗透能力，并能形成单一菌种的生物膜，增强其耐药性（图 15-1-2）。

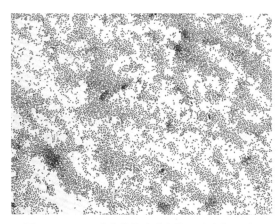

图 15-1-1　牙髓卟啉单胞菌（革兰氏染色阴性）

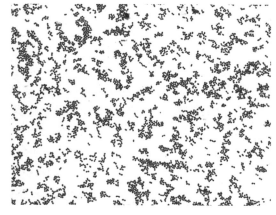

图 15-1-2　粪肠球菌（革兰氏染色阳性）

（三）酵母菌属

酵母菌属（*Saccharomycodes*）的假丝酵母菌属和其他真菌参与口腔常住菌属的构成。研究发现，在牙髓腔暴露的根管内，以及难治性根尖周炎组织中常可检出酵母菌，常与其他细菌共同感染。其中最常分离出的是白假丝酵母菌。另外，在奶瓶龋患者的牙槽脓肿的脓液中，酵母菌的检出率高达 40%。

二、牙髓根尖周病各感染部位中的主要细菌

关于炎症牙髓、感染根管和根尖周病变中优势菌的检出情况，各家报道不尽相同，但仍有一定的规律性。

（一）炎症牙髓

炎症牙髓中的细菌无明显特异性，细菌的种类与牙髓的感染途径和髓腔开放与否有关。临床所见的牙髓炎多继发于龋病，炎症牙髓中所分离到的细菌多为牙本质深层的一些细菌，主要是兼性厌氧球菌和厌氧杆菌，如链球菌、放线菌、乳杆菌和革兰氏阴性杆菌等。牙本质深层是一个相对缺氧的环境，有利于上述兼性和专性厌氧菌的生长和繁殖。牙龈卟啉单胞菌和微小消化链球菌与龋源性牙髓炎所致的牙髓组织炎症和坏死有重要关系，龋损中含有高水平的这些细菌将成为不可逆性牙髓炎的重要病原菌。

若牙髓炎时髓腔是开放的，则口腔内的许多细菌，包括真菌，都能在炎症牙髓中检出，但厌氧菌极少能被检出。一般而言，牙髓的炎症程度与感染细菌的数量和作用时间呈正相关。

（二）感染根管

感染根管指的是含有坏死牙髓的根管。研究表明，厌氧菌尤其是专性厌氧菌是感染根管内的主要细菌。根管内感染通常是 5～8 种细菌的混合感染，其中以 1～2 种细菌为优势菌。较常见的优势菌有卟啉单胞菌、普氏菌、梭形杆菌、消化链球菌、放线菌、真杆菌、韦荣球菌等。卟啉单胞菌和普氏菌在以往分类上属于类杆菌属中的产黑色素菌群，现已成为独立的菌属，是感染根管内最常见的优势菌，其中的牙髓卟啉单胞菌几乎只在感染根管内出现，且检出率较高，被认为是牙髓感染的特有病原菌。部分学者对几种优势菌的检出情况研究表明，原发感染根管内的微生物种类和继发感染根管内的有所不同；在牙髓治疗失败的根管内占主导地位的是兼性厌氧菌和革兰氏阳性菌；在原发或继发的感染根管内均能检出粪肠球菌，但粪肠球菌在牙髓治疗失败的根管内更易检出，是根管持续感染和再感染的重要微生物之一。

感染根管内的优势菌常从有症状的病例中检出，其感染与根尖周病的临床症状和体征关系密切。研究表明，卟啉单胞菌和普氏菌、消化链球菌、真杆菌等与根尖部出现疼痛、肿胀、叩痛和窦道的形成有关，其中产黑色素普氏菌、牙髓卟啉单胞菌和牙龈卟啉单胞菌与急性根尖周炎症和根管内恶臭关系最密切。顽固性根尖周病变和窦道经久不愈可能与放线菌感染有关，因此，临床医师对正在接受根管治疗而根尖周损害还在加重的病例，应考虑到根尖周放线菌感染的可能性。

（三）根尖周组织

相对于大量关于感染根管菌群的研究，人们对根管感染之后根尖周组织内菌群的认识尚显不足。部分学者认为，根尖周肉芽肿内通常是一个无菌的环境；肉芽肿不是细菌生存的地方，而是细菌被杀灭的场所。根尖周脓肿内被证实有许多种类的细菌。一份对50例急性根尖周脓肿进行的细菌学研究表明，脓肿内培养出了30余种细菌，其中检出率较高的细菌包括消化球菌、消化链球菌、米勒链球菌、口腔类杆菌、卟啉单胞菌、普氏菌和梭形杆菌等。近年来随着微生物检测技术和手段的发展，牙髓病和根尖周病感染灶微生物组成被证实更为复杂，但也更加全面，检测出了大量新的细菌，并且很多细菌的检出率明显提高，同时很多非细菌微生物也陆续从感染根管和根尖周病灶中检出。它们或单独致病，或与其他微生物协同参与疾病的发生。参与疾病发生或发展的非细菌微生物主要包括真菌（白色念珠菌）、古生菌、螺旋体（口腔密螺旋体）以及病毒（疱疹病毒）等。

三、感染途径

正常情况下，牙髓位于密闭的髓腔内，牙髓中的血管、神经和淋巴管通过根尖孔与根尖部的牙周组织相连通。但当牙齿受到龋病、磨损、创伤或医源性因素等破坏牙釉质或牙骨质的完整性时，牙本质甚至牙髓会暴露于口腔而导致牙髓感染。引发牙髓感染的途径主要包括暴露的牙本质小管、牙髓暴露、牙周袋途径和血源感染，而根尖周的感染主要是继发于牙髓感染。

（一）牙本质小管

牙本质内含有大量的牙本质小管，当牙釉质或牙骨质的完整性被破坏后，细菌可通过暴露的牙本质小管侵入牙髓，引发牙髓感染。

龋病是引起牙髓感染的最常见原因。细菌在感染牙髓之前，其毒性产物可通过牙本质小管引发牙髓炎症反应。研究表明，当细菌侵入牙本质的深度距牙髓<1.1mm时，牙髓即可出现轻度的炎症反应；当细菌距牙髓<0.5mm时，牙髓可发生明显的炎症反应；当细菌距牙髓≤0.2mm时，牙髓内即可找到细菌。

除龋病外，一些牙体硬组织的非龋疾病，如楔状缺损、磨损、牙体发育畸形等也可造成牙釉质或牙骨质的缺损。此外，在龋病治疗时，窝洞充填前未去净的细菌亦可通过牙本质小管引发牙髓感染。

动画：ER15-1
牙髓暴露途径引发的牙髓感染

（二）牙髓暴露

龋病、牙折、楔状缺损、磨损、牙隐裂以及治疗不当等均可引起牙髓直接暴露于口腔环境，使细菌直接侵入牙髓。由于细菌毒力、宿主抵抗力、病变范围和引流情况的不同，暴露于口腔菌群的牙髓可以长期处于一种炎症状态，也可以迅速坏死。牙髓坏死后，根管即成为一个含有多种细菌的感染根管，根管内的细菌可通过根尖孔或侧支根管扩散至根尖周，引起根尖周病变。

（三）牙周袋途径

根尖孔及侧支根管是牙髓和牙周组织联系的通道。一方面，感染或坏死的牙髓组织、根管内的细菌及毒性产物，通过根尖孔或侧支根管波及根尖周组织导致根尖周或根侧方的病变；另一方面，在牙周病时，深牙周袋内的细菌可以通过根尖孔或侧支根管侵入牙髓，引起牙髓感染。这种由牙周袋途径导致的牙髓炎症称为逆行性牙髓炎（retrograde pulpitis）。

（四）血源感染

受过损伤或病变的组织能将血流中的细菌吸收到自身所在的部位，这种现象被称为引菌作用。当机体发生菌血症或败血症时，细菌、毒素可随血行进入牙髓，引起牙髓炎症。牙髓的血源感染途径归于引菌作用，但在临床极为少见，其大致过程如下：首先，牙髓有代谢障碍或受过损伤，如牙外伤使牙髓血液循环受损，备洞造成牙髓的热刺激或充填物刺激牙髓导致其营养障碍等情况。当拔牙、洁治、根管治疗，甚至刷牙造成一过性菌血症时，血液中的细菌可进入上述牙髓组织。若牙髓的防御机制不能清除滞留的细菌，后者即可在牙髓中定居、繁殖，最终导致牙髓感染。

四、致病机制

侵入牙髓和根尖周组织的细菌,是否引起组织的病变以及导致组织损伤的程度,除了与细菌的毒力和数量有关外,还与宿主的防御能力相关。细菌可产生多种有害物质,主要包括荚膜、纤毛、胞外小泡、内毒素、酶和代谢产物,它们可直接毒害组织细胞,或通过引发非特异性的炎症反应和特异性的免疫反应间接导致组织损伤。

(一)致病物质

1. 荚膜、纤毛和胞外小泡　革兰氏阳性细菌和革兰氏阴性细菌均可产生荚膜,后者的主要功能是保护菌体细胞免遭宿主吞噬细胞的吞噬。此外,荚膜也有利于细菌对组织的附着。纤毛可参与细菌的聚集和对组织的附着,它还可在细菌结合时传递遗传信息,如耐药性的传递增强了细菌的抵抗力。

革兰氏阴性细菌可产生胞外小泡,后者具有与母体细胞类似的荚膜结构,胞外小泡上的抗原可中和抗体而起到保护母体菌细胞的作用。胞外小泡还含有酶和其他毒性物质,被认为与细菌的凝集、附着、溶血和组织溶解有关。

2. 内毒素(endotoxin)　是革兰氏阴性细菌的胞壁脂多糖(lipopolysaccharide,LPS),可在细菌死亡崩解时释放出来,也可由活菌以胞壁发泡的形式所释放。内毒素是很强的致炎因子,可诱发炎症反应,导致局部组织肿胀、疼痛以及骨吸收。它对细胞有直接毒害作用,还可激活 T 细胞、B 细胞,调动免疫反应,加重组织损伤(图 15-1-3,图 15-1-4)。

感染根管及根尖周病变中的优势菌多为革兰氏阴性细菌,如卟啉单胞菌、普氏菌、梭形杆菌和类杆菌等,内毒素就存在于它们的胞壁中。研究表明,坏死牙髓、根尖周肉芽肿和根尖周脓肿内均含有内毒素,其含量与临床症状和骨质破坏范围呈正相关。这些提示了内毒素在致病中的可能作用。

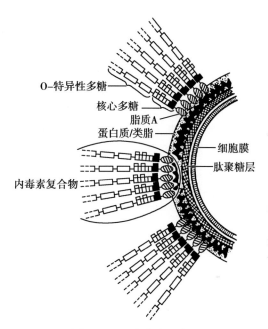

图 15-1-3　内毒素示意图

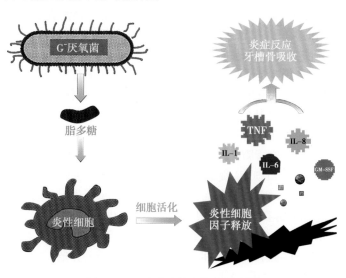

图 15-1-4　内毒素作用机制示意图

3. 酶　细菌可产生和释放多种酶,导致组织的破坏和感染的扩散。一些厌氧菌,如真杆菌、普氏菌、消化球菌和卟啉单胞菌,可产生胶原酶、硫酸软骨素酶和透明质酸酶,这些酶可使组织基

学习笔记

质崩解,有利于细菌的扩散。近年的研究表明,从感染根管内分离的牙龈卟啉单胞菌,被检测出有表达胶原酶的基因。细菌产生的蛋白酶和核酸酶,还可降解蛋白质和 DNA,直接损伤牙髓和根尖周组织内的细胞。一些细菌产生的酶还可中和抗体和补体成分,使细菌免遭杀灭。

4. 代谢产物 细菌生长过程中释放的代谢产物,如氨、硫化氢、吲哚和有机酸等,能直接毒害细胞,导致组织损伤。短链脂肪酸,如丙酸、丁酸和异丁酸,是感染根管中的细菌最常产生的有机酸,它们可影响中性粒细胞的趋化、脱颗粒和吞噬功能。丁酸还可抑制成纤维细胞和 T 细胞的分裂,并刺激白细胞介素 -1(IL-1)的释放,后者与骨吸收密切相关。

此外,菌体的许多成分具有抗原性,通过诱发机体免疫反应,可间接造成组织损伤。

(二)根管内生物膜的形成

根管生物膜(root canal biofilm)是聚集于感染根管或难治性根尖周炎根管内壁表面的一种细菌、原生动物以及真菌等的薄层微生物群体,其对于宿主的免疫抵抗力很强,并具有耐药性。根管内局部 pH 以及营养物质的变化等是影响根管生物膜形成的最重要原因,在根管生物膜形成的初期,粪肠球菌属的疏水性明显高于牙髓卟啉单胞菌以及梭形杆菌等其他菌属。在后期唾液的深入和营养物质不断消耗的过程中,粪肠球菌的疏水性会不断增强,同时,会与牙本质胶原结构进行结合并延伸进入牙本质小管,最终导致生物膜的形成(图 15-1-5)。

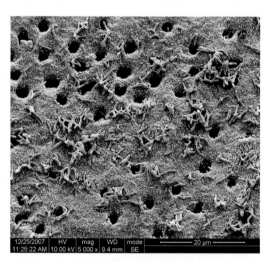

图 15-1-5 根管生物膜(扫描电镜,×5 000)

(三)宿主对细菌感染的反应

1. 炎症反应 牙髓在与细菌直接接触之前就可发生炎症反应。当龋病发生时,细菌还在牙本质内,其代谢产物就可损害成牙本质细胞,引发受损局部的炎症反应。最初渗出的炎症细胞是一些慢性炎症细胞,如巨噬细胞、淋巴细胞和浆细胞,这被认为是牙髓炎症的修复过程。当龋病终止或有害刺激被清除后,牙髓的损伤可以得到修复,但当龋病进一步发展时,牙髓的慢性炎症状态就会转为急性炎症,大量的中性粒细胞就会进入组织,导致牙髓不可复性的破坏。

牙髓在受到细菌感染时,受损的细胞可释放大量的炎症介质,引起血管扩张、通透性增加,趋化中性粒细胞进入受损部位,中性粒细胞在杀灭细菌时所释放的溶酶体也导致了牙髓组织的变性或坏死。牙髓炎中增多的炎症介质包括神经肽、组胺、5- 羟色胺、缓激肽、前列腺素、白三烯、补体成分和各种细胞因子等,它们在牙髓炎的病理生理过程中具有重要意义。

神经肽中的 P 物质、降钙素基因相关肽和神经激肽 A 存在于 C 纤维中;多巴胺、β 水解酶和神经肽 Y 产生于交感神经纤维。当牙髓受到刺激时,它们可迅速被释放出来,参与疼痛的传递、血管收缩和扩张的调节,以及促进其他炎症介质的释放。组胺、5- 羟色胺和缓激肽在牙髓炎症的早期出现,它们可导致血管通透性的增加、血浆成分的渗出,并参与疼痛反应。

在细胞受损后,细胞膜上的磷脂在各种酶的作用下,可生成前列腺素和白三烯,它们除了可增加血管通透性外,还具有趋化白细胞、促进骨吸收和致痛作用。前列腺素和白三烯是极重要的炎症介质,在炎症后期含量较高,因此,它们可能在炎症后期起重要作用。动物实验和临床病理研究提示,前列腺素 E_2 和白三烯 B_4 在牙髓炎和根尖周炎的发病中具有重要作用。

在细菌内毒素等的作用下,补体系统可经替代途径激活,其中 C3a、C5a 是重要的炎症介质。它们可增加血管壁的通透性,趋化白细胞和促使其他炎症介质的释放;同时,还可发挥调节作用,促进白细胞对病原体的吞噬和杀灭。C3a 在炎症牙髓中的出现,表明补体系统参与了牙髓炎的病理过程。

在牙髓病和根尖周病中还有许多细胞因子的介入,因为在病变组织中已检测出了 IL-1、IL-2、IL-6、IL-8、肿瘤坏死因子 α 和 β(TNF α、β)等细胞因子。IL-1、IL-6 和 IL-8 对炎症细胞有趋化作用，IL-1 还可刺激破骨细胞的形成。TNF α 主要由巨噬细胞产生；TNF β 主要由活化的淋巴细胞产生，它们可活化破骨细胞和抑制胶原的合成，在牙槽骨的吸收中发挥重要作用。

2. 免疫反应　在牙髓和根尖周组织中，存在识别外来抗原的细胞。进入牙髓和根尖周的抗原物质可诱发机体的特异性免疫反应，导致牙髓和根尖周的损伤。牙髓和感染根管内的细菌及其产物具有抗原特性，在体内可与组织中的蛋白质结合成为全抗原，从而引起变态反应。将抗原引入实验动物根管使动物致敏，间隔一定时间后再将相同抗原注入动物皮内，产生了皮肤红肿、硬结等炎症反应，而未从根管致敏的对照组动物就没有这种现象。此外，若先从实验动物的腹腔内注入抗原使之致敏，再将抗原引入根管内，可见根尖周组织内的抗原抗体反应。根管也与身体其他器官或组织一样，可以成为抗原侵入的门户，引发免疫反应。侵入组织的细菌及产物可作为抗原，诱发宿主的特异性免疫反应。免疫反应在杀灭细菌的同时，也可引起或加重炎症反应，导致组织损伤。

许多根管治疗药物也具有抗原特性，同样可引起变态反应。根管治疗时，长期反复使用某些药物反而会加重根尖周病变；在感染根管治疗过程中，常在封入某种药物后数分钟到数小时，突然暴发疼痛现象，这些提示了药物半抗原的可能作用。由于一些根管治疗药物，如甲醛甲酚、樟脑酚等是半抗原，因此，根管治疗中可不使用任何药物，以避免引起变态反应而加重根尖周的病损。口服地塞米松或在根管内封入类固醇药物，可预防根管治疗期间的疼痛，其作用机制可能与抑制了机体的免疫反应有关。

牙髓中能将抗原信息传递给淋巴细胞的抗原递呈细胞，主要是巨噬细胞和树突状细胞，前者主要分布于牙髓基质中；后者存在于成牙本质细胞层和血管周围。在抗原诱发的试验性牙髓炎中，可见抗原递呈细胞主要位于穿髓孔下方和血管附近，提示了牙髓中免疫反应的存在。

在牙髓和根尖周病变中，存在各种免疫球蛋白、肥大细胞、K 细胞和补体成分，提示牙髓和根尖组织可发生抗体介导的免疫反应，甚至变态反应。进入组织中的抗原与附着在肥大细胞上的 IgE 结合，可使肥大细胞脱颗粒，释放组胺、化学趋化因子、前列腺素和白三烯等炎症介质，引起 I 型变态反应。抗体如 IgG 和 IgM 与相应的抗原结合后，可中和毒素和协助对抗原的吞噬，但也可能引起 II 型和 III 型变态反应，造成组织损伤。实验表明，根管中的抗原物质可诱发免疫反应，导致根尖周病变，且持续较长时间。

在人牙髓和根尖周病变中还检出了 NK 细胞、T 细胞和多种细胞因子，提示细胞介导的免疫反应或变态反应也存在于牙髓和根尖周组织中。研究表明，根尖周病损区有大量淋巴细胞，其中 T 细胞数明显多于 B 细胞。对 T 细胞亚群的研究表明，在根尖周病变活动期，辅助性 T 细胞是优势细胞，占主导地位；慢性期则主要是抑制性 T 细胞。另外，由 T 细胞产生的细胞因子与根尖周病的临床症状和骨吸收密切相关。这些发现提示，细胞免疫在根尖周病的发病机制中占有重要地位。

细菌及其产物等外源刺激因子的长期刺激使根尖周病损变为持续慢性的过程，虽然宿主防御机制不能完全清除刺激因子，却能形成一道有效的屏障，阻止刺激因子进一步入侵。巨噬细胞在慢性根尖周炎的病变发展、防御反应及炎症的持续等方面起重要作用。巨噬细胞除了吞噬外源物质外，还产生一些生物活性物质，如酶、前列腺素和细胞因子（IL-1 β，TNF α）等，这表明巨噬细胞主要参与骨吸收反应。巨噬细胞通过抗原的表达，作为抗原递呈细胞直接激活辅助细胞，从而始动免疫反应，刺激淋巴细胞分化，产生抗体。巨噬细胞在与细胞因子发生反应的同时，细胞膜释放出花生四烯酸的代谢产物如前列腺素 E_2、白三烯等。中性白细胞和淋巴细胞也参与机体的免疫防御，通过有效的吞噬、杀伤作用，清除和破坏大量侵入根尖区的微生物，有效地抑制细菌的扩散。

炎症反应和免疫反应对侵入牙髓和根尖周的细菌和毒性产物具有杀灭和清除作用，对宿主有明显的保护作用，但在一定条件下，亦造成了组织的严重破坏。

第二节　物 理 因 素

在牙髓病及根尖周病诊治的过程中，除了微生物因素的影响，物理因素也是常见的致病因素，其中主要包括创伤、温度、电流及激光等因素。

一、创伤

创伤包括急性创伤和慢性创伤，是否能引起牙髓或根尖周的病变主要取决于其强度。偶然的轻微创伤不至于引起组织的病变或仅造成一过性的影响。

（一）急性创伤

交通事故、运动竞技、暴力斗殴或咀嚼时突然咬到硬物等均可导致急性牙外伤；医疗工作中的意外事故，如牙列矫正治疗时加力过猛使牙移动过快，拔牙时误伤邻牙，刮治深牙周袋时累及根尖部血管等，也可引起急性牙外伤。这些创伤都可造成根尖部血管的挫伤或断裂，使牙髓血供受阻，引起牙髓退变、炎症或坏死。若创伤导致根折，受损冠髓通常坏死，而根髓仍可保留活力，若发生牙脱位特别是嵌入性牙脱位，牙髓几乎都会坏死。

牙齿急性创伤不仅可引起牙髓病变，还可损伤根尖周组织，导致炎症反应。此外，根管治疗过程中，器械超出根尖孔或根充物超出根尖孔，均可以引起根尖周的炎症反应；若根管器械将细菌带出根尖孔，可导致根尖周的感染。

（二）慢性创伤

创伤性咬合、磨牙症、窝洞充填物或冠等修复体过高都可引起慢性的咬合创伤，从而影响牙髓的血供，导致牙髓变性或坏死。同时，这些咬合创伤因素也可能导致根尖周的急性或慢性损伤。

二、温度

一定范围内温度的逐渐上升不会引起牙髓的病变，但过高的温度刺激或温度骤然改变，如饮热茶、热汤后，立即进食过冷食品，便会引起牙髓充血，甚至转化为牙髓炎。临床上异常的温度刺激主要与以下因素有关：

（一）牙体预备产热

牙体预备时未使用冷却剂可能导致可复性牙髓炎，有时还会导致不可复性牙髓炎，且所产生的热被认为是备洞时造成牙髓损伤的主要原因。牙髓内温度上升5.5℃时，牙髓开始出现局限性损伤，常表现为成牙本质细胞层的破坏；若温度上升得更高，会造成大多数牙髓的不可逆损伤。

钻磨牙体组织所产生的热量与施力的大小、是否用冷却剂、钻针的种类、转速及钻磨持续的时间相关。过度用力、相对低转速、无冷却剂和持续的钻磨将会造成牙髓明显的热损伤。在牙体预备过程中，对牙髓最安全的方式是使用超高速（100 000～250 000r/min）、水冷却系统、低压力和间歇性钻磨。使用水汽喷雾很重要，因为它可明显减轻备洞时对牙髓的热损伤。此外，与制备较浅的窝洞相比，制备较深的窝洞产生的热更易损伤牙髓。当制备的窝洞距离牙髓小于1mm时，牙髓将开始出现较明显的损伤。

（二）充填材料和抛光产热

用银汞合金材料充填深洞时，若未采取垫底及隔离措施，外界温度刺激会反复、长期地经充填物传至牙髓，可导致牙髓的变性，甚至坏死。

对金属材质的修复体进行高压、高速、长时间、无冷却的抛光时所产生的热也可能刺激牙髓，导致牙髓损伤。这种情况多发生在麻醉下用干粉抛光修复体，过高的温度刺激会导致牙髓的变性或坏死。

三、电流

在日常生活中，电流刺激牙髓极少见。临床上所见电流刺激牙髓，多发生在相邻或对颌牙上用了两种不同的金属修复体。其咬合时可产生电流，通过唾液传导刺激牙髓，长时间后也可引起牙髓病变。使用牙髓活力电测验器或进行离子导入治疗牙本质敏感症时，操作不当，使用过大的电流刺激了牙髓，引起牙髓病变。

行电外科手术（electrosurgery）时，若不慎接触了银汞合金充填体，有可能导致牙髓的坏死。

四、激光

激光可用于口腔科材料如金和镍铬合金的熔化,也可用于去除龋损组织和龋病的预防。但不同种类的激光,对牙髓组织可造成不同程度的损伤,选择适当的能量和照射时间及配合使用水汽喷雾有助于减少激光对牙髓的破坏。

红宝石激光对牙髓最具破坏性,可以造成牙髓充血、成牙本质细胞局限性坏死,甚至牙髓的凝固性坏死。Nd 激光对牙髓的危害程度明显低于红宝石激光,但仍可造成一定的损伤。CO_2 激光功能较低,对牙髓的危害最小。

第三节 化 学 因 素

在牙体牙髓病及根尖周病的日常诊治过程中使用的各类充填材料、酸蚀剂、粘接剂,及各类消毒药物等,均有可能引起牙髓病变,最终导致牙髓病及根尖周病。

一、充填材料

多年以来,充填材料的毒性作用被认为是引起牙髓病变的主要原因。近期的研究表明,窝洞充填后充填材料与洞壁之间产生的微渗漏是引起牙髓损伤的重要因素。由于大多数充填材料本身具有的缺陷(聚合收缩、溶解性大、强度低等)导致充填物与牙体之间产生裂缝(图 15-3-1),细菌及其毒性产物可通过这些裂缝进入牙髓。此外,牙本质涂层中残留的细菌是牙髓病变的另一根源。但充填材料确实也具有一定的毒性作用,研究证实,即使在没有微渗漏细菌存在的情况下,充填后也会发生轻度的牙髓炎症反应,很可能就是由于充填材料中的有害物质所致。

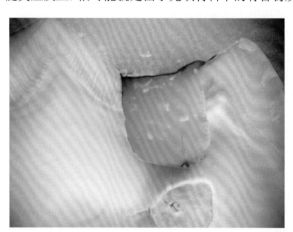

图 15-3-1 充填材料与窝洞壁间的微渗漏(体视显微镜,×20)

直接用磷酸锌水门汀行窝洞充填,可引起下方牙髓中度甚至重度的炎症反应。磷酸锌水门汀在凝固之前所释放的游离酸,被认为是引起牙髓炎症或充填后即刻痛的直接原因,而磷酸锌水门汀较差的边缘封闭性导致的微渗漏是另一原因。

氧化锌丁香油酚水门汀对牙髓有镇痛、安抚作用,一直被用作深洞的垫底材料。过去的研究认为,该水门汀以及其中的氧化锌和丁香油酚对体外牙髓细胞具有很强的毒性作用。因此,很多学者建议,为避免引起牙髓炎症,在用氧化锌丁香油水门汀作深洞垫底前,应首先垫一层氢氧化钙制剂。现在研究表明,氧化锌丁香油酚水门汀对牙髓的刺激作用很小,仅产生较少的炎症细胞,能促进产生较多的修复性牙本质。丁香油酚可抑制炎症介质因子的释放,对急性牙髓炎和根尖周炎具有良好的抗炎作用,可直接用作深洞垫底材料。

用一些可塑性材料如复合树脂和自凝树脂充填窝洞时,若未采取垫底等保护措施,这些材料中的单体及树脂颗粒可穿过牙本质小管进入牙髓,降低牙髓的修复反应,甚至引起牙髓的变性或坏死。研究表明,一些过敏体质患者会对直接树脂充填产生严重的过敏反应,引起牙髓迅速分解。

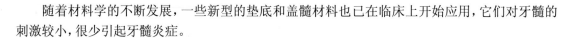

随着材料学的不断发展，一些新型的垫底和盖髓材料也已在临床上开始应用，它们对牙髓的刺激较小，很少引起牙髓炎症。

二、酸蚀剂和粘接剂

用酸蚀剂处理洞壁，能有效去掉涂层，增强修复材料的粘接和固位。对深洞应先行氢氧化钙制剂垫底，以避免酸对牙髓的刺激。

评价粘接剂好坏的一个重要指标是看它是否引起牙髓的化学损伤。绝大多数粘接剂中含有树脂成分，其中的化学物质可以刺激牙髓，特别是用在深洞中。随着粘接剂成分的不断改进，第七代粘接体系已经在临床上广泛应用，可同时完成酸蚀及粘接，细胞毒性作用不断减少。一般对牙髓仅有温和、短暂的刺激作用和极低的术后过敏，基本不引起牙髓的炎症反应。

三、消毒药物

在牙髓病或根尖周病治疗过程中，若使用药物不当，药物会成为一种化学刺激，引发根尖周炎，这称为药物性或化学性根尖周炎。在露髓处封亚砷酸时间过长，或亚砷酸用于年轻恒牙，砷就有可能扩散到根尖孔以外，引起药物性根尖周炎。在根管内放置腐蚀性药物如酚类和醛类制剂过多，特别是在治疗根尖孔较大的患牙时，药物也可能溢出根尖孔而引起药物性根尖周炎。

牙髓病和根尖周病还可由其他原因引起。原因不明的牙外吸收可引起牙髓的病变；牙内吸收的发生可能与外伤或备洞所造成的创伤有关。有些病毒如带状疱疹病毒、人类免疫缺陷病毒可感染牙髓，导致牙髓病变。放射性骨坏死、发育性囊肿及肿瘤等也可导致根尖周的病变。

> **思考题**
>
> 1. 牙髓病和根尖周病的主要病因有哪些？
> 2. 引发牙髓病和根尖周病的感染途径有哪些？
> 3. 牙髓和根尖周病感染的细菌学特点有哪些？
> 4. 炎症牙髓、感染根管和根尖周组织中各自检出的优势菌有哪些？

（吴补领）

参考文献

1. NEELAKANTAN P, ROMERO M, , Vera J, et al. Biofilms in Endodontics—Current Status and Future Directions. Int J Mol Sci, 2017, 18（8）: 1748.

2. SAKKO M, TJÄDERHANE L, RAUTEMAA-RICHARDSON R. Microbiology of Root Canal Infections. Prim Dent J, 2016, 5（2）: 84-89.

3. JHAJHARIA K, PAROLIA A, SHETTY K V, et al. Biofilm in endodontics: A review. J Int Soc Prev Community Dent, 2015, 5（1）: 1-12.

4. FLEMMING H C, WINGENDER J, SZEWZYK U, et al. Biofilms: an emergent form of bacterial life. Nat Rev Microbiol, 2016, 14（9）: 563-575.

5. ANTUNES H S, RÔÇAS I N, ALVES F R, et al. Total and Specific Bacterial Levels in the Apical Root Canal System of Teeth with Post-treatment Apical Periodontitis. J Endod, 2015, 41（7）: 1037-1042.

第十六章 牙髓病的临床表现及诊断

>> **学习要点**

掌握：1. 各型牙髓病的临床诊断术语、临床表现、诊断要点。
      2. 牙髓炎的诊断程序和鉴别诊断思路。
熟悉：牙髓的各种病理变化和分类。
了解：牙痛的鉴别诊断思路和所需鉴别的疾病。

第一节 分 类

牙髓的状态可分为两种，即正常牙髓和病变牙髓。当牙髓组织出现不同的病理改变后，患牙会出现或轻或重的临床症状和体征。为了更好地识别病变牙髓的病变类型、程度以及患牙的临床表现和转归，有必要对牙髓疾病进行分类并规范临床诊断术语，以利于临床对患牙进行正确的诊断和治疗。

一、组织病理学分类

组织病理学上病变牙髓可分为以下几种：

1. 牙髓充血

（1）生理性牙髓充血；

（2）病理性牙髓充血。

2. 急性牙髓炎

（1）急性浆液性牙髓炎；

1）急性局部性浆液性牙髓炎；

2）急性全部性浆液性牙髓炎。

（2）急性化脓性牙髓炎

1）急性局部性化脓性牙髓炎；

2）急性全部性化脓性牙髓炎。

3. 慢性牙髓炎

（1）慢性闭锁性牙髓炎；

（2）慢性溃疡性牙髓炎；

（3）慢性增生性牙髓炎。

4. 牙髓坏死与坏疽

5. 牙髓变性

（1）成牙本质细胞空泡性变；

（2）牙髓纤维性变；

（3）牙髓网状萎缩；

（4）牙髓钙化。

6. 牙内吸收　Seltzer 对人牙标本结合其临床状态做了详细的组织学观察,发现牙髓病理改变难以按照上述分类法划分。生活牙髓在组织学上变异很大,所谓"正常牙髓"和各种不同类型的"病变牙髓"常存在着各种移行或重叠现象。那些有既往治疗史或龋病病史患牙的无炎症牙髓,常伴有萎缩性变化和退行性变,这些组织学改变往往并不构成临床症状,也无需进行临床上的诊断和处理。在多数中龋患牙和几乎所有深龋患牙的牙髓中,可见有炎症细胞;经历牙体手术的患牙牙髓中一般也都有炎症细胞。炎症细胞的数量和炎症程度与龋洞的深度有关。Seltzer 提出如下分类:①完整无炎症牙髓。②萎缩性牙髓:包括各种退行性变。③炎症牙髓:包括急性牙髓炎,血管高度扩张,通透性增加,血浆成分渗出,大量中性粒细胞浸润,甚至形成化脓灶;慢性局部性牙髓炎,特征性的慢性炎症病损局限于冠髓,外被致密胶原纤维束,内可有液化性坏死或凝固性坏死;慢性全部性牙髓炎,炎症遍及冠髓与根髓,冠髓中可有液化性坏死或凝固性坏死区,其余部分含有炎症肉芽组织。④坏死牙髓:全部牙髓组织坏死。⑤移行阶段牙髓:完整牙髓伴有散在的慢性炎症细胞,无血管扩张和组织水肿,尚未构成典型的炎症渗出表现。

牙髓一旦发生炎症,其组织解剖特点决定了髓腔内的炎性渗出物无法彻底引流。因其被包裹在四周坚硬的牙本质壁内,局部组织压增高,感染容易很快扩散到全部牙髓,压迫神经产生剧烈疼痛。又由于牙髓与机体的联系主要是借助狭窄的根尖孔与根尖周围组织相连通,故发生炎症时,组织几乎不能建立侧支循环。这严重限制了牙髓从炎症状态恢复正常的能力,使其易发展至坏死。

牙髓的炎症病变过程随着外界刺激物及机体抵抗力的变化,有 3 种趋向:①当外界刺激因素被消除后,牙髓的炎症受到控制,机体修复能力得以充分发挥,牙髓组织逐渐恢复正常。此种情况多见于患者身体健康,患牙根尖孔粗大,牙髓炎症轻微;②当外界刺激长期存在,但刺激强度较弱,或牙髓炎症渗出物得到某种程度的引流时,牙髓呈现慢性炎症病变,或表现为局限性化脓灶;③外界刺激较强或持续存在,牙髓病变局部严重缺氧、化脓、坏死,炎症进一步发展导致全部牙髓组织失去活力。

二、临床分类

牙髓的病理变化与患牙的临床表现并无确定的关联,如组织学上的急、慢性炎症是以组织、细胞的病理改变为特征的,而临床诊断的急、慢性牙髓炎则是根据患牙疼痛症状的程度和性质来确定的。临床医师根据患者提供的症状及各种临床检查结果对患牙牙髓的病理状态所做的推测并不准确,须由组织学检查作出病理诊断。在临床治疗前是无法采集活体牙髓标本的,只能在治疗过程中切断或拔除牙髓,这种治疗操作对牙髓组织的损伤,可严重影响对组织形态的观察,且在治疗后获得的病理信息已失去对临床治疗的指导意义。在临床上医师并不需要对牙髓的病理状态作出准确的组织学诊断,只需对牙髓的病损程度及恢复能力作出正确的估计,从而判断哪些患牙可通过实施一些保护措施消除临床症状并保持生活状态;哪些患牙则必须摘除牙髓以停止病变进一步发展。从临床治疗的角度出发,对牙髓病损状态的推断只是为选择治疗方法提供一个参考依据。因此,更为实用的临床分类和诊断术语在临床工作中得以更多地应用。

根据临床表现和治疗预后,牙髓病分为以下几种:

1. 可复性牙髓炎

2. 不可复性牙髓炎

(1)急性牙髓炎(包括慢性牙髓炎急性发作)

(2)慢性牙髓炎(包括残髓炎)

(3)逆行性牙髓炎

3. 牙髓坏死

4. 牙髓钙化

(1)髓石

(2)弥漫性钙化

5. 牙内吸收

第二节　牙髓病的临床诊断程序

在牙髓病的临床诊断中，重点是正确诊断牙髓炎。确定患牙是诊断的关键，也是难点。临床诊断过程是一个仔细收集患者自觉症状、病史和体征等重要信息的过程，其中核心的内容和程序是：先仔细聆听和询问，以获得疾病类型的初步印象；再结合临床检查，查找引起牙髓病变的病因所在，最后通过牙髓温度测验，验证可疑患牙。经过分步骤循序渐进地从初步印象到准确判断，排除其他可能性，验证判断的准确性，综合分析后就可确认主要问题并找到问题的根源。在临床上要准确地诊断牙髓病，特别是确定牙髓炎患牙，按照"诊断三部曲"的步骤，可力求不发生误诊，最终制订出正确解决问题的治疗方案。

一、了解主诉症状

了解患者的主诉症状，获取初步印象。牙髓病具有一定特征性的临床表现，尤其牙髓炎，主要症状是疼痛。通过询问病史可以了解到疼痛的部位（定位或放散）、性质（锐痛、钝痛、隐痛、跳痛、烧灼痛、肿痛）、严重程度，疼痛的时间，诱发、加重或缓解疼痛的因素等。根据患者诉说的疼痛特点，可初步判断是否为牙髓炎引起的疼痛。

二、寻找可疑患牙

如果已从患者的主诉症状中怀疑患有牙髓炎，接下来应仔细检查疼痛侧的上、下颌牙齿有无引起牙髓感染的途径。首先检查是否有龋齿，是否存在近髓或已达牙髓的深龋洞，特别要注意龋病好发而又较隐蔽的牙面，如牙齿邻面颈部、排列不齐牙齿的相邻牙面、隐匿龋等，避免遗漏那些不易发现的龋损。同时要查看是否有近髓的非龋牙体硬组织疾患存在，也要检查有无深牙周袋存在。如若发现有接近牙髓腔的深龋洞，表明该牙患牙髓炎的可能性很大。若牙痛侧的牙列中同时存在多个龋洞，离髓腔最近且探痛明显的患牙最为可疑。还要询问和检查有无治疗过的牙齿，可从患者所诉治疗的时间和治疗术中、术后的感受，分析既往的检查、治疗操作是否构成了对牙髓的损害。若发现有上述表现的患牙，便可圈定出可疑患牙，再通过确定患牙，以验证牙髓炎判断的准确性。如果只看到一颗有牙体病损的患牙就作出最终诊断，或草率地认为患者指出的痛牙就是病源牙，不再进一步排查和确定，常会导致误诊和误治。

三、明确诊断

诊断牙髓病的一个非常重要的步骤是牙髓诊断性测验，又称牙髓活力测验，对患牙进行测试的刺激源包括温度刺激和电刺激。牙髓炎的诊断则更依赖温度测验的结果，它可以证实前两步的判断是否正确。

牙齿对温度的反应受年龄、病变等的影响，个体差异也大，没有可供参考的恒定指标，故必须以患者自身的正常牙进行对照，从对比中判断可疑牙齿对温度的反应。温度测验时，应该先测正常对照牙，再测可疑牙。对照牙首选对侧同名牙，如果该牙丧失、有病变或经过治疗，可选其邻牙中萌出时间接近、体积相当的牙齿。测试牙面应完整无损，没有充填体，一般在牙齿的唇、颊面测试，后牙舌面亦可，因为这些牙面不受磨耗等因素的影响且易于操作。测试时，对照牙与可疑牙的测试条件应尽量保持一致，比如在相对应的牙面，用相同的测试法，以相同的刺激强度等，以便于对比。禁用两颗可疑的牙齿互相对比，也不应在无对照的情况下仅根据测试牙的单一反应判断可疑牙的状态。

患牙牙髓对温度测验的反应分为四个级别，表示如下：①正常：出现短暂的轻度感觉反应（如凉、热刺激传入，轻微痛感等），反应随刺激源的撤离而立即消失，患牙的反应程度和时间与对照牙相同。②敏感：出现明确的疼痛感觉，反应速度快，疼痛程度强，持续时间长。"一过性敏感"指测试牙对温度刺激（尤其是冷刺激）产生迅速的一过性的疼痛，温度刺激源撤除，反应短暂，只持续几秒钟，一般为可复性牙髓炎患牙的反应。"敏感"指测试牙对冷、热刺激产生疼痛，反应迅速，且有持续，一般为慢性牙髓炎患牙的反应。"激发痛"指测试时引起较剧烈的疼痛，且持续较长时间，一般为急性牙髓炎的表现。有些急性化脓性牙髓炎患牙，出现"热痛冷缓解"反应，即热刺激引起剧痛，冷刺激反而使疼痛缓解。③迟钝，测试后片刻才有反应，或施加强烈刺激时才有微弱的感觉，有时在测试片刻后感觉一阵较为剧烈的疼痛，称为"迟缓反应痛"，多发生在慢性牙髓炎或部分牙髓已坏死的病例。④无反应，反复测试，加大刺激强度均无反应，一般为失去牙髓活力的死髓牙或经过牙髓治疗的无髓牙。温度测验的结果一般都很明确，大多数病例均能确诊。当个别病例较难判断时，要反复检查，结合其他所见，综合分析，方能取得正确的结论。

牙髓活力电测验用于反映患牙牙髓活力的有无，不能指示不同的病理状态。在相同的电流输出档位下，测试牙与对照牙的电测值之差大于 10 时，表示测试牙的牙髓活力与正常有差异。如电测值到达最大时测试牙仍无反应，表示牙髓已无活力。因此，临床上对电测反应的描述仅为正常和无反应。在临床应用时还要注意电测反应的假阳性和假阴性问题。刚萌出的牙齿和新近外伤患牙电测活力常有假阴性现象出现。

一般情况下，通过询问病史、对牙齿的仔细检查及牙髓活力温度测验对牙髓炎作出正确的诊断并确定出患牙并不难。在一些临床检查结果不确定的病例，尤其是怀疑有较难发现的龋损（邻面龋、继发龋和潜行性龋）、髓石、牙内吸收，及因牙周组织破坏引起的牙髓病时，可考虑用 X 线影像学技术协助诊断。当上、下颌都存在可疑牙齿，温度测验又难以确定时，还可用麻醉法鉴别，即对高度怀疑的患牙或其所在单颌进行麻醉，如麻醉后疼痛消失，即可确定患牙。两颗患牙同时发生牙髓炎急性症状的情况较为少见，在诊断时必须慎重。对于诊断十分困难的极少数病例，不要急于开髓，可先采取诊断性的保守治疗措施，通过一段时间的观察，再行判断。要注意在没有肯定患牙时，不要轻易对只是怀疑为牙髓炎的牙齿进行牙髓治疗，若判断错误，不但不能及时解除患者痛苦，还会造成对患者不必要的损害和增加更多的痛苦。

第三节 各型牙髓病的临床表现及诊断要点

一、可复性牙髓炎

可复性牙髓炎（reversible pulpitis）是牙髓组织以血管扩张、充血为主要病理变化的初期炎症表现，相当于牙髓病的组织病理学分类中的"牙髓充血"。"充血"是炎症全过程中自始至终的一种病理表现，因而，严格地讲"牙髓充血"不能构成一种组织学诊断，更谈不上作为临床诊断用语了。在临床实际工作中，若能彻底去除作用于患牙上的病源刺激因素，同时给予患牙适当的治疗，患牙的牙髓是可以恢复到原有状态的。基于这一临床特点，将其称为"可复性牙髓炎"更符合实际。但若外界刺激持续存在，则牙髓的炎症继续发展，患牙可转成不可复性牙髓炎。

（一）临床表现

1. 症状 当患牙受到冷、热温度刺激或甜、酸化学刺激时，立即出现瞬间的疼痛反应，尤其对冷刺激更敏感，刺激一去除，疼痛随即消失。没有自发性疼痛。

2. 检查

（1）患牙常见有接近髓腔的牙体硬组织病损，如深龋、深楔状缺损；或可查及患牙有深牙周袋；也可受累于咬合创伤或过大的正畸外力。

（2）患牙对牙髓活力温度测验，尤其对冷测表现为一过性敏感，且反应迅速。当去除刺激后，症状仅持续数秒即缓解。

（3）叩诊反应同正常对照牙，即叩痛（-）。

（二）诊断要点

1. 主诉对温度刺激，尤其对冷刺激一过性敏感，但无自发痛的病史。

2. 可找到能引起牙髓病变的牙体病损或牙周组织损害等病因。

3. 患牙对冷测的反应阈值降低，表现为一过性敏感。

（三）鉴别诊断

1. 深龋　患有深龋的牙对温度刺激也敏感，但往往是当冷、热刺激进入深龋洞内才出现疼痛反应，而刺激去除后症状并不持续。在实际临床检查时，用冰棒冷测深龋患牙的正常牙面，其反应与对照牙是相同的，只有当冰水滴入洞中方可引起疼痛。而可复性牙髓炎患牙在冷测牙面时即出现一过性敏感。当深龋与可复性牙髓炎一时难以区别时，可先按可复性牙髓炎的治疗进行安抚处理。

2. 不可复性牙髓炎　可复性牙髓炎与不可复性牙髓炎的区别关键在于前者无自发痛史，后者一般有自发痛史；对温度测验的反应，可复性牙髓炎患牙有一过性敏感，而不可复性牙髓炎患牙由温度刺激引起的疼痛反应程度重，持续时间较长，有时还可出现轻度叩痛。在临床上，若可复性牙髓炎与无典型自发痛症状的慢性牙髓炎一时难以区分，可先采用诊断性治疗的方法，即用氧化锌丁香油酚水门汀进行安抚治疗，在观察期内视其是否出现自发痛症状再明确诊断。

3. 牙本质过敏症　患有牙本质敏感症的患牙往往对探、触等机械刺激和酸、甜等化学刺激更敏感，而可复性牙髓炎主要是对冷、热温度刺激一过性敏感。

二、不可复性牙髓炎

不可复性牙髓炎（irreversible pulpitis）是一类病变较为严重的牙髓炎症，病变可发生于牙髓的某一局部，也可能涉及全部牙髓，甚至在炎症的中心部位已发生了程度不同的化脓或坏死。牙髓组织的炎症范围和性质在临床上很难准确区分，也几乎没有恢复正常的可能，病理变化自然发展的终点均为全部牙髓坏死。此时，临床治疗只有摘除牙髓以去除病变。因此，这类牙髓炎症被统称为不可复性牙髓炎。按其临床发病的特点和病程的经过，又可分为急性牙髓炎（包括慢性牙髓炎急性发作）、慢性牙髓炎、残髓炎和逆行性牙髓炎。

（一）急性牙髓炎

急性牙髓炎（acute pulpitis）的临床特点是发病急，疼痛剧烈。临床上有急性症状的绝大多数病例属于慢性牙髓炎急性发作，龋源性者尤为显著。无慢性过程的急性牙髓炎多出现在牙髓受到急性的物理损伤、化学刺激以及感染等情况下，如手术切割牙体组织等导致的过度产热、充填材料的化学刺激等。

应将临床上表现出来的急性症状与组织病理学上的急性炎症区分开来。因为病变牙髓在组织学上的急性炎症特征非常短暂，很快就会转为慢性炎症细胞浸润的表现，或因得到某种引流而使急性炎症消退。但是，由炎症引起的急性疼痛症状却可持续较长时间，给患者造成巨大痛苦。有过疼痛症状的牙髓炎，组织学上多表现为慢性炎症，而且炎症常已存在了相当长的时间。例如在深龋的进展过程中，患牙在尚未出现典型的急性症状时，牙髓就已有了慢性炎症，疼痛症状的出现常与冠部的渗出物引流通道被堵塞有关。因此，在临床诊断时，可将有急性疼痛症状的龋源性患牙视为牙髓的慢性炎症的急性发作。

1. 临床表现　急性牙髓炎（包括慢性牙髓炎急性发作）的主要症状是剧烈疼痛。疼痛的性质具有下列特点：

（1）自发性阵发性痛：在未受到任何外界刺激的情况下，突然发生剧烈的自发性尖锐疼痛，疼痛可分作持续过程和缓解过程，即所谓的阵发性发作或阵发性加重。在炎症的早期，疼痛持续的时间较短，缓解的时间较长，可能一天之内发作两三次，每次持续数分钟。到炎症晚期，则疼痛的持续时间延长，可持续数小时甚至一整天，而缓解时间缩短或根本就没有了疼痛间歇期。炎症牙髓出现化脓时，患者可主诉有搏动性跳痛。

（2）夜间痛：疼痛往往在夜间发作，或夜间疼痛较白天剧烈。患者常因牙痛难以入眠，或从睡眠中痛醒。

（3）温度刺激加剧疼痛：冷、热刺激可激发患牙的剧烈疼痛。若患牙正处于疼痛发作期内，温度刺激可使疼痛加剧。如果牙髓已有化脓或部分坏死，患牙可表现为所谓的"热痛冷缓解"。这可能是因为牙髓的病变产物中有气体出现，受热膨胀后使髓腔内压力进一步增高，产生剧痛；反之，冷空气或凉水可使气体体积收缩，减小压力而缓解疼痛。临床上常可见到患者携带凉水瓶就诊，

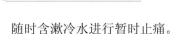

随时含漱冷水进行暂时止痛。

（4）疼痛不能自行定位：疼痛发作时，患者大多不能明确指出患牙所在，且疼痛呈放散性或牵涉性，常常是沿三叉神经第二支或第三支分布区域放射至患牙同侧的上、下颌牙或头、颞、面、耳等部位，但这种放散痛不会发生到患牙的对侧区域。

2. 检查

（1）患牙可查及接近髓腔的深龋或其他牙体硬组织疾患，也可见牙冠有充填体存在，或可查到患牙有深牙周袋。

（2）探诊常可引起剧烈疼痛。有时可探及微小穿髓孔，并可见有少许脓血自穿髓孔流出。

（3）牙髓活力温度测验时，患牙的反应极其敏感或表现为激发痛。刺激去除后，疼痛症状要持续一段时间。当患牙对热测更为敏感时，表明牙髓已出现化脓或部分坏死。

（4）牙髓的炎症处于早期阶段时，患牙对叩诊无不适反应（−）；而处于晚期炎症的患牙，因牙髓炎症的外围区已波及根尖部的牙周膜，可出现垂直方向的叩诊不适（±）。

3. 诊断要点

（1）典型的牙髓炎性疼痛症状。

（2）能明确找到引起牙髓病变的牙体损害或其他病因。

（3）牙髓活力温度测验结果可帮助定位患牙。对患牙的确定是诊断急性牙髓炎的关键。

4. 鉴别诊断　急性牙髓炎的主要症状为剧烈的牙痛不能定位，因此，在临床上遇到因牙痛主诉就诊的患者，还应与非牙源性牙痛的疾病进行鉴别（详见本章第四节），其中应先与可引起牙痛症状的邻近组织疾病进行鉴别。

（1）三叉神经痛（trigeminal neuralgia）：表现为突然发作的电击样或针刺样剧痛，与牙髓炎的痛非常类似。三叉神经痛的发作一般有疼痛"扳机点"，患者每触及该点即诱发疼痛，但每次发作时间短，最多数秒。患者在诉说病史时，往往忽略此点，应特别加以详细询问。此外，三叉神经痛较少在夜间发作，多数不影响患者的睡眠，冷、热温度刺激也不引发疼痛。

（2）龈乳头炎：龈乳头炎也可出现剧烈的自发性牙痛，但疼痛性质为持续性胀痛；对冷热刺激也有敏感反应，一般不会出现激发痛。患者对疼痛多可定位。检查时可发现患者所指示的部位龈乳头有充血、水肿现象，触痛明显。患处两邻牙间可见食物嵌塞的痕迹或有食物嵌塞史。一般未查及可引起牙髓炎的牙体硬组织损害及其他疾患。

（3）上颌窦炎：患有上颌窦炎（maxillary sinusitis）时，患侧的上颌后牙可出现类似牙髓炎的疼痛症状。这是因为上颌后牙根尖区恰与上颌窦底相毗邻，且该区域的牙髓神经在走行过程中先经过上颌窦侧壁或窦底，再进入根尖孔内。因此，上颌窦内的急性炎症可牵涉到相应上颌后牙的牙髓神经而引发"牙痛"，此时疼痛也可放散至头面部而易被误诊。详细询问病史，患者还可能伴有头痛、鼻塞、脓涕等上呼吸道感染的症状，以及在跑、跳、蹲等体位突然改变时，牙痛症状加重等表现。通过仔细检查，可发现在急性上颌窦炎时所出现的疼痛为持续性胀痛，患侧的上颌前磨牙和磨牙可同时受累而致两三颗牙均有叩痛，但未查及可引起牙髓炎的牙体组织疾患。这是因为叩诊可将压力传导至上颌窦，此时的叩诊反应是窦腔压力变化再传导至邻近多颗后牙牙周膜的结果。检查上颌窦前壁可有压痛表现。

（二）慢性牙髓炎

慢性牙髓炎（chronic pulpitis）是临床上最为常见的一型牙髓炎，有时临床症状很不典型，容易误诊而延误治疗。

慢性牙髓炎一般不发生剧烈的自发性疼痛，但有时可出现不甚明显的阵发性隐痛或者每日出现定时钝痛。慢性牙髓炎的病程较长，患者可诉有很长时间的冷、热刺激痛病史。炎症多已波及全部牙髓及根尖部的牙周膜，致使患牙常表现有咬合不适或轻度的叩痛。患者一般可定位患牙。

根据组织病理学的检查结果，视髓腔是否穿通而将慢性牙髓炎分为慢性闭锁性牙髓炎和慢性开放性牙髓炎。前者患牙的牙髓尚未暴露，而后者髓腔已与外界相通。暴露的牙髓因血液供应条件不同，所表现出的组织反应也不相同，又有溃疡性和增生性之分。在临床上，这三型慢性牙髓炎除了具有慢性牙髓炎共同的表现之外，无论是患者主诉的症状，还是临床检查的体征又各有特点，分述如下：

1. 慢性闭锁性牙髓炎（chronic closed pulpitis）

（1）症状：无明显的自发痛。但是曾有过急性发作的病例或由急性牙髓炎转化而来的病例则可诉有过剧烈自发痛的病史，也有从无自发痛症状者。几乎所有患者都有长期的冷、热刺激痛病史。

（2）检查

1）查及深龋洞、冠部充填体或其他近髓的牙体硬组织疾患。

2）洞内探诊患牙感觉较为迟钝，去净腐质后无肉眼可见的露髓孔。

3）患牙对温度测验的反应可为敏感，也可为冷热测引起迟缓性痛。

4）多有轻度叩痛（+）或叩诊不适感（±）。

2. 慢性溃疡性牙髓炎（chronic ulcerative pulpitis）

（1）症状：多无自发痛，但患者常诉有当食物嵌入患牙洞内即出现剧烈的疼痛。另一典型症状是当冷、热刺激激惹患牙时，会产生剧痛。

（2）检查

1）查及深龋洞或其他近髓的牙体损害。患者由于怕痛而长期废用患牙，以致患牙处可见有大量软垢、牙石堆积，洞内食物残渣嵌入较多。

2）去除腐质，可见有穿髓孔。用尖锐探针探查穿髓孔时，浅探不痛，深探剧痛，且见有少量暗色血液渗出。

3）牙髓活力温度测验表现为敏感。

4）一般没有叩痛（−），或仅有极轻微的叩诊不适（±）。

3. 慢性增生性牙髓炎（chronic hyperplastic pulpitis）　此型牙髓炎的发生条件有两个，即患牙根尖孔粗大，血运丰富以及穿髓孔较大，足以允许炎症牙髓增生呈息肉状并自髓腔突出。因此，慢性增生性牙髓炎多见于青少年患者。

（1）症状：一般无自发痛，有时可有患者诉说每进食时患牙感疼痛或有进食出血现象，因此，长期不敢用患侧咀嚼食物。

（2）检查：患牙大而深的龋洞中有红色、"蘑菇"形状的肉芽组织，又称"牙髓息肉"（pulp polyp），它可充满整个洞内并达咬合面，探之无痛但极易出血。由于长期的废用，常可见患牙及其邻牙有牙石堆积。当查及患牙深洞处有息肉时，临床上要注意与牙龈息肉和牙周膜息肉相鉴别（图16-3-1）。

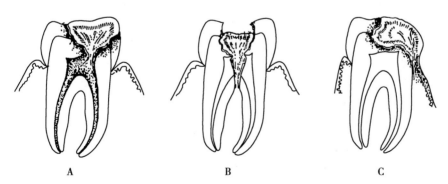

图 16-3-1　龋洞内息肉的来源示意图
A. 牙髓息肉　B. 牙周膜息肉　C. 牙龈息肉

牙龈息肉多是在患牙邻面出现龋洞时，由于食物长期嵌塞加之患牙龋损处粗糙边缘的刺激，牙龈乳头向龋洞所形成的空间增生，形成息肉样肉芽组织。

牙周膜息肉是在多根牙的龋损穿通髓腔后进而破坏髓室底，根分叉处的牙周膜因外界刺激而反应性增生，肉芽组织由髓底穿孔处长入连通髓腔的龋损内，洞口外观极像牙髓息肉。

临床上进行鉴别时，先通过X线片观察患牙根分叉区髓室底影像的连续性，再用探针探查息肉的蒂部以判断息肉的来源。当怀疑为牙龈息肉时，可自蒂部将息肉切除，如见出血部位位于患牙邻面龋洞龈阶外侧的龈乳头位置即可证实判断。对牙髓息肉和牙周膜息肉进行鉴别时，除 X 线片的提示外，还应仔细探查髓室底的完整性。

（3）诊断要点

1）可以定位患牙的长期冷、热刺激痛病史和（或）自发痛史。

2）肯定可查到引起牙髓炎的牙体硬组织疾患或其他病因。

3）患牙对温度测验的异常表现。

4）叩诊反应可作为很重要的参考指标。

在临床诊断时，一般仅对患牙作出"慢性牙髓炎"的诊断即可。如果出现上述各型的典型表现，可以分别诊断为闭锁性、溃疡性及增生性。这是因为临床对洞底是否与髓腔穿通的检查结果与实际的组织学表现常有出入，而从治疗方法的选择上，这 3 种类型也并无区别。还有一点需要注意的是有些深龋患牙并无确切的牙髓炎表现，但去净腐质时发现有露髓孔，甚或在去腐未净时已经露髓，此时亦应诊断为"慢性牙髓炎"。

（4）鉴别诊断

1）深龋：无典型自发痛症状的慢性牙髓炎有时与深龋不易鉴别。可参考温度测验结果进行判断。深龋患牙对温度测验的反应与对照牙是相同的，只是当温度刺激进入洞内才出现敏感症状，刺激去除后症状立即消失；而慢性牙髓炎对温度刺激引起的疼痛反应会持续较长时间。慢性牙髓炎可出现轻叩痛，而深龋患牙对叩诊的反应与正常对照牙相同。

2）可复性牙髓炎：见本节可复性牙髓炎鉴别诊断。

3）干槽症：患侧近期有拔牙史。检查可见牙槽窝空虚，骨面暴露，出现臭味。拔牙窝邻牙虽也可有冷、热刺激敏感及叩痛，但无明确的牙髓疾患指征。

（三）残髓炎

残髓炎（residual pulpitis）也属于慢性牙髓炎，发生在经牙髓治疗后的患牙，由于残留了少量炎症根髓或多根牙遗漏了有炎症牙髓的根管，故而命名为残髓炎。

1. 症状　残髓炎的临床症状与慢性牙髓炎的疼痛特点相似，常表现为自发性钝痛、放散性痛、温度刺激痛。因炎症是发生于近根尖孔处的根髓组织，所以患牙多有咬合不适感或轻微咬合痛。患牙均有牙髓治疗的病史。

2. 检查

（1）患牙牙冠可见有做过牙髓治疗的充填体或暂封材料。

（2）对患牙施以强冷或强热刺激进行温度测验，其反应可为迟缓性痛或仅诉有所感觉。

（3）叩诊轻度疼痛（+）或不适感（±）。

（4）去除患牙充填物，用根管器械探查病患根管至深部时有感觉或疼痛。

3. 诊断要点

（1）有牙髓治疗史。

（2）有牙髓炎症状表现。

（3）强温度刺激患牙有迟缓性痛，以及叩诊疼痛。

（4）探查根管有疼痛感觉，并在完善处理后症状消失方可确诊。

（四）逆行性牙髓炎

逆行性牙髓炎（retrograde pulpitis）的感染来源于患牙牙周炎所致的深牙周袋。袋内的细菌及毒素通过根尖孔或侧、副根管逆行进入牙髓，引起根部牙髓的慢性炎症，也可由局限的慢性牙髓炎急性发作。因为此型牙髓炎的感染走向与通常由冠部牙髓开始，逐渐向根部牙髓进展的牙髓炎方向相反，故名为逆行性牙髓炎。感染通过近牙颈部和根分叉部侧支根管引起的牙髓炎症多为局限性牙髓炎，疼痛并不非常剧烈。而由根尖方向引起的逆行性牙髓炎对牙髓血运影响极大，临床上可以急性症状表现出来。逆行性牙髓炎是牙周 - 牙髓联合病变的一型。

1. 症状　患牙可表现为自发痛，阵发痛，冷、热刺激痛，放散痛，夜间痛等典型的急性牙髓炎症状。也可呈现为慢性牙髓炎的表现，即冷、热刺激敏感或激发痛，以及不典型的自发钝痛或胀痛。患牙均有长时间的牙周炎病史,可诉有口臭、牙松动、咬合无力或咬合疼痛等不适症状。

2. 检查

(1)患牙有深达根尖区的牙周袋或较为严重的根分叉病变。牙龈水肿、充血、牙周袋溢脓。牙有不同程度的松动。

(2)无引发牙髓炎的深龋或其他牙体硬组织疾病。

(3)对多根患牙的牙冠不同部位进行牙髓活力温度测验,其反应可为激发痛、迟钝或无反应。这是由于同一牙不同根管内的牙髓病理状态不同所致。

(4)患牙对叩诊的反应为轻度疼痛(+)~中度疼痛(++),叩诊呈浊音。

(5)X线片显示患牙有广泛的牙周组织破坏或根分叉病变。

3. 诊断要点

(1)患者有长期的牙周炎病史。

(2)近期出现牙髓炎症状。

(3)患牙未查及引发牙髓病变的牙体硬组织疾病。

(4)患牙有严重的牙周炎表现。

三、牙髓坏死

牙髓坏死(pulp necrosis)常由各型牙髓炎发展而来,也可因外伤打击、正畸矫治所施加的过度创伤力、修复治疗进行牙体预备时的过度手术切割产热,以及使用某些修复材料(如:硅酸盐粘接剂、复合树脂)所致的化学刺激或微渗漏引起。当牙髓组织发生严重的营养不良及退行性变时,由于血液供应的严重不足,最终可发展为牙髓坏死,又称渐进性坏死,多见于老年人。坏死的牙髓组织有利于细菌的定植,即所谓的引菌作用或摄菌作用(anachoresis),因此,其比健康的牙髓更易被细菌所感染。牙髓坏死如不及时进行治疗,病变可向根尖周组织发展,导致根尖周炎。

1. 症状 患牙一般没有自觉症状,也可见有以牙冠变色为主诉前来就诊者。变色的原因是牙髓组织坏死后红细胞破裂致使血红蛋白分解产物进入牙本质小管。还常可追问出自发痛史、外伤史、正畸治疗史或充填、修复史等。

2. 检查

(1)牙冠可存在深龋洞或其他牙体硬组织疾患,或是有充填体、深牙周袋等。也可见有完整牙冠者。

(2)牙冠变色,呈暗红色或灰黄色,失去光泽。

(3)牙髓活力电测验无反应。

(4)叩诊同正常对照牙(−)或不适感(±)。

(5)牙龈无根尖来源的窦道或瘘管。

(6)X线片显示患牙根尖周影像无明显异常。

3. 诊断要点

(1)无自觉症状。

(2)牙冠变色、牙髓活力测验结果和X线片的表现。

(3)牙冠完整情况及病史可作为参考。

4. 鉴别诊断 慢性根尖周炎:患有慢性根尖周炎的患牙也可无明显的临床自觉症状。有窦型的慢性根尖周炎在进行临床检查时,可发现牙龈上有由患牙根尖来源的窦道口。拍摄X线片,若发现有根尖周骨质影像密度减低或根周膜影像模糊、增宽,即可作出鉴别诊断。

四、牙髓钙化

当牙髓的血液循环发生障碍时,会造成牙髓组织营养不良,出现细胞变性、钙盐沉积,形成微小或大块的钙化物质。牙髓钙化(pulp calcification)有两种形式:一种是结节性钙化,又称髓石(pulp stone)。髓石或游离于牙髓组织中,或附着在髓腔壁上。另一种是弥漫性钙化,甚至可造成整个髓腔闭锁。后者多发生在外伤后的牙,也可见于经氢氧化钙盖髓治疗或活髓切断术后的病例。

1. 症状　髓石一般并不引起临床症状。个别情况出现与体位有关的自发痛,也可沿三叉神经分布区域放散,一般与温度刺激无关。

2. 检查

(1)患牙对牙髓温度测验的反应可异常,表现为迟钝或敏感。

(2)X线片显示髓腔内有阻射的钙化物(髓石)或呈弥漫性阻射影像而致使原髓腔处的透射区消失(图16-3-2,图16-3-3)。

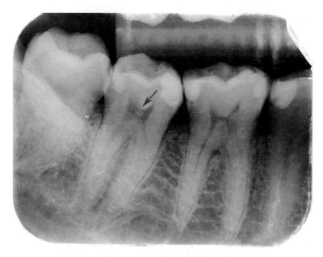

图 16-3-2　髓石(箭头示)

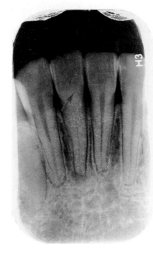

图 16-3-3　髓腔弥漫性钙化(箭头示)

3. 诊断要点

(1)X线检查结果作为重要的诊断依据。

(2)需排除由其他原因引起的自发性放散痛的疾病,并经过牙髓治疗后疼痛症状得以消除,方能确诊。

(3)询问病史有外伤或氢氧化钙治疗史者可作为参考。

当临床检查结果表明患牙是以其他可引起较严重临床症状的牙髓疾病(如:牙髓炎、根尖周炎等)为主,同时合并有牙髓钙化性病变时,则以引起牙髓症状的牙髓疾病作为临床诊断。

4. 鉴别诊断　三叉神经痛:髓石引起的疼痛虽然也可沿三叉神经分布区域放散,但无扳机点,主要与体位有关。X线检查的结果可作为鉴别诊断的参考。经诊断性治疗(牙髓治疗)后,视疼痛是否消失得以鉴别。

五、牙内吸收

牙内吸收(internal resorption)是指正常的牙髓组织肉芽性变,分化出破牙本质细胞从髓腔内部吸收牙体硬组织,致髓腔壁变薄,严重者可造成病理性牙折。牙内吸收的原因和机制尚不明了,可能与局部的前期牙本质破坏或形成受阻有关。矿化的牙本质钙盐晶体上含有一组序列氨基酸(精氨酸-谷氨酸-天冬氨酸)细胞外蛋白,又称 RGD 蛋白,它们是破骨细胞(或破牙本质细胞)的结合位点。在前期牙本质完整存在的情况下,这些蛋白位点与牙髓组织隔绝,一旦矿化的牙本质暴露且与含有破牙本质细胞的牙髓组织相接触,破牙本质细胞就可结合到 RGD 蛋白上启动吸收过程。

临床上牙内吸收多发生于乳牙,恒牙偶有发生,见于受过外伤的牙、再植牙及做过活髓切断术或盖髓术的牙。

1. 症状　一般无自觉症状,多于X线片检查时偶然发现。少数病例可出现自发性阵发痛、放散痛和温度刺激痛等牙髓炎症状。

2. 检查

(1)内吸收发生在髓室时,肉芽组织的颜色可透过已被吸收成很薄的牙体硬组织层而使牙冠呈现为粉红色,有时见有牙冠出现小范围的暗黑色区域。内吸收发生在根管内时,牙冠的颜色没有改变。

（2）患牙对牙髓测验的反应可正常，也可表现为敏感或迟钝。

（3）叩诊检查同正常对照牙（−）或出现不适感（±）。

（4）X线片显示髓腔内有局限性不规则的膨大透影区域（图16-3-4），严重者可见内吸收处的髓腔壁被穿通，甚至出现牙根折断线。

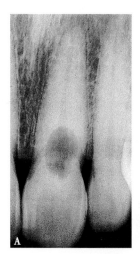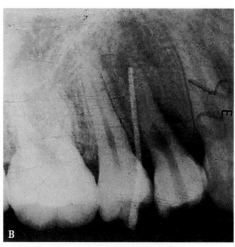
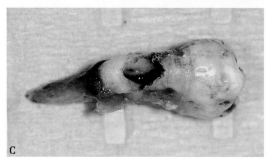

图 16-3-4　牙内吸收

A. 左上颌中切牙根管壁吸收　B、C. 右上颌第一前磨牙内吸收造成管壁穿孔

3. 诊断要点

（1）X线片的表现作为主要依据。

（2）病史和临床表现作为参考。

第四节　非牙源性牙痛的鉴别诊断

国际疼痛研究学会（International Association for the Study of Pain，IASP）对疼痛给予的定义是一种发生在身体特定组织上的由实际或潜在损伤所引起的主观不愉快感觉或情感体验，是一种复杂的心理活动过程。个体对实际伤害所感知的疼痛和机体障碍有很大差异，是生理因素和心理因素混杂的结果，有时心因性疼痛可能占主导地位。诊断疼痛的关键首先是要排除器质性病变。

牙痛是口腔疾病最常见的症状之一，给患者造成极大的痛苦。牙髓炎的特征性临床表现就是牙痛，尤其是那些剧烈的自发性放散痛、不能定位的牵涉痛症状，可能与系统其他疾病引起的疼痛，特别是引发的牙痛相混淆，进而导致误诊误治。牙髓炎的牵涉痛常发生于单侧后牙，可牵涉至邻牙、对颌牙，以及三叉神经分布的其他区域，如上颌牙痛易牵涉至颧骨和太阳穴；下颌牙痛则易牵涉至锁骨、耳和枕部。软组织的疼痛也可以牵涉到牙齿，当临床出现难以定位的牙痛时，可对头、颈软组织进行打诊，如按压太阳穴或咀嚼肌，若出现打痛，疼痛很可能来自该软组织，而非牙齿。牵涉痛一般不发生于前牙，也不发生于牙髓治疗中和治疗后的患牙，牙周炎和有窦道的患牙也不会出现牵涉痛。临床工作中需要注意的是，面对牙痛的患者首先要做的是判断疼痛的来源，弄清是牙源性痛还是系统来源的痛。除了考虑牙髓炎，在与疼痛牙位邻近组织的疾病（如龈乳头炎、干槽症、上颌窦炎、三叉神经痛）相鉴别外，还需了解下列系统源性疼痛疾病的特征性临床表现，以提供鉴别诊断的思路。

一、口腔颌面部疾病

1. 颞下颌关节疾病（temporomandibular disorders）　颞下颌关节持续疼痛，疼痛部位深在，定位不清，疼痛时常发作，出现牵涉痛，可伴有耳朵疼痛和张口受限。颌面部肌肉痉挛导致肌筋膜疼痛，扪压肌肉或关节可引起或加重疼痛。疼痛持续时间一般超过半年。影像学检查有助于诊断。

2. 唾液腺疾病（salivary gland disorders）　发生于唾液腺的多种疾病，如导管阻塞、感染和炎症、肿瘤均会引起疼痛和压痛的症状。咀嚼食物时，尤其是刚进食时，诱发或加重疼痛，还可出现肿胀、发热和张口痛。通过扪诊、唾液流量检查和影像学检查可明确诊断。

二、远隔器官疾病来源的牵涉痛

远隔器官疾病来源的牵涉痛（referred pain from remote pathologic sites）：能引起颌面部牵涉痛的远隔脏器疾病报道较多的有心绞痛、甲状腺炎、颈动脉痛以及颈椎疾病。其中，最令人关注的是因主诉牙痛而被确诊为心绞痛或被误诊的病例。

心绞痛（angina pectoris）的典型症状是左胸部沉重感、紧迫感、左前胸闷痛，常放散到左肩胛或左臂，另有18%的患者牵涉至左侧下颌或牙齿，出现左侧后牙区牙髓炎样的疼痛。接诊这类牙痛的患者时，医师应详细了解患者的身体状况和既往病史，以及与心脏病有关的危险因素，如血压、吸烟、肥胖、缺乏锻炼等。在排除牙齿本身疾病后，应对心绞痛的牵涉症状有所警惕，及时将患者转诊至内科进行详细检查和诊断，以免延误病情。

三、神经性疼痛

神经性疼痛（neuropathic pains）是由周围神经组织结构病变或异常导致的疾病。病因包括遗传代谢紊乱（如卟啉病、糖尿病）、机械创伤（如压迫、外伤、手术）、中毒反应、感染或炎症（如疱疹、肝炎、麻风）等因素。头颈部神经痛的特征性表现是单侧剧烈的烧灼痛、撕裂痛或电击痛。根据疼痛的发作模式，又分为发作性神经痛和持续性神经痛两类。发作性神经痛中最为常见的疾病是三叉神经痛，可出现牙痛症状的还有 Eagle 综合征；持续性神经痛主要有疱疹后神经痛和创伤后神经痛。

1. Eagle 综合征（Eagle's syndrome）　当吞咽、转头、大张口，甚至说话时，咽喉部、舌后部出现中 - 重度的疼痛，也有后牙区疼痛的表现，常伴有吞咽困难、耳痛、眩晕性头痛等症状。其原因是茎突舌骨韧带钙化，过长的骨突在下颌运动过程中压迫舌咽神经。用手指扪压患侧的扁桃腺隐窝可产生典型的疼痛。

2. 疱疹后神经痛（postherpetic neuralgia，PHN）　常继发于带状疱疹急性发作，发病率为3.4%。受病毒感染的神经管内出现炎症水肿，压迫神经产生疼痛。受累神经支配区域出现疱疹之前可有不适感或痒感，也有难以忍受的持续性跳痛表现。当疱疹病毒感染三叉神经第二支或第三支时，可出现一个象限内的多颗牙疼痛，症状与牙髓炎痛极其相似，尤其在尚未出现皮肤病损或口内病损的感染潜伏期中，很难作出鉴别诊断。而当皮肤或口腔黏膜出现疱疹后，诊断就十分容易了。有些患者在疱疹急性发作消退后疼痛症状不缓解或于1~2个月后再度出现，因此又称疱疹后神经痛。此时的症状为深部钝痛或锐刺痛，也有患者出现感觉异常或皮肤过敏，如蚁走感或轻拂皮肤引发疼痛。由于这种疼痛极为剧烈且不能缓解，给患者带来沉重的精神负担，甚至出现抑郁、药物依赖、自杀倾向。结合带状疱疹急性发作的病史和患区遗留的瘢痕，不难作出疱疹后神经痛的诊断。

3. 创伤后神经痛（post-traumatic neuralgias）　是由外周神经损伤后神经末梢变性或形成瘢

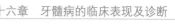

痕所致的持续性感觉异常。患者有外伤史、手术史或拔牙史,疼痛常发生于受创部位,呈针刺样、抽搐感或麻木感。根据神经受损程度,疼痛症状可缓慢自愈,也可能永久遗留感觉异常或迟钝。

四、血管神经性痛

血管神经性痛(neurovascular pains)通常为非器质性病变的一组疼痛性疾病,可能与颅内、外血流变化或缺氧有关。疼痛较深在,呈搏动样、重击样或烧灼样,偶有尖锐痛,多为单侧发作,有缓解期。其中常见的可引起牙痛症状的血管神经性痛为丛集性头痛和偏头痛。

1. 丛集性头痛(cluster Headache) 病因和发病机制不明确,与颈部血管对组胺超敏反应有关,又称组胺性头痛,亦称岩神经痛、蝶腭神经痛。临床特点是疼痛反复密集性发作,常被患者描述为"爆炸样",疼痛剧烈、持续,有搏动感或烧灼感。疼痛部位多见于一侧眶下区、眼旁或眼后,可放散至前额、颞部和上颌骨,也会涉及上颌牙齿,易与上颌尖牙或前磨牙的牙源性疼痛相混淆,很少牵涉到下颌或颈部。可伴有患侧鼻塞、流涕、流泪、脸红、颊肿、结膜充血,以及前额和面部出汗、上眼睑下垂和瞳孔缩小等交感神经和副交感神经症状。发作期间,患者常因疼痛剧烈难忍而坐卧不安,反复踱步,也常表现为焦虑或抑郁。疼痛可被烟、光、味等刺激激发,也可因紧张、饮酒、服用硝酸甘油而诱发,亦有人认为与缺氧有关,缺乏先兆症状。每次发作时间持续从30min到(2~3)h,每天发作2~8次。男性发病比女性高6~8倍,多见于35~50岁吸烟者。疼痛发作时用镇痛安定类药物效果不佳,吸氧15min以上可消除疼痛,神经阻滞治疗也有明显效果。

2. 偏头痛(migraine) 病因不清,可能由颅内脉管系统释放的血管神经肽造成的神经源性血浆外渗或无菌性炎症所致。20~40岁女性多见,常有家族史。疼痛可由单纯的痛感发展为跳痛、重击痛,部位局限在单侧颞部、前额或眼后部,也可发生于面部或单一牙齿。伴发症状有头晕、呕吐、畏声畏光、畏寒或出汗。诱发或加重头痛的因素有压力、疲劳、过多摄取含酪胺的食物、酒精、组织胺和血管扩张剂。疼痛发作持续时间在数小时至两三天,间歇期短则数天,长则数年。有些患者于疼痛发作前有先兆症状出现,常见的是视觉先兆,表现为眼前闪光、出现光环或部分视野丧失;躯体的先兆症状主要为患侧手臂感觉迟钝,逐渐扩散到面、鼻、口。临床尚无特异性的检查,诊断主要依赖于症状和病史。

五、非典型性面痛

当患者颌面部出现超过6个月的持续性疼痛,且定位差,症状表述不清,解剖分布不明确,又查不出器质性病变,各种治疗无效,临床上不能确诊时,可能被冠以非典型性面痛(atypical facial pains)的诊断。此类疼痛性质不明,又被视作原发性疼痛。发生于口腔的非典型性面痛主要有非典型性牙痛和灼口综合征两种。

1. 非典型性牙痛(atypical odontalgia,AO) 国际头痛学会(International Headache Society,IHS)将非典型性牙痛定义为"持续性的特发面痛"中的一类,与非典型性面痛一样呈现无确定原因的慢性、顽固性牙痛或拔牙后顽固性牙槽窝痛,疼痛持续时间常超过6个月而无间歇。非典型性牙痛与牙髓炎痛和三叉神经痛很相似,表现为持续性钝痛、搏动痛、放射痛和烧灼痛,但不受温度刺激影响。患者能够明确指出"引起疼痛"的某颗牙或某几颗牙,但临床和X线片均检查不出任何病变体征,即使对所谓"痛源牙"进行了摘除牙髓的不恰当处置,疼痛仍不缓解,甚至拔除"痛源牙"后,疼痛也依然存在。成年男女均可罹患,以超过40岁的女性多见。非典型性牙痛的病因和发病机制尚不清楚,抑郁症、心因性问题、更年期被视为该病的危险因素。2008年L. BAAD-Hansen发现非典型性牙痛患者伴有以下几种情况:①常伴有心因性问题,表现为情绪低落和沮丧;②30%的非典型性牙痛患者同时患有因血管神经改变而产生的偏头痛;③在牙髓治疗的患者中有3%~6%表现为非典型性牙痛,而非典型性牙痛患者中有83%认为其疼痛的首次发作与侵入性口腔科治疗或外科治疗有关,如根管治疗、拔牙、根尖切除、正颌手术、口腔科注射等,侵入性治疗可能造成神经系统初始损害或功能紊乱,进而引发持续性疼痛;④最近的研究表明,非典型性牙痛的病理机制与特发性面痛和颞下颌关节紊乱综合征相同。因此,非典型性牙痛被归纳为4种:心因性痛、血管性痛、神经病理性痛和特发性痛,也有将其称为"幻想性牙痛"或"特发性牙痛"。非典型性牙痛的诊断一定要在排除了牙及其邻近结构的病变之后才能给出,目前尚无有效的治疗方法。患者常常辗转各家医院就诊,但对诊治结果难以接受,往往会固执地认为疼痛是由于既往诊断的缺陷和治疗的不完善造成的,他们会执着地就诊,坚持要求摘除牙髓做根管治疗,甚至要求拔除患牙。在这种情况下,特别容易发生进一步的过度侵入性治疗,其结果可能造成患者更大的损害和痛苦。因此,医师面对非典型性牙痛患者,除了正确的判断、排除患牙之外,所能做的工作就是进行耐心的告知和解释。

2. 灼口综合征(burning mouth syndrome) 临床特征是口腔发生持续的烧灼样疼痛,最常见的部位是舌尖和舌缘,也有累及上腭、牙龈和牙齿的病例。疼痛程度与牙痛相似,但烧灼感更为突出,不出现酸痛和跳痛;疼痛于傍晚时最重,随着时间的推移而加剧。伴随症状有口干、味觉异常、头痛、睡眠障碍。口腔检查黏膜正常,无器质性病变。发病常与口腔科治疗或口腔手术有关。该病在美国的患病率为0.7%,多发生于绝经前后的女性,患者可同时患有先天性免疫缺陷,也常伴发Sjögren综合征,部分患者还可能有心因性问题。

六、孟乔森综合征

孟乔森综合征(Munchausen syndrome)是一种心理疾病,患者总是期盼接受不必要的医药措施,部分患者有药物依赖的倾向。他们曾详细学习过医学和口腔科教科书,就诊时就模拟一知半解的疾病表现,以寻求尽可能多的医药治疗。

引起非牙源性疼痛的疾病还有可能是头颈部肿瘤。这些疾病引起的牙痛症状在临床上虽然并不多见,但一旦发生,有时很难与牙髓炎的疼痛相鉴别。临床医师应抓住它们的一些共同特点进行分析,如:疼痛发生的部位和牙数;伴随症状;疼痛扳机点或激惹部位;局部麻醉能否缓解疼痛;与精神紧张、情绪波动、运动、头位改变等的关系;更重要的是临床上对患者所指认的疼痛牙齿不能查出可引起牙髓炎的病因问题,受累牙齿如未经治疗,对牙髓诊断测验的反应应为正常;实施摘除牙髓的治疗后疼痛症状并不能消除。

面对牙痛患者,临床医师应建立正确的诊断思路,在临床思辨过程中,应按照疼痛症状所可能涉及疾病的发病率进行一一排除,从最常见的疾病和可疑患牙局部入手,逐渐扩大范围,直至一些罕见的、远隔器官的病症。医师应具备鉴别牙源性痛和非牙源性痛的能力,首先从牙源性痛的角度,尤其是从牙髓源性痛的角度考虑,此时必须强化查寻病源牙和患牙病因问题的意识,正确运用检查手段,综合分析所有的临床信息,最终作出正确的诊断。注意,一定要在明确诊断的基础上,作出牙髓治疗的决定。若对颌面部牵涉痛不能定位或尚不能分辨疼痛的性质时,临床应观察。如果是牙髓炎,牙痛的症状会随着时间的推移、牙髓坏死范围的扩大而逐渐局限,使诊断依据和治疗指征逐渐明晰。千万不能在诊断不明的情况下,对可疑患牙甚至是患者所指牙齿施行所谓的"试验性治疗",应给予患者进一步诊治的建议,必要时,口腔科医师应会同内科医师、疼痛医师、神经科医师、精神心理医师等专家共同分析和处理。对于非牙源性痛,若在临床上盲目开始不可逆的侵入性牙髓治疗,会给患者造成新的损害和更大的痛苦,由此带来的症状还可能进一步混淆原发疾病的表现,给诊断造成更大的干扰和困难。

> **思考题**
>
> 1. 简述牙髓的病理变化与临床疼痛的关系。
> 2. 简述牙髓炎的诊断难点及解决策略。
> 3. 简述牙痛的鉴别思路。

(岳 林)

参考文献

1. 岳林. 牙体牙髓病临床问题解析Ⅲ. 牙髓炎临床诊断中的问题. 中华口腔医学杂志,2009,44(9):565-569.

2. 医师资格考试指导用书专家编写组. 2018口腔执业医师资格考试医学综合指导用书. 北京：人民卫生出版社, 2018.

3. 医师资格考试指导用书专家编写组. 2018口腔执业医师资格考试实践技能指导用书. 北京：人民卫生出版社, 2018.

4. SELTZER S. Classification of pulpal pathosis. Oral Surg Oral Med Oral Pathol, 1972, 34（2）：269-287.

第十七章　根尖周病的临床表现及诊断

>> **学习要点**

掌握：1. 各型根尖周病的临床表现和诊断。
　　　2. 急性根尖周炎的临床分期、排脓通道和排脓方式。
　　　3. 急性根尖周脓肿与急性牙周脓肿的鉴别。
熟悉：慢性根尖周炎的分型和病理变化。
了解：根尖周囊肿的形成理论。

根尖周病（periradicular lesions）是指发生于根尖周围组织的炎症性疾病，又称根尖周炎，多为牙髓病的继发病，主要由根管内的感染通过根尖孔作用于根尖周组织引发。当根管内病源刺激的毒力很强，机体抵抗力较弱时，病变会以急性的形式表现出来；反之，若机体抵抗力较强，而病源刺激较弱，或经过不彻底的治疗时，病变则呈慢性表现。还有一种较少见的情况是当机体抵抗力很强，根尖周组织局部长期受到某种轻微、缓和的刺激时，组织的表现以增生为主。根尖周组织的病变过程可被看作一个根管内病源刺激物与根尖周组织局部防御系统相抗争的敌我双方作战的战场，孰占上风取决于病源刺激的毒力和机体抵抗力强弱的对比和变化。因根管内的血运早已断绝，根管已成为机体防御系统所不能达到的感染盲区，病源刺激物源源不断地攻击根尖周组织，使局部的炎症长期存在。如果不彻底消除根管内的病源，不经过完善的牙髓治疗，即使机体抵抗力再强，已遭破坏的根尖周组织也是不可能恢复正常的，局部仅处于肉芽组织所构成的临时防御状态。

根尖周病的临床表现和病理过程有以下几种形式：

1. 急性根尖周炎

（1）急性浆液性根尖周炎；

（2）急性化脓性根尖周炎。

2. 慢性根尖周炎

（1）根尖周肉芽肿；

（2）慢性根尖周脓肿；

（3）根尖周囊肿；

（4）根尖周致密性骨炎。

前已述及，病源刺激物毒力大小和机体抵抗力强弱的不同，可使根尖周病或以急性炎症表现为始终，或由慢性炎症急性发作，或由急性炎症转变为慢性炎症。其相互关系可见图17-0-1。

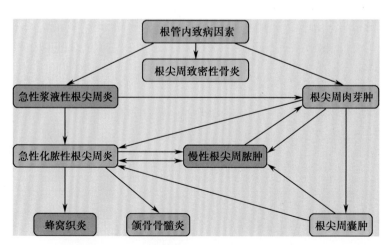

图 17-0-1　各型根尖周病的相互关系示意图

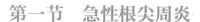

第一节　急性根尖周炎

急性根尖周炎（acute apical periodontitis，AAP）是从根尖部牙周膜出现浆液性炎症到根尖周组织形成化脓性炎症的一系列反应过程，是一个病变程度由轻到重、病变范围由小到大的连续过程。在病程进展到达高峰时，牙槽骨的病变已发展为局限性骨髓炎，严重时还将发展为颌骨骨髓炎。在根尖周组织的炎症过程中，由于渗出、水肿造成的局部压力的积聚和释放炎症介质的化学作用，临床上以患牙及其周围组织肿痛为主要表现。急性根尖周炎的进展为一连续过程，由浆液期逐步发展为化脓期中的根尖周脓肿、骨膜下脓肿及黏膜下脓肿。由于炎症侵犯组织的范围不同，上述四个阶段的临床表现各有特点，因此应急处理方法也不尽相同。

成人急性根尖周炎的发生主要是因牙髓感染、坏死后，根管内的感染物质通过根尖孔使根尖周围组织产生局限性的炎症反应；也可由来自根管的机械、化学刺激引起；少数还可由外伤或咬合创伤所致。创伤造成的急性根尖周炎患牙多为活髓，其临床表现和治疗原则也与前者略有不同。乳牙和年轻恒牙罹患牙髓炎时，由于患牙根尖孔较粗大，牙髓组织血运丰富，感染较易扩散，往往在牙髓炎症的早期便可合并根尖周组织的急性炎症。当急性根尖周炎得到了某种引流，但未彻底消除根管内的感染源，根尖周组织可转变为慢性炎症；而慢性根尖周炎在机体抵抗力减弱时，又可以急性发作的形式表现出来。

一、急性浆液性根尖周炎

（一）临床病理

急性浆液性根尖周炎（acute serous apical periodontitis）又称急性根尖周炎的浆液期，是根尖周炎发生的初期。主要病理表现为根尖部牙周膜内血管扩张、充血，渗出物以血浆为主，局部组织呈现水肿，随即有多形核白细胞浸润。渗出的血浆不仅可以稀释毒素，其所含的抗体还可参与消除抗原物质。此刻的根尖部牙骨质及其周围的牙槽骨尚无明显变化。

急性浆液性根尖周炎的临床过程往往很短，如果细菌毒力强，机体抵抗力弱，局部引流不畅，很快发展为化脓性炎症；反之，如果细菌毒力弱，机体抵抗力较强，炎症渗出又得到了引流，则可转为慢性根尖周炎。

（二）临床表现

1. 症状　主要为患牙咬合痛。这是因为根尖周膜充血、水肿而表现出来的症状。

随着根尖周组织炎症病变的发展，临床上患牙可由初期只有不适、发木、浮出、发胀，到咬合时患牙与对颌牙早接触。此时一般无自发痛或只有轻微钝痛，有时患者还可诉有咬紧患牙反而稍感舒服的症状，这是因为咬合的压力可暂时缓解局部血管的充血状态，使根尖周膜因组织水肿所形成的压力得到减轻。但是，当病变继续发展，根尖周膜内渗出物淤积，牙周间隙内压力升高，患牙浮出和伸长的感觉逐渐加重，出现自发性、持续性的钝痛，咬合时不仅不能缓解症状，反而因咬合压力增加了根尖部组织的负担，刺激神经导致更为剧烈的疼痛。患者因而不愿咀嚼，影响进食。由于疼痛是因牙周膜神经受到炎症刺激引起的，所以患者能够明确指出患牙，疼痛范围局限于患牙根部，不引起放散。

2. 检查

（1）患牙可见龋损、充填体或其他牙体硬组织疾患，或可查到深牙周袋。

（2）牙冠变色。牙髓活力测验无反应，但乳牙或年轻恒牙对活力测验可有反应，甚至出现疼痛。

（3）叩痛（+）～（++），扣压患牙根尖部位出现不适或疼痛。牙龈尚无明显异常。

（4）患牙可有I度松动。

（5）X线检查根尖周组织影像无明显异常表现。

（三）诊断要点

1. 患牙典型的咬合疼痛症状。

2. 对叩诊和扪诊的反应。

3. 对牙髓活力测验的反应并结合患者的年龄，患牙所具有的牙髓病史、外伤史以及不完善的牙髓治疗史均可作为参考。

二、急性化脓性根尖周炎

（一）临床病理

急性化脓性根尖周炎（acute suppurative apical periodontitis）又称急性根尖周炎的化脓期，多是由急性浆液期发展而来的，也可由慢性根尖周炎转化而来。此阶段通常称作急性牙槽脓肿（acute alveolar abscess）或急性根尖周脓肿（acute apical abscess，AAA）。

根尖周组织的浆液性炎症继续发展，则发生化脓性变化。此阶段白细胞，尤其是多形核白细胞浸润增多，根尖周膜中的炎症细胞被细菌及其产生的毒素破坏致死，细胞溶解、液化，并积聚形成脓液，分解、坏死的白细胞释放出组织水解酶（如胶原酶），致使牙周韧带破坏。脓液最初只局限在根尖孔附近的牙周膜内，炎症细胞浸润主要在根尖孔附近的牙槽骨骨髓腔中。此阶段称为根尖周脓肿阶段（图 17-1-1A）。若根尖部的脓液得不到通畅的引流，其必向根尖周围更广泛的区域扩散，并从组织结构较薄弱处突破。积聚在根尖附近的脓液可通过以下 3 种方式排出。

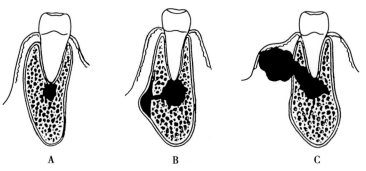

图 17-1-1　急性化脓性根尖周炎发展的 3 个阶段示意图
A. 根尖周脓肿阶段　B. 骨膜下脓肿阶段　C. 黏膜下脓肿阶段

1. 通过骨髓腔突破骨膜、黏膜或皮肤向外排脓　炎症细胞自根尖附近的牙槽骨骨髓腔迅速在牙槽骨内蔓延，脓液穿过骨松质到达骨外板，再通过骨皮质上的营养孔到达骨膜下。由于骨膜坚韧、致密，不易穿破，脓液在此处积聚，造成局部压力增高。此阶段称为骨膜下脓肿阶段（图 17-1-1B）。当骨膜下的脓液积聚达到相当的压力时，骨膜破裂，脓液流注于黏膜下或皮肤下，构成黏膜下脓肿或皮下脓肿（图 17-1-1C）。最后，脓肿破溃，脓液排出，急性炎症缓解，转为慢性炎症。

上述排脓方式是急性根尖周炎最常见的典型自然发展过程。这种排脓途径较为复杂，并常伴发颌面部蜂窝织炎（cellulitis）。脓液突破的方向及破口的位置与根尖周组织的解剖关系十分密切，临床上可见到以下 4 种排脓途径（图 17-1-2）：

（1）穿通骨壁突破黏膜：牙槽骨唇、颊侧的骨壁较薄，一般情况下上颌前牙、上颌后牙颊根，以及下颌牙的根尖周脓肿多从牙槽骨的唇、颊侧骨板穿出，形成骨膜下脓肿或黏膜下脓肿，最终在口腔前庭排脓。若

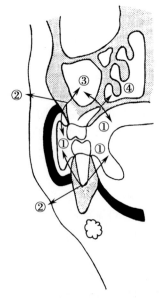

图 17-1-2　急性化脓性根尖周炎的第 1 种排脓方式的 4 条途径示意图
①穿通骨壁突破黏膜；②穿通骨壁突破皮肤；③突破上颌窦壁；④突破鼻底黏膜

患牙的根尖偏向舌（腭）侧，或为上颌后牙的腭根，脓液可穿过舌、腭侧骨板在固有口腔中排脓。破溃于口腔黏膜的排脓孔久不愈合则形成窦道（sinus）或瘘管（fistula），称为龈窦或龈瘘。

（2）穿通骨壁突破皮肤：有少数病例根尖部的脓液不在口腔内排脓，而是穿通骨壁绕过龈颊沟从皮肤排出，久之形成皮窦。如下颌切牙的根尖周脓肿有时可穿通颏部皮肤，形成颏窦；上颌尖牙可见有从同侧眼眶的内下方皮肤排脓，形成面窦；下颌磨牙的根尖部脓液也可排放于颊部皮肤，形成颊窦。

（3）突破上颌窦壁：上颌前磨牙和磨牙牙根与上颌窦相毗邻，当上颌窦处于低位时，上述牙尤其是上颌第二前磨牙和第一、第二磨牙的根尖部分就可能被包裹在上颌窦当中，此处的上颌窦壁极薄，甚至缺乏骨板，根尖与上颌窦之间只有薄层结缔组织相隔。此时它们若发生根尖周炎，可累及上颌窦并发上颌窦炎，根尖部的脓液有可能穿通薄层上颌窦壁向上颌窦内排脓（图17-1-3），这种情况在临床上较为少见。

（4）突破鼻底黏膜：当上颌中切牙的牙槽突很短而牙根又很长时，其根尖部的脓液排放有可能在穿通唇侧骨壁后，继续沿骨膜上行而流注于鼻底黏膜下形成脓肿，破溃后向鼻腔内排脓（图17-1-4），这是一种极为罕见的排脓途径。

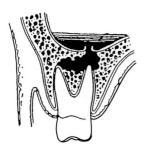

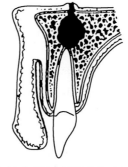

图 17-1-3　上颌后牙根尖周脓液突破上颌窦壁示意图　　图 17-1-4　上颌前牙根尖周脓液突破鼻底黏膜示意图

2. 通过根尖孔经根管从冠部缺损处排脓（图17-1-5）　这种排脓方式对根尖周组织的破坏最小。患牙以此方式进行排脓需具备的条件：根尖孔粗大、根管通畅、冠部缺损（如龋洞）呈开放状态。患有急性根尖周炎的成人患牙很难同时具备这3个条件，因此，在临床上应尽早开通髓腔进行引流，在根尖部脓液尚未广泛扩散到牙槽骨骨松质时，促使其由此通路排放，尽量减轻炎症对根尖周组织的损伤。

3. 通过牙周膜从龈沟或牙周袋排脓　成人患牙经此方式排脓多发生于同时患有牙周炎的情况，通常预后较差。因根尖部的脓灶与牙周袋底接近，脓液易从该薄弱的牙周膜结缔组织处突破而向牙周袋内排放，形成牙周窦道（图17-1-6）。在脓液经此途径引流的过程中，牙周膜纤维遭到严重破坏，加重了牙周病病变，使患牙更为松动，甚至导致患牙脱落。在临床上经此通路进行引流的还有另一种情况，即乳牙发生根尖周脓肿时，由于儿童的牙周膜组织疏松，根尖部的脓液可顺牙周间隙扩散，从龈沟排出。但是，此时患者机体正处于生长发育阶段，修复再生的能力较强，患牙又不伴有牙周疾病，当局部的急性炎症被消除并经完善的治疗后，遭受损伤的牙周组织仍能愈合并恢复正常。

（二）临床表现

在急性化脓性根尖周炎的病理变化过程中，依脓液相对集聚区域的不同，临床上亦可分为各具特征性表现的3个阶段，即根尖周脓肿、骨膜下脓肿及黏膜下脓肿。

1. 根尖周脓肿

（1）症状：患牙出现自发性、剧烈持续的跳痛，伸长感加重，以至于咬合时首先接触患牙并引起剧痛，患者因而不敢对合。

（2）检查：①患牙叩痛（++）～（+++），松动Ⅱ～Ⅲ度；②根尖部牙龈潮红，但尚无明显肿胀，扪诊感轻微疼痛；③相应的下颌下淋巴结或颏下淋巴结可有肿大及压痛。

学习笔记

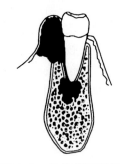

图 17-1-5　急性化脓性根尖周炎的第 2 种排脓方式示意图
通过根尖孔经根管从冠部缺损处排脓

图 17-1-6　急性化脓性根尖周炎的第 3 种排脓方式示意图
通过牙周膜从龈沟或牙周袋排脓

2. 骨膜下脓肿

（1）症状：患牙的持续性、搏动性跳痛更加剧烈，因骨膜坚韧、致密，脓液集聚于骨膜下所产生的压力很大，病程至此，疼痛达到最高峰，病期多已三五日，患者感到极端痛苦。患牙更觉浮起、松动，即使是不经意地轻触患牙，如说话时舌、颊部碰触患牙，亦感觉疼痛难忍。患者常诉有因疼痛逐日加剧而影响睡眠和进食，还可伴有体温升高、身体乏力等全身症状。

（2）检查

1）患者有痛苦面容，精神疲惫。体温可有升高，约 38℃。末梢血象白细胞增多，计数多在 10 000～12 000/mm³。患牙所属区域的淋巴结可出现肿大和扪痛。

2）患牙叩痛（+++），松动Ⅲ度，牙龈红肿，移行沟变平，有明显的压痛，扪诊深部有波动感。

3）严重的病例可在相应的颌面部出现蜂窝织炎，表现为软组织肿胀、压痛，致使面容改变。如上颌切牙可引起上唇肿胀；上颌前磨牙及磨牙可引起眶下、面部肿胀；下颌牙可引起颏部、下颌部肿胀；有时下颌第三磨牙的根尖周化脓性炎症可出现张口受限，还可能引起口底蜂窝织炎。

骨膜下脓肿又称牙槽骨骨膜炎或颌骨骨膜炎。此时，局部症状极为明显，但全身症状并不很重，若全身症状明显，则应注意观察，防止发展为颌骨骨髓炎和败血症等并发症。

3. 黏膜下脓肿

（1）症状：由于黏膜下组织较疏松，脓液到达黏膜下时，压力已明显减低，自发性胀痛及咬合痛也随之减轻。全身症状缓解。

（2）检查

1）患牙叩痛（+）～（++），松动Ⅰ度。

2）根尖区黏膜的肿胀已局限，呈半球形隆起，扪诊时，波动感明显，脓肿较表浅而易破溃。

（三）诊断要点

主要依据患牙所表现出的典型的临床症状及体征，由疼痛及红肿的程度来分辨患牙所处的炎症阶段。

（四）鉴别诊断

1. 急性根尖周炎各阶段的鉴别　急性根尖周炎从浆液期到化脓期的 3 个阶段是一个移行过渡、连续发展的过程，不能截然分开，在临床上只能相对地识别上述各阶段。根据症状及检查所见作出各阶段的诊断非常重要，因为每一阶段各有其相应有效的应急处理措施。在浆液期，患牙以咬合痛为突出表现。在根尖周脓肿阶段，其持续性的跳动可与浆液期鉴别。骨膜下脓肿时，疼痛极为剧烈，根尖部红肿明显，扪诊有深部波动感，叩诊能引起最剧烈的疼痛，且可以伴有全身症状。发展到黏膜下脓肿时，则疼痛有所减轻，且黏膜下肿胀明显而局限（表 17-1-1）。

2. 急性根尖周炎与慢性根尖周炎急性发作的鉴别　急性根尖周炎可以继发牙髓病而来，也可由慢性根尖周炎转化而来，后者又称慢性根尖周炎急性发作期。两者之间的区别在于 X 线片上所显示的影像不同：急性根尖周炎时，X 线片上看不出根尖部有明显改变；慢性根尖周炎急性发作时，则从 X 线片上可见根尖部有不同程度的牙槽骨破坏所形成的透影区。

表 17-1-1　急性根尖周炎各发展阶段的症状和体征

| | 症状和体征 | | | | | |
	疼痛	叩痛	松动度	扪诊	根尖区牙龈	全身症状
浆液期	咬合痛	(+)～(++)	无～Ⅰ°	不适	无变化/潮红	无
根尖周脓肿期	持续跳痛	(++)～(+++)	Ⅱ°～Ⅲ°	疼痛	小范围红肿	无/轻
骨膜下脓肿期	极剧烈胀跳痛	最剧烈(+++)	Ⅲ°	剧烈疼痛+深波动感	红肿明显,广泛	可有发热、乏力,血象升高
黏膜下脓肿期	咬合痛缓解	(++)～(+)	Ⅰ°	轻痛+浅波动感	肿胀明显,局限	消退

3. 急性根尖周脓肿与急性牙周脓肿的鉴别

（1）急性牙周脓肿（acute periodontal abscess）：牙周脓肿多是在患牙出现了涉及多个牙面的深牙周袋，或牙周袋迂回曲折，而位于牙颈部的袋口软组织又较紧窄时，牙周袋壁或深部牙周组织中的脓液不能从袋口引流，致使袋壁软组织内形成局限性脓肿。多发生在牙周炎的晚期，一般为急性过程。在临床上也表现为患牙的唇（颊）侧或舌（腭）侧牙龈出现椭圆形或半球状的脓肿突起，肿胀部位的牙龈红肿光亮，扪诊有波动感。患牙可有搏动性疼痛、浮起、松动、咬合痛等症状和体征。但是，由于急性根尖周脓肿（急性牙槽脓肿）与急性牙周脓肿的感染来源和炎症扩散途径不同，两者在临床上的表现是有区别的，鉴别点通常也是较明确的。前已述及，急性根尖周脓肿的患牙多由于牙体疾患（如龋病）继发牙髓感染，终至根尖周组织发生炎症性病变，炎症以根尖部为中心并向其周围的牙周组织蔓延扩散。而急性牙周脓肿的感染是源于牙周袋内的病源物，在临床上，患牙除具有急性脓肿的表现外，还有深牙周袋、袋口溢脓、牙槽骨吸收和牙松动等牙周炎的表现。但是，有时患牙同时合并有牙周和牙髓、根尖周组织的病变，如急性根尖周炎在根尖周脓肿发生后经牙周膜向牙龈沟排脓，或有长期牙周炎病史的患牙在发生牙周脓肿的同时，感染已经逆行引起牙髓坏死，甚至出现牙周的骨质破坏与根尖区的病变相通连。在这些情况下，临床上有时易将两者混淆，增加鉴别的困难。

（2）急性根尖周脓肿与急性牙周脓肿的鉴别思路可从病史和检查结果来获得（表17-1-2）。急性根尖周脓肿的患牙多有较长时间的牙体缺损（如龋洞）和/或曾有过牙痛史、牙髓治疗史；急性牙周脓肿患牙的病史则为长期牙周炎史。从临床检查的角度来看，可以循着牙体-牙髓-牙周组织的顺序进行检查比较，着重注意牙体硬组织的完整性、牙髓的活力、有无深牙周袋、脓肿的位置及与牙周袋的关系，X线片所显示的牙槽骨破坏情况和区域对于明确诊断有很大帮助。总之，两者的鉴别诊断应通过仔细询问病史，对牙体、牙髓和牙周组织进行全面的检查并辅助以X线片来进行综合分析。

表 17-1-2　急性根尖周脓肿与急性牙周脓肿的鉴别要点

| | 鉴别要点 | | | | | | | | | | |
	感染来源	病史	牙体情况	牙髓活力	牙周袋	脓肿部位	脓肿范围	疼痛程度	牙松动度	叩痛	X线片表现	病程
急性根尖周脓肿	感染根管	较长期牙体缺损史；牙痛史；牙髓治疗史	深龋洞；近髓的非龋疾患；修复体	多无	无	靠近根尖部；中心位于龈颊沟附近	较弥散	重	相对轻,病愈后牙恢复稳固	很重	无明显异常表现,若患牙为慢性根尖周炎急性发作,根尖周牙槽骨显现透射影像	相对较长,脓液自根尖周向外排出的时间需5～6天
急性牙周脓肿	牙周袋	长期牙周炎病史	一般无深及牙髓的牙体疾患	多有	深,迂回曲折	较接近龈缘	局限于牙周袋壁	相对较轻	明显,消肿后仍很松动	相对较轻	牙槽骨嵴破坏,可有骨下袋	相对较短,一般3～4天可自溃

第二节 慢性根尖周炎

慢性根尖周炎（chronic apical periodontitis，CAP）是指因根管内长期存在感染及病源刺激物而导致的根尖周围组织慢性炎症反应，表现为炎症性肉芽组织的形成和牙槽骨的破坏。根尖周组织所受到的这种损害是可以被修复的，前提是要根除根管内的病源。此时，根尖部的炎症肉芽组织会转化成纤维结缔组织，成骨细胞活动产生新骨，修复已破坏的牙槽骨，重建牙周膜。慢性根尖周炎一般没有明显的疼痛症状，病变类型可有根尖周肉芽肿、慢性根尖周脓肿、根尖周囊肿和根尖周致密性骨炎。

一、临床病理

根尖部的牙周膜因受根管内病源刺激物的作用而发生慢性炎症性变化，其正常的组织结构被破坏，代之以炎症肉芽组织。在炎症肉芽组织的周围有破骨细胞分化出来，造成邻近的牙槽骨和牙骨质吸收破坏，骨质破坏的区域仍由炎症肉芽组织所取代。炎症肉芽组织中含有大量的淋巴细胞和成纤维细胞，也可见少数多形核白细胞和巨噬细胞。慢性炎症细胞可消灭侵入根尖周组织的细菌和毒素，成纤维细胞则可增殖形成纤维组织，还可以纤维被膜的方式包绕病变区域，限制炎症扩散到深部组织。因此，这种反应可以看作机体对抗病变的局部防御反应，它可维持较长时间，并保持相对稳定的状态。但是，这种反应却不能彻底消除根管内的感染病源物。这种以炎症性肉芽组织形成为主要病理变化的慢性根尖周炎即为根尖周肉芽肿（periradicular granuloma），它是慢性根尖周炎的主要病变类型。当局部病变活动时，肉芽组织中的纤维成分减少，炎症细胞和毛细血管增多，产生较多的破骨细胞，造成更大范围的骨质破坏。

随着病变的进展，炎症肉芽组织的体积不断增大，血运难以抵达肉芽肿的中心部，病变中央的组织细胞发生坏死、液化，形成脓液并潴留于根尖部的脓腔内，成为慢性根尖周脓肿（chronic apical abscess，CAA），又称为慢性牙槽脓肿（chronic alveolar abscess）。此时包绕脓腔的肉芽组织周围缺乏纤维被膜。根尖部的脓液有时可逐渐穿通骨壁和软组织，进行不彻底的引流，形成内衬上皮细胞的窦道，这种情况又称为有窦型慢性根尖周脓肿。上皮细胞可来源于肉芽肿内的上皮团，也可由口腔黏膜上皮自窦道口长入。窦道也可能是急性化脓性根尖周炎脓肿破溃或急症处理行脓肿切开引流后不能封口而遗留所致。当局部引流不畅，或机体抵抗力降低、病源毒力增强时，慢性根尖周脓肿又可以急性发作的形式表现出来。有窦型慢性根尖周脓肿由于可从窦道口排出脓液，不易转化为急性炎症；而无窦型慢性根尖周脓肿则比较容易转化为急性根尖周脓肿。

正常牙齿的牙周膜内遗留有牙根发育期间的Hertwig上皮根鞘细胞，在牙根表面平行排列，呈静止状态，又称Malassez上皮剩余。当根尖周组织形成炎症肉芽组织时，遗留下来的这些上皮细胞在慢性炎症的长期刺激下，可增殖为上皮团块或上皮条索。较大的上皮团中心由于缺乏营养，上皮细胞发生退行性变，甚至坏死、液化，形成小囊腔，腔壁表面由复层鳞状上皮细胞衬里，完整或不连续，形成囊壁。随着囊腔中渗透压的增高，周围的组织液逐渐渗入，成为囊液，小囊腔逐渐扩大或相互融合形成根尖周囊肿（periradicular cyst）。囊液内因含有含铁血黄素而呈浅褐色，清澈透明，上皮细胞变性分解所产生的胆固醇结晶飘浮于囊液中，使囊液在光照下闪耀发亮。用显微镜观察囊液涂片，可见其中有许多菱形或长方形的胆固醇结晶。囊肿周围的牙槽骨受压迫而被吸收，同时在破坏区周围有新生骨质增生。由于根管内病源刺激物持续存在，根尖周囊肿可继发感染，并发化脓性炎症而转为根尖周脓肿。关于囊壁形成的确切机制尚不清楚，有两种假说予以解释，上述病理过程为"分解理论（breakdown theory）"。另一个假说是"脓腔理论（abscess cavity theory）"，认为根尖周肉芽肿先形成脓肿，脓腔的表面就像身体其他部位的软组织创口一样，修复过程均由周缘的上皮细胞增生、爬入，逐渐将伤口表面覆盖而成。当牙周膜内的上皮剩余细胞增殖、铺满根尖周脓肿的脓腔表面时，就形成了囊壁。依据囊腔与根尖的关系，根尖周囊肿又可分为两种（图17-2-1）：囊壁若在根尖孔开口，囊腔与根管相通，形成所谓的"袋状囊肿（pocket cyst）"；

囊腔若在根尖周肉芽肿中独立存在，与根管没有任何交通，则为"真性囊肿（true cyst）"。袋状囊肿和真性囊肿的组织学表现完全相同。真性囊肿被认为是袋状囊肿从根尖脱离下来后，上皮衬里完全闭合而形成的。

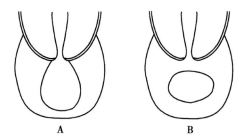

图 17-2-1　根尖周囊肿的类型示意图
A. 袋状囊肿　B. 真性囊肿

　　慢性根尖周炎的病变过程并不是单一的破坏过程，而是一个破坏与修复双向进行的病理变化。当机体抵抗力增强或病源毒力减弱时，病变区肉芽组织中纤维成分增多，炎症成分减少，牙槽骨的吸收也暂告停止，甚至还可出现成骨活动，成骨细胞在病变外围形成新生的骨组织，原已破坏的骨组织有所修复，病变区缩小。但是，如果不彻底清除病源刺激物，并杜绝再感染的途径，虽有骨质修复的过程，根尖区的病变也只能是扩大、缩小交替的变化，而不能完全愈合。

　　当根尖周组织在受到长期轻微、缓和的刺激，而患者的机体抵抗力又很强时，根尖部的牙槽骨并不发生吸收性破坏，反而表现为骨质的增殖，形成围绕根尖周围的一团致密骨，其骨小梁结构比周围骨组织更为致密。这种情况实际上是一种防御性反应，因在增生的骨小梁间有少量慢性炎症细胞分布，故称为根尖周致密性骨炎（periradicular condensing osteitis）或慢性局限硬化性骨髓炎（chronic focal sclerosing osteomyelitis）。

二、临床表现

1. 症状　慢性根尖周炎一般无明显的自觉症状，有的患牙可在咀嚼时有不适感。也有因主诉牙龈起脓包而就诊者。

　　由于慢性根尖周炎常常是继牙髓病而来，有些病例又曾有过急性发作，或有些病例本为急性根尖周炎未经彻底治疗迁延而来，也有在进行其他治疗（如义齿修复）时偶然发现因既往牙髓治疗不完善所导致的根尖周病变。所以在临床上多可追问出患牙有牙髓病史、反复肿痛史或牙髓治疗史。

2. 检查

（1）患牙可查及深龋洞或充填体，以及其他牙体硬组织疾患。

（2）牙冠变色，失去光泽。深洞内探诊无反应，牙髓活力测验无反应。

（3）患牙对叩诊的反应无明显异常或仅有不适感，一般不松动。

（4）有窦型慢性根尖周炎者可查及窦道开口。窦道口大多数位于患牙根尖部的唇、颊侧牙龈表面，也有开口于患牙舌、腭侧牙龈者，偶尔还可见有开口位于远离患根之处者，如上颌第二磨牙根尖周病变的窦道有时开口于上颌尖牙或前磨牙根尖部相对应的牙龈处。此时应通过认真仔细的检查找出窦道口与患牙的关系，必要时可自窦道口插入诊断丝拍摄 X 线示踪片以确定窦道的来源，避免将窦道口附近的健康牙误诊为患牙。位于牙龈的窦道口常呈粟粒大小的乳头形状，在皮肤表面开口的窦道（皮窦）多为黄豆大小的肉芽肿样。挤压窦道口有时可有脓液溢出，也有窦道口呈假性闭合的状态。

（5）根尖周囊肿的大小不定，可由豌豆大到鸡蛋大。小囊肿在牙龈表面多无异常表现，囊肿发展较大时，可见患牙根尖部的牙龈处呈半球状隆起，不红，双指交替按压叩诊时有乒乓球的弹性手感。囊肿过分增大时，因周围骨质吸收并压迫邻牙，造成邻牙移位或使邻牙牙根吸收。

（6）X 线检查显示出患牙根尖区骨质变化的影像。不同的 X 线影像有时可提示慢性根尖周炎的类型：①根尖部透射影圆形，范围较小，直径小于 1cm，边界清晰，周围骨质正常或稍显致密，多考虑为根尖周肉芽肿；②根尖区透射影边界不清楚，形状也不规则，周围骨质较疏松呈云雾状，慢性根尖周脓肿的可能性大；③较小的根尖周囊肿在根尖片上显示的透射影像与根尖周肉芽肿难以区别，大的根尖周囊肿可见有较大的圆形透影区，边界很清楚，并有一圈由致密骨组成的阻射白线围绕；④根尖周致密性骨炎表现为根尖部骨质呈局限性的致密阻射影像，无透射区，多在下颌后牙发现。

ER17-2
画廊：ER17-2
皮窦

三、诊断要点

1. 患牙 X 线片上根尖区骨质破坏的影像是确诊的关键依据。

2. 患牙牙髓活力测验结果并结合患者年龄应作为重要的参考。

3. 病史及患牙牙冠情况也可作为辅助诊断指标。

慢性根尖周炎中根尖周肉芽肿、慢性根尖周脓肿和根尖周囊肿这 3 种类型单纯依靠临床表现有时很难区别，借助 X 线检查亦不容易准确分辨，加之它们的治疗原则和方法基本相同，因此，在临床上诊断可统称为"慢性根尖周炎"。如能对 3 种类型加以区分，则有助于对预后的判断。

根尖周致密性骨炎的患牙在临床上一般没有任何自觉不适症状，也没有反复肿痛的历史，只有在进行 X 线检查时偶然发现。如果患牙有牙髓炎或牙髓坏死，经完善的根管治疗后，X 线片的影像可恢复正常。

依据 X 线检查结果对慢性根尖周炎进行诊断时，必须结合临床表现以与那些非牙髓源性的根尖区病损相鉴别。例如，非牙源性的颌骨内囊肿和其他肿物在 X 线片上的表现与各型慢性根尖周炎的影像，尤其是较大的根尖周囊肿的影像极为相似。这些疾病与慢性根尖周炎的主要鉴别点是病变所涉及患牙的牙髓活力多为正常，仔细观察 X 线片可分辨出根尖部牙周膜间隙与根周其他部位的牙周膜间隙是一连续、规则的透射影像，必要时还可辅以口腔科锥形束 CT 进行诊断。

> **思考题**
>
> 1. 简述急性根尖周炎病理变化过程与临床表现的关系。
> 2. 简述急性根尖周炎临床各期的诊断要点。
> 3. 简述急性根尖周脓肿与牙周脓肿的临床异同表现。
> 4. 简述慢性根尖周炎的诊断要点。
> 5. 简述各型慢性根尖周炎的病理关系。

（岳　林）

参考文献

1. 医师资格考试指导用书专家编写组. 2018 口腔执业医师资格考试医学综合指导用书. 北京：人民卫生出版社，2018.

2. 医师资格考试指导用书专家编写组. 2018 口腔执业医师资格考试实践技能指导用书. 北京：人民卫生出版社，2018.

学习笔记

第十八章 牙髓根尖周病的治疗计划

>> **学习要点**

掌握：牙髓病和根尖周病的治疗原则和应急处理措施。

熟悉：局部麻醉的常用方法及疼痛控制方法。

了解：牙髓病和根尖周病的治疗计划。

第一节 治疗原则和治疗计划

牙髓是位于牙体中央髓腔内的疏松结缔组织，被坚硬的牙本质包绕，其解剖生理特点是血液供给缺乏有效的侧支循环，当周围牙体硬组织受损时，牙髓可能发生各种病变且难以自身修复。牙髓病和根尖周病的临床治疗较为复杂，应首先掌握治疗原则，拟订完善的治疗计划，才能进行合理的诊治。

一、治疗原则

牙髓病和根尖周病的治疗原则是保存具有正常生理功能的牙髓以及保存患牙。

（一）保存活髓

牙髓组织具有形成牙本质和营养硬组织的功能，对外来刺激能产生一系列防御反应，对牙髓病变还处于早期阶段的恒牙和根尖孔尚未形成的年轻恒牙，应注意保存活髓，维护牙髓的功能。

（二）保存患牙

由于牙髓的增龄性变化和血液循环的特殊性，其修复再生能力有限，牙髓炎症不易治愈。对患有牙髓病而不能保存活髓的患牙，应去除病变牙髓组织，保存患牙，以维持牙列完整，恢复咀嚼功能。失去活髓后，牙体硬组织的营养代谢仅由牙周组织供给，牙体硬组织变脆并容易折裂。因此，还应选用不同类型的冠部修复体以保护牙体硬组织。

二、治疗计划

治疗计划应根据患牙病变的程度、位置及与邻近解剖结构的关系，患者的全身健康状况、依从性和就诊时机，以及医护人员的经验、医疗设备和器械等来制订。

（一）治疗程序

牙髓病和根尖周病的治疗首先应缓解疼痛并去除感染物，控制患牙的急性症状后，再进行全面检查和治疗。治疗程序如下：

1. 控制急性牙髓疼痛或根尖周疼痛。
2. 完成主诉患牙的牙髓治疗。
3. 拔除无保留价值的患牙。
4. 治疗其他牙髓病患牙，再处理根管治疗失败的患牙。
5. 治疗其他牙体硬组织疾病的患牙。
6. 开展牙周治疗。

7. 进行修复治疗。

根据患牙条件和患者的健康状况、职业及经济能力可以调整治疗程序,特别要重视缓解急性症状和主诉患牙的治疗。

(二)术前谈话

治疗前,医师和患者需进行良好而有效的交流。医护人员应向患者介绍病情,说明治疗方法,并可提供牙髓治疗有关的读物及画册帮助解释治疗过程,让患者了解治疗的程序、预后和其他相关情况,从而避免患者在治疗中出现紧张、恐惧或不合作等不良情绪,减轻担忧和误解,使患者同意治疗计划并积极配合医护人员。

患者可能在了解病情及治疗计划后同意或放弃治疗。患者对治疗的认可必须建立在知情的基础上,尽量避免因未告知治疗的难度和风险而发生医患纠纷。

术前谈话要告知患者:

1. 牙髓治疗通常成功率较高,但也存在失败的可能性,其预后与患者的个体差异有关。

2. 术后可能出现短暂不适或轻度疼痛,偶有剧痛。必要时可服用对症药物缓解症状。

3. 保存活髓治疗后,如出现自发痛、夜间痛等急性牙髓炎的症状应立即复诊,以调整治疗计划及治疗方法。

第二节　患者和患牙状态

牙髓病和根尖周病治疗前,应全面分析病例,了解患者及患牙的状态,明确治疗的必要性和可行性,选择有效的治疗方法。

一、患者状态

患者的状态包括生理状态和心理状态。当患者的生理健康或心理健康严重受损时,牙髓病和根尖周病的治疗可能变得复杂,甚至难以顺利完成。因此,必须重视对患者状态的了解和正确判断。

(一)生理状态

1. 年龄　牙髓治疗适用于任何年龄的患者,但在治疗中不同年龄段的患者可能存在不同的治疗难点。对于幼儿患者应注意控制他们的拒绝行为,以配合治疗。老年患者的主要难点在于根管口隐蔽、根管钙化和组织修复功能较差等。

2. 全身健康状况　牙髓治疗没有绝对的全身禁忌证,但残疾和体质虚弱的患者往往难以承受复杂和长时间的治疗过程。近年来,口腔健康与全身健康的密切关系已经引起广泛关注,全身性系统疾病可能引起类似牙髓来源的疼痛,促进或加重牙髓病变及治疗结果,而牙髓感染也可能引起或加重全身其他部位的感染。因此要详细询问系统病史,根据具体情况制订治疗计划。

(1)心血管疾病:严重心血管疾病患者的牙髓治疗,应与心血管疾病专家会诊后处理。治疗时注意缓解精神压力,缩短就诊时间,控制疼痛与焦虑。对于风湿性心脏病、先天性心脏病或做过心脏换瓣手术等患者,应防止因根管治疗引起的感染性心内膜炎。近6个月内患有心肌梗死的患者不适于行牙髓治疗。

(2)出血性疾病:出血性疾病患者进行牙髓治疗前应做血液检验,并请内科医师会诊。在安置橡皮障夹、活髓摘除等治疗过程中要做好控制出血的准备。根管外科手术前必须进行抗纤溶治疗。

(3)糖尿病:糖尿病患者的血糖水平与根管治疗的远期疗效有关,对此类患者牙髓治疗前应预防性用药,以防止急性牙髓感染影响糖尿病患者的病情控制,避免牙髓治疗时间过久影响患者的胰岛素治疗和用餐时间。对于重症糖尿病患者,应注意预防胰岛素性休克或糖尿病性昏迷的发生。

(4)肿瘤:通过询问病史,了解肿瘤患者的病情以选择治疗方法。可采取简单易行的方法缓解患者的症状,提高咀嚼能力和改善精神状态。头颈部肿瘤患者放疗后易发生猛性龋,并很快发

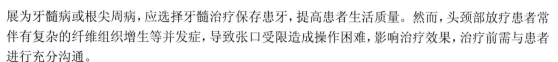

展为牙髓病或根尖周病,应选择牙髓治疗保存患牙,提高患者生活质量。然而,头颈部放疗患者常伴有复杂的纤维组织增生等并发症,导致张口受限造成操作困难,影响治疗效果,治疗前需与患者进行充分沟通。

（5）艾滋病:艾滋病不是牙髓治疗的禁忌证,对艾滋病患者进行牙髓治疗时,应采取严格的控制措施,防止交叉感染。

（6）妊娠:患者妊娠期间的牙髓治疗,应注意控制疼痛与感染,暂缓做根管外科手术。

（7）过敏反应:牙髓治疗前应询问患者有无过敏史,避免使用致敏药物和材料。对高度过敏体质的患者,牙髓治疗前可用抗组胺药物,防止发生过敏反应。

（二）心理状态

1. 恐惧　患者在牙髓治疗过程中由于惧怕疼痛、射线或治疗器械等原因,有可能表现出行为异常。对于这类患者要尽量安慰以取得合作。对于因恐惧而不愿按时复诊的患者,应告知贻误治疗可能产生的不良后果。

2. 焦虑　患者因害怕治疗时的疼痛反应常产生焦虑,在进行牙髓治疗前应判断患者有无焦虑情绪。成人患者在治疗前往往掩饰其情绪,不愿告知医师,在治疗过程中却表现出不合作或其他异常,某些患心血管疾病、呼吸系统或神经系统疾病的患者甚至可能由于过度紧张而危及生命。

患者的焦虑情绪可表现为:①患者既往病史表明其经常贻误复诊时间,或在初诊后疼痛尚未缓解时即刻复诊;②紧张地观察医师的行为,坐立不安;③手掌冰凉、潮湿或大汗并抱怨室温过高等。通过问诊等方法了解患者对既往治疗经历的态度有助于判断患者心理状态,并采取有效的方法缓解患者的焦虑情绪。

焦虑的控制主要包括非药物控制和药物控制两种方法。非药物控制方法是通过医患之间的交流给予患者安慰和鼓励以有效减轻焦虑,如在治疗前对患者讲解操作步骤及可能出现的不适,在治疗过程中给予适当的解释和安慰等。非药物控制方法不能取得较好的镇静效果时,可采取药物法控制焦虑。

3. 心理性疼痛（psychogenic pain）　心理性疼痛的患者常主诉牙及颌面部疼痛,而临床检查无口腔器质性病变,这种情况提示患者可能心理不适;患有神经官能症或精神异常。医师既要注意避免受患者或其家属的影响,将心理性疼痛诊断为器质性病变进行治疗,又要注意勿擅用精神治疗药物,可转诊至心理科就诊以排除心理疾病。

二、患牙状态

牙髓治疗前,通过了解患牙的状态,可以判断牙髓治疗的难度和可行性。

（一）可操作性

1. 牙长度异常　正常恒牙的长度前牙为19~25mm,后牙为18~20mm。牙长度>25mm或<15mm均为异常,牙长度异常可造成牙髓治疗时操作困难,应注意器械的选择和使用。

2. 根管数目异常　根管治疗中应注意探查是否有多根管及侧支根管,避免遗漏根管。

3. 根管形态异常　如根管重度弯曲或呈S形弯曲、C形根管等患牙,根管治疗时应选用适宜的预备器械和技术,以减少或避免根管预备并发症的发生。根尖孔未发育完全的患牙,需要行根尖诱导成形术或牙髓再生术。

4. 髓腔钙化　髓石或弥散型髓腔钙化会阻碍根管治疗器械进入根管,增加治疗的难度。根管显微镜、超声预备器械及根管润滑剂等设备和材料的应用有助于发现和处理钙化根管。

5. 牙根吸收　牙根吸收包括内吸收和外吸收,在X线片上可见特殊影像。内吸收表现为在髓腔内出现不均匀的膨大透射区;外吸收则表现为叠加于根管外的阴影。牙根吸收会增加牙髓治疗的难度,影响患牙预后。

6. 邻近的组织结构　治疗中应注意牙根尖区邻近的组织结构,如上颌窦、鼻腔、颏孔及下颌神经管等。上颌牙根尖周炎症可能引起上颌窦或鼻腔感染。下颌牙根管预备超出根尖孔过多或超填均可导致下牙槽神经感觉异常。颧突、隆凸以及牙拥挤、牙根重叠可造成X线片上根管及根尖区影像模糊,影响临床诊断和治疗。

7. 相关的影响因素 牙在牙弓上的位置、牙萌出的方向以及张口度可能影响根管治疗的操作。牙位越靠后,根管口的可见度越差,治疗难度越大。牙列不齐、牙颊舌向错位或近远中倾斜会增加操作的难度。颞下颌关节疾病、瘢痕、肥胖以及系统疾病如硬皮病等引起的张口受限均可增加治疗难度。

(二)可修复性

可修复性是牙髓治疗前应考虑的问题。由于修复材料和技术的不断完善,一般情况下应尽可能保存患牙。患牙因严重龋坏或牙折导致余留牙体结构难以保留及修复时,则需考虑拔除患牙。

(三)牙周状况

牙髓病治疗的预后与患牙的牙周状况直接相关。对伴有牙周疾病的牙髓病患牙,应进行牙髓牙周联合治疗。牙槽骨严重破坏和Ⅲ度松动患牙的预后较差。

(四)既往治疗

术者治疗前应了解患牙的既往治疗情况。患牙可能在既往治疗中由于根管预备或充填不完善,仍处于炎症状态而需再治疗,再次治疗的操作难度往往会增大。

(五)保留价值

所有牙髓病患牙都应尽量通过牙髓治疗保留。临床上可能由于医师对治疗失去信心,或患者因时间或经济问题,影响牙髓治疗的实施或完成。对于无咬合功能的患牙,可考虑拔除。

第三节 术前感染控制

无菌(asepsis)指不含活菌的状态,是灭菌的结果。采用物理和化学方法杀灭或清除治疗环境和器械上的病原微生物,可切断传播途径,防止微生物进入人体及其他物品,这种操作技术称为无菌技术(aseptic technique)。在牙髓治疗过程中病原微生物可能通过不同途径引起感染,因此,在牙髓治疗时应遵循无菌操作原则,建立防护措施以获得良好的治疗效果。

一、术区隔离

牙位于口腔唾液环境中,术区的隔离可采用安置橡皮障或棉卷隔离唾液等方法,吸唾器一般与橡皮障或棉卷隔湿联合使用。

(一)橡皮障隔离法

19世纪纽约口腔科医师Barnum首次在临床中使用橡皮障以达到牙体隔离的目的,现在的橡皮障已经发展成为一种保护医师和患者的装置。正确安装橡皮障可以隔离患牙,防止唾液影响操作,保护黏膜软组织,防止误吞误吸。因此,牙髓治疗中首选使用橡皮障进行隔湿(详见第二十八章)。

(二)棉卷隔离法

棉卷隔离法是置消毒棉卷或棉球于唾液腺开口处及患牙两侧,这种方法简单易行,但对儿童和唾液多的患者隔湿效果差。

二、器械清洗、消毒和灭菌方法

所有口腔治疗器械使用后必须进行清洁消毒和灭菌处理方可用于其他患者。

(一)清洗

清洗(cleaning)指去除器械上组织和材料等所有外来物质,以减少器械上细菌的数量。一般采用清洁剂和水,通过手工或机械完成。清洗机主要包括超声波清洗机和普通清洗机。目前广泛采用超声波加多酶清洗技术对口腔诊疗器械进行清洗。手机的清洗通过手机清洁机或人工清洗来完成,车针和扩大针等器械以多酶溶液浸泡后,采用手工刷洗或超声波加多酶溶液清洗。

(二)消毒

消毒(disinfection)指利用物理或化学方法灭活器械上的非芽孢微生物,达到无害化状态。口腔器械主要采用物理消毒法,即干热或湿热高温消毒。采用全自动清洗热消毒干燥机可一次性完

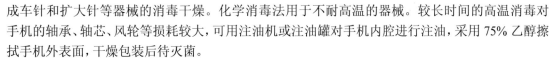

成车针和扩大针等器械的消毒干燥。化学消毒法用于不耐高温的器械。较长时间的高温消毒对手机的轴承、轴芯、风轮等损耗较大，可用注油机或注油罐对手机内腔进行注油，采用 75% 乙醇擦拭手机外表面，干燥包装后待灭菌。

（三）灭菌

灭菌（sterilization）是指消除所有微生物生命状态的过程，即杀灭器械上包括芽孢在内的所有微生物，达到无菌状态。灭菌方法主要有预真空压力蒸汽灭菌、干热 160℃ 及以上灭菌、环氧乙烷灭菌和辐射灭菌（大剂量紫外线照射）等。预真空压力蒸汽灭菌最高温度达 134℃，压力 206kPa，保持时间为 3～4 分钟，因其灭菌效果稳定、安全而广泛应用，适用于手机及牙髓治疗器械的灭菌。传统的化学浸泡灭菌法因化学消毒剂毒副作用大，灭菌效果不稳定而甚少使用。

三、灭菌程序监测

对压力灭菌或环氧乙烷灭菌程序，应当进行监测，以确保灭菌的有效性。

1. 工艺监测（physical monitoring） 指对灭菌过程的压力、温度和持续时间的监测，通过打印或人工记录监测数据，随时监测灭菌炉的工作状态。

2. 化学监测（chemical monitoring） 将化学指示剂与器械同时置于灭菌炉中，灭菌程序完成后，通过其颜色的改变判断是否达到要求。化学指示剂主要有粘贴于器械包外的变色纸带和放入灭菌包内的变色指示卡。每次灭菌必须进行化学监测。

3. 生物监测（biological monitoring） 选用抵抗力较强的非致病性细菌芽孢或酶作为生物指示剂，根据灭菌后芽孢或酶的活力鉴定灭菌程序的灭活能力。灭菌炉每周进行一次生物监测。

四、基本防护措施

临床诊室环境中存在许多潜在的感染源，如唾液、血液、创口分泌物和龋损牙体组织等。医务人员的手、头发、工作服、治疗器械和设备、手机的气雾等都可能成为传播感染源的媒介，因此应按照预防标准进行个人防护，防止发生院内感染。

（一）医护人员的个人防护

医护人员在治疗中应穿防护工作服、戴工作帽，并每天更换，如污染严重须及时更换。在为患者治疗前，彻底洗刷双手，用一次性纸巾或小毛巾擦干双手后戴手套。手套一次性使用，操作中手套破损应及时更换。完成治疗后及时弃去手套，洗刷双手并干燥。注意保持指甲平短，洗手及操作时不戴饰物。整个治疗过程中必须戴口罩，并选择戴护目镜或塑料面罩，防止血液、唾液、冲洗液和手机的气雾等溅射到面部和眼睛。操作中坚持隔离防护，双手戴手套后只接触防污膜覆盖的部位表面。

（二）患者的防护

治疗前嘱患者用 0.12% 葡萄糖酸氯己定或 0.02% 醋酸氯己定漱口，减少微生物的污染。使用一次性胸巾隔离，并为患者提供防护眼镜以防止飞溅物对眼睛的伤害，推荐使用橡皮障隔离术区。

（三）工作环境的防护

治疗前要求护士了解治疗方案，术前物品应准备齐全，以减少治疗中反复补充物品时护士双手对周围环境或物体表面的污染。通过四手操作避免护士在多椅位间走动扩散污染。使用防污膜覆盖医务人员双手经常接触的物体表面，如综合治疗台照明灯拉手、开关、椅位调节控制或微电脑控制板、光固化灯等，每位患者更换一次防污膜。诊疗中被气雾污染的设备使用 300～500mg/L 的含氯或含溴消毒剂擦拭消毒，并清洁干燥。诊疗室保持通风并定期进行空气消毒处理，每日使用 300～500mg/L 的含氯或含溴消毒剂湿拖地面 1～2 次。

第四节 疼痛控制

牙髓组织富含神经纤维，对刺激反应敏感。在牙髓治疗的过程中，各种操作均可能引起疼痛，使患者难以忍受以致惧怕接受治疗。因此，应该施行无痛技术，使牙髓病和根尖周病的治疗在无痛或减少疼痛的情况下进行。

一、局部麻醉法

通过局部注射麻醉药物以达到牙髓治疗无痛的目的。

（一）常用的麻醉方法

1. 局部浸润麻醉（local infiltration anesthesia） 局部浸润麻醉又称骨膜上浸润麻醉（supraperiosteal infiltration anesthesia），是将麻醉剂注射到根尖部的骨膜上，通过麻醉剂的渗透作用使患牙在牙髓治疗时无痛。由于麻醉剂不能渗透密质骨，故骨膜上浸润麻醉仅适用于上下颌前牙、上颌前磨牙、上颌磨牙和乳牙。牙髓治疗前，于患牙根尖部骨膜上注射 0.6～0.9mL 麻醉剂，3～4min 后起效。当患牙处于急性炎症期时，骨膜上浸润麻醉效果一般不佳，需采用其他麻醉方法。

2. 阻滞麻醉（block anesthesia） 上牙槽后神经阻滞麻醉适用于上颌磨牙；下牙槽神经阻滞麻醉适用于下颌磨牙以及局部浸润麻醉未能显效的下颌前牙。

3. 牙周膜内注射（intraligamentary injection） 用于其他麻醉法效果不佳的牙髓炎或根尖周炎患牙。某些特殊病例如血友病患者也常行牙周膜内注射。

操作中首先严格消毒龈沟或牙周袋，将麻醉针头斜面对着牙根面顺着牙槽窝壁刺入牙周间隙，缓缓加压。若注射时无阻力感，可认为是药液漏入龈沟，应改变位置再次注射，但每个牙根重复注射的次数不应超过 2 次。由于麻醉剂不能渗过牙根间隔，对多根牙每一牙根都应行上述注射，一般每个牙根可注入麻醉剂 0.2mL，不超过 0.4mL（图 18-4-1）。

牙周膜内注射法麻醉剂用量较少，副作用小。麻醉范围局限，不伴随唇、颊、舌等其他部位的麻醉，且作用迅速。由于仅麻醉单个牙位，因此还可用于疼痛患牙的鉴别诊断。然而，患者在注射过程中会感不适，牙龈炎的患牙还可能引起细菌感染。严重牙周疾患的患牙不宜使用该法。

4. 髓腔内注射（intrapulpal injection） 将麻醉剂直接注入牙髓组织，多用于浸润麻醉和阻滞麻醉效果不佳的病例，或作为牙周膜内注射的追加麻醉。

操作时从穿髓孔处进针，先麻醉冠髓，然后将针头沿根管推进，缓缓加压注入麻醉剂至根髓。由于注射时需要一定的压力，故穿髓孔不能太大，以免麻醉剂外溢，必要时可用牙胶填塞穿髓孔（图 18-4-2）。

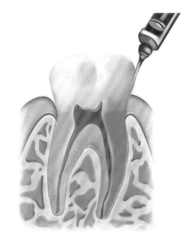

图 18-4-1　牙周膜内注射示意图

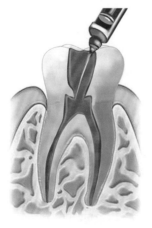 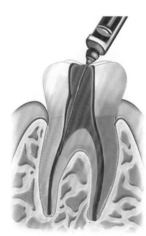

A　　　　　　　　　　　　B

图 18-4-2　髓腔内注射示意图

A. 麻醉冠髓　B. 注入麻醉剂至根髓

髓腔内注射法麻醉作用迅速，适用于牙髓摘除术。可先行牙周膜内注射，再行髓腔内注射。由于麻醉剂用量较少，毒副作用较小。麻醉范围局限，不伴唇、颊、舌等其他部位的麻醉。

髓腔内注射进针时较疼痛，不易被患者接受，故一般不单独采用该方法。操作前应使患者有思想准备，避免因注射针刺入牙髓疼痛而发生意外。注意进针时针头与根管贴合紧密，否则不仅疼痛明显，而且不能保证麻醉效果。

5. 骨内注射（intraosseous injection）　骨内注射是将麻醉剂直接注入根尖骨质的方法。首先行浸润麻醉使牙根尖部软组织和骨麻醉，然后在骨膜上做 1～3mm 的切口，用球钻在骨皮质上钻洞直至松质骨，将针头刺入患牙远中牙槽中隔，缓缓加压，使麻醉剂进入松质骨，一般注射 0.3～0.5mL 麻醉剂。骨内注射不能用于有根尖周透射影或急性脓肿和急性蜂窝织炎的患牙。

（二）无痛技术及无创注射针的应用

在传统的局部麻醉方法的基础上，无痛技术更加强调无痛观念的建立和无创注射针及抽吸式金属注射器的使用。麻醉方法主要包括神经末梢局部浸润麻醉和神经干阻滞麻醉。

1. 麻醉前的准备

（1）患者体位：患者常规仰卧或半仰卧。

（2）器械准备：准备抽吸式金属注射器和无创注射针。

1）抽吸式金属注射器：由注射器杆、注射剂槽和拇指环等构成（图 18-4-3）。在注射器杆的针筒端有一回抽钩（harpoon），可插入麻醉剂安瓿的活塞，另一端是拇指环，当拇指轻轻推拉时，回抽钩带动安瓿活塞，向前推进可将麻醉剂推出，反向运动可产生回吸的负压。

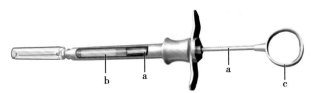

图 18-4-3　抽吸式金属注射器

a：注射器杆；b：注射剂槽；c：拇指环

2）无创注射针：标准规格的一次性小直径无创注射针，针头位于鞘内以保持无菌，针的尾部带有针帽，使用时去除针帽，并将针尾插入注射器前端的鼻状尖部，旋紧注射针使之与注射器连接。

（3）放置麻醉剂安瓿：操作者手持注射器，向后抽拉注射器活塞杆，将麻醉剂安瓿放入注射器槽内，回抽钩插入安瓿底座，缓慢放松活塞杆，使安瓿以注射针穿刺针头为中心推进。针头刺入安瓿隔的中央后，向前推动活塞杆 1～2mm。检查注射器能否滑动，液体是否从针尖流出，有无渗漏（图 18-4-4）。若针插入安瓿帽外沿，注射时液体可漏出并流入患者口内，这时应立即终止注射，更换安瓿。

（4）保护卡：用于临床防护的装置之一。将带鞘的注射针头插入保护卡，以避免戳伤术者，另外可用保护卡将注射器固定于消毒盘内。

2. 局部浸润麻醉注射方法

（1）进针部位的处理：进针前用无菌棉球擦拭进针部位，以去除碎屑或唾液。可在黏膜处行表面麻醉。

（2）进针点和进针方向：以上颌前牙为例，左手持口镜向外、向上牵拉患者嘴唇，暴露牙槽黏膜与前庭黏膜交界处的前庭沟，选择根尖部对应的唇颊黏膜处为进针点，注射针头斜面朝向骨面，注射针与骨面或软组织表面成20°角进入骨膜。进针过程中应遵循无创、无痛注射原则（图 18-4-5），避免针头与牙长轴平

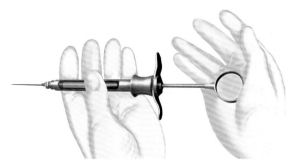

图 18-4-4　检查调整注射器

调整安瓿的位置，检查注射针可见液体流出

行，针尖不能刺入骨膜，以免接触和撕裂牙槽骨骨膜，引起剧烈疼痛。以每 10 秒推进活塞杆 1～2mm 的速度缓慢注射麻醉剂。

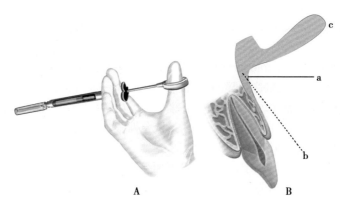

图 18-4-5　局部浸润麻醉的注射方法
A. 手持注射针　B. 进针位置及与上唇关系
a. 上颌前牙浸润麻醉进针点；b. 注射针方向；c. 上唇

（3）感染组织的麻醉：避免对感染组织行局部浸润麻醉注射，以防止感染扩散。由于感染组织内酸性产物增加，局部浸润麻醉效果欠佳，宜采用神经阻滞麻醉。

（三）计算机控制口腔局部麻醉仪

计算机控制口腔局部麻醉仪由麻醉剂套筒、手柄、主机和足控开关组成，可用于传导阻滞麻醉、局部浸润麻醉、牙周膜内注射麻醉及特定部位注射麻醉等。可快速产生麻醉效果以缓解患者的恐惧、疼痛和焦虑。

1. 技术特点

（1）麻醉通道技术：进针时保持注射压力使麻醉剂一直位于针头前方，形成麻醉通道，减轻针头进入组织的不适感。

（2）慢流速技术：注射流量在计算机控制下在密度不同的局部组织中保持匀速，自动释放麻醉药物，产生无痛注射效果。避免传统麻醉方法注射速度过快而导致的疼痛。

（3）握笔式左右旋转进针：能够精确定位注射点，防止因针头偏转造成的注射位置偏移。

（4）自动回吸功能：避免麻醉药物进入血管，使麻醉注射安全有效。

2. 操作方法

（1）将麻醉剂装入手柄套筒压紧以刺穿隔膜，插入主机机座内逆时针旋转固定。

（2）轻压和重压足控开关分别为慢速和快速注射。压放足控开关一次可以将空气排出，此后仪器自动转换到回吸模式。

（3）确定针管斜面向下，踩下足控开关后放开，进行回吸预测试，可见麻醉剂回缩。

（4）准备一次性手柄和针头，定位注射点。进针前轻压足控开关至慢速，将 1～2 滴麻醉剂滴至注射点上。

（5）握笔式握住手柄，轻轻旋转针头，同时缓慢刺入组织到达注射部位。

（6）放松足控开关，开始回吸，若回吸无血则重压足控开关提高流速。注射达所需剂量后，针头保持原位数秒，待液体压力消失后取出针头。

（四）急救

在局麻过程中，患者可能发生不良反应，导致严重的并发症而需采取急救措施。急救措施主要包括：①患者卧位；②基本的生命支持，如空气流通、输氧、心肺复苏等；③控制生命体征。

二、失活法

失活法是用化学药物制剂封于牙髓创面，使牙髓组织坏死失去活力的方法。失活法用于去髓治疗麻醉效果不佳或对麻醉剂过敏的患者。使牙髓失活的药物称作失活剂，常用多聚甲醛等。

（一）多聚甲醛失活剂性能

多聚甲醛失活剂主要成分为多聚甲醛、适量的表面麻醉剂（如可卡因、丁卡因等）和氮酮等。多聚甲醛作用于牙髓，使血管壁平滑肌麻痹，血管扩张，形成血栓，引起血运障碍而使牙髓坏死。其凝固蛋白的作用，能使坏死牙髓组织无菌性干化，封药时间为 2 周左右。

（二）操作步骤

1. 术前说明　封失活剂前，向患者说明封药的目的和药物的作用时间，按患者可行的复诊时间选择失活剂。避免因未能按时复诊，封药时间过久而造成根尖组织损伤。

2. 暴露牙髓　清除龋洞内食物残渣和软化牙本质，在近髓处以锐利挖匙或球钻使牙髓暴露。注意动作轻快，避免造成剧烈疼痛。封失活剂之前，不必彻底去除腐质，可以待牙髓失活后再去除。

3. 置失活剂　隔离唾液，擦干龋洞，置适量失活剂（一般如小球钻大小）于穿髓孔处，使其紧贴暴露的牙髓组织。如果穿髓孔出血多，可用浸有肾上腺素的小棉球压入窝洞中片刻，止血后再放入失活剂。

4. 暂封窝洞　用氧化锌丁香油封闭剂封闭窝洞。封暂封剂时，要注意避免推动失活剂，如其移位离开穿髓孔，则不能达到失活效果；邻面的龋洞更要注意严密封闭，若失活剂渗漏并接触牙龈，会引起化学性损伤牙龈，甚至牙槽骨，造成不良后果。

第五节　应 急 处 理

牙髓病和根尖周病患者的急症疼痛较为明显，可发生在初次治疗前、治疗期间、根管充填后即刻或再治疗时，需要通过应急处理减轻疼痛，缓解症状。

一、开髓引流

急性牙髓炎应急处理的目的是引流炎症渗出物和缓解因之而形成的髓腔高压，以减轻剧痛。可在局麻下开髓，去除全部或大部分牙髓后放置一无菌小棉球并暂封髓腔，患牙的疼痛随即缓解。对于单根牙，拔髓后可以进行根管预备和封药后再暂封。患牙暂封后应检查有无咬合高点，避免高点引起牙周创伤，产生新的疼痛。咬合过高还可能造成暂封物脱落，导致髓腔再次感染。

急性根尖周炎的应急处理是在局麻下开髓，疏通根尖孔，建立引流通道，使根尖渗出物及脓液通过根管得到引流，以缓解根尖部的压力，解除疼痛。应急处理时应注意：①局部浸润麻醉要避开肿胀部位，否则将引起疼痛和感染扩散，麻醉效果较差，以行阻滞麻醉为佳。②正确开髓并尽量减少车针振动，可用手或印模胶固定患牙以减轻疼痛。③初步清理扩大根管，使用次氯酸钠溶液大量反复冲洗，直至根管内无脓液溢出。④如根管内脓液持续溢出，可在髓室内置一无菌棉球开放髓腔，待急性炎症消退后再进行常规治疗。一般在开放引流 1～2 天后复诊。尽量避免髓腔长期开放，以减少根管暴露于口腔环境中导致的多重感染。

视频：ER18-1
开髓引流

二、切开排脓

急性根尖周炎发展至骨膜下或黏膜下脓肿期应在局部浸润麻醉或表面麻醉下切开排脓。黏膜下脓肿切排的时机是在急性炎症的第 4～5 天，局部有较为明确的波动感。不易判断时，可行穿刺检查，如果回抽有脓，即刻切开。脓肿位置较深，可适当加大切口，放置橡皮引流条，每天更换 1 次，直至无脓时抽出。通常髓腔开放与切开排脓可同时进行，也可以先髓腔开放，待脓肿成熟后再切开。把握切开时机非常重要，切开过早给患者增加痛苦，达不到引流目的；过迟会延误病情，造成病变范围扩大，引起全身反应。

视频：ER18-2
切开排脓

三、去除刺激

对于物理和化学药物刺激引起的根尖周炎，应去除刺激物，反复冲洗根管，重新封药，避免再感染。若由根管充填引起，应检查根管充填情况。如根管超充可去除根充物，封药安抚，待症状缓

学习笔记

解后再行充填。

四、调磨咬合

由牙外伤引起的急性根尖周炎，应调殆使患牙咬合降低、功能减轻，必要时局部封闭或理疗。通过磨改，牙髓及根尖周症状有可能消除。死髓牙和隐裂牙治疗也应常规调殆，以缓解症状及减少牙纵折的发生。

五、消炎止痛

一般可采用口服或注射途径给予抗生素类药物或止痛药物，也可以局部封闭、理疗及针灸止痛。局部可使用清热、解毒、消肿、止痛类的中草药，以促进症状的消退。口服止痛药对牙髓炎和根尖周炎有一定止痛效果，但对于剧烈疼痛的急性牙髓炎和急性根尖周脓肿，只有在局麻下开髓引流或切开排脓才能有效止痛。镇痛剂可以局部使用，如将浸有丁香油酚镇痛剂的小棉球放在引起牙髓炎的深龋洞中，待急性症状缓解后再进行彻底的根管治疗。

> **思考题**
>
> 1. 牙髓病和根尖周病的治疗原则是什么？
> 2. 试述诊治牙髓病、根尖周病时应考虑患者和患牙的因素。
> 3. 急性牙髓炎的应急处理措施包括什么？
> 4. 针对急性根尖周炎患者初诊需采取哪些措施进行应急处理？

（凌均棨）

参考文献

PRASANNA N, SUBBARAO C V, GUTMANN J L. The efficacy of preoperative oral medication of lornoxicam and diclofenac potassium on the success of inferior alveolar nerve block in patients with irreversible pulpitis: a double-blind, randomized controlled clinical trial. Int Endod J, 2011, 44(4): 330-336.

第十九章

根管治疗术

>> **学习要点**

掌握：根管治疗术的概念、病例选择和操作原则。

熟悉：根管治疗术的原理和疗效评价标准。

了解：根管治疗术的发展概况。

根管治疗术（root canal therapy，RCT）是目前治疗牙髓病和根尖周病的最有效、最常用的方法。它采用专用的器械和方法对根管进行清理、成形（根管预备），有效的药物对根管进行消毒灭菌（根管消毒），最后严密填塞根管（根管充填），并行冠方修复，以控制感染、修复缺损，促进根尖周病变的愈合或防止根尖周病变发生。

第一节　根管治疗术的发展概况

现代西方口腔医学将牙髓病和根尖周病的临床医疗实践称为牙髓治疗（endodontics），意为在牙内部做治疗。这一名词是 Johnston 于 1928 年在美国首先开展牙髓病的专科治疗时，从希腊文中引进的。考古发现证实，至少在 2 000 多年前，人类就开始对疼痛患牙的牙髓进行了处理和治疗。目前所能见到的最早记载来自公元 200 年前后我国汉代成书的《金匮要略》，里面有用"雄黄"（砷剂）治疗牙痛的记载。

被后人称为"牙髓病学之父"的美国牙髓病学家 Louis I. Grossman 将此前 200 年的牙髓病治疗发展史划分为 4 个阶段，每半个世纪为一阶段。第一阶段是 1776—1826 年，此期人们对疼痛牙髓的处理还比较原始、粗糙，比如用强酸、强碱烧灼牙根或放血，熨烙"牙神经"以达到止痛的目的。第二阶段是 1826—1876 年，许多具有划时代意义的口腔科事件在此期出现，例如全麻的应用，三氧化二砷开始应用于牙髓的失活，同时一些简单的根管治疗器械也在此期出现，标志着"清除根管内感染源"的思想已开始在牙髓治疗中萌生。第三阶段是 1876—1926 年，这一期间局部麻醉用于临床，干髓术在欧洲广为应用，牙片开始应用。但是，从 20 世纪初（约 1912 年）开始盛行"病灶感染说（focal infection）"，几乎所有患牙髓病的牙，无论是活髓或是死髓均被拔除，致使牙髓治疗的发展出现停滞甚至倒退，这一状态一直延续到第二次世界大战结束。第四阶段是 1926—1976 年，Grossman 在前人牙髓治疗临床实践的基础上，提出了一整套根管治疗的理论体系和操作系统，他主编出版了第一本根管治疗的专著 *Root Canal Therapy*，Ingle 进一步规范了根管治疗的操作步骤，建立了根管治疗器械和材料的统一标准，1964 年国际标准化组织（International Standard Organization，ISO）将其接纳为国际标准。在我国，史俊南教授于 1958 年出版了《牙髓学》，这是我国第一部牙髓病学专著。

从 19 世纪开始根管治疗术进入现代根管治疗阶段，该阶段大致分为 3 个发展时期：非标准化时期、标准化时期以及变革时期。从 20 世纪 80 年代末至今，根管治疗领域经历了"百花齐放、百家争鸣"的巨大变革期，但变革始终未偏离"彻底清除感染源"的思想，而是以此为核心，在彻底清创、严密充填的基础上，向着便利、长效、微创方向进一步发展。

第二节　根管治疗术的原理

根管治疗是通过机械预备和化学消毒的方法处理根管,将髓腔内的病源刺激物(包括炎症性牙髓组织、细菌及其产物、感染的牙本质层等)全部清除,经过对根管的清理、成形,必要的药物消毒,以及严密充填,达到消除感染源、堵塞、封闭根管空腔,消灭细菌的生存空间,防止再感染的目的。在整个过程中,既要防止原有感染的扩散和发展,也要防止新感染的发生。经过根管治疗的无髓牙可依靠牙周组织供给营养,牙周膜中的营养物质渗透进入牙骨质、牙本质。无髓牙虽然失去了来自牙髓的营养源,但是在无感染的情况下,依靠与牙周膜的有机联系,仍能长期存在于颌骨内,不会像死骨一样被吸收和排出。患牙经过治疗被保存下来,可以行使咀嚼功能,维护了牙列的完整和咀嚼器官的功能。因此,根管治疗术的原理实际上就是控制感染、促进愈合。控制感染是判定疗效是否成功的关键。关于愈合将在第五节中进行介绍,本节主要介绍感染的控制。

一、根管内感染的特点

根管内感染的微生物有三个特点:一是种类繁多且特殊;二是其生存方式多以生物膜形式;三是其生存位置较为隐匿,常规手段难以彻底清除。

(一)根管系统内感染的微生物种类

在正常情况下,口腔内存在大量的细菌,当牙齿因龋、非龋或牙周病等原因导致牙本质小管暴露,直径 $<1\mu m$ 的细菌就能轻而易举地进入直径为 $1\sim4\mu m$ 的牙本质小管中,从而引发牙髓炎症。

牙髓感染中的大部分细菌都是专性厌氧菌。这些细菌仅在乏氧环境中生长,但是它们对氧的敏感性不同。它们能够在低氧化还原电势,以及缺乏超氧化物歧化酶和过氧化氢酶的条件下生存。微厌氧菌可以生活在有氧环境中,但主要通过无氧代谢途径获得能量。兼性厌氧菌生活在有氧或无氧环境中,通常拥有超氧化物歧化酶和过氧化氢酶。专性需氧菌需要在有氧环境中生长,并且拥有超氧化物歧化酶和过氧化氢酶。

根管内感染的初始阶段,兼性厌氧菌占主导地位,随着时间的推移,兼性厌氧菌被专性厌氧菌所取代。因此,感染根管中细菌的种类是处在不断动态变化中的。一般情况下,每一个感染根管中能分离培养出 $3\sim10$ 种细菌,以革兰氏阴性的专性厌氧菌为主,伴有一些兼性厌氧菌如链球菌、乳酸菌、放线菌等。然而感染根管中的细菌种类存在着个体差异,甚至同一患者的不同牙齿中也存在着差异,有学者发现可能与症状和体征有关,与治疗史的长短有关,这些都给根管治疗术带来了挑战。

(二)根管内微生物的生存方式

一般情况下,细菌主要以游离悬浮状态和生物膜两种形式存在,感染根管内细菌的生存方式也不例外。根管系统内牙髓组织和根管液中的游离细菌可引起急性感染,但容易被清除,而以生物膜状态存在的细菌在根管治疗过程中能抵抗根管冲洗液的冲洗作用,不容易被机械和化学预备清除。附着在根管壁上的生物膜能抵抗宿主的免疫进攻,而得以长期存在,并与根尖周组织保持紧密接触,导致持续感染,最终引起慢性根尖周炎。同时,生物膜不仅可以长期刺激产生炎症反应,还可以分离出游离的细菌,引起慢性炎症的急性发作。研究发现,未经治疗的感染根管中存在的是多菌落生物膜。导致根管治疗失败的根管生物膜中常见有粪肠球菌、白色念珠菌。

在多菌落生物膜中,每种细菌都起到特定作用,以保证这个特殊生态系统的稳定。这种细菌的组合和生物膜的特殊结构有助于细菌更好地适应周围环境,因此对抗菌药物的抵抗力要明显高于游离细菌。有报道表明生物膜细菌的抗药力是其浮游状态下的 $2\sim1\,000$ 倍。因此根管治疗术往往采用多种方法、多种药物的联合,以达到尽可能地清除根管内感染的目的。

(三)根管内微生物的生存位置

牙髓坏死后,根管内壁上附着有大量坏死组织,因此细菌生物膜可以在根管内广泛存在。经过根管预备后,根管内大部分部位的细菌可以清除,但在器械不易到达的一些部位,生物膜仍有可能残留。因此,必须通过根管冲洗和根管内用药来进一步清除这些隐匿部位的细菌感染,并严密充填根管系统。这些部位主要包括侧副根管和接近根管的牙本质小管。

二、感染根管的类型及治疗原则

（一）感染根管的类型

辨识根管感染的程度并加以区别对待是根管治疗成功的先决条件。根据根管感染的程度，临床上可将患牙分为3类。

1. 活髓患牙 牙髓已遭受不可复性损害，但根管深部尚未感染或感染轻微的牙髓仍保存活力。此时所做的治疗操作，要特别注意避免将感染带入根管深部。根管预备的主要任务是去除根管内的牙髓组织并成形根管，全程应用橡皮障和消毒器械，良好局麻效果下即刻摘除牙髓并一次完成治疗，可以最大限度地防止感染的扩散。

2. 死髓患牙（牙髓坏死和根尖周病患牙） 牙髓组织坏死或坏疽，根管严重感染。牙髓腔内除了含有坏死感染牙髓的残余，还有大量细菌及其毒性产物，故称之为感染根管。这时，牙髓腔内的一部分细菌很可能是以生物膜的形式存在，它们以非浮游状态在有机质薄膜中协同共生，产生出远超过其独自生长的集群效应和致病毒素。对感染根管清创，既要去除髓腔内的有形物质，更要有效处理根管壁和复杂小管系统内的生物膜。需要注意的是，髓腔在口腔中开放可导致根管深部菌群的改变，使根管内原本相对单纯的细菌感染变得复杂，定植的细菌毒力增强并更具致病性和抗药性，因此，临床上应慎用髓腔开放，以免增加治疗难度。

3. 再治疗患牙 牙髓治疗后出现问题需要再治疗的患牙多数与感染控制不足有关，应作为感染难以控制的根管对待。患牙可能存在解剖上的特殊性、诊断的不确定性、操作缺陷或微渗漏等问题。当来自口腔中的渗漏物进入根管、根周组织液或炎症渗出物向根管内的空隙反流时，原来埋藏于根管系统或根尖周组织生物膜内处于饥饿状态的细菌会重新获得营养并迅速生长，形成新的活动性感染状态。分析既往失败的原因，才有可能明确提出有效的处理对策。对于可确诊为感染控制不佳的病例，再治疗成功的关键仍然依赖对根管内感染的有效处置。

（二）感染根管的治疗原则

感染控制的策略与手段应根据患牙感染的程度确定。

1. 活髓患牙 此类患牙根管深部尚未感染或感染轻微，习惯称为非感染根管。对此类患牙，感染控制的重点在于严格坚持无菌操作，包括器械、材料进行严格消毒，操作中的严格隔离、无菌操作等。

2. 死髓患牙 此类患牙，牙髓腔内的一部分细菌很可能以生物膜的形式存在，致病能力增强。除加强根管清创（如机械清创与超声等方式结合）外，还要通过封药来进一步清除残余的感染。

3. 再治疗患牙 应作为感染难以控制的根管对待。由于可能存在解剖的特殊性、诊断的不确定性、操作缺陷或微渗漏等问题，起初的治疗过程易导致根管内原本相对单纯的细菌感染变得复杂，定植的细菌毒力增强并更具致病性和抗药性。如效果仍不佳，可以考虑进行根管外科手术。

第三节　根管治疗术的病例选择

根管治疗术的病例选择需要考虑患者全身情况和心理状态、患牙的牙体和牙周状态等多方面因素，进行全面分析并判断治疗的难易度。

一、适应证

根管治疗术适用于有足够牙周支持组织，且需保存患牙的下述情况：
1. 不可复性牙髓炎。
2. 牙髓坏死。
3. 牙内吸收。
4. 根尖周炎。

5. 某些移植牙或再植牙。

6. 因其他口腔治疗需要摘除牙髓的患牙。

二、非适应证

随着治疗水平的不断提高、器械设备的不断更新，根管治疗的绝对禁忌证已不存在。下列情况属于根管治疗术的非适应证，不适合行根管治疗术。

1. 牙周和/或牙体严重缺损而无法保存的患牙。

2. 患有较严重的全身系统性疾病，一般情况差，无法耐受治疗过程。

3. 张口受限，无法实施操作。

4. 牙列中没有功能也没有修复价值的患牙。

第四节　根管治疗术的操作原则

根管治疗由根管预备、根管消毒和根管充填三大步骤组成，而根管机械预备包括了根管清理与成形。根管治疗术将根管清理、成形、消毒相互交织在一起，通过机械预备和化学冲洗去除根管系统中的细菌及病变组织；通过严密堵塞根管，以及冠方封闭来消除微渗漏，防止再感染。完善的根管预备和根管充填是有效控制感染的保障，而根管根尖部的感染控制水平是根管治疗成功的技术关键。根管治疗各步骤相互联系、相互补偿，前一个步骤不合格会影响到下一个步骤的完成质量，最终降低根管治疗的成功率。但根管治疗中"矫枉过正"的倾向也应当引起重视，要保持根管原有走向和弯曲，尽量少破坏牙体组织。其操作原则包括彻底清除根管内的感染、严密充填修复防止再感染以及保存3个方面。

（一）彻底清除根管内的感染

1. 根管系统解剖的复杂性给根管清创和封闭带来挑战　人类的根管系统十分复杂，既有共同的解剖特点，又有各自的差异，这些都需要在操作过程中注意。

（1）根管数目的多样性：牙根内有一个圆锥形的根管，通过一个根尖孔到达牙周膜——此种情况根管预备与充填效果最佳，但在人类牙列中却只能视为特例。对于不少牙位，牙根的形态常常呈扁圆形或8字形，长径多在颊舌方向。此时，牙根内颊舌向常含一个扁的根管或一个以上的根管，根管之间会出现融合与分叉。Weine 将根管形态分为 4 型：分别为 1-1 型、2-1 型、1-2 型、2-2 型根管。Vertucci 采用透明标本法观察到更多复杂的根管类型，他将根管分为 8 型，在 Weine 分型的基础上增加了：1-2-1 型、2-1-2 型、1-2-1-2 型及 3-3 型。根管形态与牙根的形态密切相关，而某些类型的牙根变异具有鲜明的种族特点。例如：上颌第一前磨牙双根在黑人中发生率最高，一般超过60%，在白人发生率在 30%～60%，而在东亚人群仅为 20%～30%。下颌第一前磨牙近中根面会出现一条深的 V 形根面沟，还可出现 2 个或 2 个以上牙根，该牙根变异在人类学上被称为 Tomes 根，在黑人中发生率最高，通常超过 25%；在中国人发生率为 15%；在白人发生率低于 10%。Tomes 根与 C 形根管、舌侧额外根管的发生密切相关，该额外根管常以接近垂直角度从颊侧根管的舌侧发出。要进入该根管，需要改变常规的开髓洞形，进一步去除根管冠端舌侧牙本质的阻挡。三根型下颌第一恒磨牙在包括中国人在内的东北亚人群发生率较高，一般超过 20%；而白人及黑人发生率一般低于 5%；其远舌根根管通常较为细小，并且在颊舌向存在重度弯曲。下颌第二磨牙近、远中根可在颊侧融合，形成 C 形融合根。C 形根可以内含一个完全的或不完全的 C 形根管。下颌第二恒磨牙 C 形根管在白人的发生率低于 5%，而在东亚黄种人群最高可达可达 44.5%。上述牙根变异会给根管治疗带来以下挑战：额外根管在治疗中若被遗漏，其内的感染就无法清除干净，易导致治疗失败；根管融合及分叉处根管的方向、截面形态、直径发生显著的改变，并在特定部位产生急弯曲，根管预备时不仅难以彻底清理根管感染，而且可能造成各种根管不良形态或发生器械断裂等并发症；预备 C 形根管时，易留下大量未预备区，并在根面沟危险区出现侧穿。

（2）根管形态的多样性：几乎所有的根管都存在一定程度的弯曲。弯曲根管是根管预备的一个难点。由于根管器械在弯曲根管中存在伸直趋势，各接触区的应力分布并不均匀，器械旋转、切割时会出现台阶、根尖孔拉开、工作长度缩短、根管拉直、侧穿等一系列根管不良形态或并发症，而这些表现都是根管偏移的结果；根管某些部位会出现过度切削而另一些部位会出现预备不足现象。其严重程度与根管的弯曲程度、弯曲部位密切相关。

根管弯曲度的测量方法很多，有 3 种方法最为常用：①最早，也是最常用的是 Schneider 法（1971 年），该法将根管弯曲的起始点与根尖孔作一连线，它与根管长轴的夹角为测量角（图 19-4-1）；根管弯曲，按弯曲角度大小被分为 3 类：直根管（<5°）、中度弯曲根管（10°～20°）和重度弯曲根管（>20°）。②1982 年，Weine 提出了另一种测量法，将根管弯曲冠方切线与根方切线的夹角视为测量角。③Pruett 等提出了双参数测量法，认为需要同时测量根管弯曲角度和半径这两个参数才能更准确地描述根管弯曲。

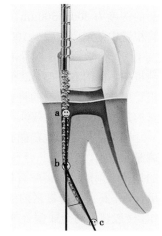

图 19-4-1　根管弯曲度测量 Schneider 法示意图

弯曲根管由于冠端牙本质的阻挡，给工作长度的确定与维持带来了困难，并且会干扰初尖锉的确定。因此，有必要首先充分敞开冠部，减小根管的弯曲度，尽可能取得进入根尖的顺畅通路。镍钛器械具有超弹性及良好的柔韧性，预备弯曲根管时能维持根管的原来形态，减小不良形态的产生。器械采用非切削的安全头设计可以有效避免根尖拉开及侧穿。然而，由于镍钛器械运作时产生旋转疲劳，会在毫无征兆的情况下发生器械折断，且器械的直径越粗，根管弯曲程度越大，疲劳断裂问题越严重。临床医师在预备弯曲根管时，需重视这一问题。

根管截面的形态有时并非呈圆形，还可以是卵圆形、长卵圆形、扁形、不规则形。Wu 等将根管横截面长短径之比>2 的根管形态定为长卵圆形根管；将长短径之比≤2 的根管定为圆形或轻度卵圆形根管；将比值>4 的根管定为扁根管。即使在根管根尖段，卵圆及长卵圆形根管也并不少见。确定初尖锉时，锉号大小由根尖狭窄的最短径决定，将导致最长径方位预备不足。对于卵圆形根管，彻底清理根管同时最大限度地保存牙体组织是个两难的选择。若根管预备以最长径为基础，器械圆周旋转会削弱近、远中根管壁，甚至造成侧穿。若以最短径为基础，则根管的颊、舌侧凹壁会出现预备不足，留下玷污层、感染组织或未预备的根管壁。预备卵圆形根管时，充分进行根管冲洗能弥补根管器械机械预备的局限性，超声波振荡系统能促进化学冲洗的效果。为了获得环周根管预备（circumferential root canal preparation）效果，操作者需采用侧刷的手法，以加强颊、舌侧根管壁的切削。

侧副根管在人类恒牙中的分布较为广泛，可出现在任何牙位、任何牙根，复杂型根管比 1-1 型根管发生侧副管的概率更高。在前牙的分布规律是：发生率按中切牙、侧切牙、尖牙的顺序逐步增高，且上颌牙高于同名下颌牙；前磨牙中上颌第一前磨牙的根管最复杂，其侧副根管发生率也最高；在上颌恒磨牙，发生率按近颊根、远颊根及腭根的顺序依次降低；而在下颌恒磨牙，在近中根的发生率要高于远中根。侧副根管在下颌第一恒磨牙近中根的发生率最高（86.3%），但管间吻合所占比例较大；在上颌尖牙、前磨牙、第一磨牙近颊根，侧副根管发生率超过 50%；而上颌第一、第二恒磨牙腭根的发生率较低，分别仅为 7.9% 和 15.1%。侧副根管是根管系统与牙周组织间感染相互扩散的通道。由于较为纤细，根管预备时切削器械几乎无法进入，成为机械清创的盲区，导致这些部位感染滞留，根尖周病迁延不愈。临床上，通过超声波根管预备以及次氯酸钠溶液反复冲洗根管，对于这种复杂结构可以取得更好的清理效果。

2. 多种方法综合使用，以达到尽可能彻底的清创效果　具体方法有以下几个方面：

（1）机械预备：根管预备包括机械预备和化学冲洗，是采用机械和化学的方法尽可能地清除根管系统内的细菌及感染物质。机械预备的目的是清理和成形根管，根管成形的意义为：①在根尖狭窄的牙本质方形成一个底托状结构，即根尖止点（apical stop），同时保持根尖狭窄原有的解剖形态和位置，目的是将所有干预性操作限制在根尖狭窄以内的根管空间，并有利于根管充填时将根充材料在根管内压紧充实，限制超填，防止对根尖周组织的损害；②将不规则的根管表面切削成光滑、流畅的连续锥形，创造足够的空间，以利于化学冲洗、根管根尖部感染物的排出，以及根管的严密充填，为提高后续步骤的效率与完成质量奠定基础。

临床操作中,所有操作均须在确定与维持工作长度(working length,WL)的基础上进行。感染根管的清创不仅要求去除根管内容物,还要清除根管壁和牙本质小管中的感染物质,通常需要机械切割和化学冲洗、消毒共同完成。机械切割主要针对含有细菌及其毒素的根管壁,感染牙本质的深度为 200～500μm。单纯机械预备能大大减少根管中的细菌数目,而与化学消毒相结合能将根管中的细菌数减少 100～1 000 倍。

(2) 化学预备及根管消毒:以往研究表明,无论是使用传统的不锈钢器械,还是镍钛器械,单纯机械预备的方法都无法彻底去除感染,近 50% 的根管壁面积并没有被预备到。化学冲洗是消除根管内感染不可或缺的重要步骤。根管消毒效果与化学剂的浓度与接触时间成正相关,但需要注意的是根管用药的有效性和安全性之间是相互制约的。

理想的根管冲洗剂能有效杀灭细菌、溶解坏死组织、润滑根管、去除玷污层,而对健康组织无刺激。目前,国际上广泛使用的根管冲洗剂是 0.5%～5.25% 次氯酸钠溶液(NaClO),它具有较强的抑菌杀菌能力和溶解有机坏死物的能力,能杀死生物膜及牙本质小管中的细菌,且很少引起致敏反应,其灭活内毒素的能力小于氢氧化钙糊剂。次氯酸钠溶液不能溶解牙本质碎屑等无机组织,一般建议与金属螯合剂乙二胺四乙酸(17% EDTA)或枸橼酸溶液组合使用,可以清除根管壁的玷污层,并破坏细菌生物膜对根管壁的附着。随着浓度增强,次氯酸钠溶液的抑菌杀菌能力和溶解坏死物的能力也增强,但组织刺激性和细胞毒性也增强,并且会明显降低牙本质的弹性模量,使其丧失韧性而变脆,临床使用时必须用橡皮障隔离并且防止超出根尖孔。根管根尖区空间非常狭小,化学冲洗剂与细菌及坏死组织相互作用后很快失去活性,因此在机械切割的过程中需要进行大量、频繁的流体冲洗,让新鲜的溶液充分发挥其消毒效能。造成未清洁区的原因往往不是由于冲洗剂浓度不够,而是由于冲洗剂未能进入并接触狭小区域的根管壁。用于临床的有效冲洗液还有 2% 氯胺 -T 溶液和 2% 氯己定溶液。近年来,超声波技术和激光技术被应用于根管冲洗,前者通过涡流效应、空穴效应及热效应;后者主要通过快速蒸腾产生气泡来提高根管内化学冲洗剂的消毒活性,加速化学反应进程,并使冲洗液进入根管内难以进入的区域。

现代根管治疗术并不强调根管内封药,提倡在有效控制根管内感染的前提下一次完成根管治疗。活髓患牙一般不需要做根管封药,根管预备和根管充填可以一次完成。死髓牙感染根管的管壁牙本质小管深处通常已有细菌侵入,当机械预备和化学冲洗难以达到彻底清创效果时,有必要考虑在根管中封入有效的抑菌药物,以进一步减少根管和牙本质小管内的细菌数量。感染根管如能做到高质量的清创,也可一次完成治疗;但若存在严重的肿痛症状或活动性渗出,最好经根管封药减缓症状后再行根管充填。根管所封药物必须具备确定的抑菌或杀菌效果,否则,在封药期间,根管预备后残留在根管内的细菌以及通过洞口暂封材料微渗漏进入根管的口腔细菌可以大量繁殖,根管内的细菌数量甚至可超过封药前的水平。目前更提倡使用杀菌力强的糊剂,如氢氧化钙糊剂等。药物需与作用部位接触并以物理屏障的方式密封髓腔,以达到消除根管内残余感染的作用。在根管用药方面,酚醛类制剂如甲醛甲酚(FC)、樟脑对氯酚(CMCP)、樟脑苯酚(CP)等由于其细胞毒性较大在临床已较少使用,目前国内外广泛使用根管封药为氢氧化钙和氯己定。

(二) 严密充填根管并修复缺损,防止微渗漏发生

根管治疗是一个系统工程,其质量控制的主要指标就是两端封闭的严密程度,所谓"两端",指的是根方和冠方末端,即根尖孔和冠部入口。

在根方封闭方面,根管充填是直接关系到成功与否的关键步骤,其最终目标是以生物相容性良好的材料严密充填根管,消除无效腔,"封埋"(entomb)根管内微量的残余病源刺激物,封闭根尖孔。根管充填材料必须对根管及根管系统不规则空腔具有良好的适合性;理论上,根充材料应该占据根管内所有的空间,目的是消除根管系统的渗漏途径,防止细菌再度进入已完成预备的清洁根管;防止根管内的残余细菌及其代谢产物穿过根尖孔进入根尖周组织;防止根尖周组织的组织液渗入根管内未充填严密的空隙,为根管内残余细菌的繁殖提供养料。目前用于根管充填的材料为牙胶和封闭剂,根管充填时,牙胶需占据主要的根管空间,而以糊剂形式填入根管内的封闭剂不应太多,其作用仅是填补牙胶之间以及牙胶与根管壁之间的缝隙。如果充填的糊剂过多,其硬固后收缩可能造成渗漏。

在冠方封闭方面，根管充填后应尽快对患牙进行牙冠修复。若设计桩核冠修复，要特别注意桩道预备后根尖部根充物的剩余量，从阻挡渗漏的角度要求，至少要保留 5mm 以上，以确保根尖的封闭质量；桩放置后，其末端与剩余根充物之间应紧密接触，不能留有空间，以保持根管系统严密封闭的完整性。如果在数周内不能对患牙牙冠施行固定修复，应在髓腔垫底后予以过渡性充填或直接粘接修复。临床上有时会遇到牙冠的既往修复体已脱落，髓腔长期开放在口腔中，根充物裸露于唾液、食物残渣、菌斑之中，但患牙没有症状，检查也无阳性体征，X 线片显示无根尖周阴影。对于此种情况，最好重新进行根管治疗后再做冠部的永久修复，如果检查时发现根充物仅为糊剂或银尖，则必须重做根管治疗。

（三）坚持保存原则

根管治疗中的一个不良的倾向是为片面追求清创的彻底性，而忽略了在控制感染和维持功能之间应当寻求的平衡，过多地切割牙体组织。这种倾向应当得到纠正。

临床操作时，首先应先确定根管根尖部的工作宽度（working width，WW），其有两个指标：①初始工作宽度（initial working width，IWW），是指预备前根管根尖部横截面尺寸，用于确定根管壁的切削基线，通过选定初尖锉（initial apical file，IAF）号数来衡量根尖狭窄的大小，而初尖锉为进入根管到达工作长度时有摩擦感的第一根锉；②终末工作宽度（final working width，FWW），是指预备后根管根尖部的横截面尺寸，指示去除根尖区感染牙本质壁的量，常采纳 Grossman 标准，以大于初锉 3 号的 ISO 标准器械——主尖锉（master apical file，MAF）来反映。

然而，近年来学者们对这一标准存在争议。理由之一是用初锉来衡量根尖狭窄的宽度有时并不可靠。许多因素会影响操作者的手感，包括根管形态、长度、弯曲度、锥度，根管内容物，冠端牙本质的阻挡以及所用器械的类型，最终常常低估了根尖狭窄的实际宽度。理由之二是目前尚无确凿的证据能证明在初锉基础上扩展 3 个锉号后就能去尽根管周壁的感染牙本质层。一些学者建议，根尖预备应当保守，以减少根尖偏移等不良形态的产生，保存更多的牙体组织；通过增大根尖预备的锥度，冠端敞开可以促进化学冲洗、消毒的效果，补偿根管根尖部切削减少的不足。

根管治疗的最终目的是保存患牙，机械预备过程中如果牙体组织切削过多，会削弱患牙的抗力和咀嚼时的功能负荷，缩短患牙的使用寿命。临床根管预备时，一般需要遵循 3 个原则：①尽量清创：理论上应全部清除感染根管中细菌进入牙本质小管的厚度层；②适当成形：使根管形成冠根向由大到小、平滑、连续的锥度形态，不要过分扩大；③最大保存：保证根管壁有一定的厚度，使之具有安全的强度。临床操作中应找到三者在每一患牙，甚至每个根管的个性化最佳平衡点。

第五节　根管治疗的疗效及评价标准

根管治疗术的疗效是指牙髓病、根尖周病通过根管治疗术后，在一定的时间内成功与失败，或其最后转归的评估。纵观根管治疗术发展的历史，由于各位学者判定的标准、观察的时间、选择的病例数等不同，疗效评定不尽相同，一般成功率在 80% 以上。目前普遍的共识是，根管治疗术的效果良好，而且随着技术的发展、评估方法的科学化，其成功率显著提高。

一、疗效评定的内容

疗效评定应符合全面性、相关性及客观性。全面性就是评定的内容应周密完整，既有主观指标，又有客观指标；既有形态指标，又有功能性指标。相关性就是所用指标与根尖周病变有本质联系，如叩痛的有无与尖周病变程度密切相关。客观性是不存在争议的客观存在。为了保证疗效评价的准确性，疗效评定标准必须包括症状、临床检查和 X 线表现。

关于疗效评估观察时间，世界卫生组织（WHO）规定的观察期为术后 2 年。从软组织、骨组织的愈合过程，可能潜伏感染的再发作看，这个观察时间是科学的。1 年以内的疗效只能作为初步观察，难以定论；2～3 年或更长时间的观察则比较准确。

1. 症状

（1）病史和治疗史。

（2）疼痛情况：性质、时间、范围和程度，诱发因素及缓解因素。

（3）肿胀情况：有无肿胀史、化脓史。

（4）功能情况：咀嚼功能是否良好。

2. 体征

（1）牙体情况：牙冠修复是否合适、完整，叩痛情况。

（2）牙周情况：软组织颜色及结构、肿胀、牙周袋、窦道、松动度、有无触痛。

3. 特殊检查（X 线表现）

（1）根管：充填是否严密、合适；有无侧穿及器械折断。

（2）根尖：根尖有无外吸收。

（3）根尖周围：根尖周组织稀疏区（大小、形态、密度和周边情况）、牙周膜腔、骨板、牙槽骨。

二、疗效标准

评定疗效应全面，标准掌握应严格。疗效标准应遵循简单易掌握、重复性好的原则，具体如下：

1. 成功　无症状和体征、咬合功能正常、有完整的咬合关系，X 线片显示根充严密合适、尖周透射区消失、牙周膜间隙正常、硬板完整；或无症状和体征，咬合功能良好，X 线片显示根尖周透射区缩小、密度增加。

2. 失败　无症状和体征、咬合有轻度不适，X 线片显示根尖周透射区变化不大；或有较明显症状和体征，不能行使正常咀嚼功能，X 线片显示根尖周透射区变大或原来根尖周无异常者出现了透射区。

三、组织愈合形式

根管治疗术后来自根管对根尖周组织的刺激源已消除隔绝，某些充填材料还有促进愈合的作用，因此，根尖周组织的炎症可逐渐消失。根尖周愈合情况取决于以下 3 个因素：感染控制的效果、尖周病变的程度和机体的防御修复能力。

肉芽肿和脓肿，最早在术后 6 个月左右，即可愈合；有的则需在 1 年以后方能愈合。据观察，有些病例在治疗后 8～9 年，稀疏区才完全消失。根尖周囊肿经根管治疗及手术摘除后，在 1 年左右即可逐渐愈合。牙根未发育完全的患牙，在治疗后有可能生长骨性牙本质或牙骨质，形成根尖部最短的时间为 3～6 个月。

据研究发现，根尖周病变的愈合有 5 种基本形式：

（1）由新生牙骨质或骨样组织使根尖孔封闭：X 线片检查，可见到根尖周稀疏区消失，牙周膜腔和硬骨板恢复正常。

（2）根尖孔处有瘢痕组织形成：X 线片检查，可见根尖周稀疏区已缩小，而牙周膜较宽，呈新月形，硬骨板也不完整。

（3）由健康的纤维结缔组织或骨髓状的疏松结缔组织充满根尖区。

（4）根管超填者，有纤维组织囊包围。

（5）牙槽骨增生与根尖部相连而成骨性愈合。

思考题

1. 什么是根管治疗术？

2. 感染根管有哪几个类型？其治疗原则是什么？

3. 简述根管治疗术的适应证。

4. 从根管治疗术的原理和操作原则方面，试述根管治疗的难点。

5. 如何判断根管治疗术的疗效？

（余 挚）

参考文献

1. FAN B, CHEUNG G S, FAN M W, et al. C-shaped canal system in mandibular second molars: part I-anatomical features. J Endod, 2004, 30: 899-903.

2. WENG X L, YU S B, ZHAO S L, et al. Root canal morphology of permanent maxillary teeth in the Han nationality in Chinese Guanzhong area: a new modified root canal staining technique.J Endod, 2009, 35(5): 651-656.

3. GU Y C, LU Q, WANG H G, et al. Root Canal Morphology of Permanent Three-rooted Mandibular First Molars-Part Ⅰ: Pulp Floor and Root Canal System. J Endod, 2010, 36(6): 990-994.

4. 凌均棨. 显微牙髓治疗学. 北京: 人民卫生出版社, 2014.

5. 中华口腔医学会牙体牙髓病学专业委员会. 根管治疗技术指南. 中华口腔医学杂志, 2014, 4(5): 272-274.

6. 医师资格考试指导用书专家编写组. 2018 口腔执业医师资格考试医学综合指导用书. 北京: 人民卫生出版社, 2018.

7. HARGREAVES K M, BERMAN L H. Cohen's pathways of the pulp.11th ed. St Louis: Mosby: 2015.

8. INGLE J I, BAKLAND L K, BAUMGARTNER J C. Ingle's endodontics.6th ed. Hamilton: BC Decker Inc., 2008.

学习笔记

第二十章 髓腔应用解剖与开髓

>> **学习要点**

掌握：1. 各牙位髓腔应用解剖特点。
　　　2. 开髓术及常用器械使用方法。
熟悉：根尖解剖特点。
了解：牙根发生特点。

髓腔是位于牙齿中央由牙体硬组织包绕的一个腔隙，其间充满牙髓组织，主要由两部分构成，即髓室和根管，统称为根管系统（root canal system）。多数根管呈弯曲状态，存在有大量的侧副根管，加之增龄性变化和病理性因素的影响，使根管系统更趋复杂。因此，深入了解根管系统对掌握好根管治疗技术有重要意义。

第一节　髓腔应用解剖

熟悉髓室的大小、位置、形态，髓角的高低，根管口的位置，根管数目，根管的类型、弯曲程度和方向，以及根管与牙周组织间的关系是根管治疗术成功的先决条件。

一、根管系统的形成

牙根发生始于牙釉质形成之后，上皮根鞘是决定牙根大小和形态的关键因素。当上皮根鞘的连续性受到破坏，或在根分叉处上皮隔的舌侧突起融合不全，或上皮根鞘围绕血管生长时则不能诱导分化出成牙本质细胞而导致该处牙本质缺损，牙髓和牙周膜直接相通，形成侧副根管、根尖分歧及管间交通支。侧支根管（lateral canal）为发自根管的细小分支，常与根管呈接近垂直角度，贯穿牙本质和牙骨质，通向牙周膜。根尖 1/3 的根管侧支多位于根中 1/3，出现在根颈 1/3 者最少。副根管是发自髓室底至根分叉处的细小分支，多见于磨牙。根尖分歧（apical ramification）是根管在根尖分出的细小分支，此时根管仍存在，多见于前磨牙和磨牙。侧副根管可能会成为牙髓病与牙周病相互影响的通道，也给根管治疗增加了复杂性。

牙刚萌出时牙本质尚未完全形成，髓腔很大，根尖孔是敞开的。牙萌出后牙根继续发育，约需 3～5 年时间根尖才能完全形成。在异常情况下，牙根及根尖也可能停止发育，形成短根或喇叭口根尖，以至于临床治疗时，器械、药物或充填物容易穿出根尖孔，刺激根尖周组织引起炎症等。

牙本质在一生中不断形成，随着年龄的增长，髓腔内壁有继发性牙本质沉积，使髓腔的体积逐渐减小，根管变细，根尖孔变小；有的会部分或全部钙化阻塞，给根管预备带来一定的困难，须仔细地处理。

二、恒牙髓腔形态特点

上颌中切牙：髓室较大，根管较粗，髓室与根管无明显界限，通常为单根管，根管的方向与牙根相一致，根管直，呈锥形，唇腭径宽，根管多在根尖 1/3 偏向唇侧或远中，此区约 24% 有侧支根管,切端到根尖的长度平均约为22.5mm,冠根比例为1:1.25(图20-1-1A)。

上颌侧切牙:髓室与上颌中切牙相似,但略小,根管直径较中切牙小,平均长度22mm,冠根比例为1:1.47,根尖1/3稍偏向远中,26%有侧支根管(图20-1-1B)。

上颌尖牙:髓腔的唇腭径较近远中径宽,通常为单根管,其截面呈椭圆形,是口腔中最长的牙,平均长度为26.5mm,冠根比例为1:1.82,30%有侧支根管(图20-1-1C)。

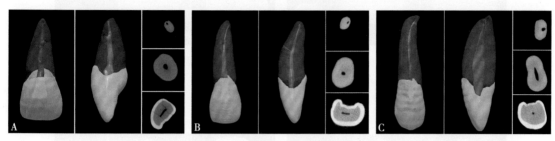

图20-1-1　上颌前牙根管系统模式图
A. 上颌中切牙　B. 上颌侧切牙　C. 上颌尖牙
(武汉大学口腔医学院供图)

上颌第一前磨牙:髓室类似立方体,颊腭径大于近远中径,髓室顶上有颊、舌两个髓角。根管形态较复杂,87%为双根管,其次为单根管,另有2.4%为三根管,根尖1/3常有弯曲,49.5%有侧支根管,平均长度为20.6mm,冠根比例为1:1.51(图20-1-2A)。

上颌第二前磨牙:髓室形态与上颌第一前磨牙相似,但近远中宽度较窄,颊舌径较大,颊、舌侧髓角均较低,位于牙冠的颈1/3处。单根管约占75%,根尖1/3多在远中弯曲,也可向颊侧弯曲,髓腔在颈线平面处呈椭圆形,侧支根管发生率为59.5%,平均长度21.5mm,冠根比例为1:1.86(图20-1-2B)。

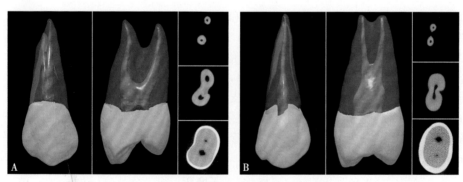

图20-1-2　上颌前磨牙根管系统模式图
A. 上颌第一前磨牙　B. 上颌第二前磨牙
(武汉大学口腔医学院供图)

上颌第一磨牙:髓室呈长方体,髓室高度小,颊腭径>近远中径>髓室高度。髓室顶上有4个髓角,近颊和近舌髓角较高。髓室底可见3~4个根管口,与相应的根管相通,即2~3个颊根管,1个腭根管,其中腭根管最长。近颊根管口位于髓室底的最颊侧,近颊根管弯曲且较细、变异多,出现2个根管的比例约为60%,临床治疗时易发生遗漏。侧支根管发生率为45%,根分叉处副根管的发生率为18%,平均长度20.8mm,颊根较腭根短约2~3mm,冠根比例为1:1.71(图20-1-3A)。

上颌第二磨牙:髓室与上颌第一磨牙相似,但较小。通常有3个根管,有时颊根可发生融合,仅见颊腭2个根管。平均长度为20.2mm,冠根比例为1:1.80(图20-1-3B)。

下颌切牙:下颌中、侧切牙形态相似,下颌中切牙髓腔体积最小,髓室近远中径宽,根管则是唇舌径宽,以单根管为主,亦有双根管(约占30%),20%有侧支根管。下颌中切牙平均长度为20.5mm,冠根比例为1:1.34;下颌侧切牙平均长度为21mm,冠根比例为1:1.32(图20-1-4)。

资源组:
ER20-3
下颌恒牙髓腔
形态

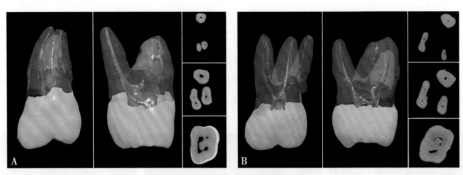

图 20-1-3　上颌磨牙根管系统模式图
A. 上颌第一磨牙　B. 上颌第二磨牙
（武汉大学口腔医学院供图）

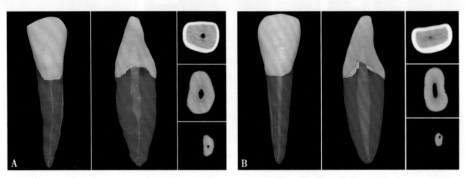

图 20-1-4　下颌切牙根管系统模式图
A. 下颌中切牙　B. 下颌侧切牙
（武汉大学口腔医学院供图）

下颌尖牙：下颌尖牙与上颌尖牙相似，髓室和根管都较窄，髓角较圆。一般为单根管，偶尔出现双根管，30% 有侧支根管，平均牙长为 25.5mm，冠根比例为 1∶1.48（图 20-1-5A）。

下颌第一前磨牙：髓室顶上有颊、舌两个髓角，髓室与根管的分界不清，多为单根管，少数有双根管，根管口大且呈椭圆形，根管近远中径窄，牙冠向舌侧倾斜，进入根管的方向与牙长轴一致，平均牙长为 21.6mm，冠根比例为 1∶1.79，侧支根管发生率为 44.3%（图 20-1-5B）。

下颌第二前磨牙：髓室形态与下颌第一前磨牙相似，颊、舌髓角明显，颊侧髓角稍高于舌侧髓角，两者均位于牙冠颈 1/3 处。多为单根管，根管在颈平面呈椭圆形，逐渐向根尖变细，平均牙长为 22.3mm，冠根比例为 1∶1.83（图 20-1-5C）。

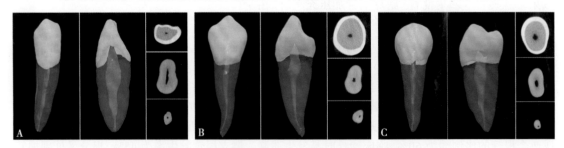

图 20-1-5　下颌尖牙和前磨牙根管系统模式图
A. 下颌尖牙　B. 下颌第一前磨牙　C. 下颌第二前磨牙
（武汉大学口腔医学院供图）

下颌第一磨牙：髓室呈立方形，髓室顶形凹，最凹处约与颈缘平齐，近舌髓角与远舌髓角高度相近，两者均接近牙冠中 1/3 处。通常有 3 个根管，即近中 2 个根管，远中 1 个根管。远中根管粗大呈椭圆形，有时亦可出现 2 个根管，近颊根管弯曲较明显。平均牙长为 21mm，冠根比例为

1∶1.72。侧支根管发生率为 30% 左右(图 20-1-6A)。

下颌第二磨牙:与下颌第一磨牙相似,但牙冠较短,牙根较长,通常由 3 个根管即近中 2 个、远中 1 个;有时近远中根在颊侧融合,根管也在颊侧连通,出现 2 个甚至 1 个根管,根管断面呈 C形,中国人约 31.5% 的牙根会融合成 C 形牙根和根管,平均牙长为 19.8mm,冠根比例为 1∶1.86(图 20-1-6B)。

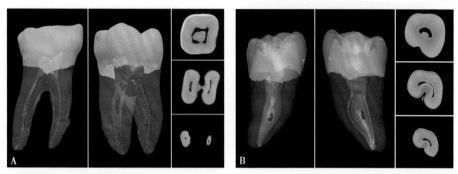

图 20-1-6　下颌磨牙根管系统模式图
A. 下颌第一磨牙　B. 下颌第二磨牙
(武汉大学口腔医学院供图)

三、根尖解剖特点

根尖孔(apical foramen)是根管在牙根表面的开口,根尖孔不在根尖顶的比例约为 50%。因此,由 X 线片来观察根管预备和充填情况时,不能都以根尖为标准。在形状上,主根尖孔大多为圆形或椭圆形,也有少数为扁及不规则形,临床上清理圆或椭圆形根管较为容易,扁及不规则的根管较难清理,且根尖充填难于密合。

根管距离解剖性根尖孔约 0.5~1mm 处存在着牙本质牙骨质界,是牙髓与根尖牙周膜组织的分界,可作为根管充填的终止点。此处亦称根尖止点(apical stop)(图 20-1-7)。从组织学上看,根尖预备去除了髓腔内的感染物质,因没有损伤根尖孔处的牙周膜,使牙周膜新生牙骨质的生理功能免遭破坏,利于牙周膜的再生修复,从而获得封闭根尖孔的治愈效果。从物理学的角度看,施行根管加压充填时,由于根尖止点狭窄,可使根管充填材料紧密地封闭根尖孔,避免超填。

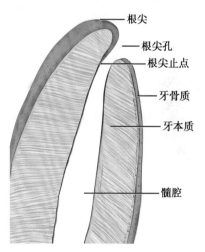

根尖
根尖孔
根尖止点
牙骨质
牙本质

髓腔

图 20-1-7　根尖止点示意图

第二节　开　髓

开髓(access preparation)的目的包括:①去净龋坏组织,保留健康的牙体结构;②彻底揭除髓室顶,去除髓室内的牙髓组织;③探查并明确根管口的数目和位置;④建立器械可直线进入根管的通路。

一、开髓器械

开髓器械包括高速和低速手机、各种裂钻和球钻,以及根管口探查器械(图 20-2-1~图 20-2-7)。一般情况下应以裂钻穿通牙釉质和牙本质进入髓室,然后用球钻沿穿髓孔去除髓室顶。对于已行全瓷或烤瓷冠修复的患牙,可用尖端有切割功能的金刚砂针钻入,可减少瓷层的崩瓷和微裂纹的产生。为了避免对髓室底的破坏,揭去髓室顶时,可使用尖部无切削作用的安全钻。

根管探查器械主要有根管口探针 DG16 和光滑髓针（图 20-2-6，图 20-2-7）。根管口探针外形与普通探针相似，但尖端尖而细，用于探查根管口。光滑髓针（smooth broach）是将钢丝压成锥体形，其横断面一般为圆形，也可为三角形、四边形、六边形，表面光滑。

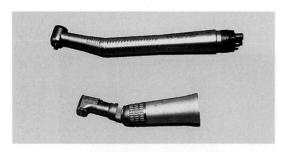

图 20-2-1　高速手机和低速手机

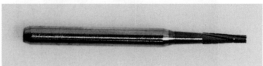

图 20-2-2　裂钻

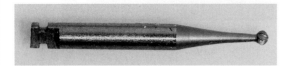

图 20-2-3　球钻

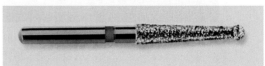

图 20-2-4　开髓钻（Endo Access Bur）

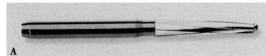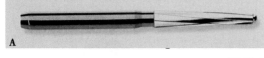

图 20-2-5　安全钻
A. Endo-Z 钻　B. Diamendo 钻

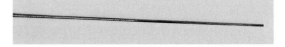

图 20-2-6　根管口探针 DG16

图 20-2-7　光滑髓针

二、开髓方法

开髓的形态取决于患牙的解剖形态，因此，在术前应对患牙的髓腔位置有充分的了解，通过临床检查和 X 线片明确患牙髓腔在冠部、颈部和根部的解剖特点。具体包括：牙齿的外形，髓室的位置，髓室顶与咬合面的距离，髓腔钙化程度，牙根和根管的数目，根管的长度、弯曲方向及程度，根管口和根尖孔的位置等。

（一）确定开髓的部位及揭髓室顶

开髓部位因牙位不同而异。开髓洞口大小适宜，既不妨碍髓室清理及器械进入根管，也不能切割过多的健康牙体组织，避免形成薄壁弱尖。开髓部位确定后，使用高速牙钻进入髓室，将几个髓角连通后彻底暴露髓室，将洞壁修整光滑，无凸凹不平及台阶。

1. **切牙和尖牙**　为了保持患牙唇面的完整性及美观效果，开髓口一般位于舌面。开髓时用裂钻从舌面中央钻入，方向与舌面垂直，到达牙本质层后，即改变牙钻方向，使之与牙长轴方向一致，进入髓腔。用球钻在洞内提拉，扩大和修整洞口，以充分暴露近、远中髓角，揭去髓室顶。

2. **上颌前磨牙**　牙冠近、远中径在颈部缩窄，开髓时可由𬌗面中央钻入，进入牙本质深层后，向颊、舌尖方向扩展，暴露颊、舌髓角，揭除髓室顶。注意开髓时不能过度向近、远中方向扩展，以免造成髓腔侧穿。

3. **下颌前磨牙**　牙冠向舌侧倾斜，髓室不在𬌗面的正中央下方，而是偏向颊尖处。由于颊尖大,颊髓线角粗而明显,钻针进入的位置应偏向颊尖。

4. 上颌磨牙　近中颊、舌尖较大,其下方的髓角也较为突出。牙冠的近、远中径在牙颈部缩窄,牙钻在𬌗面应形成一个颊舌径长,颊侧近、远中径短的圆四边形。揭髓室顶时可从近中舌尖处髓角进入,然后向近颊、远颊髓角方向扩展。注意多数近中颊根有两个根管。

5. 下颌磨牙　牙冠向舌侧倾斜,髓室偏向颊侧,颊侧髓角较为突出,备洞时由𬌗面偏向近颊侧进入髓腔,窝洞的舌侧壁略超过中央窝。揭髓室顶应先进入近中颊侧髓角,以免造成髓腔舌侧壁穿孔。

(二)定位根管口和建立进入根管的直线通路

定位根管口时可借助根管口探针或透照技术。使用光导纤维束时,光源的顶端应该和牙的颈部成直角,减弱周围光线,牙髓腔呈橙红色,根管口呈黑点。也可在显微镜下应用根管口探针寻找根管口。对于髓腔钙化严重的患牙,也可以在髓室内注入次氯酸钠液,通过观察产生气泡的位置来寻找根管口。

单根管牙髓室和根管之间无明显界限,除髓腔钙化的病例外,器械都易于进入根管。但应在开髓后注意去除根管口舌(腭)侧的牙本质肩领;多根管牙在开髓后,有时因第三期牙本质(tertiary dentine)的沉积,根管口常见钙化或牙本质肩领遮挡根管口。此时,应使用根管口探针或超声器械去除这些阻碍,以便于建立进入根管的直线通路。在髓室极狭小时,有可能将露髓点误认为根管口或将根管口误认为露髓点,必须充分注意。

> **思考题**
>
> 1. 各牙位的髓腔应用解剖特点是什么?
> 2. 恒牙根尖的解剖特点是什么?
> 3. 常用开髓器械的使用方法是什么?
> 4. 各牙位开髓的部位及方法是什么?

(范　兵)

参考文献

1. HARGREAVES K M, BERMAN L H. Cohen's pathways of the pulp.11th ed. St Louis: Mosby: 2016.
2. WENG X L, YU S B, ZHAO S L, et al. Root canal morphology of permanent maxillary teeth in the Han nationality in Chinese Guanzhong area: a new modified root canal staining technique. J Endod, 2009, 35(5): 651-656.
3. VERTUCCI F J, SEELIG A, GILLIS R. Root canal morphology of the human maxillary second premolar. Oral Surg Oral Med Oral Pathol Oral RadiolEndodon, 1974, 38: 456.
4. VERTUCCI F J. Root canal anatomy of the human permanent teeth. Oral Surg Oral Med Oral Pathol Oral RadiolEndodon, 1984, 58: 589.

第二十一章　根管预备与消毒

第一节　根管预备

根管预备（root canal preparation）是通过机械和化学的方法，去除根管系统内的感染物质，并将根管制备成有利于冲洗、封药和充填形态的过程。根管预备的目的是根管系统的清理（cleaning）和成形（shaping），是根管治疗术的关键步骤。

一、常用的根管预备器械

根管预备器械主要有：①拔髓器械；②根管切削器械，如各种锉和扩孔钻；③根管长度测定器械，如测量尺、根尖定位仪等；④根管冲洗器械，如带冲洗针头的注射器、根管超声治疗仪等。

（一）拔髓器械

拔髓器械主要是倒钩髓针（barbed broach），也称拔髓针，是在细金属丝上刻出细长的倒刺而成，具有一定的锥度，主要用于拔除根管内牙髓或取出遗留在根管内的棉捻或纸捻。短柄的拔髓针，专用于后牙的拔髓（图 21-1-1）。拔髓时不要用力压入或过度旋转以防止拔髓针折断，细小的根管应首先适当扩大后再使用拔髓针。

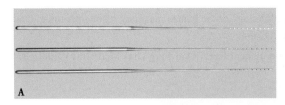
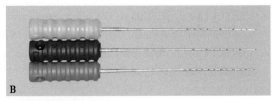
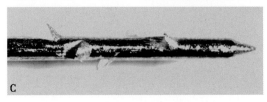

图 21-1-1　拔髓针
A. 普通拔髓针　B. 后牙专用拔髓针　C. 刃部

（二）根管切削器械

根管切削器械一般由柄部、颈部和刃部组成，用于切削牙体组织，成形根管。常用的切削器械由不锈钢或镍钛合金制成，镍钛合金器械具有较好的柔韧性，预备弯曲根管的效果较好，可降低根管偏移的发生。

1. 手用不锈钢器械 主要是 K 型和 H 型器械及其改良产品。1958 年 Ingle 提倡 K 型和 H 型器械标准化，继而发展成为 ISO（International Standards Organization，国际标准化组织）标准（图 21-1-2），其要求包括：①器械编号：每一器械的号码以器械尖端直径（D_1）乘以 100 计算，如器械的 D_1 为 0.1mm，该器械即为 10 号；如器械的 D_1 为 0.15mm，该器械即为 15 号，以此类推。10～60 号，每号器械的 D_1 较前一号增加 0.05mm，60 号以上增加 0.1mm。②刃部：每一器械刃部的长度，即刃部尖端到刃部末端的距离，为 16mm；刃部尖端的角度为 75°。③器械的长度：有 21mm、25mm、28mm 和 31mm 4 种，但所有刃部均为 16mm。④锥度：所有器械刃部的锥度为 0.02，即长度每增加 1mm 直径增加 0.02mm；D_2（刃部末端直径）一律比其 D_1 大 0.32mm。⑤柄部颜色：从 15 号开始按三暖色（白、黄、红）及三冷色（蓝、绿、黑）顺序作颜色标志；10 号为紫色，10 号以前另加两个细号，分别为 6 号（粉红）和 8 号（灰色）（表 21-1-1）。

动画：ER21-1
标准不锈钢器械

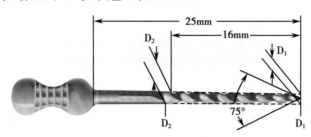

图 21-1-2　根管预备器械标准化示意图

（1）K 型器械：是使用最广泛的根管切削器械，其传统的制作方式是用截面为方形或三角形的金属丝扭制而成。

1）K 型扩孔钻（K-type reamer）：简称扩孔钻，刃部螺纹较稀疏，螺旋密度为每圈 0.5～1mm，螺旋角为 10°～30°。当器械在根管内顺时针方向转动时可切削根管壁的牙本质，旋转角度一般为 1/4～1/2 圈（图 21-1-3A）。

表 21-1-1　K 型和 H 型器械标准规格

号码	D_1/mm	D_2/mm	柄部颜色
6	0.06	0.38	粉红
8	0.08	0.40	灰色
10	0.10	0.42	紫色
15	0.15	0.47	白色
20	0.20	0.52	黄色
25	0.25	0.57	红色
30	0.30	0.62	蓝色
35	0.35	0.67	绿色
40	0.40	0.72	黑色
45	0.45	0.77	白色
50	0.50	0.82	黄色
55	0.55	0.87	红色
60	0.60	0.92	蓝色
70	0.70	1.02	绿色
80	0.80	1.12	黑色
90	0.90	1.22	白色
100	1.00	1.32	黄色
110	1.10	1.42	红色
120	1.20	1.52	蓝色
130	1.30	1.62	绿色
140	1.40	1.72	黑色

2）K型扩孔锉（K-type file）：简称K锉，其螺纹较K型扩孔钻密，螺旋密度为每圈1.5～2.5mm，螺旋角为25°～40°。操作时可用旋转和提拉动作切削根管壁的牙本质（图21-1-3B）。

（2）H型器械：主要指H锉（Hedstroem file），是在圆锥体金属丝的基础上，由机械磨削出一条螺旋形切槽而成。横截面呈逗点状，螺旋角为60°～65°（图21-1-3C）。H锉切刃锋利，与根管壁接近垂直，因此提拉动作可高效切削牙本质，适用于根管中上段较直部分的预备。H锉不能做旋转运动，以避免折断。

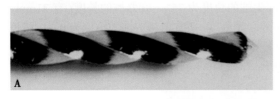
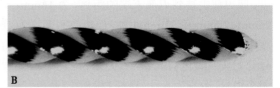
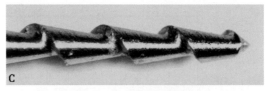

图21-1-3　K型和H型器械的刃部
A.扩孔钻　B.K锉　C.H锉

（3）改良器械：传统的K型和H型器械存在一些不足，因此出现了许多在尖端、锥度、横截面、材质或制作工艺方面有所改进的器械。一些常见的改良器械如下：

1）K-Flex锉：与K锉相似，是用横截面为菱形的金属丝捻制而成，其菱形的两个锐角使切刃更锋利，两个钝角因直径较小增加了器械的柔韧性。K-Flex锉的刃部呈高低相间排列，可容纳并移去更多的碎屑，因而在切削效率、柔韧性和清理效果方面较K锉更佳。

2）C先锋锉：与K锉相似，但刃部尖端3mm较硬。这种设计有利于钙化根管的疏通，也常用于根管再治疗。

3）C+锉：刃部尖段的锥度较K锉大，中上段的锥度较K锉小。这种设计可增加器械尖部的硬度，有利于钙化和细小根管的疏通（图21-1-4）。

4）Profinder锉：由10号、13号和17号3支不锈钢器械组成，10号锉刃部尖段4mm的锥度为0.02，中上段锥度为0.015；13号刃部尖段4mm的锥度为0.017 5，中上段锥度为

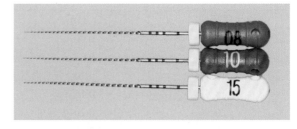

图21-1-4　C+锉

0.015；17号刃部尖段4mm的锥度为0.015，中上段锥度为0.01。通过减小器械的锥度，便于细小根管的探查和疏通。

2. 机用不锈钢器械　目前临床上常用的有G钻、长颈球钻和P钻等。

（1）G钻（Gates-Glidden bur）：有细而长的杆部，其尖端有一火焰状头部。刃部短，顶端有安全钝头。G钻编码为1～6号，刃部直径对应为0.5～1.5mm，主要用于根管口的敞开及根管直线部分的预备。G钻最易折断的部位设计在杆部，故一旦折断易于取出（图21-1-5）。

（2）长颈球钻（long neck round bur，LN）：由柄、颈和头部组成，杆部细长而光滑，其尖端为球形，类似普通球钻，但较小。LN可伸入到髓底及根管中上部钻磨，用于寻找变异和重度钙化的根管口，常结合手术显微镜使用。

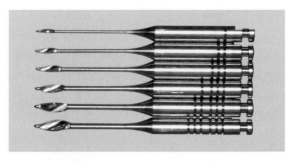

图21-1-5　G钻

（3）P 钻（Peeso reamer）：有锐利的刃部，尖端亦有安全头，但较硬，易导致根管侧穿，无经验者要特别小心。P 钻主要用于取出根管充填材料和桩腔预备。

3. 镍钛合金器械　自 1988 年 Walia 报道使用镍钛合金制造根管器械以来，镍钛合金器械（简称镍钛器械，下同）在临床的使用越来越广泛。镍钛器械按照其使用方法可分为手用器械和机用器械。

（1）手用镍钛器械：手用镍钛器械在设计上类似于不锈钢器械，但其柔韧性要明显优于前者。

1）手用镍钛 K 锉类：在设计上类似于不锈钢 K 锉，如 Ultra-Flex K 锉、NiTiflex K 锉、Naviflex K 锉、Mity K 锉等。

2）手用镍钛 H 锉类：在设计上类似于不锈钢 H 锉，如 Ultra-Flex H 锉，Hyflex-X 锉、Naviflex H 锉、Mity H 锉等。

（2）机用镍钛器械：与传统的手用不锈钢器械相比，机用镍钛器械的主要优点有：①可明显提高根管预备的效率和减少术者的疲劳；②具有超弹性和极佳的柔韧性，使其在弯曲根管预备中可减少偏移和台阶的形成；③预备后的根管更为洁净；④更易预备出有利于根管冲洗和充填的形态。机用镍钛器械通常需要与有恒定转速并能控制扭力的马达配合使用，以防止器械折断（图 21-1-6）。机用镍钛器械种类繁多，下面仅介绍几种常用器械。

1）ProTaper 器械：包括 3 支成形锉（shaping files）SX、S1、S2 和 3 支完成锉（finishing files）F1、F2、F3。SX 锉柄上无色环，主要用于根管口的敞开和成形（也称开口锉）；S1、S2 柄上分别带有紫色和白色环，用于根管口及根管中上段的初步成形；3 根完成锉 F1、F2 和 F3 尖端直径分别为 0.20mm、0.25mm 和 0.30mm，其尖段锥度分别为 0.07、0.08 和 0.09，用于根管最后的清理成形。ProTaper 的补充装为 40 号和 50 号的 F4 和 F5（图 21-1-7）。

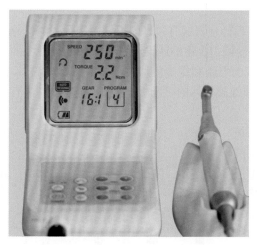

图 21-1-6　马达

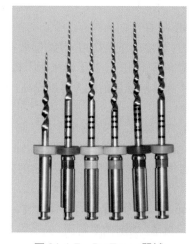

图 21-1-7　ProTaper 器械

ProTaper 的刃部为多样变化的大锥度设计，使刃部弹性增加，减少了操作步骤，成形效果好。横断面为凸三角形，切削效率较高；成形锉具有部分切割能力的引导性尖端，既增加了切削效率，又不至于引起根管的偏移；完成锉尖端 3mm 大锥度设计，使根管尖部得以较好的清理。

2）K3 器械：有 6 种不同的锥度，从 0.02 到 0.12，且每一锥度又有不同的长度。柄上同时有两个色环和两个数字，分别表明锉的锥度和尖端直径。0.08、0.10、0.12 锥度的尖端直径为 0.25mm，主要用于根管中上段的预备；而 0.02、0.04、0.06 锥度的锉有不同大小的尖端直径，主要用于根管中下段的预备。为了方便临床选用，K3 有三种不同类型的套装：Procedure 套装、VTVT 套装和 G 套装（图 21-1-8）。

K3 的特点包括刃部不对称的三凹槽横断面设计；轻度的正角切刃，使切削效率较高；螺距从尖端向柄部逐渐增加，减少了器械螺旋嵌入的可能性，增加了尖端的抵抗力和排除碎屑的能力；柄

画廊：ER21-3
ProTaper 器械

画廊：ER21-4
K3 器械

较短,增加了操作范围;安全尖端设计,减少了根尖偏移。

3) Mtwo 器械:有 4 种不同的锥度,从 0.04 到 0.07,其柄上环的数目代表锥度的大小,即从 1 个环到 4 个环。Mtwo 器械还可分为几种类别:①基本器械:由常用的 4 支器械组成,分别为 10 号 0.04 锥度、15 号 0.05 锥度、20 号 0.06 锥度和 25 号 0.06 锥度,可用于大多数根管的预备。②常用辅助器械:也由 4 支组成,分别为 30 号 0.05 锥度、35 号 0.04 锥度、40 号 0.04 锥度和 25 号 0.07 锥度。前 3 支在根管尖端直径大于 0.25mm 时使用,而最后 1 支在需热牙胶根充时使用。③新增器械:新增的 2 支器械分别是 35 号 0.06 锥度和 40 号 0.06 锥度,可用于在根管尖端直径较大时需热牙胶根充的病例(图 21-1-9)。

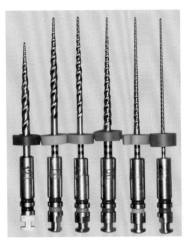

图 21-1-8　K3 器械

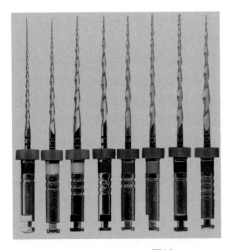

图 21-1-9　Mtwo 器械

Mtwo 横断面为具有 2 个切刃的斜体 S 形,该设计使器械有较好的柔韧性和较强的排除碎屑的能力;轻度的正角切刃,使切削效率较高。较小器械(10 号 0.04 锥度和 15 号 0.05 锥度)的螺距和螺旋角基本相同,便于器械深入根管;较大器械的螺距和螺旋角从尖端向柄部逐渐增加,使切削效率和排除碎屑的能力得以提高,并减少了器械螺旋嵌入的可能性。尖端无切削力,具有引导作用。

画廊:ER21-5
Mtwo 器械

画廊:ER21-6
TF 器械

4) TF 器械:它在制作工艺方面与上述镍钛器械不同,采用了热处理、控制和表面涂层技术,其抗疲劳性能和抗扭断性能得到了明显的提高。目前主要有 5 种不同的锥度,从 0.04 到 0.12,其尖端直径均为 0.25mm 即 25 号,现有大号补充装。TF 刃部的横断面为三角形,切削效率较高,尖端为无切割能力的引导性尖端(图 21-1-10)。

5) WaveOne 和 Reciproc 器械:WaveOne 和 Reciproc 有很多相似之处,其特点包括采用 M 丝制作、往复运动、单只锉成形技术以及单次使用理念。M 丝制作使其柔韧性明显增加,往复运动可降低疲劳折断的几率,单只锉成形技术提高了工作效率,单个患者使用可避免交叉感染。下面简介 WaveOne 的组成和设计特点(图 21-1-11)。

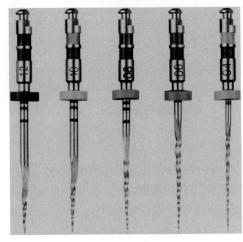

图 21-1-10　TF 器械

WaveOne 由 3 支锉组成:①小锉:柄上色环为黄色,尖端直径为 0.21mm,刃部的锥度为 0.06,适用于细小根管的预备;②主锉:柄上色环为红色,尖端直径为 0.25mm,刃部 3mm 的锥度为 0.08,适用于大多数普通根管的预备;③大锉:柄上色环为黑色,尖端直径为 0.40mm,刃部 3mm 的锥度为 0.08,适用于粗大根管的预备。主锉和大锉刃部 3mm 以后的锥度逐渐变小。WaveOne

为反向螺纹设计，其沿长轴的横断面为 2 种明显不同的形态，刃部前 8mm 为变形的凸三角形，后 8mm 为凸三角形；尖端为无切割能力的引导性尖端。

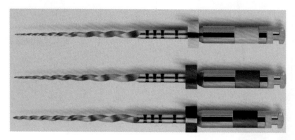

图 21-1-11　WaveOne 器械

6）HyFlex 器械：HyFlex 采用 CM（controlled memory）丝制作，其特点：高温消毒后可使变形或松解的螺纹恢复到原来的形状即记忆功能，无弹性使之更加柔软且可以预弯，中心定位能力和抗折断能力明显提高（图 21-1-12）。

（三）根管长度测定器械

1. 根尖定位仪（apex locator）　是进行根管长度测定的电子仪器，其准确性较高。早期使用的 Root ZX 是基于计算两种交流信号在根管内电阻比值的第三代定位仪，而目前临床上常用的是基于计算多种交流信号在根管内电阻比值的第四代产品，以及升级产品（图 21-1-13）。

ER21-7

画廊：ER21-7
根尖定位仪

学习笔记

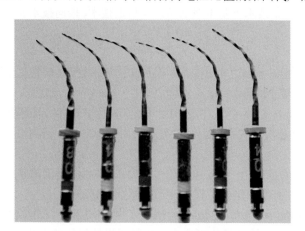

图 21-1-12　HyFlex 器械

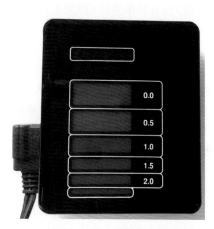

图 21-1-13　根尖定位仪

2. 根管长度测量尺　可由塑料或金属制作，使用时可按照测量的结果在根管预备器械上标明根管工作长度，非常方便（图 21-1-14）。

（四）根管冲洗器械

1. 冲洗用注射器及针头　临床上常使用带 27 号冲洗针头的注射器插入根管进行冲洗。侧方开口的根管专用冲洗针头，便于冲洗液在根管内的回流，且不会压出根尖孔（图 21-1-15）。

2. 超声治疗仪　使用超声治疗仪进行根管冲洗的效果要好于注射器冲洗法。超声治疗仪的核心装置是换能器，有磁致伸缩式和压电式两种类型（图 21-1-16）。超声治疗仪配有多种工作尖，可分别用于根管冲洗、根管预备、去除根管内异物以及牙周洁治等。根管超声冲洗工作尖的刃部结构类似 K 锉，目前也有专门用于超声冲洗的工作尖，其刃部柔软、无切削作用，也可为镍钛合金制作。

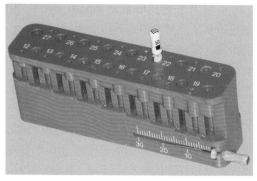

图 21-1-14　根管测量尺

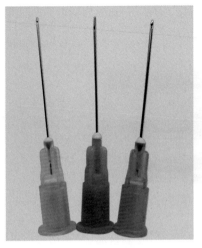

图 21-1-15 侧方开口的冲洗针头

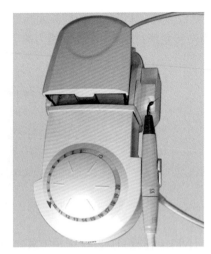

图 21-1-16 超声治疗仪

二、根管预备方法

随着根管治疗理论和器械的发展,根管预备的方法经历了一个不断完善的过程。根管预备方式可分为手用器械预备法和机用器械预备法。根管预备过程可简单地分为根管入口(冠 2/3、根管中上段)预备和根尖区(根尖 1/3)预备。根管预备技术可基本概括为逐步后退技术、根向技术和混合技术。

(一)基本概念及原则

1. **根管疏通和通畅锉(patency file)** 在根管预备之前,首先要探查和疏通根管,了解根管的通畅性、弯曲情况以及根尖孔的大小。一般将较小的锉如 10 号 K 锉尖端 2～3mm 预弯后进行,疏通的方法是:轻轻将锉插入根管,顺时针方向旋转 15°～30°,再逆时针方向旋转 15°～30°,向根尖方向渗透,小幅度提拉疏通根管。10 号锉可略超出根尖孔,再换 15 号锉采用同样方法疏通到根尖止点处。

在根管预备中更换切削器械时,可用较小的锉如 10 号 K 锉略超出根尖孔,其目的是清除根管尖部的牙本质碎屑,使冲洗液能够进入根尖,并有助于维持工作长度,该锉称为通畅锉。

2. **初尖锉(initial apical file,IAF)和主尖锉(master apical file,MAF)** 以到达根管工作长度并与根管壁有摩擦感的第一根锉为初尖锉,其尖部的直径代表牙本质牙骨质界处根管的大小,如初尖锉为 15 号 K 锉,该处的直径约为 0.15mm。完成根尖预备所用的最大号锉为主尖锉,它通常要比初尖锉大 2～3 号,至少为 25 号。

3. **回锉(recapitulation)** 在根管预备过程中,在换锉之前采用小一号的锉再次到达工作长度,该动作称为回锉,其目的是带出根尖处的碎屑和维持工作长度。当根尖部预备时可使用初尖锉或前一号锉回锉,预备根管冠方 2/3 时可用主尖锉回锉。

4. **工作长度(working length,WL)** 根管的工作长度是指从牙冠部参照点到根尖根管壁上牙本质牙骨质界的距离。牙本质牙骨质界位于根管最狭窄处,此处是根管预备的终止点,一般约距解剖根尖孔 0.5～1mm。确定工作长度的方法主要有 X 线片法和电测法。

(1)X 线片法

1)首先确定待测牙的冠部参照点,通常是切缘、洞缘或牙尖,该参照点在根管治疗过程中要稳定无变化,且预备器械杆部的橡皮片能与之接触(图 21-1-17)。

2)在术前 X 线片上量出患牙长度,在此基础上减去

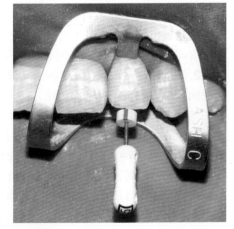

图 21-1-17 橡皮片与参照点接触

1mm 作为初始长度，按参照点以初始长度插入 15 号锉，拍 X 线片。

3）在 X 线片上量出锉尖与根尖的距离，若该距离为 1mm，则锉尖至橡皮片间的长度为工作长度；若该距离距根尖 2mm，则把初始长度加 1mm 即为工作长度，反之一样。若该距离大于 3mm，则需重拍 X 线片。

4）注意事项：采用平行投照技术拍 X 线片较分角技术准确；对于根管重叠的病例，可将球管向左或向右偏 20° 分开重叠根管；而对根管较多的牙，应分拍几张 X 线片，以避免相互干扰。此外，X 线片法对根尖孔不在根尖顶端的牙长度测量不很准确。

（2）电测法：根尖定位仪是临床上根管治疗最常用的必备仪器。测量时一个电极（唇钩）挂于口角处，另一电极与根管锉（一般用小号 K 锉）相连，锉杆上的橡皮片与参照点接触，当锉尖达到根尖止点，即可测出根管工作长度。

电测法与 X 线片法相比，具有简便、快捷、准确、减少 X 线辐射等优点，但患牙根尖孔较大时测量不够准确，可与 X 线片法联合使用。

5. 根管预备的基本原则　包括：①根尖区预备之前一定要测量工作长度；②根管预备时需保持根管湿润；③预备过程中每退出或换用一次器械需用根管冲洗液冲洗根管，防止碎屑阻塞；④根管锉不可跳号；⑤对弯曲根管，根管锉应预弯；⑥为便于根管充填，根尖最小扩大为 25 号，主尖锉一般比初尖锉大 2～3 号。

6. 根管预备的质控标准　包括：①选择的侧压器能自如地到达距工作长度 1～2mm 处；②主牙胶尖易于进入到根管的尖部；③保持根尖狭窄区的原始位置和大小；④形成明显的根尖止点；⑤根管壁光滑无台阶；⑥预备后的根管形态为冠方大根方小的连续锥形、无偏移。

（二）手用器械预备法

手用器械预备法是最基础的预备方法，主要针对不锈钢器械特别是手用不锈钢器械而设计。

1. 标准技术（standardized technique）　又称常规技术（routine preparation technique），是最早使用的根管预备方法。用较小的器械探查和疏通根管后，确定根管工作长度。根管预备时要求器械从小号到大号逐号依次使用，每根器械均要完全达到工作长度。根管扩大的方法除了可采用根管疏通的方法外，还可采用：①顺时针旋转 30°～60°，使器械的切刃旋入牙本质内，向外提拉退出器械；②顺时针旋转 30°～60°，然后在轻轻向下加压的同时逆时针旋转 30°～60°，最后向外提拉退出器械；③将器械压向一侧根管壁，向外提拉切削牙本质的锉法。

标准技术适用于直的或较直的根管，不宜在弯曲根管使用。因为随着器械直径的增加，器械的韧性降低，预备弯曲根管就可能造成预备不良，如根管偏移、台阶、根管壁穿孔、根尖敞开等。

2. 逐步后退技术（step-back technique）　该技术的原理是先用小器械从根尖开始预备，逐渐用较大的器械向冠方后退预备，其目的是避免标准技术在弯曲根管中产生的预备不良，并预备出较大的锥度。逐步后退技术适用于轻中度的弯曲根管，也可用于直根管的预备，其主要操作步骤如下（图 21-1-18）：

（1）确定工作长度：用较小的器械探查和疏通根管后，确定根管工作长度。

动画：ER21-8
逐步后退技术

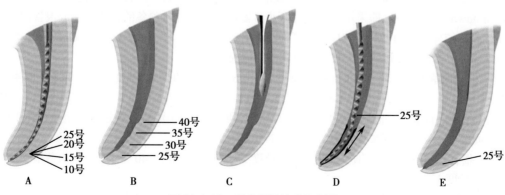

图 21-1-18　逐步后退技术示意图

A. 根尖预备　B. 逐步后退　C. 根管中上段敞开　D. 根管壁修整　E. 完成

（2）根尖预备：将初尖锉预弯，轻旋插入根管至工作长度，进行根管扩大，直到器械无阻力进出工作长度。然后换大一号器械进行预备，至少预备到25号主尖锉或主尖锉比初尖锉大2～3号。每换一根锉均要进行根管冲洗和回锉。

（3）后退预备：当主尖锉预备完成后，可通过每增大一号锉、进入工作长度减少1mm的方法来完成根尖区预备，即逐步后退。一般后退2～4根锉或退到根管直的部分，每换一根锉要用主尖锉回锉和冲洗。

（4）根管中上段敞开：可用G钻预备根管的中上部，顺序使用1～3号G钻。每换用大一号G钻时，操作长度减少2mm左右，并用主尖锉回锉和冲洗。用G钻时只能轻轻向下加压，以免过度切削造成根管内台阶和穿孔的形成。

（5）根管壁修整：将主尖锉插入根管工作长度，使用锉法按顺时针方向切削整个根管壁，消除根管壁上可能存在的细小阶梯，并冲洗洁净根管。最后使根管壁光滑，根管成为连续的锥形。

逐步后退技术的主要优点：简化了根尖预备的难度，不易损伤根尖周组织；减少了弯曲根管中可能出现的台阶和根管偏移；根管预备成锥形，便于根管的充填。其主要缺点包括：器械与根管接触面积较大，在预备根管时耗时费力；冠方阻力不去除时，根尖预备较为困难；根尖区易有大量碎屑堆积，并易将碎屑推出根尖孔，引起术后不适；工作长度在弯曲根管预备中可发生变化。

3. 逐步深入技术（step-down technique）　由 Goerig 于1982年提出，是对逐步后退技术的一种改良，适用于弯曲根管。该技术的原理是在冠部入口预备完成后，先通过手用锉和G钻完成根管入口的制备，去除冠方阻碍，然后行根尖区的预备（图 12-1-19）。逐步深入技术是一种采用了逐步后退和根向预备两种原理的混合技术，其基本步骤如下：

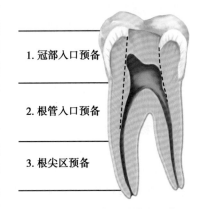

1. 冠部入口预备

2. 根管入口预备

3. 根尖区预备

图 21-1-19　逐步深入技术示意图

（1）根管入口预备：在髓腔直线入口预备完成后，用15～25号H锉依次伸入根管至遇到阻力处或16mm左右，H锉做提拉动作扩大根管；然后用2号G钻伸入根管14mm左右，最后用3号G钻伸入根管至12mm左右。用G钻时只能轻轻向下用力，且做提拉运动时要远离根分叉方向，即向弯曲外侧壁用力。可用K锉代替H锉，也可用各种根管口成形器或镍钛开口锉代替G钻。

（2）根尖区预备：用10号和15号K锉通畅根管并确定工作长度。确定工作长度后，根尖区预备包括根尖预备和后退预备基本同逐步后退技术。最后用主尖锉修整根管壁。

逐步深入技术在根尖区预备之前已将根管入口敞开，相对逐步后退技术有许多优点：①提供的直线通路可减小根管的弯曲度，有利于防止预备不良的产生；②去除了存在于根管中上段的微生物，减少将其带入根尖区的可能性；③便于根管冲洗的进行，并可较多的存留冲洗液；④使测量的工作长度更加准确；⑤使器械易于进入根尖区，并可增加根尖区预备的手感和效率。

（三）机用器械预备法及注意事项

机用器械预备法主要是指机用镍钛器械的预备方法，K3、TF等器械推荐使用根向预备技术（crown-down technique），即采用先大号逐渐小号器械向根尖方向预备的方式来完成根管预备；而ProTaper、ProTaper Next、Mtwo、HyFlex等推荐使用单一长度技术（single length technique），即除了开口锉外每根器械均要达到工作长度的方式来完成根管预备。

1. 根向预备技术　现以 K3 Procedure 套装（共6支锉：0.10、0.08锥度25号、0.06锥度40号、35号、30号、25号）为代表简介基本操作程序（图21-1-20）：

（1）根管入口疏通：根据X线片粗估工作长度，用10号、15号K锉疏通根管至距粗估工作长度3～4mm处，再用20号K锉或H锉扩大根管上部。

（2）根管入口预备：顺序使用0.10、0.08锥度25号和0.06锥度40号K3向下预备根管，至距粗估工作长度3～4mm处。

（3）确定工作长度：用10号、15号K锉疏通根管至根尖狭窄处，确定精确工作长度。

（4）根尖区预备：使用0.06锥度35号、30号或25号K3向下预备至工作长度，完成预备。

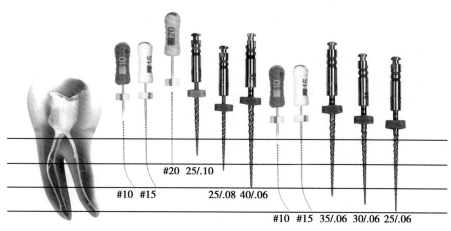

图 21-1-20　K3 操作程序示意图

2. 单一长度技术　现以 ProTaper 为代表简介基本操作程序（图 21-1-21）：

（1）根管入口疏通：根据 X 线片粗估工作长度，用 10 号、15 号 K 锉疏通根管至距粗估长度 3～4mm 处。

（2）根管入口预备：用 S1、SX 敞开根管中上段，距粗估工作长度 3～4mm 处，SX 进入的深度不得超过 S1。

（3）确定工作长度：用 10 号、15 号 K 锉疏通根管至根尖狭窄处，确定精确工作长度。

（4）根尖区初步预备：用 S1、S2 依次达到工作长度，进行根尖区初步预备。

（5）根尖区预备完成：依次用 F1、F2 或 F3 到达工作长度，完成预备。

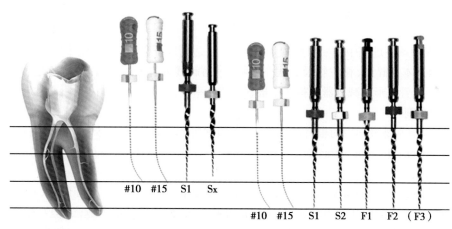

图 21-1-21　ProTaper 操作程序示意图

3. 注意事项　镍钛器械可因扭转和弯曲疲劳因素发生折断，在临床使用中医师可通过控制这两种因素来预防和减少镍钛器械折断的发生。镍钛器械的使用原则或注意事项简述如下：

（1）确定根管通畅：在使用镍钛器械进行根管预备之前，无论根管形态是否复杂、有无弯曲，均需先用手用不锈钢器械来疏通根管，确定根管通畅平滑，且具有再现性。小号的镍钛器械可用于预敞根管、建立平滑通路。

（2）掌握预备技术：医师应非常熟悉相关镍钛器械的性能和使用方法，并多在离体牙上训练。当掌握相关预备技术和有一定手感后再应用于临床，可减少器械折断的发生。

（3）正确选择适应证：钙化根管、有台阶形成的再治疗病例不要选用镍钛器械；对Ⅱ型、Ⅳ型等形态复杂的根管应谨慎选用镍钛器械；遇到根尖陡弯、下颌第三磨牙等复杂病例，根尖区的预备可用手用器械代替机用器械。

（4）制备直线通路：即冠部入口和根管入口的制备应有足够的大小和符合要求，以保证镍钛器械可循直线方向进入根管和根尖区，减少冠部阻力和器械所承受的应力。

（5）控制扭力和转速：最好选用扭力控制马达和与之相匹配的减速手机。遵循厂家推荐的扭矩和转速。

（6）不要用力：使用机用器械时，建议采用较轻的接触而不向器械尖端加压和施力。在临床运用中过度用力是引起镍钛器械折断的主要原因之一。

（7）保持转动和移动：所有镍钛机用器械均应在转动状态下进、出根管，以减少扭转折断的发生。镍钛器械在根管中应保持上下移动，避免器械在根管弯曲处出现应力集中，以减少疲劳折断的发生。

（8）保证短时间：每支器械在每一根管内的工作时间不超过 5 秒钟；当器械到达工作长度后要立即退出，以降低器械疲劳折断的风险。

（9）根管冲洗和润滑：镍钛器械切割效率较高，操作时易产生大量的牙本质碎屑造成根管的阻塞。临床上每换一支器械需采用次氯酸钠冲洗根管，用 15 号锉疏通根管，并保持根管的润滑，可降低器械折断的风险。

（10）随时检查器械：每次使用前后均应清洁和仔细检查器械，一旦发现变形即应丢弃。因为变形的器械一定有损伤，再次使用会增加折断的风险。

（11）控制使用次数：通常镍钛机用器械预备 4～5 颗磨牙后即丢弃。然而在遇到根管重度弯曲的病例时，要使用新器械且预备一次后即应丢弃。

（12）采用混合技术：采用两种预备原理或两种镍钛器械进行根管预备，如根管入口敞开和根尖区预备时使用不同系统的镍钛器械。

三、根管冲洗

机械预备不能够完全清理整个根管系统，细菌还可在根管壁、牙本质小管以及侧支根管、峡部、根尖分歧、管间交通支等部位存留。而根管冲洗是通过冲洗器械和冲洗剂对根管系统进行清理和消毒的过程，是根管预备过程中的重要组成部分。

（一）冲洗目的

在整个根管预备过程中需要对根管反复冲洗，以达到以下目的：①对整个根管系统进行消毒灭菌；②去除牙本质碎屑、微生物及其代谢产物；③溶解残余的牙髓组织；④去除玷污层；⑤润滑管壁并有利于根管成形和减少器械折断于根管内的几率。

（二）冲洗剂

1940 年以前水是最常用的根管冲洗剂，目前最常用的是 0.5%～5.25% 次氯酸钠和 17% 乙二胺四乙酸（ethylene diamine tetraacetic acid，EDTA），也可用过氧化氢、氯己定、氯亚明（氯胺 T）等作为根管冲洗剂。

1. 次氯酸钠　是目前最常用的根管冲洗剂，可起到清理根管、溶解坏死组织、润滑根管壁和杀菌等作用。使用浓度范围为 0.5%～5.25%，浓度越高，溶解组织的能力越强，但对组织的刺激性也越大。应用次氯酸钠冲洗时需使用橡皮障，防止次氯酸钠溶液流入患者口腔刺激黏膜。

2. EDTA　是一种强效螯合剂，可润滑管壁和去除玷污层，并使钙化的阻塞物易于去除。通常使用的浓度为 17% 的溶液或凝胶制品，与次氯酸钠交替使用时不仅能够去除玷污层，并且有助于具有抗菌作用的次氯酸钠穿透感染牙本质深层。

3. 过氧化氢　3% 过氧化氢遇到组织中的过氧化氢酶时可释放出新生氧，起到杀菌和除臭的作用，其发泡作用有助于根管内渗出物及坏死组织的清除。

4. 氯己定　是一种广谱抗菌剂，有较强的杀菌抑菌作用，还能够有效地抑制粪肠球菌的活性，并且对氢氧化钙的耐药菌株有效。

临床上，次氯酸钠常与 EDTA、氯己定等交替使用，为了避免它们之间的化学反应，可用蒸馏水冲洗隔开或蘸干后进行。推荐的冲洗程序为：在整个根管预备过程中用大量低浓度次氯酸钠冲洗，然后用 EDTA 作用 1～2min，最后用低浓度次氯酸钠或蒸馏水或氯己定结束。

（三）冲洗方法

1. 注射器冲洗法　选用 27 号弯针头的注射器，冲洗时将针头轻轻插入根管深部，然后注入冲洗液，回流的液体以棉条吸收，借以观察根管内是否已冲洗干净。冲洗时针头必须宽松地放在根管内,切忌将针头卡紧并加压注入,否则会影响冲洗药物回流并易将根管内残留物质和冲洗液压出根尖孔。侧方开口的专用冲洗针头可增大冲洗面积,冲洗效果更佳。

2. 超声冲洗法　超声仪的高频振荡可活化根管内的冲洗液,产生声流效应、空穴效应、化学效应和热效应,这些效应协同作用的结果,加上冲洗本身的杀菌效果和机械冲洗作用,使根管内的细菌得以杀灭,有机物得到清除。超声冲洗可在根管预备后进行,多选用小号超声工作尖,其在根管内的长度要短于工作长度1~2mm,并避免与根管壁接触形成台阶。

根管超声冲洗与注射器法比较,具有以下优点:①增强冲洗剂去除根管内碎屑的能力;②促进冲洗剂溶解有机物和灭菌的能力;③改善狭窄和复杂根管的冲洗效果;④较少冲洗剂、感染物质及牙本质碎屑超出根尖孔,降低由此引起的疼痛和肿胀。目前临床中常使用次氯酸钠、EDTA 或蒸馏水配合超声冲洗。

（四）注意事项

根管冲洗过程中应避免发生以下问题:①疼痛:3% 过氧化氢液对根尖周组织有轻度刺激,冲洗后要吸干,防止遗留分解氧气压迫根尖周组织而致痛。②气肿:过氧化氢液通过根尖孔偶引发皮下气肿。使用时要小心,冲洗根管时,不要卡紧和加压推注。③针头误吞:冲洗根管时因压力脱落,针头不慎会吞入食管或气管。吞入消化道者大多可从粪便排出,进入气管则后果严重。

第二节　根管消毒

非感染根管经预备后可以直接充填。而对于感染根管,经过机械预备和化学药物冲洗后,其内的微生物、坏死牙髓组织和根管内壁的感染物仍难以清理干净,特别是牙本质小管深层和侧支根管等器械及冲洗液达不到的微细结构内还残留有微生物和毒素。需经过根管消毒（intracanal antisepsis）,才能达到进一步控制微生物和毒素、预防根管再感染、降低根尖周组织炎症反应等目的。

实际上在根管预备过程中,超声和化学药物的应用本身就是根管消毒的手段。另外根管消毒的方法有激光、微波、超声和药物消毒等,其中后者最为常用,即根管封药（intracanal medication）或诊间封药（interappointment dressing）。过去常用于临床的根管消毒药物是醛酚类制剂,如甲醛甲酚（formocresol, FC）、樟脑对氯酚（camphorated parachlorophenol, CMCP）和樟脑苯酚（camphorated phenol, CP）等,因其细胞毒性作用等原因而较少使用。目前广泛使用的根管消毒药物是氢氧化钙和氯己定。

一、氢氧化钙

1920 年,Hermann 通过实验室和临床研究证实了氢氧化钙在牙髓治疗中的抗菌作用。然而直到 20 世纪 60 年代,氢氧化钙作为根管消毒药才被广泛接受和临床应用,并作为目前最主要的根管内消毒药物。

（一）作用及机制

氢氧化钙因可在水中释放氢氧根离子,产生强碱性环境而具有很强的抗菌活性。它可通过对细菌的细胞膜损伤、蛋白质变性和 DNA 损伤等途径破坏细菌细胞,在感染根管内达到抑菌和杀菌的目的。强碱性环境还能灭活残留在根管壁上的细菌内毒素。此外,氢氧化钙可通过中和炎症过程产生的酸性物质,促进碱性磷酸酶活性和矿化组织的形成,而有利于根尖周组织的修复。

感染根管内常见的一些细菌,如产黑色素类杆菌、牙龈卟啉单胞菌和衣氏放线菌等,在直接接触氢氧化钙后可很快被杀灭。但也有一些微生物,如粪肠球菌和真菌等,对氢氧化钙并不是很敏感。

（二）类型及临床应用

临床上最常用的氢氧化钙剂型是氢氧化钙糊剂,它可由粉状氢氧化钙与蒸馏水、生理盐水、甘油或氯己定调拌而成。使用前即时调拌,用不锈钢或镍钛锉将其送入并布满整个根管。成品的氢氧化钙糊剂多为注射型,操作时可将氢氧化钙糊剂注入根管内,再用不锈钢或镍钛锉送达整个工作长度。临床上也常将碘仿与氢氧化钙一起调拌,形成碘仿氢氧化钙糊剂。

氢氧化钙封药时间至少要达到 1 周,才能充分发挥其抗菌作用。糊剂的去除可采用不锈钢或镍钛锉加蒸馏水或次氯酸钠溶液冲洗的方式完成。若根管内氢氧化钙充填致密或者根管细小导致糊剂难于去除时,可用超声冲洗的方式将其冲出。

二、氯己定

氯己定为广谱抗菌剂,对 G⁺ 菌有较强的抗菌作用,对 G⁻ 菌和真菌亦有效。它不仅在感染根管内能达到与氢氧化钙近似的抗菌能力,还对某些氢氧化钙不敏感的微生物如粪肠球菌也有一定的抗菌效果。此外,氯己定还可吸附于牙本质表面,使其抗菌作用得以延长,并可阻止细菌在牙本质上的定植。

氯己定用于根管内封药时常采用凝胶剂型,主要有葡萄糖酸氯己定凝胶和醋酸氯己定凝胶两种。临床上可将氯己定凝胶与氢氧化钙糊剂等比例混合使用,以增强联合用药的效果。氯己定剂型的置入、取出和封药时间同氢氧化钙剂型。

三、窝洞暂封

将消毒药物置入根管后,需将窝洞暂时封闭,以防止唾液、微生物和食物残渣进入髓腔,并充分发挥药物的消毒作用。暂封的质量关系到根管治疗的效果,它与诸多因素有关,如暂封材料的成分及性能、窝洞的类型、暂封时间的长短、医师的操作技术等。

常用的暂封材料主要为各种类型的水门汀,如氧化锌丁香酚(zinc oxide-eugenol,ZOE)、玻璃离子、磷酸锌、聚羧酸锌等,还有成品的暂封材料如 Caviton 和 Coltosol F 等。暂封时须干燥洞壁,可在髓室底放置一小棉球,然后将暂封材料分次压入窝洞,至少要有 3～4mm 的厚度(图 21-2-1)。窝洞也可双层暂封,棉球上填入热牙胶,最后放置外层暂封材料(图 21-2-2)。棉球和牙胶有助于隔离根管内药物和暂封材料,在封入或去除暂封材料时,可防止材料颗粒进入根管内。暂封材料可用超声洁牙工作尖或牙钻取出。

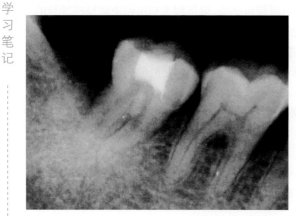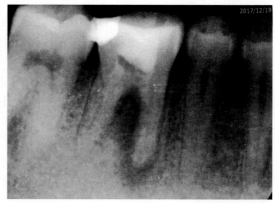

图 21-2-1 X 线片示暂封

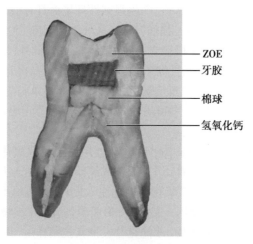

图 21-2-2 ZOE 和牙胶双层暂封

思考题

1. 手用不锈钢器械 ISO 标准包括哪些内容？
2. 与手用不锈钢器械相比，机用镍钛器械的主要优点有哪些？
3. 常用于根管冲洗的冲洗剂有哪些？
4. 逐步后退技术的原理及主要步骤。
5. 逐步深入技术的主要步骤及优点。
6. 机用镍钛器械使用的注意事项。

（彭　彬）

参考文献

1. 樊明文. 牙体牙髓病学. 4版. 北京：人民卫生出版社，2012.
2. 彭彬. 根管治疗图谱. 北京：人民卫生出版社，2008.
3. 彭彬. 牙髓病学. 2版. 北京：人民卫生出版社，2015.
4. HARGREAES K M，BERMAN L H. Cohen's pathways of the pulp.11th ed. St Louis：Mosby：2016.
5. GOERIG A C，MICHELICH R J，SCHULTZ H H. Instrumentation of root canals in molar using the step-down technique. J Endod，1982，8：550-555.
6. INGLE J I，BAKLAND L K. Endodontics. 5th ed. Hamilton：BC Decker Inc.，2002.
7. MORGAN L F，MONTGOMERY S. An evaluation of the crown-down pressureless technique. J Endod，1984，10：491-498.
8. PENG B，SHEN Y，CHEUNG G S，et al. Defects in ProTaper S1 instrument after clinical use: longitudinal examination. Int Endod J，2005，38：550-558.
9. STOCK C J R，GULABIVALA K，WALKER R T，et al. Color atlas and text of endodontics. 2nd ed.London：Mosby-Wolfe，1995.

学习笔记

第二十二章　根 管 充 填

> **学习要点**
>
> **掌握**：根管充填材料的种类和性能，以及侧方加压根管充填方法。
> **熟悉**：垂直加压充填技术。
> **了解**：其他类型的根管充填方法。

根管充填是根管系统经过根管预备和消毒后，利用根管充填材料进行严密封闭的方法，是根管治疗术的最后操作步骤，也是必不可少的关键环节。

第一节　根管充填的目的

根管系统经过预备和消毒后，仍可能在根管系统的不规则处、侧支根管以及感染牙本质小管内残留致病微生物及其毒力因子。口腔中的细菌及其营养物质可通过开髓口进入根管，根尖周组织中的病原体和组织液也可经根尖孔及副孔进入根管，导致其再感染。因此，及时利用根管充填材料严密封闭根管系统，达到隔绝根管和口腔或根尖周组织的交通、促进根尖周病变愈合、预防再感染的目的。

理想的根管充填具有以下作用：①严密封闭根尖孔，一方面阻断根管内残留细菌进入根尖周组织；另一方面阻断根尖周组织液回流入根管内，为残存细菌的生长繁殖提供营养和代谢底物。②严密封闭根管口，阻断口腔内定植的微生物、唾液通过根管冠向微渗漏进入根管内，造成根管再感染，最后感染物通过根管系统进入根尖周组织的途径。③严密封闭根管壁，使残存在感染牙本质小管内的微生物不能进入主根管。④严密封闭根管系统，充填材料包埋根管内残存的病原体，消除其生长繁殖的空间和生态环境。

第二节　根管充填的时机

根管治疗可以分多次完成，也可以一次性完成。当达到下列条件时可以进行根管充填：

1. 已经过严格的根管预备和消毒　根管被制备成良好的形态且根管内的感染物质已被彻底清理是根管充填的基本条件。不同的充填技术对根管预备的形态要求略有差异。

根管内的玷污层（smear layer）主要由牙本质和牙髓组织碎屑组成，在感染根管内还可见微生物；位于牙本质表面和牙本质小管内。根管玷污层被认为是根管微渗漏的通道和细菌繁殖的培养基，在根管充填前应该去除。

2. 患牙无疼痛或其他不适　患牙有明显叩痛或其他不适，通常提示炎症或感染的存在。在炎症或感染未控制时进行充填，可导致术后症状加重，增加治疗失败的风险。

3. 暂封材料完整　暂封材料的破损或移位常常意味着根管再次受到污染。

4. 根管无异味、无明显渗出物　干燥的根管有利于根管充填材料与根管壁的紧密结合。如果根管内存在渗出物，则提示根尖周组织处于急性炎症期或有根尖周囊肿。根管内异味或恶臭提示根管或根尖周组织处于较严重的感染状态。

窦道的存在并不是根管充填的绝对禁忌证。在初诊时通过根管预备和消毒处理，大多数窦道会愈合,此时可以完成根管充填。但是当窦道仍未完全愈合时,只要符合上述条件,仍可进行根管充填。根管充填后窦道通常会愈合,对于不愈合病例,可选择根尖外科手术治疗。

第三节 根管充填材料

一、根管充填材料的性能

理想根管充填材料的性能包括:①有持续的抗菌作用;②与根管壁能紧密结合;③充填根管后不收缩;④能促进根尖周病变的愈合;⑤易于消毒、使用和取出;⑥不使牙变色;⑦X 线阻射,便于检查;⑧对机体无害,促进根尖周病损组织修复愈合。

二、根管充填材料的种类和特点

目前临床上常用的根管充填材料是牙胶尖和根管封闭剂。

(一)牙胶尖

牙胶尖(gutta-percha point)在口腔临床的应用已经 100 多年,是迄今为止使用最为普遍的充填材料。牙胶尖由 19%~22% 牙胶、59%~75% 氧化锌及少量蜡、颜料、抗氧化剂和重金属磷酸盐组成。由于牙胶与氧化锌的比例不同,不同厂家生产的牙胶尖在脆性、硬度、伸展性和 X 线阻射性等方面有所不同。

牙胶根据晶体结构不同可以分为 α 相和 β 相,两者在特定温度下可以互相转换。当加热 β 相牙胶至 37℃时,内部晶体结构发生改变,至 42~44℃时成为 α 相牙胶,而温度升至 56~64℃时成为无定形的熔化状态。β 相牙胶冷却时会发生明显的收缩,而 α 相牙胶在冷却时收缩较小,可更好的附着于根管壁。

用于根管充填的牙胶尖分为标准尖和非标准尖两类(图 22-3-1)。标准牙胶尖与 ISO 根管锉的大小一致,从 ISO 15 号到 140 号,锥度为 2%,尖部圆钝。非标准牙胶尖的锥度较标准牙胶尖大(如 4% 或 6%);部分非标准牙胶尖尖部呈锥形。

视频:ER22-1
牙胶尖

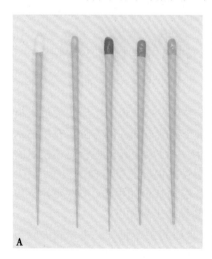 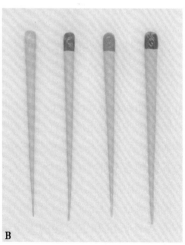 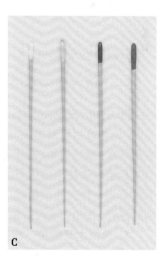

图 22-3-1 牙胶尖
A. 4% 锥度非标准牙胶尖 B. 6% 锥度非标准牙胶尖 C. 标准牙胶尖

牙胶尖受热时会软化,易溶于氯仿、乙醚和丙酮,微溶于桉油醇。根管充填时可以通过化学溶剂软化牙胶尖以适应不规则根管形态的要求。牙胶毒性较小,很少有致敏作用,超出根尖孔时有较好的组织耐受性。

新鲜制备的牙胶尖具有很好的伸展性和弯曲性能,可以置于冰箱内保存。如果牙胶尖保存过久,会因为氧化而变脆,容易折断,不利于临床操作。使用前可将牙胶尖置于 2.5%~5% NaClO 或 75% 乙醇溶液中浸泡消毒 1min。

图片:ER22-2
充填前牙胶尖消毒

（二）根管封闭剂

使用根管封闭剂（sealer）的目的主要是充填牙胶尖之间、牙胶尖与根管壁之间的空隙，充填侧副根管和不规则的根管区域，在垂直加压时作为牙胶尖的润滑剂帮助牙胶尖就位，以及增加充填材料与牙本质之间的黏附力。

根据主要成分的不同，可将根管封闭剂分为五类：

1. 氧化锌丁香油类　氧化锌丁香油类根管封闭剂由粉剂和液剂组成。粉剂主要成分是氧化锌，添加少量松香脂和重金属盐等；液剂主要是丁香油。某些产品中还添加有甲醛等成分。氧化锌丁香油类根管封闭剂的 X 线阻射性略小于牙胶。

该类封闭剂的优点包括：①具有一定的稠度，能充填牙胶尖与根管壁之间的空隙；②较好的封闭性能，无明显收缩性；③材料硬固后对根尖周组织的刺激性较小；④具有抗菌性。缺点主要是有溶解性，与组织液接触后可以逐渐溶解，并释放出丁香油和氧化锌，有一定的致炎性，游离丁香油酚可引起过敏反应。

2. 树脂类　代表性的封闭剂是 AH26，其是环氧树脂根管封闭剂，含有氧化铋等 X 线阻射剂，有良好的黏性，硬固时体积略有收缩。将 AH26 置于鼠的皮下或肌肉内，会产生局部炎症并逐渐消退。AH26 在体内凝固较慢，约需 36～48h。AH Plus 是 AH26 的改良品，在固化时不会释放甲醛。AH Plus 与 AH26 相比，具有更好的混合性和流动性，溶解性更小，X 线阻射性增加，可操作时间更长。

3. 氢氧化钙类　氢氧化钙类根管封闭剂主要含有氢氧化钙制剂，可在根管内缓慢释放，形成高度碱性环境，导致细菌细胞膜损伤，蛋白质变性和 DNA 损伤，同时还能中和残留在根管壁上的细菌毒性产物。主要优点是具有较好的抗菌效果，诱导硬组织形成，促进根尖周组织愈合。

4. 硅酮类　该类封闭剂在聚合时有轻度的体积膨胀，具有良好的生物相容性和封闭性。在使用时要求严格干燥根管。

5. 纳米生物材料类　该类材料具有遇水固化、不溶解、阻射、不收缩以及细胞毒性小、抗菌性强、能够诱导根尖孔周围组织的钙化组织形成等特点。

第四节　根管充填技术

目前根管充填的技术较多，常用的根管充填技术是侧方加压充填技术和垂直加压充填技术。

一、侧方加压充填技术

侧方加压充填技术（lateral condensation technique）是将与主尖锉大小一致的主牙胶尖放入根管内，用侧方加压器加压，然后插入副尖，如此反复直至根管充填严密的方法。侧方加压充填技术容易掌握，操作简单，对于初学者较易，是最基本的根管充填技术，并已成为其他根管充填技术的参考标准。该技术适用于绝大多数预备后根管的充填，但对于根管根尖段严重弯曲的根管、根尖未发育完全根尖孔呈喇叭口状根管、根尖发生炎性吸收无法预备根尖基台的根管、形态变异不规则的根管、发生内吸收的根管，采用该技术无法严密封闭根管。其具体步骤如下：

1. 选择主牙胶尖　根据根管操作长度和主尖锉的大小选择合适的主牙胶尖。主牙胶尖应与主尖锉大小一致，在根管内能到达操作工作长度或稍短 0.5mm。根据根管操作长度，用镊子在主牙胶尖相应部位夹一压痕，将主牙胶尖插入根管。如果主牙胶尖能到达操作长度或稍短 0.5mm，且在根尖 1/3 紧贴根管壁，回拉时略有阻力，此时意味着主牙胶尖合适。X 线检查可见主牙胶尖与根管壁在根管冠 2/3 处有间隙存在。

如果进入根管的深度超过标记长度，则表示所选主牙胶尖过小，能通过根尖狭窄区。如超出部分较短，可以剪去超出部分并再尝试。修剪时最好用手术刀片或专用修整器械，每次剪掉尖端 0.5～1mm，直至主牙胶尖与根管相匹配。如超出部分较长，可以换大一号的牙胶尖。

如果进入根管的深度短于标记长度或 X 线片显示主牙胶尖过短，则可能与下列因素有关：①根管操作长度测量不准，需重新测定操作长度并按此长度重新预备根管；②选择的主牙胶尖太大,需另行选择小号主牙胶尖;③根管未预备成连续锥形或根管内径过小,应重新预备根管;④根管根尖区形成台阶或被牙本质碎屑堵塞,此时可用小号根管扩锉针配合根管冲洗剂重新疏通并预备根管;⑤根管系统存在颊舌向的弯曲,此时应仔细验证根管解剖形态,并预弯牙胶尖。

如果主尖可到达操作长度,取出时也略有阻力,但是在 X 线片上只见到尖 1/3 而不是冠 2/3 处有间隙存在,表示牙胶尖不适合于根管或根管在冠 2/3 未达到预备要求。

如果主尖可到达操作长度,但是在 X 线片上显示主尖扭曲或呈 S 形,说明所选主尖太小,应重选大号的牙胶尖。

主尖选择和修整完成后,用 75% 乙醇或 2.5%~5% NaClO 溶液消毒、干燥备用。

2. 根管准备　用纸尖干燥根管,可采用 95% 乙醇或 99% 异丙醇脱水的办法干燥根管,将脱水剂留置于根管内 2~3min,然后用纸尖吸干。

3. 选择侧方加压器　侧方加压器分长柄和短柄两种,又根据直径的不同分为多种型号(图 22-4-1)。应选择与主尖锉匹配的侧方加压器,要求所选侧方加压器应较宽松地到达根管操作长度,并与根管壁留有一定空间,侧方加压器不应超出根尖狭窄部。在进行侧方加压时,侧压器插入主尖和根管壁之间的理想深度比工作长度少 0~1mm,用橡皮片在侧方加压器上标记该长度。如遇弯曲根管,可预弯不锈钢侧方加压器或选用镍钛合金侧方加压器。

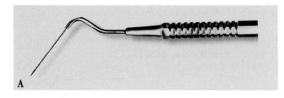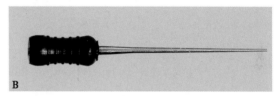

图 22-4-1　侧方加压器
A. 长柄侧方加压器　B. 短柄侧方加压器

4. 放置根管封闭剂　可用扩孔钻、螺旋充填器(图 22-4-2)、主牙胶尖或超声器械将根管封闭剂送入根管内。如用扩孔钻,则以逆时针方向旋转,缓缓退出,反复数次。如用螺旋形根管充填器,因螺旋是反方向的,所以

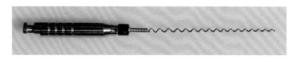

图 22-4-2　螺旋充填器

装于手机上应用时,只需顺时针方向旋转即可。也可用主牙胶尖蘸少许封闭剂,送入根管至根尖。在涂布糊剂时应注意一次不宜带入过多,以免在根管内形成气泡,同时过多的糊剂也不利于根管的致密充填。

5. 放置主牙胶尖　将已选好的主牙胶尖蘸少许根管封闭剂插入根管(图 22-4-3A)。插入主牙胶尖时动作一定要缓慢,便于根管内封闭剂均匀分布,减少被主牙胶尖带入根管的气泡和根管封闭剂推出根尖孔。

6. 加压主牙胶尖　主牙胶尖就位后,将选好的侧方加压器沿着主牙胶尖与根管壁间的空隙缓缓插入根管内直至距操作长度 1~2mm(图 22-4-3B)。侧方加压器插至需要深度后旋转 180°,弯曲根管内的旋转角度可以适当减小。经过加压和旋转,主牙胶尖被充分侧向和垂直加压,为副尖留出了足够的空间。

7. 放置副尖　副尖的大小应与侧方加压器大小一致或小一号。先在副尖的尖端涂少量根管封闭剂,再插入根管至先前侧方加压器的深度(图 22-4-3C)。再次用侧方加压器压紧并补充副尖,如此反复操作至根管紧密填塞(图 22-4-3D~E)。如副尖不能到达先前侧方加压器的深度应考虑以下情况:①根管预备不足导致锥度太小,或副尖的直径太大;②侧方加压器太小,对主尖加压不够,没有为副尖创造足够的空间;③侧方加压时主尖被移动位置;④副尖的尖端弯曲打卷;⑤封闭剂硬固,阻止副尖就位。

副尖不能到达先前侧方加压器的深度会在根管内产生空隙,使充填质量下降,应仔细检查上述可能原因并排除之。

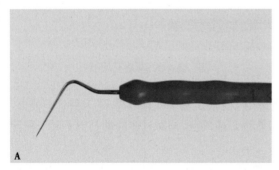

图 22-4-3　侧方加压充填技术示意图

A. 放置主牙胶尖　B. 侧方加压主牙胶尖　C. 放置副尖　D. 继续侧方加压，重复上述过程　E. 完成充填后牙根截面

8. 完成根管充填和髓室充填　当侧方加压器只能插入根管口下 2～3mm 时，用烧热的挖匙或电携热器从根管口处切断牙胶尖同时软化冠部的牙胶，用垂直加压器加压冠方牙胶，至此根管充填完毕（图 22-4-4）。用酒精棉球将残留在髓室内的封闭剂和牙胶清除，拍术后 X 线片，暂封或永久充填。

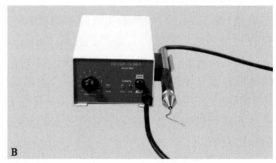

图 22-4-4　携热器

A. 普通携热器　B. 携热器 Touch'n Heat

在临床工作中，侧方加压充填技术可出现多种变异方法，如使用溶剂软化主牙胶尖使其更适应根尖区解剖形态；使用加热的侧方加压器械软化牙胶并进行侧方加压；仅在根尖 1/3 侧向加压，去除冠方牙胶后垂直加压并用热牙胶充填冠方根管；侧方加压充填至根管口，然后去除根管中上 2/3 的牙胶，垂直加压根尖 1/3 的牙胶，最后充填中上 2/3 根管。

二、垂直加压充填技术

垂直加压充填技术（vertical condensation technique）是 Schilder 首先提出的一种充填方法，其特点是加热根管中的根充材料使其软化，进而通过向根尖方向垂直加压，促使充填材料更为致密地充填根管各解剖区域，达到严密封闭根管的效果。该技术适用于预备后能形成根尖止点的具有一定连续锥度的根管，特别是根管系统解剖形态不规则的根管，有侧副根管和根尖分歧的根管，有根管峡部结构的根管，发生根管内吸收的根管，轻、中度弯曲的根管。对于根尖孔未发育完成的根管、根尖外吸收无法制备根尖止点的根管、极度弯曲的根管，不适合该技术充填。

画廊：ER22-7 髓室内牙胶的处理和根管充填完成后窝洞的处理

视频：ER22-8 逐步后退法及热牙胶充填

具体步骤如下:

1. 选择主牙胶尖 根据根管的形态和长度选择锥度较大的非标准牙胶尖为主牙胶尖,做好长度标记后插入根管拍 X 线片检查。如果主牙胶尖距操作长度 0.5mm,回拉有阻力,主牙胶尖大小和锥度与根管基本一致,主牙胶尖在根尖区与根管壁相接触,可进行下一步操作。如主牙胶尖短于或超过要求长度,则应仔细辨别原因,并更换新的主牙胶尖、用刀片或专用修正器(图 22-4-5)修正主牙胶尖,通过化学或加热方法制作合适的主牙胶尖或重新预备根管。主尖选择、修改完成后,用 75% 乙醇或 2.5%~5% NaClO 溶液消毒,干燥备用。

图片:ER22-9
主牙胶尖的选择方法

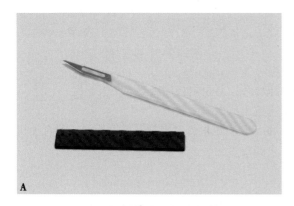

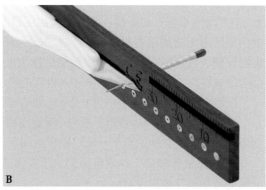

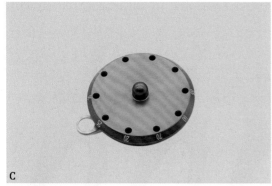

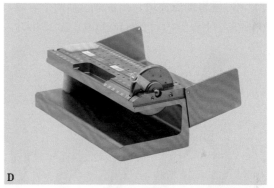

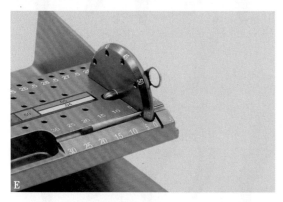

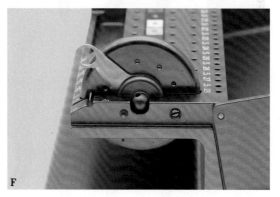

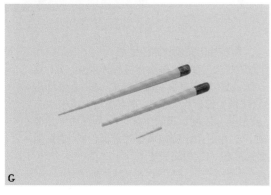

图 22-4-5 修剪牙胶尖
A. 刀片与牙胶尖测量尺 B. 修正牙胶尖 C. 牙胶尖修正器 D. 牙胶尖修正器与配套底座 E、F. 修正器修正牙胶尖 G. 修正前后的牙胶尖

2. 根管准备　在根管充填前需要对根管进行最后消毒、干燥。常用消毒剂为 2.5%～5% NaClO 溶液。如果是感染根管或根管再治疗的病例，需采用 1.5%～2.0% 的氯己定溶液处理。用纸尖干燥根管。

3. 选择加压器　垂直加压技术使用的加压器是垂直加压器（图 22-4-6）。在一个特定根管的根充操作中至少需要 3 种直径的加压器，即小号、中号及大号垂直加压器。要求垂直加压器既能在根管内无妨碍地自由上、下运动，又不会挤压根管壁。垂直加压器直接对根管壁进行加压，可能造成根折。可在垂直加压器进入根管的最深处做标记，防止垂直加压器卡在根管内。

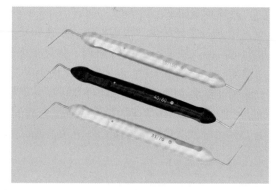

图 22-4-6　垂直加压器

在选择垂直加压器的同时也应选好携热器，用来取出或放置牙胶。

4. 涂根管封闭剂　可用扩孔钻、螺旋充填器、主牙胶尖将根管封闭剂送入根管内。垂直加压热牙胶时可在根管壁上留下一薄层根管封闭剂，多余的根管封闭剂主要向冠方移动。

5. 放置主牙胶尖　将消毒后的主牙胶尖蘸一薄层封闭剂，缓慢插入根管内至工作长度，以防止根尖区堆积过多封闭剂。

6. 垂直加压充填　该步骤包括两个阶段，首先充填主根管的尖 1/3 和侧支根管（downpack），然后充填主根管的冠 2/3（backfill）（图 22-4-7）。

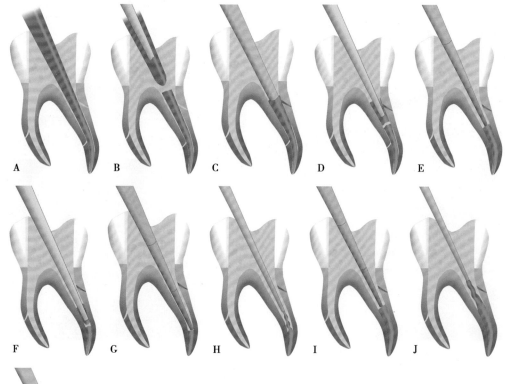
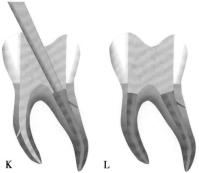

图 22-4-7　垂直加压充填技术示意图
A. 放置主牙胶尖　B. 加热软化冠部牙胶尖　C. 垂直加压　D. 加热软化根管中部牙胶尖　E. 垂直加压　F. 加热软化根尖部牙胶尖　G. 垂直加压完成根尖充填　H. 注射热牙胶回填根管中部　I. 垂直加压充填根管中部　J. 注射热牙胶回填根管冠部　K. 垂直加压充填根管冠部　L. 根充完毕

用电携热器去除根管口外的多余牙胶。断面下方3～5mm的牙胶因受热而软化，用大号的垂直加压器向根尖方向多次均匀加压。垂直加压器的钝头在主牙胶尖的中心留下一个深的印痕，四周的牙胶向内弯曲并填补中央的空隙，同时整个牙胶向根尖和侧方移动，使颈1/3的侧支根管被充填。随后，携热器插入根管再移去约3mm的牙胶，用中号和小号垂直加压器按前述方法按压，反复操作直至根管尖部3～4mm区域被牙胶充分、致密地充填。由于加热一次只有3～5mm的牙胶被软化，因此在操作过程中不要急于对根管全长加压。加压时要求动作缓慢，使牙胶贴合根管壁和根管不规则部分。当根尖部分充填结束后，主根管内除了根尖部分有致密的充填材料外，中上段应该是空的。

充填根管中、上段时，使用热牙胶注射仪将牙胶注射于根管内再加压充填。每次注射入根管内的长度为3～5mm，采用分段充填的方法进行。

7. 完成根管充填和髓室充填　用酒精棉球将残留在髓室内的封闭剂和牙胶清除，拍术后X线片，暂封或永久充填。

垂直加压充填法比侧方加压技术能更有效地充填形态不规则的根管和侧支根管，根管内封闭剂的量相对更少（图22-4-8）。该法不适于细小根管的充填。使用不当可能导致严重超填、根折。

画廊：ER22-12髓室内牙胶的处理和根管充填完成后窝洞的处理

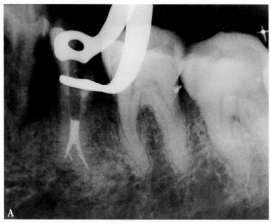
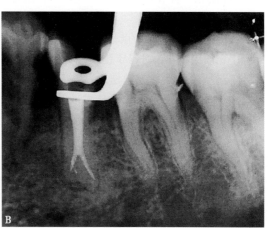

图22-4-8　X线片示热牙胶垂直加压充填

A. X线片示根尖区充填效果　B. X线片示根管充填完成后的效果

连续波充填技术（continuous wave condensation technique）是垂直加压充填技术的一种变异。通过使用特殊设计的携热设备可以一步完成侧支根管和主根管尖1/3的充填。使用时将携热头直接插入牙胶直到距根尖5mm处，并向根尖方向加压，退出时取出根管中上段的牙胶，垂直加压。根管中上段的充填可以通过热牙胶注射仪完成充填（图22-4-9）。

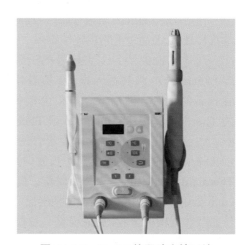

图22-4-9　Beefill热牙胶充填系统

三、热塑牙胶注射充填技术

1977年Yee提出了注射式热塑牙胶根管充填技术。该技术将加热至流体状态的牙胶注射入根管而实现对根管的充填。根据加热牙胶温度的不同可分为：高温热塑牙胶注射法（high temperature thermoplasticized injectable technique）和低温热塑牙胶注射法（low temperature thermoplasticized injectable technique）。

1. 高温热塑牙胶注射法　代表是Obtura技术，其根充装置Obtura I系统包括一台电加热仪，手枪式注射器，18～22号针头及配套牙胶。操作前，先根据患牙的根管长度和粗细选择合适的注射针头，以插入根管中下1/3为宜，再将手持机头内装入牙胶块，调节温度将牙胶加热至160℃使其软化，再用注射器将其注入根管系统。高温热塑牙胶注射法改良的装置ObturaⅡ系统附有数字温度指示器，能精确调控温度使充填更可控（图22-4-10）。该法特别适合于垂直加压充填技术中根管的中上2/3，不规则根管如内吸收、C形根管、根管内交通支、侧副根管和树枝状分叉根尖孔等的充填。软化的牙胶和封闭剂可进入牙本质小管，其充填效果优于侧方加压充填法。

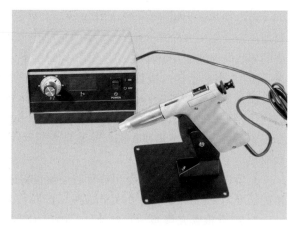

图 22-4-10　ObturaⅡ热牙胶注射系统

2. 低温热塑牙胶注射法　代表是Ultrafil技术，其根充装置Ultrafil根管充填系统包括注射器、便携式加热器和装有含牙胶套管针的材料盒（图22-4-11）。温度一般在70℃，配有专门低熔点牙胶Ultrafil。操作时将套管针预热后插入注射器置入根管内预定深度，将牙胶注入根管直至根管口。

该类技术的主要缺点是难以控制牙胶的流动，充填根尖1/3时易于出现超充或欠充。目前，热塑牙胶注射充填法通常与其他根充技术联合使用，在垂直加压技术或其他根充技术完成根尖1/3充填后，使用热塑牙胶注射方式充填根管中、上段。

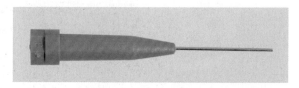

图 22-4-11　Ultrafil 牙胶注射针

四、固核载体插入充填技术

1978年，Johnson介绍了一种使用不锈钢根管锉携带热软化的α相牙胶充填根管的技术，由于根管锉在根管口处被切断后作为根管内充填材料的一部分，这种根管充填技术也被称为固核载体插入技术（solid-core carrier insertion technique）。固核载体插入技术具有以下特点：①根管充填材料在冷却过程中的体积收缩得到控制；②α相牙胶和根管壁之间有较强的黏性；③操作简单。适用于这种技术的产品：Thermafil、Densfil和Successfil，其中Thermafil充填技术最具代表性。

使用Thermafil充填根管前，应彻底清理根管，并将根管预备成根管口直径最大，根尖预备终端直径最小，且管壁光滑的连续锥形。去除根管玷污层，冲洗根管并用纸尖干燥。

选择与根尖预备主尖锉号码一致的根管形状校正锉（verifier），将其插入根管，检查校正锉是否到达根管预备的止点。然后选择与根尖预备主尖锉号码一致的Thermafil，在ThermaPrep或ThermaPrep plus中加热。在整个根管壁上涂一薄层根管封闭剂后，将已加热的Thermafil插入根管至操作长度。插入过程不能扭动Thermafil，防止牙胶从载体上脱落。自根管口的上方1～2mm处用倒锥钻切断充填体的柄端部，然后用垂直加压器压紧载体周围的牙胶，完成根充。若根管口过于宽大，可适当增加副尖或用注射牙胶完成根管上段的充填。

Thermafil充填技术具有操作简单，能有效充填不规则根管的优点，但易超充，有时牙胶会从载体上剥脱，影响根充效果（图22-4-12）。

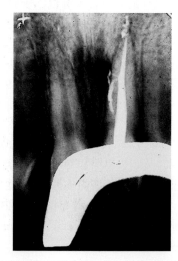

图 22-4-12　X线片示 Thermafil 充填后

第五节　根管充填质量的评价

理想的根管充填应该符合下列标准：充填物与根管壁紧密贴合，严密封闭整个根管系统；充填物内部致密、均匀，无空隙；充填物末端到达根管壁牙骨质牙本质界；最小限度地使用根管封闭剂；X线牙片上表现为充填物到达根管壁牙骨质牙本质界，没有明显的超填和欠填。

临床上采取根尖X线片检查判断根管充填的质量，根据根充物的影像特征以及临床疗效分为以下情况：

1. 恰填　X线片显示充填物均匀致密，充填物间以及充填物与根管壁间无空隙，严密封闭整个根管系统；充填物距根尖0.5～2mm。恰填是根管治疗术取得长远疗效的基本保证（图22-5-1）。

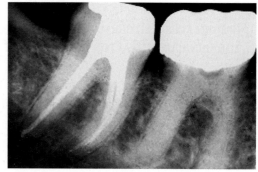

图22-5-1　X线片示恰填

2. 欠填（underfilling）　X线片显示以下影像之一或多个同时存在，均为欠填。包括：充填物稀疏；根充物间不致密；根充物与根管壁间存在空隙；根尖1/3只有糊剂而无牙胶尖；根充物距根尖大于2mm。欠填因根管预备未到达根管工作长度、根管系统的渗漏而导致治疗失败（图22-5-2A）。

3. 超填（overfilling）　在严密封闭根管系统情况下充填材料超出根尖孔到达根尖周组织。超填可能会引起术后不适和疼痛，但长远预后效果良好（图22-5-2B）。

4. 超充（over-extension）　尽管根管充填材料超出根尖孔到达根尖周组织，但根管系统未实现严密封闭，根管内感染物仍与根尖周组织相通，该种情况治疗预后效果差（图22-5-2C）。

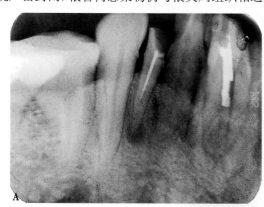

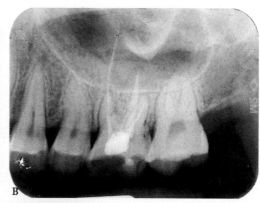

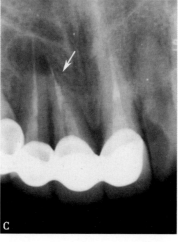

图22-5-2　不合格的根管充填
A. 欠填　B. 超填　C. 超充（白色箭头所示）

> **思考题**
>
> 1. 根管充填的目的和时机是什么？
> 2. 使用侧方加压充填技术时如何选择主牙胶尖？
> 3. 理想的根管充填应该符合什么标准？

（黄定明）

参考文献

1. HARGREAVES K M, BERMAN L H. Cohen's pathways of the pulp.11th ed. St Louis: Mosby, 2016.
2. TORABINEJAD M, WALTON R E, FOUAD A F. Endodontics Principles and Practice. 5th ed. Elsevier, Inc., 2015.
3. INGLE J I, BAKLAND L K. Endodontics. 5th ed. Hamilton: BC Decker, Inc., 2002.
4. SCHILDER H. Filling root canals in three dimensions. J Endod, 2006, 32 (4): 281-290.
5. ØRSTAVIK D. Materials used for root canal obturation: technical, biological and clinical testing. Endod Topics, 2005, 12: 25-38.
6. PENG L, YE L, TAN H, et al. Outcome of root canal obturation by warm gutta-percha versus cold lateral condensation: a meta-analysis. J Endod, 2007, 33 (2): 106-109.
7. FAN B, WU M K, WESSELINK P R. Leakage along warm gutta-percha fillings in the apical canals of curved roots. Endod Dent Traumatol, 2000, 16 (1): 29-33.
8. PAQUÉ F, SIRTES G. Apical sealing ability of Resilon/Epiphany versus gutta-percha/AH Plus: immediate and 16-months leakage. Int Endod J, 2007, 40 (9): 722-729.
9. 范兵, 边专, 樊明文. 牙体牙髓临床治疗Ⅴ. 根管充填的长度和致密度. 中华口腔医学杂志, 2006, 41 (6): 380-382.

第二十三章　根尖诱导成形术与根尖屏障术

　　牙根未完全形成之前而发生牙髓严重病变或根尖周炎的年轻恒牙，由于牙根部发育停止，根尖呈喇叭口样，常规的根管治疗难以达到严密的根尖封闭。根尖诱导成形术可通过控制根尖周炎症、促进根尖周硬组织形成，使牙根继续发育或根尖孔缩小或闭合。诱导根尖形成依赖于根尖部残留的生活牙髓、牙乳头或根尖周组织的上皮根鞘。对于根尖周病变时间较长、病变范围较大的年轻恒牙以及根尖孔开放、根尖炎性破坏严重的恒牙，根尖部牙乳头或根尖周上皮根鞘等活力下降或受到破坏，牙根难以继续发育，可采用根尖屏障术形成即刻人工屏障，封闭根尖，控制炎症，促进根尖周组织的愈合。

第一节　根尖诱导成形术

一、概述

　　根尖诱导成形术（apexification）是指牙根未完全形成之前，发生牙髓严重病变或根尖周炎症的年轻恒牙，在消除感染或治愈根尖周炎的基础上，用药物诱导根尖部的牙髓和/或根尖周组织形成硬组织，使牙根继续发育和根尖孔缩小或封闭的治疗方法（图23-1-1）。

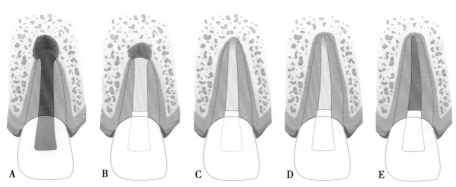

图 23-1-1　根尖诱导成形术示意图

A. 根尖周病变的年轻恒牙　B. 氢氧化钙类制剂进行根尖诱导　C. 牙根继续发育
D. 根尖形成　E. 完成根管充填

牙根在发育过程中因外伤、畸形中央尖磨损等导致牙髓坏死后，可使牙根部发育停止。上颌前牙多见于外伤；下颌前磨牙多见于畸形中央尖磨损。牙根未发育完全的类型有两种：一是牙根未发育完成；二是牙根几乎发育完成，但根尖孔仍开放。它们的解剖特点是：髓腔大、牙根短、管壁薄、根尖敞开或根尖孔宽大。其根管形态有：根尖喇叭口状（图23-1-2A）、根尖管壁平行状（图23-1-2B）、根管内聚状（图23-1-2C）。

牙根未发育完全的患牙是临床治疗中的一个难点，这主要是由于牙髓坏死失去

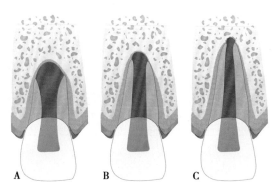

图 23-1-2　牙根未发育完全的根管形态示意图
A. 根尖喇叭口状　B. 根尖管壁平行状　C. 根管内聚状

了成牙本质样细胞的分化，呈喇叭口样的根尖可能不再继续发育；同时，由于根尖呈喇叭口状，常规的根管治疗难以达到根尖密合的要求。1964年，Kaiser首先在美国牙髓病年会上报告了用氢氧化钙治疗牙根未发育完全患牙获得良好效果的病例，并提出根尖诱导成形术的概念。随后，Frank等学者在此领域做了大量研究，主要集中在控制根管感染和根尖周炎症、诱导剂及手术方法的改进等方面。目前，根尖诱导成形术已取得了良好的临床效果，其关键因素是根管系统的彻底清理和严密的冠部封闭。

二、适应证

1. 牙髓病变已波及根髓的年轻恒牙。
2. 牙髓全部坏死或并发根尖周炎症的年轻恒牙。

适应证的范围不仅包括牙髓坏死并发根尖周炎症、牙根停止发育的患牙，还有根端残留生活牙髓或牙乳头尚未损害的患牙。其中，并发根尖周炎症的患牙治疗难度较大。

三、操作步骤

根尖诱导成形术遵循根管治疗术的基本原则，在根管预备、根管消毒和根管充填的步骤中加强了根管消毒，并且增加了药物诱导环节。治疗全过程分为两个阶段，第一阶段消除感染和根尖周病变，诱导牙根继续发育；第二阶段进行根管永久充填，使根尖孔封闭。两个阶段之间的间隔时间和牙根继续发育所需时间不等，为6个月至2年左右，其时间的长短与牙根原来的长度、根尖孔形态、根尖周炎症的程度以及患者的机体状况等有关。具体治疗操作步骤如下（图23-1-3）：

1. **橡皮障隔离**　遵循无菌操作原则，使用橡皮障隔离患牙。
2. **根管预备**　常规备洞开髓，开髓的位置和大小应使根管器械循接近直线方向进入根管，确定根管长度。使用1%～2.5%次氯酸钠溶液结合超声反复冲洗，感染严重的根管可用5.25%次氯酸钠，彻底去除根管内的感染组织，并注意保护根尖部残存的生活牙髓及牙乳头等组织。对于有急性根尖周炎症的患牙，应先建立有效的引流，待急性炎症消退后再进行封药及后续治疗。
3. **根管消毒**　吸干根管，封入消毒力强、刺激性小的氢氧化钙糊剂或抗生素糊剂，暂封开髓孔，1周后复诊。若有明显症状或体征，需重复清理消毒，直至患者无症状或根管内无明显渗出。
4. **药物诱导**　根管内充填可诱导根尖形成的药物，如Vitapex，Metapex等氢氧化钙类制剂。先取出根管内封药，将装有氢氧化钙类制剂的注射器前端插入根管达根尖1/3处，加压注入制剂，根管口处有糊剂溢出后，边加压边退出注射器，以使氢氧化钙制剂充满根管腔并接触根尖部组织。拍X线片确定充填效果。

氢氧化钙制剂是目前根尖诱导成形的首选药物。氢氧化钙制剂既是控制根管内感染的药物，又是使牙根继续发育的诱导剂。它具有强碱性，可抑制细菌的生长，中和炎症反应的酸性产物，促进碱性磷酸酶的活性和根尖周结缔组织细胞的分化，使根管侧壁沉积类牙骨质和类骨质，以延长牙根，封闭根尖孔。若根尖端的管腔内残留牙髓，氢氧化钙则可诱导骨样牙本质形成，管样牙本质

的沉积,使继续发育的牙根结构更加完善。

5. 暂时充填　使用玻璃离子水门汀严密充填窝洞,防止微渗漏。

6. 随访观察　治疗后每3～6个月复查一次,直至根尖形成或根端闭合为止。复查时要注意有无临床症状,如:有无疼痛、肿胀,有无窦道、叩痛,牙齿松动情况及能否行使功能等。拍X线片观察根尖周情况,如发现根尖处糊剂吸收、牙根未继续发育时,应及时更换糊剂,直至牙根延长、根尖封闭或根尖处形成钙化屏障。

7. 根管充填　当X线片显示根尖延长或有钙化组织沉积并将根端闭合时,可行常规根管充填。根管充填后继续随访观察。根管永久充填的指征:无临床症状,包括患牙无明显松动,牙龈窦道闭合,根管内药物干燥;根管内探查根尖端有钙化物沉积;X线片显示根尖周病变愈合,牙根继续发育。

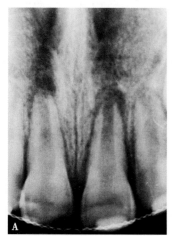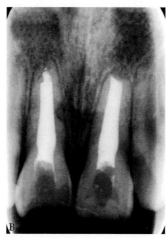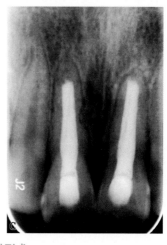

图 23-1-3　X线片示 11、21 根尖诱导成形术

A. 术前 X 线片　B. 封入 Vitapex 进行根尖诱导　C. 术后 2 年半,根尖封闭,完成根管充填

四、注意事项

1. 彻底清除根管内感染物质　只有控制感染才能使根尖部牙乳头和上皮根鞘的活力得以恢复,促使牙根的继续发育。因此,彻底清除根管内感染物质是消除根尖周围炎症和促使根尖形成的重要因素。

2. 正确把握工作长度　去除根管内感染牙髓时,应按照 X 线片测量的工作长度,用根管锉紧贴根管壁将已坏死的牙髓碎片清除,避免将感染物质推出根尖孔或刺伤根尖部组织。

3. 掌握根管充填时机　通常在 X 线片显示根尖周病变愈合、牙根继续发育并成形,或根管内探查根尖端有钙化物沉积时为宜。充填时应恰填,切忌超填,因为超填可能损伤根尖牙乳头,进而影响牙根的继续发育。

4. 建立完整冠部封闭　使用复合树脂材料直接充填或嵌体、高嵌体、全冠等进行冠部修复,防止根管再感染。

五、修复机制与愈合类型

(一)修复机制

牙萌出时牙根发育达 1/2～2/3,牙萌出后牙根继续发育。牙根的继续发育依赖根管中的生活牙髓和根尖部的牙乳头。在牙根继续发育过程中,如果牙髓、牙乳头或上皮根鞘被破坏,牙根便不能继续发育而停留在牙根发育的某个阶段。因此,当萌出不久的恒牙牙髓、根尖周组织感染发生病变后,牙根的继续发育不仅取决于残留牙髓的活力,而且取决于根尖周组织中的牙乳头和上皮根鞘功能的恢复。诱导根尖形成所依赖的组织和机制包括以下方面:

1. 根尖部残留的生活牙髓　通过生活牙髓细胞的分化或去分化产生成牙本质样细胞,沉积牙本质,继续发育牙根,所形成的牙根近似于正常牙根。

2. 根尖部的牙乳头 牙髓破坏后,根尖端存活的牙乳头,也可分化为成牙本质样细胞,使牙根继续发育。

3. 根尖周组织的上皮根鞘 牙髓坏死并发根尖周炎症,当感染控制,炎症消除后,幸存的上皮根鞘或上皮根鞘功能得以恢复,也可使根端闭合。

牙根未发育完全的牙齿,其根尖部的细胞具有多潜能,在炎症消除后,能分化为多种细胞,不仅继续形成根尖的牙体组织,而且可重建根尖周组织。根尖部的牙髓、牙乳头、上皮根鞘是根尖诱导形成的组织基础。

(二)愈合的类型

对牙根未形成的患牙行诱导成形术后,牙根发育状况分为4型。

1. 根尖继续发育、管腔缩小,根尖封闭(图23-1-4A)。

2. 根管腔无变化,根尖封闭(图23-1-4B)。

3. X线片上未显示牙根发育,根管内探测有阻力,说明根尖处有钙化屏障(图23-1-4C)。

4. X线片见根端1/3处形成钙化屏障(图23-1-4D)。

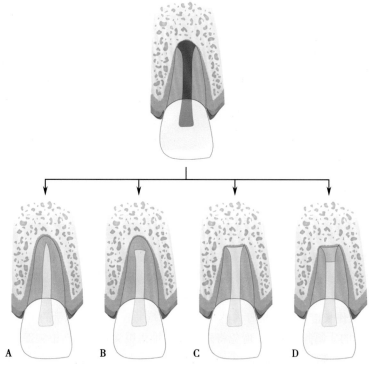

图23-1-4 牙根形成类型示意图

A. 根尖继续发育、管腔缩小,根尖封闭　B. 根管腔无变化,根尖封闭　C. 牙根发育,根管内探测有阻力,说明根尖处有钙化屏障　D. 根端1/3处形成钙化屏障

第二节　根尖屏障术

一、原理

根管治疗的目的是阻断病源刺激物进入根管及根尖周组织,为达到严密的根管充填效果,根管必须具备良好的根尖屏障作为根管充填的止点。根尖屏障术(apical barrier technique)是将钙硅基水门汀如MTA,Biodentine,iRoot BP Plus等置入根尖部位,待其硬固后形成根尖止点,达到根尖封闭的效果(图23-2-1)。

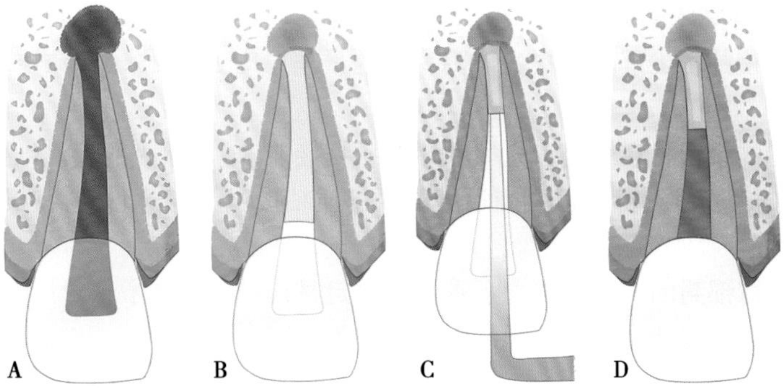

图 23-2-1　根尖屏障术示意图

A. 根尖周病变、根尖孔未发育完全的恒牙　B. 根管预备后进行药物消毒
C. 制备根尖屏障　D. 根管充填,修复患牙

　　虽然氢氧化钙制剂根尖诱导成形术已在临床得到广泛应用,但存在就诊次数多、治疗周期长等缺点。并且,根尖诱导成形术的成功依赖于根尖部存留的生活牙髓、牙乳头或根尖周组织中的上皮根鞘,对根尖周病变时间较长、病变范围较大的患牙疗效较差。成年患者就诊时,根尖周组织多有明显的骨质破坏,且超过了牙根继续发育的年龄,根尖诱导的疗效较难确定。钙硅基水门汀(calcium silicate based cements,CSCs),具有良好的生物相容性、亲水性、诱导根尖硬组织形成等特点,可用于根尖屏障术、修补根管穿孔、根尖倒充填、活髓切断和盖髓术等。根尖屏障术仅需 1～2 次复诊,具有就诊次数少,封闭效果良好等优点。

二、适应证

　　牙髓坏死或伴有根尖周炎且根尖孔未发育完全的恒牙,以及进行过长期的根尖诱导但未能形成钙化屏障的恒牙。

三、操作步骤

　　1. 橡皮障隔离　使用橡皮障隔离患牙是治疗的首要步骤。

　　2. 根管预备　常规备洞开髓,使器械循接近直线方向进入根管。清理根管,去除根管内坏死牙髓组织。测量工作长度并拍 X 线片确认。由于患牙根管壁较薄、根管尖部粗大,应避免过度机械预备,可采用次氯酸钠溶液结合超声反复冲洗根管以清除感染。

　　3. 根管消毒　对于有根尖周病变的患牙,可利用氢氧化钙糊剂或抗生素糊剂等对根管进行药物消毒,直至根尖周炎症控制为止。

　　4. 根尖屏障制备　使用超声荡洗彻底去除根管内的消毒药物,干燥根管。在手术显微镜下以专用输送器将新鲜调制或膏状的钙硅基水门汀置于根尖部,将垂直加压器做好标记,适当加压,直至将根尖段 4～5mm 填充密实,用纸尖或小毛刷清理根管壁中上段多余的材料。置湿棉球于根管中上段,为材料硬固提供湿润的环境,但勿将小棉球与材料接触,以避免棉球中的纤维嵌入材料中。暂封开髓孔,拍 X 线片确认屏障材料在根尖区的位置及充填质量。

　　5. 根管充填与患牙修复　根管充填之前,应使用根管锉或牙髓探针探查根尖的屏障材料是否硬固,若尚未硬固,需再次清理根管,重新置入材料。若材料已完全硬固,形成良好的根尖止点,则可进行根管充填与患牙修复。采用热牙胶注射技术可严密充填根管上中段,但对未发育成熟的牙根无加强抗力形作用。采用双固化或光固化的复合树脂、树脂改性玻璃离子水门汀等充填根管,或使用具导光性能的根管桩、石英纤维桩和玻璃纤维桩进行修复,有助于增强患牙的抗折能力。

　　6. 定期随访　治疗后每 3～6 个月复查一次。复查时注意有无临床症状或异常体征,有无牙折的发生,拍 X 线片观察根尖周情况。

四、注意事项

　　1. 彻底清除根管内感染物质　彻底清除根管内感染物质,才能消除根尖周组织的炎症,促进组织愈合，提高根尖屏障术的成功率。

2. 制备适宜厚度的根尖屏障　根尖屏障材料的最佳厚度为 4～5mm，该厚度能使材料达到有效的根尖封闭并对抗移位。

3. 清理根管壁的余留材料　根管充填和牙本质粘接前，使用粗大的湿润纸尖或小毛刷彻底清理根管壁上残留的根尖屏障材料，以利于后续的牙本质粘接，以及充填材料在根管壁的渗透，从而达到强化根管的目的。

4. 建立良好的冠部封闭　使用不含丁香油的暂封材料或玻璃离子水门汀临时封闭开髓孔，且材料厚度至少 3～4mm，以防止冠部的微渗漏及暂封物脱落。

五、预后

根尖屏障术后 1 年以上的成功率高达 90%～100%。钙硅基水门汀具有良好的封闭性能，根尖屏障术后绝大部分患牙能形成良好的根尖封闭，原有根尖周病变缩小或消失。同时钙硅基水门汀具有诱导根尖硬组织形成的作用，部分病例中可观察到根尖孔因形成钙化屏障而闭合。由于此类患牙根管壁薄，牙根长度短，增加了其发生牙折的风险。牙本质粘接技术的运用能明显增强牙体抗力，根尖屏障术后采用纤维桩结合复合树脂充填根管可显著增强牙根的抗折能力，降低牙折的发生率。

> **思考题**
> 1. 简述根尖诱导成形术的治疗目的及影响疗效的关键因素。
> 2. 简述根尖诱导成形术的操作步骤。
> 3. 简述根尖诱导成形术的修复机制及愈合类型。
> 4. 简述根尖屏障术的原理及操作步骤。
> 5. 简述根尖屏障术的注意事项及其对预后的影响。

（韦　曦）

参考文献

1. ALOBAID A S, CORTES L M, LO J, et al. Radiographic and clinical outcomes of the treatment of immature permanent teeth by revascularization or apexification: a pilot retrospective cohort study. J Endod, 2014, 40（8）: 1063-1070.
2. BRITO-JUNIOR M, PEREIRA R D, VERISSIMO C, et al. Fracture resistance and stress distribution of simulated immature teeth after apexification with mineral trioxide aggregate. Int Endod J, 2014, 47（10）: 958-966.
3. HARGREAVES K M, BERMAN L H. Cohen's pathways of the pulp.11th ed. St Louis: Mosby Elsevier, 2016.
4. LIN J, ZENG Q, WEI X, et al. Regenerative endodontics versus apexification in immature permanent teeth with apical periodontitis: a prospective randomized controlled study. J Endod, 2017, 43（11）: 1821-1827.
5. REE M H, SCHWARTZ R S. Long-term success of nonvital, immature permanent incisors treated with a mineral trioxide aggregate plug and adhesive restorations: a case series from a private endodontic practice. J Endod, 2017, 43（8）: 1370-1377.
6. TAWIL P Z, DUGGAN D J, Galicia J C. Mineral trioxide aggregate（MTA）: its history, composition, and clinical applications. Compend Contin Educ Dent, 2015, 36（4）: 247-52, 254, 264.
7. TORABINEJAD M, PARIROKH M. Mineral trioxide aggregate: a comprehensive literature review-part Ⅱ: leakage and biocompatibility investigations. J Endod, 2010, 36（2）: 190-202.
8. TORABINEJAD M, PARIROKH M, DUMMER P M H. Mineral trioxide aggregate and other bioactive endodontic cements: an updated overview-Part Ⅱ: other clinical applications and complications. Int Endod J, 2018, 51（3）: 284-317.
9. VIDAL K, MARTIN G, LOZANO O, et al. Apical closure in apexification: a review and case report of apexification treatment of an immature permanent tooth with biodentine. J Endod, 2016, 42（5）: 730-734.

显微根管治疗与根尖手术

>> **学习要点**

掌握：显微根管治疗的概念；显微根管治疗和根尖手术的适应证。
熟悉：手术显微镜的结构及工作原理；显微根管治疗的操作要点。
了解：显微根管治疗和根尖手术的常用器械；显微根尖手术的步骤和方法。

第一节　显微根管治疗

显微根管治疗（microendodontics）是利用手术显微镜（operating microscope）和显微器械进行根管治疗的方法。手术显微镜能提供充足的光源和清晰的视野，为术者提供精准操作的可能。传统的根管治疗不能为术区提供充足的光源和清晰的视野，术者在很多情况下只能凭借感觉和经验进行治疗。显微根管治疗与传统根管治疗最大的不同点在于手术显微镜能提供充足的光源进入根管，并可以将根管系统放大，使术者能看清根管内部结构，确认治疗部位，在可视下进行治疗，并检查治疗质量。手术显微镜和显微器械的应用可以减少治疗的不确定性，提高牙髓病和根尖周病治疗的成功率。

一、显微根管治疗的设备与器械

手术显微镜是显微根管治疗的必需设备，此外，还必须配置一些辅助治疗设备和显微器械（microinstruments）。

（一）手术显微镜

手术显微镜（operating microscope）由支架系统和光学系统两大部分组成。支架系统包括底座、连接臂、关节（锁）和附加功能结构等，主要作用是为光学系统提供悬挂支持结构，其良好的稳定性、平衡性和灵活性是显微镜可以进行操作的前提。光学系统是手术显微镜的核心部分，具有放大、照明功能，将术区肉眼不易分辨的细小结构放大成像，并提供充足的光源便于观察和记录（图 24-1-1）。

1. 支架系统　用于支撑和稳定显微镜，通常由底座、连接臂和关节锁等组成，可分为吸顶式、壁挂式、地面固定式和落地移动式等类型。前三种可以节省空间，而落地移动式便于自由移动。

2. 光学系统

（1）放大系统：包括物镜（obiective lenses）、放大转换器和双筒目镜（lenses of eyepiece）。物镜分为定焦物镜和变焦物镜两种。定焦物镜的焦距通常为200mm 或 250mm；变焦物镜的焦距为 200～420mm。放大转换器可以进行 3～6 步的手动变倍或电动连续变倍。通过电动或手动方式调节物镜至术区的距离可以使视野更清晰。双筒目镜可以看到立体视野。

（2）照明系统：手术显微镜的光源为卤素灯、氙

ER24-1

画廊：ER24-1
手术显微镜支架系统

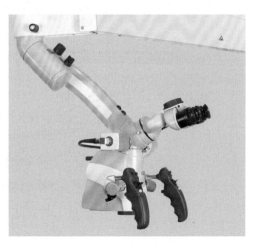

图 24-1-1　手术显微镜

灯或发光二极管（light-emitting diode，LED）光源，光线经一组镜片反射后通过物镜进入术区，术区的光线经物镜和中间的一组放大透镜后进入目镜。手术显微镜上配有调节光照度的旋钮，当放大倍数增加时，受镜片透光率的影响，进入目镜的光线会减少，应适当增加光照度。进行显微根管治疗时，由于光线与牙体长轴不一致，需要借助高质量的专用显微口镜将光线反射进入根管内，术者才能看清根管内的结构。

（3）附件：摄像机或照相机可以通过分光器与显微镜相连接。摄像机的视频信号可以显示在监视器上或被存储。视频信号的质量与照明效果、放大效果及摄像机的采样质量有关，如使用氙灯照明时组织的颜色更加饱和；放大透镜的质量越好，成像越清晰。

助手观察术区的办法有两种：①配置观察目镜（助手镜），助手可与术者看到同样清晰的术野，但是费用较高；②在手术显微镜安置摄像机或摄像头，助手通过监视器观看。

（二）显微根管治疗器械

在显微根管治疗过程中，快速或慢速机头、手指等会妨碍术者对术区的观察；使用体积较小的机头或带长柄的器械可以消除或减少这种不利影响，提高观察效果，减少损伤。常用的显微治疗器械主要有以下几类（图24-1-2）：

1. **显微口镜（micro mirror）**　为面反射口镜的一种，与普通口镜相比减少了折射，其反射成像准确清晰。显微口镜的镜面有大小不同的直径，便于观察髓腔、根管或手术时的根尖情况（图24-1-2A、B）。

2. **根管口探针**　用于探寻细小或钙化的根管口，还可以用来辨别牙本质的硬度（图24-1-2C）。

3. **显微根管锉（micro opener）**　ISO标准分为8～40号。用于在显微镜下寻找根管口及探查根管方向。因其带有长手柄，操作时不会阻挡视线。

4. **显微吸引器（micro aspirator）**　其口径为0.5～2mm不等，较细的吸引器能达根管中部进行吸引，有助于保持根管内视野清晰。

5. **显微冲洗器**　可深入根管中、下部，使冲洗到位、高效。

6. **MTA输送器**　用于使用MTA进行根管壁侧穿修补或根尖段根管封闭时，其工作头细小，便于将MTA准确放置于穿孔处或根尖孔。

7. **显微充填器（microplugger）**　工作端细小，用于根管内充填或根尖切除后的根管倒充填（图24-1-2D、E）。

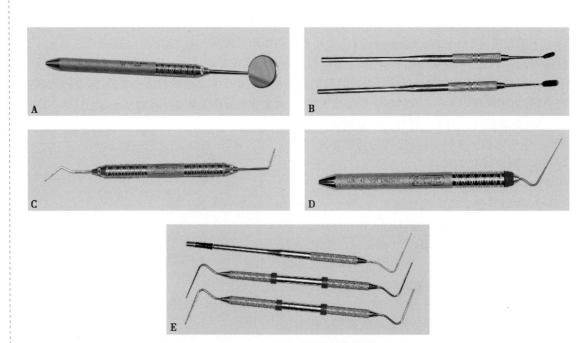

图24-1-2　显微根管治疗部分器械

A. 面反射口镜　B. 显微口镜　C. DG16探针　D. 长柄侧方加压器　E. 长柄垂直加压器

8. 超声根管治疗系统　超声治疗仪配备的工作尖由于体积较小,可以减少常规器械进入根管时对视野的遮挡,因此常用于显微根管治疗。根据需要配备不同的工作尖,可以分别用于寻找根管口、清理成形根管、去除髓腔和根管内感染物,以及根尖手术中的倒预备等。

二、显微根管治疗操作要点

1. 术者体位　显微根管治疗操作时间一般较长,术者保持符合人体工学的姿势和良好的操作体位非常重要。术者一般位于患者头部正后方,调整医师坐椅的高度使术者小腿与地面垂直,大腿与地面接近平行,双脚平放于地面,眼睛与目镜筒平齐(图 24-1-3)。术者背靠椅背使背部呈直线,前臂自然弯曲约成 90°角,肘部靠近患者头部,手部与患者的口腔位于同一平面。

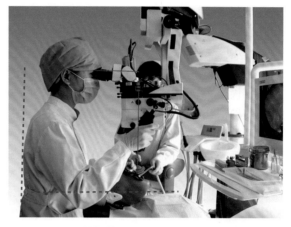

图 24-1-3　显微根管治疗时,医师、患者与显微镜的位置关系

(首都医科大学附属北京口腔医院供图)

2. 患者体位　患者仰卧,根据不同牙位需要对患者的体位进行适当的调整。治疗上颌牙时,上颌𬌗平面与地面接近垂直。治疗下颌牙时将下颌𬌗平面调整至与地面呈 45°～70°角的位置。某些患者由于特殊原因无法充分仰卧时,则需要调整显微镜的物镜以获得合适的观察体位。

3. 显微镜调节　根管治疗时手术显微镜的物镜应与地面垂直。物镜偏离垂直位置,可导致术者身体大部分肌肉处于紧张状态,易出现局部疲劳甚至肌肉损伤。根据治疗内容和目的选择放大倍数,通常采用低倍(2～8 倍)进行术区定位,中倍(10～16 倍)进行根管治疗操作,大于 20 倍以上则用于观察患牙及根管内较细微的部分(图 24-1-4)。在调节放大倍数之前,首先应调节适合于术者的瞳距,然后将手术显微镜目镜调至齐焦(parfocal)。齐焦是将左右目镜筒上的屈光度调节环调至适合术者的视力数值,从而保证目镜下所见影像在其他设备上同样保持清晰。

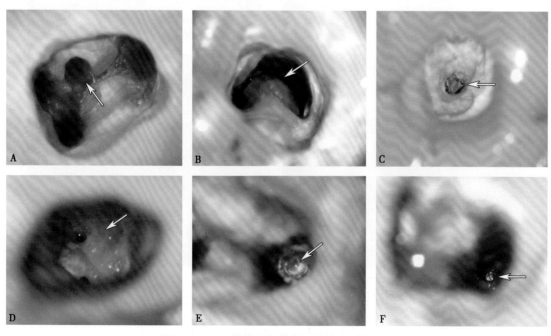

图 24-1-4　显微镜下根管内所见情况(箭头示)

A. 上颌第一磨牙 MB2　B. C 形根管　C. 髓石　D. 根尖诱导成形术形成的钙化屏障　E. 根尖孔出血
F. 根管内分离的器械

(首都医科大学附属北京口腔医院侯本祥医师供图)

4. 显微口镜的使用　口镜的放置角度与患者体位、 验平面的角度有直接关系。口镜的放置下颌后牙比上颌牙困难。一般口镜在与光源方向成45°角时反射出清晰的影像。镜面角度越偏离，则越易出现椭圆形的反射影像。

三、显微根管治疗的临床应用

手术显微镜可以在根管治疗的整个程序中使用，特别是在根管口的定位、钙化根管的疏通、变异根管的预备和充填、根管治疗失败后的再治疗、根管治疗并发症的预防和处理等方面具有明显优势。

1. 根管口定位　在显微镜下彻底去除髓室顶后用次氯酸钠溶液冲洗髓室，使髓室底彻底暴露；然后配合使用根管口探针、小号根管锉或超声器械寻找根管口。显微镜下寻找根管口可以遵循以下规律：①显微镜下髓室底牙本质通常呈不透明黄色、半透明黄色或褐色；②髓底可见连接根管口的沟，根管口通常位于沟的末端；③根管口一般位于髓室底和髓室侧壁的交界处。利用上述规律可以定位大多数根管口。

上颌磨牙近颊根腭侧根管（MB2）、下颌切牙舌侧根管和下颌第一磨牙远中舌侧根管的根管口在临床上容易被遗漏。在探查上颌第一磨牙MB2根管前，可将传统三角形髓腔入口改良为斜方形。使用根管口探针在近颊根管（MB1）与腭侧根管口的连线上或其近中侧探查，如遇可疑的MB2根管口时，换6号或8号K锉探查，若K锉能进入根管内，可连接根尖定位仪进行确认，如为MB2根管，则可用超声器械去除牙本质悬突，使MB2根管口充分暴露（图24-1-5）。

图片：ER24-2
显微镜下髓底
形态

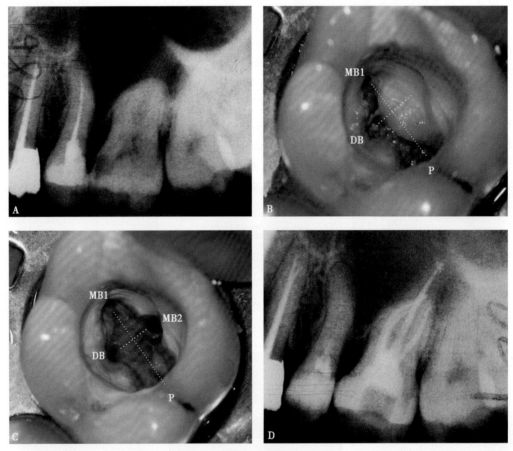

图24-1-5　显微镜下定位MB2根管

A. 术前X线片　B. 术中显微镜下可见修复性牙本质遮挡MB2　C. 定位MB2　D. 根管充填后X线片
（首都医科大学附属北京口腔医院侯本祥医师供图）
MB1. 近颊主根管；MB2. 近颊第二根管；DB. 远颊；P. 腭侧

2. 钙化根管的疏通　根管钙化在临床上较为常见，主要表现为X线片上根管影像不清（图24-1-6A）或根管细小，开髓后无法探及根管口或根管不通。显微镜下钙化根管内的修复性和继发性牙本质色泽较暗,呈黑色或褐色;高倍放大时通常可见细小的根管(图 24-1-6B),使用 8 号或 10 号 K 锉、C+ 锉或 C 先锋锉可直接疏通根管(图 24-1-6C)。若根管完全钙化,可在显微镜下用小号球钻或超声工作尖,沿根管方向逐步去除钙化组织,直至根管疏通。显微镜下精确使用机用器械切削修复性或继发性牙本质,可以有效避免根管偏移和根管壁穿孔的发生。

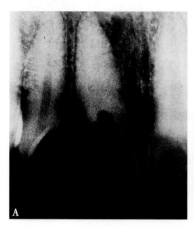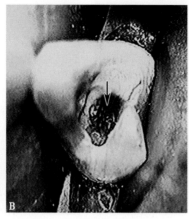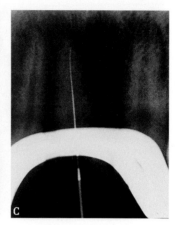

图 24-1-6　钙化根管的治疗
A. 术前 X 线片　B. 显微镜下可见钙化的根管口(箭头示)　C. 10 号 K 锉疏通根管

3. 变异根管的治疗　根管形态变异较大,在横截面上呈扁形、椭圆形或 C 形。由于扁根管的最大径通常呈颊舌向,最小径呈近远中向分布,临床上常用的颊舌向 X 线片不易诊断,使用常规根管治疗技术预备时,可能出现部分根管壁被过度预备,而另外部分根管壁未能清理的现象(图 24-1-7)。使用显微根管治疗技术时,常使用根向预备技术,即先预备根管系统上 2/3,再逐步向下预备根尖 1/3。在手术显微镜下操作,容易发现残留的坏死组织及牙本质碎屑,便于确定根管清理的部位;能够检查和控制每个根管冠部预备的形状,使根管壁被预备地尽可能的光滑,形成连续的锥度。当根管预备完成后,用纸尖吸干根管,再用显微镜检查根管内的清理情况(图 24-1-8)。

画廊:ER24-3
变形根管(横截面)

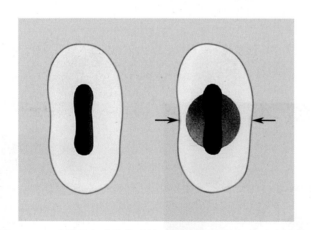

图 24-1-7　扁根管部分根管壁被过度预备,部分根管壁未被清理

C 形牙根一般表现为在锥形或方形融合牙根的颊侧或舌侧有一冠根向纵沟,该纵沟的存在使牙根的横断面呈 C 形(图 24-1-9A)。C 形根管系统最主要的解剖学特征是存在一个连接近远中根管的峡区,该峡区很不规则,可连续或断开,峡区的存在使整个根管口的形态呈现 180°弧形带状外观。C 形根管系统可出现于人类上、下颌磨牙和下颌前磨牙中,但以下颌第二磨牙多见。下颌第二磨牙 C 形根管系统的发生率在不同人种之间差别很大。在混合人群为 8%,而在中国人中则高达 31.5%。在手术显微镜下,增强的光源和放大的视野使 C 形根管口的形态更清晰,诊断

资源组:
ER24-4
C 形牙根和 C 形根管系统

更容易（图 24-1-9B）。C 形根管系统的近舌及远中根管可以进行常规根管预备，峡区可以通过使用小号锉及大量 5.25% 次氯酸钠溶液结合超声荡洗进行清理。充填时可选用垂直加压充填技术（图 24-1-10）。

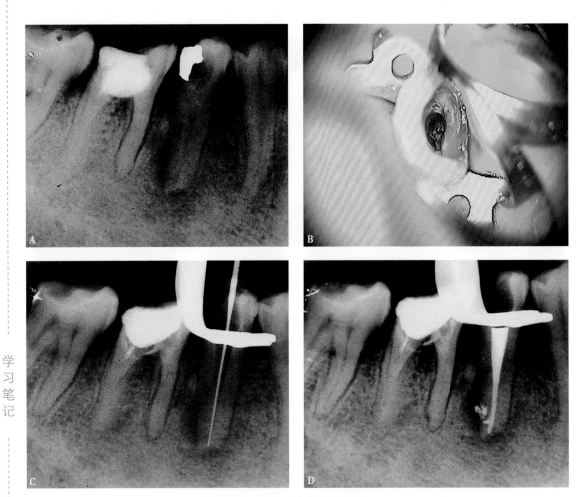

图 24-1-8 扁根管的再治疗

A. 术前 X 线片 B. 显微镜下根管口形态 C. 初尖锉 X 线片 D. 充填后 X 线片

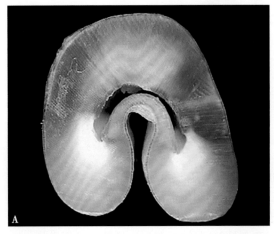
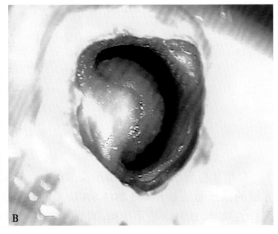

图 24-1-9 C 形牙根和 C 形根管的形态学观察

A. C 形牙根的横断面观 B. 显微镜下 C 根管口形态

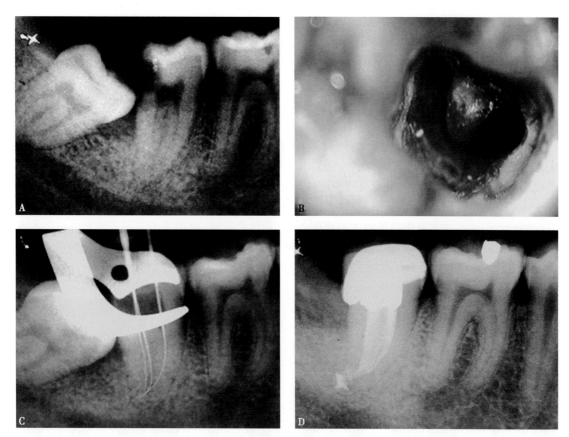

图 24-1-10 C 形根管的治疗

A. 47 牙髓炎术前 X 线片　B. 显微镜下根管口形态　C. 初尖锉 X 线片　D. 充填后 X 线片

4. 根管内台阶以及根尖偏移的处理　根管弯曲是导致预备中出现台阶和根尖偏移的重要因素。当根管弯曲度大于 20° 时，台阶和偏移的发生率明显升高。根管预备时未能形成冠方直线通路、错误估计根管的弯曲走向、工作长度的测量失误、使用大号未预弯的不锈钢器械进入弯曲根管、不按照顺序使用器械等操作失误均可导致根管内台阶的形成。

处理根管内台阶和偏移时，首先应仔细阅读 X 线片，了解根管形态及走向、台阶和偏移发生的部位和根尖病变的情况。消除根管台阶时，首先在显微镜下用超声器械或 G 钻敞开根管中上段并冲洗根管。然后使用预弯的 8# 或 10# 根管锉，探寻原根管的走向。进入原根管后，小幅度提拉或旋转并逐渐加大运动幅度，直至台阶消除。根管通畅后，依次使用大号器械预备根管。处理轻度的根尖偏移，可在偏移的根尖孔上预备一个根尖基台，但需去除部分牙本质。中度的根尖偏移治疗时，应在根管尖部采用屏障材料形成充填屏障和控制出血。在显微镜下利用显微器械或 MTA 输送器将 MTA 送至根尖偏移处，待 MTA 硬固后再完成根管充填。重度的根尖偏移，部分病例仍可在显微镜下采用根尖屏障技术进行治疗；但部分病例由于根尖部分破坏过大，无法进行根尖屏障治疗，可以考虑手术治疗或拔除。发生根尖偏移的根管应在显微镜下使用热牙胶充填技术进行充填。

有关手术显微镜在根管治疗并发症处理和根管再治疗中的应用详见第二十五章。

四、显微根管治疗的优点和不足

手术显微镜的应用使术者在治疗过程中能够获得清晰明确的视野，有利于更精确的操作。正确、熟练使用显微镜对于根管治疗过程的顺利进行具有重要作用。

显微根管治疗是在手术显微镜下进行操作，也存在不足之处：①对于光线不能进入的部位，例如根管弯曲下段，不能观察到内部结构。②在显微镜下对深度、距离的判断，以及镜像操作都需要经过练习才能适应。③当操作时间较长、放大倍率较高、光线太强时，术者眼睛容易疲劳，有时会

ER24-5

画廊：ER24-5
根管台阶和根尖偏移

学习笔记

出现眩晕、恶心，此时应暂停治疗，并调整光照度。高频率使用显微镜后常会出现眼睛酸涩，术者应经常注意眼睛的保健，防止眼病的发生。④由于显微镜下视野受限，在显微根管治疗过程中应随时观察患者反应，不应全程在显微镜下操作。

第二节　根尖手术

随着技术与材料的发展，根管治疗和再治疗的成功率有了很大的提高，但仍有部分患牙的根尖周病变无法治愈，此时就需要辅以外科手术治疗（图 24-2-1）。根管外科（endodontic surgery）是以清除或控制根管系统和根尖周病变组织、病原体，促进恢复根尖周组织健康为目的的一系列手术的总称，包括外科切开引流、穿孔修补、根尖手术、牙再植术等。显微根尖外科（apical microsurgery）是在手术显微镜的放大和照明下，利用超声器械、微型手术器械等通过外科手术方式切除根尖，清除术区坏死和感染组织，严密封闭根管系统，促进软硬组织再生以及新的附着形成的治疗方法。本节主要介绍显微根尖手术。

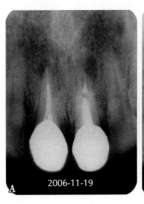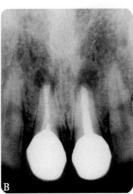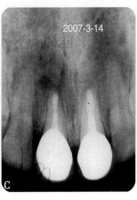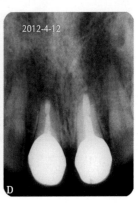

图 24-2-1　根尖周持续感染的手术治疗

A. 患者女，22 岁，11、21 桩核冠修复后根尖周病变的术前 X 线片　B. 根尖手术后即刻 X 线片　C. 根尖手术治疗 3 个月后复查 X 线片　D. 根尖手术后 5 年复查 X 线片
（首都医科大学附属北京口腔医院侯本祥医师供图）

一、适应证与非适应证

（一）适应证

1. 根管治疗或再治疗失败

（1）根管治疗失败且不适合根管再治疗，如患牙有良好的桩冠的修复体；无法取出的折断器械或根管超填物；非手术治疗无法修补的根管壁侧穿；无法重建根管通道到达根尖止点的台阶等。

（2）根管再治疗失败。

2. 严重的根管解剖变异　牙根重度弯曲、根管重度钙化和根管分叉等解剖因素使根管治疗器械和充填材料无法到达根管工作长度（根尖止点）。

3. 需要通过手术探查明确诊断。

（二）非适应证

1. 患者有严重的全身疾病，如严重高血压、白血病、血友病、重度贫血、心内膜炎、风湿性心脏病、肾炎、有出血倾向疾病等。

2. 根尖周炎的急性期。

3. 严重的牙周病变，如牙周支持组织过少，牙周袋深或牙齿松动明显者，疗效不明确。

4. 患牙附近有重要的解剖结构，如上颌窦、下牙槽神经等，有损伤危险或可能带来严重后果者。

5. 服用双磷酸盐或大量激素的患者。

二、术前准备

（一）术前沟通

医师需向患者详细说明选择根尖手术的理由、手术过程和风险，近期可能出现的症状以及可能的远期疗效，术前和术后注意事项。良好的术前沟通，有助于建立患者对医师的信任，减少患者的恐惧。签署手术知情同意书。

（二）术前检查

1. **全身检查**　包括回顾既往史，评估全身情况，排除系统性疾病的存在，预测可能发生的并发症。必要时也可请内科医师会诊。

2. **口腔检查**　临床检查包括牙体状况、牙周袋位置和深度、附着龈宽度、所涉及术区牙齿的根分叉情况及牙间乳头的结构和健康状况等。X 线片检查包括牙根长度、数目和结构，牙根弯曲情况，根尖解剖形态，根管充填情况，根尖病损类型和大小及牙槽骨解剖外形等，也可加拍全口牙位曲面体层片或 CBCT 以确切地了解手术中可能涉及的重要解剖结构，如颏孔、下颌神经管、腭大孔、上颌窦、切牙孔和鼻底等。

（三）术前给药

术前给药的目的是缓解患者的恐惧和焦虑，保持口腔卫生，减少唾液分泌。术前 1 天、当日早晨和术前 1h 用 0.12% 氯己定漱口，并在术后 1 周内坚持使用，可以控制口腔内的微生物数量，促进伤口愈合。

（四）牙周基础治疗

根尖手术前 1 周应行牙周基础治疗，促进术后手术切口的愈合。

（五）器械和材料准备

根尖手术器械包括手术刀片、骨膜剥离器、骨膜牵引器、组织镊、长柄球钻、刮匙、微型充填器和磨光器、微型根管倒充填器、MTA 输送器、超声器械等（图 24-2-2）。

ER24-6

图片：ER24-6
根尖外科手术
超声工作尖

学习笔记

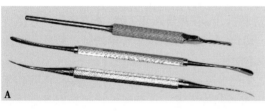
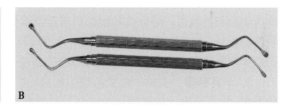
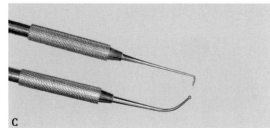
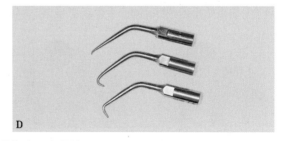

图 24-2-2　显微根尖手术器械

A. 手术刀柄和骨膜剥离器　B. 刮匙　C. 微型倒充填器和磨光器　D. 超声倒预备器械

三、麻醉

良好的麻醉既能减少患者的痛苦和术中出血，又能提高医师的效率。可选用阿替卡因或含肾上腺素的利多卡因溶液局部浸润麻醉。在靠近根尖处进针，于黏膜下推注少量药液，稍停顿后再继续进针斜刺入骨膜下，缓慢推注麻醉药物使其渗透并聚于根尖周围。麻药的用量与手术范围有关。浸润麻醉效果较差的区域，可行神经阻滞麻醉。

四、手术步骤

（一）切口和瓣膜设计

瓣的设计必须考虑各种解剖特征，如肌肉和系带附着、附着龈的宽度、龈乳头的高度和宽度、骨隆起和冠边缘、牙根的形态和长度等。此外，还要考虑患牙牙周情况和根尖病变的范围。根据牙龈水平切口的位置和形态可分为龈沟内切口（intrasulcular incision）、龈缘下切口（submarginal incision）、龈乳头基部切口（papillar base incision，简称 PBI）和半月形切口（semilunar incision）。组织瓣有以下几种类型（图 24-2-3）：

1. 龈沟内全厚瓣 该瓣采用龈沟内水平切口和牙龈的垂直切口。龈沟内切口从龈沟通过牙周膜到牙槽嵴顶，并通过颊舌侧龈乳头的中间区域。从龈沟将牙龈组织连同龈乳头切开，从牙槽骨上分离。龈沟内切口应尽量保护附着上皮和边缘牙龈组织，沿着牙颈部紧贴根面进行切割。垂直切口从垂直于牙冠远中轴角的龈缘开始，到达两牙根间凹陷处，平行牙根长轴，切至膜龈联合下方距前庭沟 2mm 处。龈沟内全厚瓣最常见的形状是三角形瓣和矩形瓣。

（1）三角形瓣：由 1 个龈沟内水平切口和 1 个垂直松弛切口组成的瓣称为三角形瓣。该瓣的优点是组织瓣的血供破坏较小，有利于切口的复位缝合和组织愈合，缺点是单一的垂直切口限制了手术的视野。三角形瓣多用于后牙。

（2）矩形瓣：由 1 个龈沟内水平切口和 2 个垂直松弛切口组成的瓣称为矩形瓣。该瓣最大的优点是手术视野较好，缝合后组织愈合较快，适用于下颌前牙、多根牙和较长的牙根，如上颌尖牙。当设计矩形瓣时，瓣上下的宽度应一致。缺点是难复位和缝合，因而不建议用于后牙。

2. 扇形瓣 又称 Ochsenbein-Luebke 瓣。该瓣采用龈缘下切口（扇形切口），切口位于唇颊侧附着龈，距龈缘大于 2mm 处，依照龈缘的形态切成扇贝形。垂直切口位于两牙根隆起之间的凹陷区内，起于扇形切口的两端。优点是不破坏边缘龈和牙龈附着，易于切开和翻起，术野清楚，术后牙龈不发生明显退缩。但缺点是易切断垂直向的血管，术中出血较多。对于附着龈较短、牙根较短、根尖周病变较大、有牙周袋的患牙，不宜用该瓣设计。龈乳头基部切口（PBI）是对龈沟内切口和龈缘下切口的改良，该切口使用宽度不超过 2.5mm 的显微刀片。水平切口由龈乳头基部切口和沟内切口相连组成。龈乳头基部切口需要两步完成，第一步，在龈乳头 1/3 处，垂直牙龈切开上皮和结缔组织，深度约 1.5mm；第二步，刀片沿着第一切口，朝向根尖，止于牙槽嵴顶。龈乳头基部切口术后肿胀程度轻，牙龈高度维持较好，瘢痕形成不明显。

3. 半月形瓣 由单一的弧形切口构成，切口从牙槽黏膜开始，弯向冠方的附着龈，再回到牙槽黏膜，呈半月形。龈瓣的边缘应延长至附着龈，不可距龈缘太近。这种瓣的优点是容易复位和缝合；缺点是手术通路不佳、手术视野受限、易留下瘢痕，临床上已较少使用。

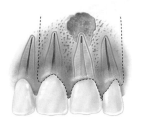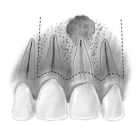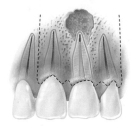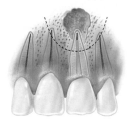

龈沟内切口　　　　　龈缘下切口　　　　　龈乳头基部切口　　　　　半月形切口

图 24-2-3　根尖手术的切口类型示意图

（二）翻瓣

用骨膜分离器循切口进入，翻起黏膜骨膜瓣。为了不损伤沟内上皮和牙龈血管，翻瓣时一般从垂直切口中份开始建立手术通路，尽可能避免对瓣的挤压或撕裂，保证瓣膜完整。翻瓣后用龈瓣牵引器牵开黏膜骨膜瓣。

（三）去骨

翻瓣后，如果皮质骨板已被病变组织穿通，刮除肉芽组织或囊肿后，可直接显露根尖。若骨质完整,则应确定根尖所在部位,再去骨开窗。可以根据牙根的解剖外形、术前 X 线片确定根尖的位置;也可先去除近根尖处的骨质至根面暴露,然后沿着牙根的走向去骨直到根尖暴露。

可选用高速球钻在生理盐水连续冲洗术区的情况下逐步去骨,直至建立进入根尖和病变组织的通路。手术过程中应避免损伤重要的解剖结构,如上颌窦、颏神经和下牙槽神经。

传统根尖手术去骨的范围一般在 10mm 以上,而在显微镜及显微器械的帮助下,只需去除约 4～5mm 大小的骨质,便可得到清楚的视野和足够的操作范围,从而减少骨组织的损伤,缩短创口愈合的时间。当显微镜放大倍率在 10～16 倍以上时,容易区分骨组织与牙根。

(四)刮除根尖周病变组织

根尖区病变组织暴露后,需用刮治器去除根尖区域的所有病变组织、异物、牙根残片。刮治术前要在根尖局部再次注射含有血管收缩剂的局麻药物,以减轻患者痛苦,减少术区出血。根据病损大小选择合适的刮匙,将刮匙插入软组织和骨腔侧壁之间,刮除病变组织。当病变组织完全从骨腔脱离后,用组织钳夹出,立即置于 10% 甲醛溶液中缓冲,病理学检查。刮除病变组织时,有时可能伤及重要的神经、血管或鼻底、上颌窦等解剖结构,因此需特别小心。

(五)根尖切除

刮除根尖周病变组织后,在显微镜下仔细检查根面和牙根走向,找出引起根尖周病变的可能因素,如多根尖孔、超充材料、折断器械、根裂等,然后在直视下进行根尖切除。根尖切除长度一般为 3mm,根尖断面应与牙体长轴的夹角小于 10°。当根尖断面与牙体长轴垂直时,根尖微渗漏较小。根尖切除后,需对术区进行有效的止血、清洗、染色,并再次在显微镜高倍放大下(×16～×25)检查根尖切面。

ER24-7

画廊:ER24-7
根尖切除长度

(六)根管倒预备

根管倒预备的目的是彻底清理和成形根管尖端 3mm,创造可以容纳倒充填材料的空腔,有一定的固位形,剩余牙体组织要有一定的抗力形。

传统的根尖手术常用微型反角手机驱动小号球钻预备根管末端。与传统预备技术相比,超声倒预备技术使用根尖手术专用的超声工作尖,沿牙根管长轴精确预备到 3mm 洞深,也能预备根管峡部,更彻底地去除感染组织碎屑,提高倒预备技术的质量,减少牙体硬组织的损伤(图 24-2-4)。

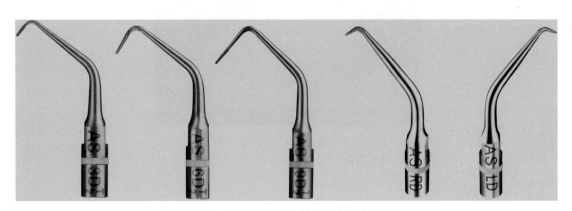

图 24-2-4 不同型号的根管倒预备超声工作尖

超声倒预备操作步骤:选择合适的超声工作尖,将其放置于根尖断面的根充材料处,保持工作尖与牙体长轴一致。启动工作尖,在持续水流冷却下,进入根管倒预备 3mm。

根管倒预备完成后,用无菌生理盐水彻底冲洗,显微加压器压紧根尖冠方的牙胶。然后在高倍率下(×16～×25),使用显微口镜检查根管壁的清理效果,避免残留牙胶或碎屑。

(七)根管倒充填

根管倒预备后,需要在根管系统与根尖周组织之间建立一个严密的屏障来封闭所有暴露于根尖周组织的根管系统。传统的根管倒充填材料有牙胶、银汞合金、氧化锌、玻璃离子水门汀等,但这些材料根尖封闭性能不佳,远期效果较差。三氧化物聚合物(mineral trioxide aggregate,MTA)具有良好的生物相容性和根尖封闭性能,能有效促进软硬组织的再生,适合作为根管倒充填材料。

　　根管倒充填时,在骨腔内放置无菌棉球,仅暴露根切面,彻底止血并干燥术区。用无菌蒸馏水或无菌生理盐水将 MTA 调成疏松的颗粒状聚合物。使用显微充填器械或 MTA 输送器将其放入根管,用显微加压器轻轻加压,防止将 MTA 挤出已预备的根管。充填完毕用小湿棉球轻轻清理牙根断面,去除多余的 MTA。MTA 固化时间约 2.5～4h,因此勿冲洗骨腔,以防 MTA 流失。

　　生物陶瓷是一种具有粘接性能的磷酸化瓷性材料,由于其具有高强度和低孔隙率的特点,并且在调拌过程中有类似于水门汀的"面团期",此阶段适于进行充填操作,与 MTA 调拌过程中的湿砂状态相比,操作性能明显提高,降低了临床治疗的技术敏感性。生物陶瓷材料已成为广泛应用的根管倒充填材料。

　　根尖切除、根管倒预备、根管倒充填是根尖手术中最重要的步骤(图 24-2-5)。

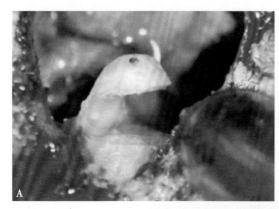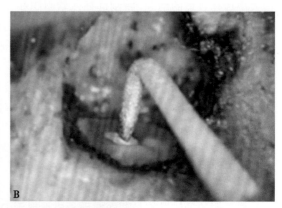

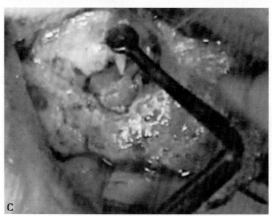

图 24-2-5　显微根尖手术中的重要步骤
A. 根尖切除　B. 根管倒预备　C. 根管倒充填

(八)瓣的复位与缝合

　　用生理盐水冲洗术区,用组织钳将瓣复位,注意动作轻柔并尽可能将瓣复位至原处。用湿纱布在唇颊面由根方滑向冠方轻轻挤压 2～3 分钟,去除瓣膜下血液和其他液体,减少瓣膜与骨组织之间血凝块形成,使瓣与骨面紧密贴合,有利于切口缝合和组织愈合。

　　常用的缝合材料包括合成纤维(尼龙、聚酯纤维等)、羊肠线和丝线等。常用的缝合技术有 4 种,即间断缝合法、连续垫式缝合法、连续褥式缝合法和连续悬吊缝合法。一般来说,垂直松弛切口用间断缝合,沟内切口和邻牙间切口用连续缝合。

　　在显微镜下进行缝合,能更精确的看清瓣的边缘,有助于更精确的复位。

五、术后护理和复查

　　缝合完成后,用生理盐水纱布轻压术区 10～15min,可以缩小血凝块的厚度并有利于止血。也可使用冰袋在颊部或下颌轻压术区 30min 以收缩血管、减小肿胀和促进血液凝固。术后应告知患者术后反应以及家庭护理的方法。嘱患者术后第 2 天用 1∶5 000 氯己定溶液含漱。在手术过程中，组织损伤特别是瓣的损伤较小时，术后疼痛一般较轻。如去骨较多、血凝块较大、上颌窦穿通等情况，应在手术后服用抗生素。一般术后 5～7 天拆线。

　　术后 3、6 个月复查，并于术后 12 个月和 24 个月再进行两次复查。复查包括临床表现和 X 线片检查两个方面。如果患牙无临床症状和体征，X 线片示骨缺损开始修复和牙周膜形成，可视为成功；如果患牙出现咬合痛、牙松动、窦道或 X 线片示骨缺损范围扩大，则视为失败；如果患牙未出现临床症状，X 线片的骨缺损较治疗前无明显变化，则可继续观察一段时间。

> **思考题**
>
> 　　1. 显微根管治疗术有哪些优缺点？
> 　　2. 手术显微镜主要结构有哪几部分？
> 　　3. 根尖手术包括哪几个步骤？
> 　　4. 超声根管倒预备的特点是什么？

（侯本祥）

参考文献

1. CARR G B，MURGEL C A. The use of the operating microscope in endodontics. Dent Clin North Am，2010，54（2）：191-214.

2. RUDDLE C J. Micro-endodontic nonsurgical retreatment. Dent Clin North Am，1997，41（3）：429-454.

3. 范兵，边专，樊明文. 牙体牙髓临床治疗Ⅲ. 可视化根管技术. 中华口腔医学杂志，2006，41（4）：246-249.

4. FAN B，CHEUNG G S，FAN M，et al. C-shaped canal system in mandibular second molars：Part Ⅰ-Anatomical features. J Endod，2004，30（12）：899-903.

5. FAN B，CHEUNG G S，FAN M，et al. C-shaped canal system in mandibular second molars：Part Ⅱ-Radiographic features. J Endod，2004，30（12）：904-908.

6. INGLE J I，BAKLAND L K. Endodontics. 5th ed. Hamilton：BC Decker Inc.，2002.

7. KIM S. Principles of endodontic microsurgery. Dent Clin North Am，1997，41（3）：481-497.

8. TSESIS I，ROSEN E，SCHWARTZ-ARAD D，et al. Retrospective evaluation of surgical endodontic treatment：traditional versus modern technique. J Endod，2006，32（5）：412-416.

9. 凌均棨，韦曦，胡晓莉，等. 显微根管治疗技术指南. 中华口腔医学杂志，2016，51（8）：465-467.

10. 侯本祥. 显微根管治疗技术的要点解析. 中华口腔医学杂志，2016，51（8）：455-459.

第二十五章　根管治疗并发症及根管再治疗

>> **学习要点**

掌握：预防根管治疗并发症的方法。

熟悉：根管治疗并发症的种类及其发生的原因。

了解：并发症的临床处理对策，避免其不良预后。

第一节　根管治疗并发症

根管治疗是在狭窄的操作环境中进行，并且治疗的对象是"看不见的根管"，全靠医师的感觉与经验，根管解剖系统的多样性和复杂性导致在根管治疗过程中可能会出现一些并发症。根管治疗过程中的偶发并发症，包括术后疼痛、器械分离、根管壁穿孔、软组织的损伤以及器械进入体内等，本章将对其原因、预防及处理原则进行介绍。对于这些不良事件，预防其发生永远是最重要的。在根管治疗过程中如果出现并发症，医师首先应迅速作出最妥善的处理，其次根据并发症的预后，及时与患者沟通解释。

一、根管治疗后疼痛与诊间急症

在根管预备或充填后，少数患者会出现局部肿胀、咬合痛、自发痛等症状。症状严重者，可以急性根尖周炎的形式表现出来，此时称为诊间急症。由于痛觉反应是患者的主观感受，其反应程度很难统一量化，因此不同研究中报道其发生率的差别很大，据统计术后不适的发生率为1%～58%，而诊间急症的发生率在1%～24%不等。

（一）根管治疗后疼痛的原因分析

1. 牙髓组织的残留　根管系统的解剖环境复杂，病变、髓石以及增龄性因素都会影响到医师在开髓后对根管入路的探查，从而导致根管的遗漏。而在主根管之外，也有大量的侧支根管与副根管的存在，对于这样复杂的根管系统，期望以机械手段将牙髓组织完全清除是无法实现的目标。当根管内残存的牙髓组织受到细菌的生物性刺激、器械的机械性刺激以及药物的化学性刺激时，均可引发残髓炎。此外，牙髓内的神经纤维同其他神经末梢一样，当切断后在断端会发生神经肿胀，导致自发性兴奋，在受到过强的外源性刺激时产生痛觉反应。临床上拔髓后牙髓断端的神经肿胀，也可能产生术后疼痛。

2. 根尖区的生物性刺激　根管治疗后诊间急症的发生与术前患牙的症状和牙髓状态密切相关。牙髓坏死、急性化脓性根尖周炎以及根管再治疗的患牙，更容易发生诊间急症。由于根管的清理过程都是从根管的冠方向根尖方向进行，因此对于细小根管而言，理论上任何操作方法或器械均会产生根尖向的挤压力量，从而导致根管内容物或多或少地向根尖区挤出。感染根管一般为混合感染，在感染根管内存在着大量的细菌及其代谢产物，根管清理的过程中，如果感染碎屑被推出根尖孔，对根尖周组织造成持续的生物性刺激，则极易引发根管治疗的术后疼痛。

3. 根尖区的机械性刺激　在根管治疗的过程中如果术者丧失了对于工作长度的控制，或者由于弯曲根管在预备过程中工作长度的改变，往往会导致根尖区的过度预备，此时治疗所用的器械可直接对根尖周组织造成机械刺激,临床可表现为根管内血性渗出增多,患牙根尖区深探痛。而在根管充填后超出根尖止点的牙胶与封闭剂等也可在根尖区造成异物反应,严重者表现为术后自发痛或咬合痛等急性根尖周炎的症状。

4. 根尖区的化学性刺激　当根尖屏障缺如或受到破坏时,根管治疗所用的各种冲洗剂也存在着溢出根尖孔的可能,此时可对根尖周组织造成化学刺激,化学刺激所造成的组织反应与所用消毒剂的细胞毒性密切相关。

(二)根管治疗后疼痛的预防方法与处理原则

1. 预防方法　对根管治疗的术后疼痛与诊间急症的预防关键在于彻底清理根管的同时,避免对根尖周组织的损伤与激惹。

(1)准确测定根管工作长度:不正确的根管工作长度将导致根管过度预备或根管预备不足,因此正确的根管工作长度测定非常重要。在治疗过程中必须始终维持对于根管工作长度的监控,以彻底去除牙髓组织的同时避免损伤根尖周组织,这表现在一方面在预备过程中应时刻维持根尖通道的畅通,避免台阶与碎屑堆积;另一方面在根管弯曲度走行有改变时,也应及时修正工作长度。

(2)预防细菌引起根尖周的生物刺激:在根管预备过程中采用合适的预备技术与器械,尽最大可能防止根管内感染物推出根尖孔,随时清除预备过程中产生的牙本质碎屑。相对而言,冠根向的预备方法在根尖区预备时,已对冠方的感染区进行了足够的清理,因此感染碎屑的挤出量最小。在预备过程中,次氯酸钠溶液反复冲洗根管,溶解残余牙髓组织,杀灭细菌控制感染。

(3)维持根尖孔解剖形态:从治疗伊始,医师就需要仔细探查根尖孔,根管疏通成形的过程中,在保证根尖区畅通的同时也应避免对根尖屏障的破坏。一旦发现根尖屏障缺如或受到了破坏,此时对根管内的机械处理与后续的冲洗均应谨慎进行。

2. 处理方法　根管治疗的术后疼痛或诊间急症一旦发生首先要仔细检查,确定原因后做针对性处理。轻微肿痛者可适当给予止痛药,推荐给予布洛芬等非甾体类抗炎药物(non-steroidal antiinflammatory drugs,NSAIDs),并观察1～3天,如果有咬合高点,一定要及时消除,可考虑适当降低咬合,减少患牙所受的咬合应力,有利于根尖愈合。

对于术后疼痛症状严重者,或者诊间急症的患者,需要去除根管内封药或充填物,以机械与化学措施清除根管内的感染物质,大量冲洗后如根管内无渗出物则重新封药消毒根管;如根管内存在大量渗出物则应根管开放髓室敞开。多数病例在配合非甾体类抗炎药物的作用下可以逐步缓解症状。

为了缓解急性根尖周炎的疼痛症状,对于采用根管开放髓室敞开的治疗方法,目前存在争议。根尖周炎的主要原因是细菌感染,一般认为根管经过彻底的机械与化学预备后,在根管内封入刺激性小的消毒药物,以暂封材料严密封闭窝洞防止唾液渗漏到根管系统,这样足以获得有效的感染控制。而由于口腔是有菌的环境,通过根管敞开减压以缓减症状的治疗方法,往往会由于细菌渗入根管系统,而引起新的细菌感染,甚至会引起根尖外感染的扩散从而导致治疗延迟或迁延不愈。

当出现前庭沟处肿胀,脓肿形成或出现全身症状甚至有可能发展成蜂窝织炎时,需进行局部切开引流,并全身给予抗生素和消炎镇痛药以控制感染。

如果患者在根管充填后持续肿痛,X线片显示有超填,或在治疗过程中存在超预备,经术后观察症状未见有效缓解时,也应考虑去除封药和根管充填物,对根管系统再次进行彻底的机械与化学预备,清除感染源后重新行根管充填。对于超预备根管,可行根尖屏障封闭根尖孔。对于经再治疗后根尖病变迁延反复不愈合的病例,必要时可以考虑采取根尖显微外科手术治疗以探查与清除根尖外感染。

二、根管治疗中的器械分离

根管治疗时由于根管系统的解剖复杂性,对于金属器械的通过常有很大的困难,若在操作过程中,当所加外力超过了金属器械本身的抗疲劳限度,有时可发生器械分离(instrument separation)。根管内分离的器械取出非常费力费时，甚至也有可能引起根管壁的穿孔、牙根折裂，甚至最坏的结局下有时需将患牙拔除。

（一）器械分离的主要原因

1. 根管解剖因素　弯曲钙化细小的根管，根管口存在明显牙本质钙化突起的阻挡，或在根管内存在急弯的根管，1-2 型根管或主根管在根管尖段突然分为数个根尖分歧根管，临床上极容易在这些解剖特殊的部位发生根管预备器械分离。

2. 器械因素　根管预备器械尤其是不锈钢器械在使用过程中，不断地被拉伸和/或被压缩，表现为螺纹变稀或者螺纹变密，此时这类器械应立即废弃，否则由于金属材料的疲劳而发生器械分离的概率非常高（图 25-1-1）。

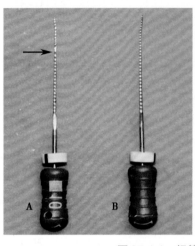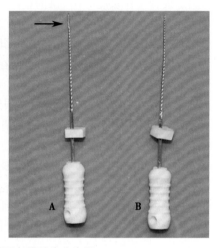

图 25-1-1　根管预备器械发生变形

A. 变形锉（左侧箭头示 10#K 锉螺纹松解，右侧箭头示 15#K 锉螺纹拉伸变形）　B. 未使用新锉

镍钛器械尽管弹性非常高，但在过于弯曲钙化的根管内也会发生器械分离，尤其是传统的镍钛器械由于晶相为奥氏体，其在折断前往往无法被医师检查到器械的形变，应特别加以谨慎使用。

机用旋转器械一旦锉针前端被卡于根管内壁的台阶或急弯部位，而锉针柄部由于马达的连续旋转运动仍在继续，往往会在瞬间产生很高的扭转应力，器械极易在卡抱部位发生分离。

3. 操作因素　开髓孔不充分导致髓室顶未完全去除、进入根管的直线通路未建立、操作方法不当，包括旋转角度过大、用力过大、跳号预备等（图 25-1-2），也容易导致器械在根管内部的分离。

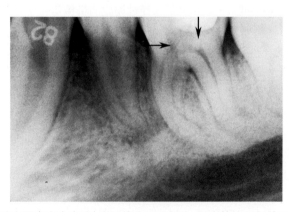

图 25-1-2　下颌磨牙髓室顶未完全去除（水平箭头示开髓孔，垂直箭头示根管口上方未揭除的髓室顶）

（二）器械分离的预防方法与临床处理原则

1. 预防方法　使用前仔细检查器械有无缺陷、有无变形，如有变化应立即抛弃。器械使用时不可跳号操作，手用器械的旋转幅度不要超过 180°。临床操作中避免对根管中的器械盲目施力，

特别是当器械在根管中遇到阻力时，器械的进出必须谨慎小心。

镍钛器械在使用过程中为避免材料的疲劳与扭转应力，必须保证根管有足够的顺畅与通道的润滑，在预备过程中始终保持器械在根管内的顺畅运动而无阻力，及时清除根管内碎屑。

对于每一件根管内预备器械的使用均需计次，考虑到根管内解剖的复杂性，及时弃置存在分离危险的器械。

2. 临床处理原则

（1）术前分析：当发生器械分离并发症时，医师在采取进一步处理前，必须对疗效预测和治疗难度进行分析，判断器械能否取出以及可能产生的并发症，并与患者进行充分交流沟通，取得患者的同意和配合。术前分析包括以下方面：

1）分离器械的长度：通过比对已发生分离的器械与完整的标准器械，获得准确的长度信息。

2）X线根尖片分析：观察分离器械是否存在于根管内、在根管内的位置、分离器械的长度，以及器械分离位置的根管形态、根管大小、根管弯曲程度和弯曲方向、根管壁厚度等。

3）分析取出过程中可能遇到的问题以及制订应对措施：器械发生分离的位置往往是根管解剖突然变形的位置，如根管突然变细、根管弯曲、根管分叉（1-2型根管）等。因发生器械分离的根管部位解剖常比较复杂，因此在进行分离器械取出手术前，一定要进行正确的评估，以免在手术过程中造成新的意外与并发症。由于分离器械的取出非常困难，因此，分析评估的结果应与患者进行充分的交流和沟通，以获得患者的理解和支持。

（2）处理方法：当根管治疗器械在根管内发生器械分离时，可采用以下几种处理方法：

1）分离器械的取出：根管内的分离器械往往位于解剖复杂区域，因此需要借助于手术显微镜的放大和照明的优势，定位分离器械滞留在根管内的位置（图25-1-3），然后根据分离器械在根管中的确切位置及其在根管中的松紧程度，选择不同的处理方式。如器械折断于根管的上部，而且与根管壁间有一空隙，则可用K锉或H锉制作旁路，再用超声锉或显微镊等器械取出；在显微镜下用超声工作尖去除分离器械周围的牙本质，将超声工作尖的尖端沿着器械断端逆时针方向振动，分离器械可能逐渐退出被卡住的根管部位，最后在水流的冲洗下流出根管。若折断器械与根管壁嵌合紧密，直接采用超声波取出困难的病例，可以首先用超声将分离器械断端与周围的牙本质分离，暴露器械的断端，然后用取分离器械的专用器械将其取出。

2）旁路（by-pass）的形成：尽管在手术显微镜和超声器械的辅助下，发生在根管中的绝大部分分离器械都能被取出，然而必须强调的是发生器械分离的根管解剖的复杂性，导致要求取出分离器械的操作技术的高水准，仪器设备的高配置，取出过程的高风险。对于取出确实困难的病例，可以用 #10 或 #15，甚至 #8 和 #6 等细小的K锉在根管壁与分离器械间的空隙插入，约1/4圈来回旋转，绕过分离器械，然后再换用大一号的锉逐步扩大根管，从分离器械的旁侧通过（图25-1-4），最后到达根管的根尖部，完成对根管的彻底清洁和严密充填。

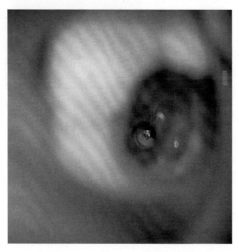

图25-1-3　显微镜下观察折断器械

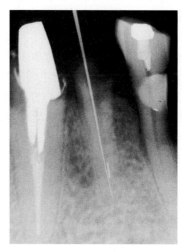

图25-1-4　X线片示建立旁路

3）根尖手术治疗：当分离器械超出根尖孔时（图25-1-5），咬合压力对牙周组织的机械性刺激会引起咀嚼不适和持续性疼痛。此时可采用根尖手术实行根尖切除倒充填术，在手术视野下暴露根尖，去除根尖以及滞留其内的分离器械。

4）追踪观察：对分离器械如果无法取出或旁路通过时，也可完成根管治疗后追踪观察，有研究报道当根管的其余部分得到彻底的预备与充填后，分离器械滞留于根管内并不会对远期疗效造成显著的不良影响。对于分离器械封闭于根管内的病例追踪观察发现，活髓患牙中有93%，感染根管患牙中83%的病例远期疗效良好。因此对于根管内的分离器械，在没有引起根尖周病变、急性症状时，也可追踪观察，暂不处理。在出现根尖周炎症的临床症状后，可选择根尖手术治疗，也能取得良好的疗效。

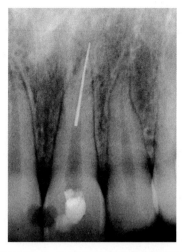

图25-1-5 X线片示断械超出根尖孔

三、髓腔壁穿孔

根管治疗引起的髓腔壁穿孔，是因牙本质过度切削引起牙髓腔和牙周组织相交通，对牙周组织可产生机械性、化学性损伤，并发感染后容易导致根尖周病变的迁延不愈。过于粗大的根管器械的过度预备（over-instrumentation），将破坏根尖孔或导致根管壁的侧穿。即使未引起根管壁侧穿，但因根管壁削弱变薄，在进行根管充填与牙体修复后发生牙根折裂的风险也会显著增高。在治疗过程中出现根管壁穿孔而未引起严重后果时，应及时请教经验丰富的医师或转诊至牙体牙髓专科处理。

对于发生了较大的穿孔，而没有得到及时有效的处理，可能由于感染而出现牙周与根尖周的病变，使治疗效果变得更不可预测。

（一）髓腔壁穿孔的分类及预后

1. 龈缘以下的穿孔（图25-1-6）

（1）在制备入髓通路或根管口探查时，未正确使用切削器械可能产生的穿孔。开髓洞形过小、开髓部位不正确均可能导致穿孔的发生。因此在制备开髓洞形，强调需要适度切削牙本质。洞形应始终维持在髓室内，避免切削髓腔壁。

（2）髓室钙化、根管弯曲细小，解剖结构不清楚的患牙容易导致穿孔。

（3）牙长轴方向发生改变或误判牙长轴方向，特别是有冠修复的患牙，当修复体改变了牙体长轴的方向时，容易影响医师对于开髓方向的判断，从而产生穿孔。

2. 牙根中1/3穿孔（图25-1-7）

（1）根管弯曲发生在根管中1/3时，采用大号手用根管锉强行扩锉容易产生穿孔。根管上端敞开过深也可能引起侧穿。牙长轴异常也容易引起该部位根管壁侧穿。

（2）磨牙根管口处的牙本质悬突未去除，导致根管预备器械严重偏离根管长轴，在使用超声或马达驱动的根管预备系统时强行扩锉引起根管中1/3侧穿。

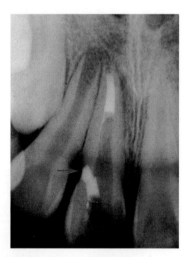

图25-1-6 X线片示龈缘以下穿孔及其修补（箭头所示）

（3）应用马达驱动的根管预备系统、超声波根管预备系统预备根管以及预备根管桩道时，未注意根管的弯曲而引起侧穿。

（4）狭窄细小的根管应用螯合剂后因牙本质变软，在使用根管预备器械时加力不合理而引起穿孔。

3. 根尖部的穿孔 因根尖部根管解剖复杂，用大号缺乏弹性的根管预备旋转器械预备时，强行扩锉，由于器械本身形变力量容易在弯曲部位形成根管偏移、根尖肘部、台阶，甚至穿孔。器械的刚度越高，越容易发生这些并发症。

4. 髓室底穿孔（根分叉部的穿孔）（图25-1-8）　在多根牙揭除髓室顶或去除根管口钙化牙本质阻挡以便探查根管口时，钻针误将髓室底磨除过多，极有可能造成髓室底穿孔。发生这种情况主要出现在以下几种情况：①髓室严重钙化的病例，其髓室顶与髓室底间距基本消失，开髓过程中医师无法体会到钻针的落空感；②牙冠严重磨损变短，继续按牙冠常规长度进行开髓；③牙髓组织已经坏死，在开髓过程中观察不到血性渗出物的溢出，导致进一步加大开髓窝洞的深度；④髓腔暴露且又长期未经治疗的患牙，髓室底由于龋坏也可导致自发穿孔破坏。

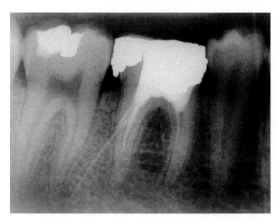
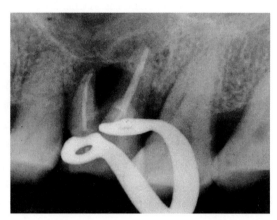

图 25-1-7　X线片示根中 1/3 穿孔　　图 25-1-8　X线片示髓室底穿孔致根分叉区牙槽骨吸收

5. 带状穿孔（strip perforation）　尽管根管口的敞开有利于根管预备器械进出根管，并且也便利于根管预备与充填，但如果操作不当，可能导致根管壁的薄弱区（danger zone）呈条带状穿孔。上颌磨牙近中颊根的远中壁、下颌磨牙近中根的远中根管壁、上颌第一前磨牙以及下颌切牙近远中牙根表面存在凹陷的根管壁、下颌第二磨牙的C形根管凹陷壁，这些部位根管壁较薄，即为根管壁的薄弱区，根管预备不当时容易在这些部位导致带状穿孔。

（二）髓腔壁穿孔的预防与处理原则

1. 预防方法

（1）开髓前进行 X 线片检查，了解患牙髓室、根管的解剖学特征，根据具体情况，制订相应的开髓方案。在 X 线片上确定牙髓腔的位置、钻磨方向与牙长轴的关系，并确定髓室和根管口的位置。

（2）老年患者，因继发性牙本质、修复性牙本质的沉积，导致髓室、根管口变狭小，尽管继发牙本质与原生牙本质的颜色存在不同，但临床上不能完全盲目依赖。在开髓前应评估牙冠高度以及钻针钻磨牙体组织的最大深度。

（3）探查髓室，可用根管口探查器探查。为了避免上橡皮障后影响对牙齿冠根走向判断而出现误判穿孔，可在开髓完成后再上橡皮障隔离。在推测的根管口附近，在手术显微镜辅助下，用长柄的小球钻或超声器械，逐步微量地去除牙本质阻挡，防止对牙本质过度切削。

（4）在预备弯曲根管时，应根据根管的弯曲形态，对根管预备器械进行预弯，选择柔软韧性好的镍钛锉，沿着根管弯曲走向，避免对弯曲部的内侧壁牙本质的过度切削，尽量扩大弯曲部的外侧壁，可以达到预防带状穿孔的目的。

（5）当根管内存在台阶（step），以及对狭窄细小根管预备时，可将细小的不锈钢根管预备器械尖端进行少许预弯，然后插入根管，到达阻碍的位置时，轻轻来回旋转器械，使其通过台阶区滑入原始根管内，并逐步提拉以消除台阶。同时需注意的是，细小器械虽有良好的弹性，但缺乏一定的硬度，因此有时选择弹性低而强度高的器械，有可能穿通狭窄根管的钙化部，所以应用大号器械时，应注意只适用于钙化而无弯曲的根管。若在既钙化又弯曲的根管应用大号锉强行扩锉，非但不能打通钙化堵塞区,反而容易形成台阶,甚至造成根尖区的侧穿,增加新的治疗难度。

(6) 保持根管内的充分润滑,在根管预备过程中,牙本质碎屑可能堵塞根管,因此,操作过程中在根管内用次氯酸钠溶液或螯合剂使器械润滑非常重要。对于狭窄细小根管建议用最小号的器械疏通根管到达根管工作长度后,再依次进行根管预备。

(7) 桩道预备时不要过度磨除牙本质:在预备多个根管的根管桩道时,应充分考虑根管的走行方向与弯曲度,不要盲求根管桩道间的平行。

2. 临床处理原则 对于牙体穿孔的并发症,必需尽早阻断髓腔与牙周组织的交通,预防病变的扩大,促进病变组织的愈合。如果没有感染存在,则可立即进行穿孔的修补封闭。在修补穿孔前,应进行患牙的分离隔湿,预防创面的污染。对创面的清创和止血也非常重要,没有良好的止血就无法严密修补封闭穿孔,需要用具有生物活性的材料进行穿孔封闭修补,根据不同情况有的病例需进行手术治疗。

(1) 穿孔部位的修补:由于根管内光线昏暗,视野狭小,盲目操作不可能取得好的治疗效果,必须借助于手术显微镜的放大和照明,对穿孔部位进行准确的定位,并将充填材料置入穿孔处,达到有效阻隔根管与牙周组织的通连,防止对牙周组织的刺激。临床上可利用两种不同特性的屏障技术进行穿孔的治疗。一种是可吸收屏障技术,将具有良好生物相容性、可吸收的充填材料如可吸收胶原等,放入穿孔周围的组织中,下端与牙周组织直接接触,上端与穿孔的外表面形状一致,可以达到止血效果并防止修补材料对牙周组织造成进一步损伤;然后使用玻璃离子水门汀、复合树脂等材料修复根管壁上的穿孔。另外一种为不可吸收屏障技术,直接使用具有良好生物相容性的不可吸收性材料如生物水泥 MTA 等修复根管壁上的穿孔(图 25-1-9)。

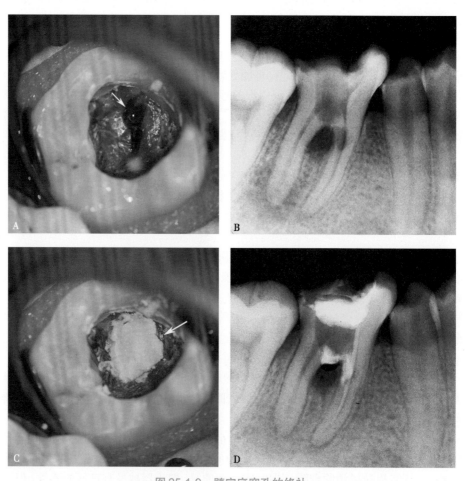

图 25-1-9 髓室底穿孔的修补

A. 显微镜下显示髓室底穿孔(箭头示) B. X 线片示髓室底穿孔 C. 显微镜下显示 MTA 修补穿孔(箭头示) D. X 线片示穿孔修补后

修补穿孔的材料应具备以下性质：①具有良好的封闭性；②可操作性；③良好的生物相容性；④耐久性；⑤良好的边缘封闭性：目前尽管有的材料具有一定的边缘封闭性能，但要达到满意的封闭效果还十分困难；⑥诱导矿化组织的形成功能：能够诱导穿孔部位形成钙化组织屏障，最后完全矿化达到生理性修复穿孔的目的。当穿孔部位不存在感染的情况下，应快速及时将其封闭修复。

对于因龋病导致的感染性髓室底穿孔患牙，常常可见牙周来源的息肉充满髓室，此时若要保存患牙，首先应彻底去除息肉和髓室内的龋坏组织，特别是穿孔周围的龋坏组织，根据穿孔的大小制订相应的治疗方案。穿孔较小时，则初诊可在穿孔处用氢氧化钙糊剂或碘仿糊剂封闭，一方面对穿孔周围的牙本质消毒；另一方面对牙周组织进行消炎，减少出血，髓室内封入常规的根管消毒药物和小棉球。一般3～5天后复诊，按照无感染的穿孔进行修补和封闭。

（2）外科治疗：根尖附近穿孔采取保守治疗无法取得满意的治疗效果时，可采用外科手术，如根尖切除术等对穿孔部位进行封闭修补。对于较大范围的穿孔，根据患牙承受咬合力量的情况，部分情况下也可采取牙根分离术或牙半切除术。但牙根分离后，成为多个牙根弯曲的前磨牙形态，发生牙根折裂的风险会相应增加，术前应与患者进行充分的交流沟通。对于保留价值不高，预后不确定的患牙，拔除也是一种治疗方案。

四、口腔软硬组织损伤

（一）失活剂化学损伤

1. 发生原因　牙髓失活剂三氧化二砷具有细胞毒、神经毒以及原生质毒等作用，组织内对其毒性进行降解是根本不可能的，因此该药在未加控制的情况下容易引起药物性根尖周炎，砷类失活剂的使用绝不可超过24h。多聚甲醛类失活剂具有凝固蛋白的作用，封药也应严格按标准使用，控制在2周以内。此外，在髓腔内封入失活剂后，必须保证窝洞的严密封闭，否则失活剂的渗漏会对邻间牙龈组织造成严重损伤。

酚醛类根管消毒药具有较强的抗菌性与能渗入牙本质小管的优点，但在急性根尖周炎患牙，FC对组织的刺激性可加重症状的恶化。如果根管渗出物或脓性分泌物多，则使蛋白质凝固堵塞根尖孔，影响分泌物的引流。由于该类药物的副作用，目前已逐步退出临床。

2. 治疗方法　对于这些药物造成的软组织化学损伤，治疗原则是将化学药物尽早从髓腔与根管内彻底清除干净，避免进一步损伤，然后封入刺激性小的药物。对于已造成的损伤，需要去除坏死组织，清洗消毒创面，控制感染，对症处理。

（二）次氯酸钠灼伤

1. 发生原因　次氯酸钠是一种高效快速的消毒剂，能有效杀灭包括细菌、噬菌体、真菌等在内的多种病原微生物，是目前临床上使用最广泛的根管冲洗液之一。次氯酸钠溶液用于根管冲洗的常用浓度为0.5%～5.25%，随着冲洗浓度的增高，其溶解有机物的能力亦增强。但次氯酸钠除了杀菌消毒的作用效果外，其本身也具有较强的细胞毒性，且其细胞毒性也随浓度升高而增大。当次氯酸钠溶液发生渗漏时可引起皮肤、黏膜的化学损伤，严重灼伤的组织甚至需要数月的时间才能再生。

在使用高浓度的次氯酸钠溶液冲洗根管时，一定要安装橡皮障。即使安装了橡皮障，有时也可能从橡皮障与牙齿之间的缝隙漏到口腔内，因此橡皮障的洞缘必须严密封闭以确保无渗漏。当口内黏膜受到次氯酸钠溶液激惹时，患者可有明显刺痛感，黏膜表面可见发白、肿胀。如果高浓度次氯酸钠冲洗液接触到口唇黏膜、口角、颊部皮肤，数分钟内即可将软组织的有机质溶解，变成粉红色或暗褐色造成化学损伤。此外，次氯酸钠溶液对患者的衣物也会造成腐蚀破坏。

更严重的次氯酸钠损伤则往往发生在根管孔发育不全或破坏的病例，一旦次氯酸钠大量进入根尖外组织，甚至进入颌面部间隙区，则可能造成间隙内组织损伤，并发皮下血肿等急症。

2. 预防方法　最好的预防方法是使用低浓度大剂量的次氯酸钠溶液冲洗根管，如1%的浓度进行大量冲洗，对于治疗部位采用橡皮障配用封闭剂严密封闭隔离，治疗过程中随时注意观察，及时清除残留的冲洗液。根管冲洗时，应确保根尖孔的完整无破坏，并建议采用侧方开口的冲洗针头，以保证冲洗液的回流通畅，避免冲洗液超出根尖。为了预防次氯酸钠溶液溅出对患者造成眼部损伤,在治疗过程中建议为患者配戴护目镜。

3. 治疗方法 一旦发生次氯酸钠渗漏后应立即用大量的清水进行冲洗,以去尽残留的次氯酸钠溶液,避免损伤加重。而当灼伤发生时,则需采取对症处理,及时到皮肤科或眼科进行诊治。在皮下血肿发生时,应即刻转诊,采取抗感染等支持治疗手段,以减轻组织损伤。

(三)皮下气肿

1. 原因与症状 当根尖区缺乏正常大小的根尖屏障,或者治疗中用气枪强力吹气,以及过氧化氢溶液冲洗时大量进入根尖周组织,此时产生的气体可通过根尖孔周围骨组织到达眼眶下部、上下颊部皮下软组织、组织间隙等部位,即成为皮下气肿(subcutaneous emphysema)。根尖手术时,使用高速手机磨切断根的时候,空气也有可能进入周围软组织,引起皮下气肿。皮下气肿发生时患者常会自觉肿胀,空气储留于其中发出捻发音,会对患者造成精神上感觉不安。

2. 预防方法 皮下气肿的预防在于防止气体进入组织间隙。根尖区必须保留正常的根尖屏障,治疗过程中不要用压缩空气吹干根管,而应用纸尖或棉捻擦拭吸干根管。根管内使用过氧化氢溶液冲洗时,绝对禁止加压冲洗,建议采用侧方开口的冲洗针头,保持冲洗液的回流通畅,避免过氧化氢溶液进入根尖周组织。根尖切断术时采用超声器械、反角手机或马达驱动的低速手机切断牙根尖,以避免空气进入组织间隙。

3. 治疗方法 皮下气肿发生时应尽量建立引流通道,避免症状加重。引起皮下气肿的空气可能不洁净,因此有感染的危险,可全身给抗生素治疗,预防感染。一般数日到1周左右皮下气肿大多可自然消退。

五、其他并发症

(一)治疗器械的误吞与误吸

1. 原因 治疗操作过程中对器械失去控制是其主要原因,器械脱离控制后落入患者口腔有可能进入食管(误吞)或气管(误吸)。

2. 预防方法 预防误吞与误吸的最好办法是在治疗过程中采取橡皮障隔离术区。使用橡皮障可以使患牙在封闭的环境中操作,保持术区干燥、术野明了,保护周围软组织,防止误吸误咽等优点,因此应大力推广使用。

当器械脱离术者控制,落入口腔之中时,术者应即刻撑开患者牙列,保持大张口,避免体位改变,尽早从口腔内取出脱落的器械,避免误吞与误吸。

3. 治疗方法 发生器械误咽时,应第一时间摄取X线片明确器械坠入的部位,及时转诊到消化内科在纤维内镜(胃镜)下将器械取出,避免发生消化道刺伤穿孔等不良并发症。条件受限时,应嘱咐患者多吃高纤维食品,X线片追踪观察,待其自然排出,大多数病例能够自然排出,但由于脱落的器械可能有着锋利的工作尖端,也有将消化道刺伤穿孔的病例,此时需由普外科接诊治疗。

发生误吸病例,常因对呼吸道的刺激引起剧烈咳嗽。如果堵塞在呼吸道,咳嗽无法咳出时,必须立即转诊到呼吸专科就诊。器械位于大的呼吸道时,可在纤维支气管镜下取出;如果进入细小的支气管,可能引起感染性炎症,只能行胸部外科手术取出器械。

(二)根管治疗后的牙折与根折

1. 发生原因 根管治疗需要在牙齿𬌗面制备开髓窝洞,而当牙齿本身存在严重的牙体病变时,经过开髓预备后的牙齿往往丧失了大量的牙体组织,尤其当𬌗面边缘嵴或斜嵴等重要承力结构受到损失时,剩余牙体组织的抗力性显著降低,从而在咬合力的影响下容易发生牙折与根折。根管预备本身需要切削根管内牙本质以形成一定锥度的工作空间而便于根管充填,但大锥度器械的应用,往往会造成牙颈部牙体组织的过多切削,从而进一步削弱牙齿的抗力性。

失髓牙由于丧失了牙髓组织的营养功能,其营养的供给完全依赖于牙周组织,对于剩余的牙体组织往往会产生不可逆的改变。最显著的改变发生在牙本质内胶原纤维网络,有研究报道:根管治疗后的牙齿由于次氯酸钠等冲洗液的作用,往往导致牙本质胶原纤维间的连接被显著破坏,与活髓牙有着显著的差别,而失髓的牙齿随着时间的推移,胶原纤维得不到更新,其抗折能力进一步减弱。同时牙本质含水量在失髓牙中也存在着一定程度的降低,尽管含水量的降低并非导致牙本质机械性能改变的首要因素,但大量研究证实根管治疗后牙本质含水量的减少可导致牙本质小管的收缩,从而会在应力集中的情况下导致裂纹的形成与扩展。根管治疗过程中所用偏碱性的消毒药物以及充填材料等也会降低牙齿结构的抗折力,正是这些因素综合在一起使得根管治疗后的牙本质结构更为脆弱。

2. 临床表现　根管治疗后发生的牙折与根折往往破坏了根管治疗的封闭效果,导致牙周间隙与根管内形成渗漏,最终表现为牙周牙髓的联合病变。临床上可以看到根周牙龈窦道经久不愈,或在已愈合的病变处又出现新的窦道,以及反复出现的牙周脓肿,患者可伴有不同程度的咬合症状。

对于根折病例,由于病变发生部位较深,检查不易发现,X线片,甚至CBCT对于诊断是必要的。X线片上往往表现出环绕根尖区的J形影像,有时可见到根管影像于局部变宽,发生时间较长者,可见到折裂片移位的影像改变。

画廊:ER25-2
根管治疗后根
折病例的临床
表现

3. 临床处理原则

(1)预防措施:根管治疗后牙折根折一旦发生,往往预后不佳,因此预防是根管治疗全程中均需要关注的问题。在治疗过程中必须尽最大努力多保留健康牙体组织,按照规范的程序获得入髓通路,尽量保留斜嵴、边缘嵴等牙体承力结构。在预备过程中,选择合适的器械与预备方法,在控制感染的基础上最大限度地保留牙体组织,以维持牙体的抗力结构。

对于伴有大范围牙体缺损的患牙,在根管治疗伊始就应该对牙体修复的方案有全面的考虑,根据不同的缺损情况选择𬌗面全覆盖或牙尖包绕的修复方式有助于增强剩余牙体组织的抗折能力。在完成根管治疗后尽早完成牙体修复,以保护薄弱的牙体组织。

(2)治疗方法:牙折与根折发生后,需要根据折裂的范围决定进一步的治疗方案。当仅是部分牙尖的折裂,去除折裂片后确认折裂线边缘位于龈缘以上时,可以通过正畸牵引或冠延长术等方法获得足够的冠根比与牙本质肩领组织时,可尽早采用牙体修复的手段恢复缺损。

当折裂部位仅限于根尖局部,且有着足够的冠根比时,可通过根尖显微外科手术,切除折裂的根尖区,临床上需要注意患牙的咬合情况,通过咬合调整避免过大的咬合压力,以防止牙根进一步的折裂。

当发生冠根联合折裂,或折裂线侵犯至髓底,以及过长的根折范围,此时患牙的治疗预后很差,需要采用拔牙的治疗方法,待牙槽骨稳定后,再通过义齿、种植等方式修复牙列,恢复咬合功能。

第二节　根管再治疗

一、根管再治疗的适应证

对于根管治疗后疾病的处理,选择根管再治疗和根尖手术治疗,临床研究结果显示两者间治疗效果没有明显差异。因此对根管治疗后疾病治疗方案的选择主要取决于根管充填的质量、医疗单位的技术水平、医疗设备条件以及患者对手术风险的评估和治疗费用的评估。

以下几类情况在患者同意的前提下,术前评估经根管再治疗后可提高根管治疗质量,应首选根管再治疗(root canal retreatment)。

1. 根管治疗后出现临床症状和体征的患牙,包括根管感染引起的疼痛、牙龈肿胀、瘘管、叩痛和压痛。X线片检查患牙根管充填不良,经评估通过根管再治疗能够提高根管治疗质量的病例。

2. 由根管感染所引起的根尖周病变,经根管治疗后病损未愈合,在随访期内病变范围有扩大的患牙。

3. 由根管感染所引发根尖周新病损的根管治疗牙。

4. 根管治疗后4～5年根尖周病损仍持续存在的根管治疗牙。

5. 根管治疗牙旧的修复体出现破损和裂隙,唾液进入根管系统超过30天,尽管原根充质量好,但在重新进行牙体修复前需根管再治疗。

6. 根管欠填的患牙,尽管根管治疗后无临床症状和体征,在行新的修复体前应考虑根管再治疗。

学习笔记

二、根管再治疗的术前评估

根管再治疗的目的是保存患牙在口腔内行使功能。因此其治疗与常规的根管治疗相同,经过彻底的根管预备、根管消毒和根管的严密充填,能够达到治疗要求,临床疗效一般都佳。但如果病例选择不当,也有可能造成治疗次数增加,疗效不确定,甚至可能需要拔牙的情况。因此在进行根管再治疗前,应做以下评估:

1. 患牙的保存价值　评估根管再治疗后的患牙恢复咬合功能的价值,以及患者对该牙最终修复效果的期望值。

2. 患者的全身状况　根管再治疗没有绝对的禁忌证,但考虑到患者的心理与生理对治疗的接受程度,以下情况行根管再治疗需要谨慎控制:患有全身疾病的患者,建议在全身性疾病治疗控制后行根管再治疗。妊娠初期 3 个月与临产前 1 个月应尽量避免行根管再治疗。糖尿病、结核、重度贫血患者,组织愈合能力较差,根尖周组织修复困难。血友病、白血病、紫斑等患者,这些疾病与根管再治疗的选择没有关系,但不能拔牙,只宜进行保守治疗。

3. 患牙的状况

(1) 根管充填材料能够取出;

(2) 根管预备能到位;

(3) 根管内的根充材料、分离器械不会进入根尖周病变区内;

(4) 髓室底无大范围的穿孔;

(5) 牙根中份到根尖部根管壁无侧穿孔;

(6) 牙齿松动Ⅱ度以下;

(7) 牙周袋与根尖周病变未交通。

4. 根管再治疗的难度分析　对于选择根管再治疗的患牙,临床上应根据其根管内的情况,评估其治疗难度。再治疗难度分为 10 级:1 级为根管内只有单纯的牙胶,无其他并发症;2 级为采用有树脂核载体的牙胶充填的患牙;3 级为初次治疗的根管内形成台阶;4 级为根管内存在短而密合性不佳的根管桩;5 级为根管内有分离器械或根管壁侧穿,且位于根管冠段,靠近根管口;6 级为牙本质碎屑堵塞所导致的根管治疗不到位;7 级为根管钙化和根管遗漏;8 级为分离器械位于中上段的直根管段或根管侧穿位于根管中份;9 级为根管桩密封性佳且到达根管的深部或根管严重偏移,根尖孔拉开的患牙;10 级为分离器械位于根管根尖 1/3 或在根管弯曲起点的根尖段。级数越大,难度越大。在再治疗前认真分析根管内情况,对于难度较大,超出医师诊治条件的患牙,应及时转诊。

根据以上条件选择根管再治疗的患牙,在进行治疗前,应充分与患者交流沟通,包括患牙病情、治疗方法、可能遇到的并发症、疗效预期及费用,在患者知情同意后并签署书面的知情同意书,再进行相应的治疗。

三、根管再治疗步骤

根管再治疗的生物学原则与常规根管治疗相同,均需要彻底清除根管系统内的微生物并严密充填封闭死腔,治疗已经发生的根尖周疾病,预防根尖周疾病的再次发生。根管再治疗的基本步骤也与常规根管治疗一致,建立进入髓室的通道(开髓)、进入根管的通道(髓室预备)、进入根管根尖部的通道(疏通根管)、根管再预备、根管消毒以及根管再充填。然而与初次根管治疗不同的是,再治疗牙冠常有修复体的存在,髓室内充满牙体修复材料、根管内存在充填材料、根管桩,以及根管内可能存在台阶、根管壁侧穿、分离器械、根管堵塞等,在根管预备通道的建立以及根管内并发症的处理上对医师的技术有着更高的要求。

（一）冠部入口的建立

对于有银汞合金或树脂充填的患牙,在根管再治疗实施前应将所有的充填体及其周围可能存在的继发龋去除干净,防止唾液中的微生物通过充填体边缘的缝隙进入髓室;如果存在冠桥,应根据具体情况选择保留或去除全冠。对于修复体边缘有良好的适合性、完整性和密封性,修复体能维持正常的咀嚼功能和美观,患者能有效维护牙周组织健康的病例,可以保留冠部修复体,开髓洞形应保持足够的便利形以不妨碍器械直线进入根管,同时不会对修复体造成严重破坏。如修复体边缘已存在缺损或缝隙、继发龋,或在根管治疗过程中有可能会破坏到修复体边缘封闭性的病例,则需要去除修复体。修复体的去除,有助于术者直视牙冠形态,正确评估残存牙体组织,准确判断牙体长轴的方向,减少开髓过程中髓室侧穿或底穿的危险,发现继发龋、牙隐裂和牙纵折,以及遗漏的根管等。但如果患牙根管内存在桩核修复体时,此时应考虑建立冠部和根管入口的难度和风险,必要时可选择显微根尖手术治疗。

(二)根管入口的建立

根管再治疗患牙髓室内常常填满冠核材料和根管桩。进入髓室后,如何去净充填材料,在维护髓室底完整性的同时充分暴露髓室底的解剖结构,是根管再治疗时根管口定位、寻找遗漏根管的关键。

对于无根管桩的牙体修复材料,如为银汞合金,则在可视情况下逐层去除充填材料及其周围继发龋;如为牙色充填材料,不易与牙体组织区分,去除难度较大,操作应更为仔细,避免切削过多的残存牙体组织;避免髓室底的破坏。显微镜下可区分牙体组织和牙色充填材料。

对于存在根管桩,原则是在去除桩核材料时不要过多伤及髓室壁的牙体组织。方法是从窝洞边缘开始入手逐层向根管桩推进,最后用超声器械将根管桩周围和髓室底残存的少许材料清除干净,为根管桩的取出创造条件。

根管桩的取出可采用专用的根管桩取出器械,如 Masserann Kit。取根管桩前,应评估残存牙本质厚度;采用超声波取桩时,因超声取桩时功率大,产热多,因此要注意有水操作,并且能够到达工作尖的末端。如果取桩时间过长,患牙明显不适,则需暂停,用水冷却 1~2min 后,再行取桩。

对于根管口定位,如根管内存在牙胶,髓室底干净,则容易定位;而对于遗漏的根管,定位比较困难。目前对于遗漏根管口定位,可采取以下方法寻找遗漏根管。

1. 影像学检查 如果采用 X 线片检查,可同时采用正位投照和偏位投照技术,观察不同角度情况下是否存在遗漏根管。根据光投照原理,舌侧根管居中,颊侧根管远离牙长轴中心的原则,判断遗漏根管属于颊侧或舌侧根管。如果条件允许,建议采用 CBCT 对患牙进行检查,三维观察根管解剖情况以及是否存在根管的遗漏,做到术前全面了解患牙根管解剖。

2. 根管解剖特征 应用根管解剖知识,分析不同牙齿的解剖特征和常见的变异根管,识别遗漏根管口。对于下颌切牙,中国人 30% 有两个根管,其中常遗漏舌侧根管(图 25-2-1)。上颌前磨牙双根管发生率达 80%,因此,在探查根管时以两个根管为目标进行定位,上颌前磨牙高发楔状缺损导致颊侧根管冠段钙化,同时颊侧根管口有时极度偏向颊侧,因此临床上也易被遗漏。上颌第一磨牙近颊根多根管发生率在 60% 左右,临床上常遗漏近颊腭侧根管,即 MB2(图 25-2-2)。对于下颌第一磨牙,如果远中根有两个根管,则近中根一般都有两个或两个以上的根管,同时因中国

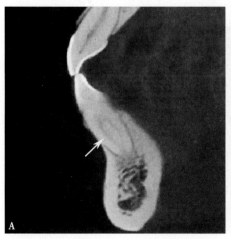
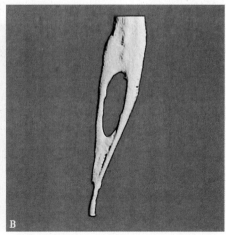

图 25-2-1 下颌中切牙双根管

A. CBCT 示下颌中切牙 1-2-1 型双根管(箭头示) B. Micro-CT 示下颌中切牙双根管及其峡部

人该牙的独立远舌根发生率高于30%,而该牙根多位于远中舌轴角颈部,根管口在髓室底极度靠远中舌侧,根管细小弯曲,临床上易遗漏(图25-2-3)。对于下颌第二磨牙,中国人C形根管发生率高,远中根管与近颊根管相连呈C形,在临床上需要高度重视,此外,近舌根管口因其位置靠近舌侧,并通常位于近舌牙尖的下方,且该根管常细小,临床上也易被遗漏(图25-2-4)。对于变异牙根及根管,只有通过影像学诊断,来分析变异根管解剖。

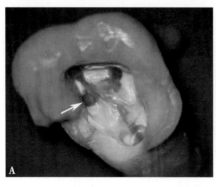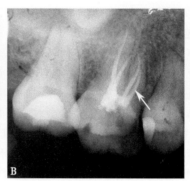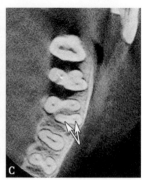

图25-2-2 上颌第一磨牙近颊根双根管

A.显微镜观察离体上颌第一磨牙MB2(箭头示) B.X线片示上颌第一磨牙MB2(箭头示) C.CBCT示上颌第一磨牙近颊根双根管(箭头示)

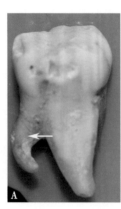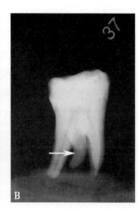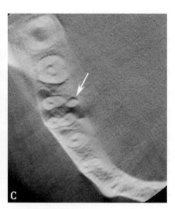

图25-2-3 下颌第一磨牙远舌根及其根管

A.下颌第一磨牙远舌根(离体远中面观)(箭头示) B.下颌第一磨牙远舌根X线片(X线25°投照)(箭头示) C.CBCT示右下颌第一磨牙独立远舌根(箭头示)

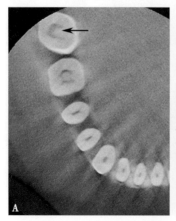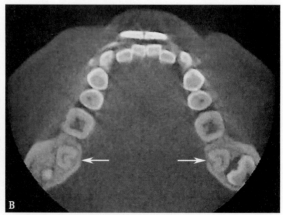

图25-2-4 下颌第二磨牙C形根管系统

A.CBCT示下颌第二磨牙 B.CBCT示下颌第二磨牙双侧C形根管(箭头示)

3. 显微镜超声技术的应用　根管手术显微镜具有放大和照明作用，能够更清楚地观察髓室底的情况。一般情况下，多根牙的髓室底常呈凹陷，凹陷最深的部位常为根管口；根管口部位常呈漏斗状；根管口之间常存在一条低于髓室底的发育沟，在沟的末端常是根管口所在的位置。对于髓室钙化或在根管口上方存在大量继发性牙本质形成牙本质悬突时，需要在显微镜下利用超声工作尖将其去除，暴露出下方的根管口。

4. 染色法　将染料滴入髓室，然后用清水冲洗并干燥髓室，遗漏根管的根管口通常会有染料残留。常用染料有亚甲基蓝，可将有机物如遗漏根管内残存的牙髓组织染成蓝色；也可采用碘伏染色，此时在遗漏根管口处有时可见到深染的标记。

5. 发泡试验　髓室清理干净后，将次氯酸钠溶液滴入，等待数分钟，有时可见遗漏根管口处有小气泡冒出。

（三）到达根管工作长度通道的建立

建立到达根管根尖段的通道，首先应将根管充填材料以及可能存在的根管内分离器械取出。在取出根管充填材料的过程中，为了避免根管被堵塞，或将材料推出根尖孔外损伤根尖周组织，应采用冠根向预备器械和预备技术。

1. 根管内牙胶的取出　根管再治疗时，旧的根管充填材料往往已经被细菌所污染，有时甚至在牙胶表面已形成了感染性生物膜，因此如何将根管内牙胶去除干净，直接影响到根管再治疗的疗效。牙胶能否被清除干净主要与牙胶充填的致密度、超充还是欠充、根管形态以及去除技术等四个方面有关。充填越致密，去除难度越大；欠充的牙胶较容易去除，而超出根尖孔的牙胶在操作中常易与根管内牙胶分离，留在根尖周组织中。根管内牙胶的去除技术包括溶剂溶解、加热软化、手用或机用器械去除等。

对于充填不佳的根管，可采取以下方法将牙胶从根管内去除：①不锈钢锉去除法：因单尖法或充填不良的根管，在牙胶尖和根管壁间常存在空隙，因此选择合适大小的 H 锉或 K 锉顺着根管壁做 1/4 圈的顺时针旋转深入，使锉刃与牙胶嵌合，然后提拉取出牙胶。反复数次即可将牙胶去除干净。对于超出根尖孔的牙胶，如果没有根尖孔处嵌塞，也可被完整取出。超充牙胶由于担心在根尖外的遗留，建议尽量避免用溶剂软化的方式去除，可试用小号 H 锉顺时针方向旋转直到接近根尖孔处，然后再慢慢地回拉 H 锉，超充的牙胶有可能被完整取出。②镍钛旋转器械去除牙胶充填物：选择适当大小的镍钛旋转器械，按照厂家推荐的速度和扭矩，逐步深入去除牙胶。在使用过程中注意器械只去除牙胶而不破坏根管壁，切削的牙胶容易从根管内排出，操作时勿加压，必要时可在根管内滴入溶剂。优点是提高了效率，缺点是易发生器械分离。③超声波法：利用超声波的振动和冲洗作用将牙胶振松，然后冲洗出来。在利用超声波时，推荐锉针选择 15#，在存在水冷却的情况下低功率振动。

对于充填致密的根管，因充填材料与根管壁间无缝隙，器械无法直接插入充填材料而导致去除比较困难，因此在去除该类根管内材料时，可首先加热或利用溶剂软化牙胶，然后以器械进入材料内分段分层逐步去除牙胶。

（1）溶剂软化牙胶：牙胶主要成分是一类天然树胶，可被多种有机溶剂软化，但大多数溶剂有毒性，溶解后的牙胶涂布于根管壁并进入牙本质小管内而不易彻底去除，因此常作为机械去除牙胶的辅助手段，一旦器械进入牙胶的通道建立，机械方法去除牙胶比化学溶解方法去除效果好。常用溶剂如下：

氯仿：溶解能力强，易挥发，有刺激性。

二甲苯：溶解效率较氯仿差，不适于椅旁应用。因挥发缓慢可在根管内封入二甲苯溶解牙胶。

桉油：溶解能力较氯仿差，但有抗菌作用，比氯仿刺激性小。

甲基氯仿：低毒，溶解效率较氯仿低，但却高于二甲苯和桉油，被认为是氯仿较好的替代物。

步骤：①用注射器将溶剂注入髓室或根管的冠部；②用小号锉（15# 和 20#）旋转缓慢插入根充物，将溶剂导入牙胶，加速牙胶软化；③在去除软化牙胶后，再导入溶剂并继续以同样的方法深入根管，直至到达工作长度。使用时应避免将牙胶和溶剂混合物推出根尖孔，减少术后疼痛的发生。

（2）加热软化牙胶：利用牙胶受热变软的性质，采用热牙胶充填系统的携热工作尖或加热尖，对根管内牙胶加热软化。如果是一般的金属加热尖，在酒精灯上加热后放入根管软化牙胶，加热尖接触到牙胶后很快变冷，而牙胶本身是热的不良导体，因此只能使牙胶表面软化。目前随着热牙胶充填系统的大量应用，电加热的加热尖可以有效软化牙胶，并且能够将部分牙胶取出根管，但使用时因加热尖温度升高快，温度高，不能长时间加热，否则易损伤牙周组织，该方法适用于根管冠中段较直的根管。

（3）手用器械去除：在根管上段牙胶部分去除后，牙胶溶剂可置入根管上段溶解软化牙胶，然后用 15# 或 20# 小号 K 锉插入牙胶将溶剂引入牙胶内，最后在牙胶内做一通道，再用 H 锉沿此通道插入牙胶，提拉以取出牙胶。操作中应注意防止将牙胶推出根尖孔外。

（4）机用器械去除：使用机用器械如 G 钻、P 钻可直接去除根管冠段牙胶。但随着马达驱动镍钛器械的大量应用，以及相应的专门针对根管再治疗的镍钛器械的应用，根管内牙胶一边被器械切削从器械的凹槽及时排出，同时旋转产热软化牙胶，有利于器械进入牙胶，因此具有临床操作简单，效率高的特点。再治疗镍钛器械的特点是器械尖端具有切削刃，便于进入牙胶内；器械直径相对较大，凹槽较深，预防器械发生分离，利于牙胶碎屑排出。使用镍钛再治疗器械时应注意：去除根管内牙胶时应尽量避免根管方向的改变和过度切削根管壁甚至出现的根管壁侧穿、器械发生分离、牙胶溢出根尖孔等。

2. 根管内封闭剂的去除 根管内封闭剂伴随着牙胶的去除而同时被清除，因此临床中很少将根管封闭剂单独清除。目前国内根管封闭剂主要是氧化锌丁香油糊剂类、氢氧化钙糊剂类以及 AH plus 等树脂类糊剂，这些封闭剂在采用去除牙胶的方法时可以同时被清除，同时临床上如何区分残存根管内的材料是牙胶或是封闭剂或是碎屑，目前没有合适的检测手段。对于酚醛树脂治疗的根管，可采用特殊的溶剂如 Endosolv-R 配合超声波清除。

一旦大部分牙胶去除，到达根尖孔位置，此时选择与根管大小和长度相匹配的 H 锉，顺着根管壁以旋转方式逐步向根尖方向深入，贴在根管壁上向冠方提拉 H 锉，此时已固化的封闭剂可被切削成碎屑，再利用大量的次氯酸钠溶液将碎屑冲出根管。

（四）根管再预备

与常规根管治疗中的根管预备不同的是，再治疗根管内存在充填材料、感染物以及可能存在分离器械、台阶等，再治疗的根管预备难度较大。

1. 根管再预备的目的 通过根管再预备，应达到以下要求：彻底去除根管内根充材料并到达工作长度；彻底清除坏死的牙髓组织；预备初次根管治疗未预备的遗漏根管及根管预备不全的感染牙本质；通过化学消毒中和牙本质小管内的内毒素；为根管冲洗和根管再充填形成良好的形态。

2. 根管再预备工作长度的确定 根管再治疗工作长度确定的基本原则与常规根管治疗一样，但因根管内存在牙胶和根管封闭剂，根管治疗失败需要再治疗的患牙，常常存在根管钙化、根管弯曲、根管内存在台阶以及材料超出根尖孔，因此工作长度测量较困难。在采用根尖孔定位仪测量的初始阶段，锉针周围被牙胶等根充物包绕，不能形成回路，无电流信号产生。因此在临床测定根管工作长度时，如果根尖定位仪无测定信号出现，则提示锉针还在根管充填材料内；一旦出现信号，提示锉针已经超出充填材料并通过根尖孔或根管侧穿部位与牙周组织接触形成了电流回路。尽管再治疗根管内情况复杂，但采用根尖孔定位仪可以获得较准确的工作长度，测量结果误差均在 ±1mm 范围内，90% 在 ±0.5mm 范围内。临床上在确定工作长度时，根尖孔定位仪应与 X 线片联合应用。

3. 根管的机械预备再成形（reshaping the root canal） 再治疗根管的再成形，可以选择手用器械，也可选择机用器械进行预备，方法与初次根管治疗的预备方法基本相同，但在器械预备过程中，首选冠根向预备方法，配合大量的次氯酸钠冲洗，可以预防根管充填材料推出根尖孔。始终保持根管通畅，并且利用 EDTA 等根管润滑剂，有利于根管充填材料的清除和预防器械的分离。对于根管的根尖段预备，器械选择原则是大直径小锥度，预备长度到达工作长度，预备出足够的大小和锥度，便于大量根管冲洗液到达根管根尖段且冲洗液能反复流动交换，满足根管的三维清洁和为根管三维充填提供空间。

4. 根管的化学消毒 根管治疗后疾病的发生绝大部分是由根管系统内的感染所引起，因此根管再治疗的关键是如何清除根管内的感染物。采用单纯机械预备方式是无法彻底清除再治疗根管内的感染物，需要配合根管冲洗液和根管消毒剂的化学预备。根管再治疗不同步骤，所选用的冲洗液不同。根管再预备成形，选用 1.5%～2.5% 次氯酸钠侧方开口的 30# 针尖全长工作长度冲洗；去除玷污层和碎屑，选用 17% EDTA 或 10% 柠檬酸液 30# 针尖全长工作长度冲洗，超声波振荡 10～20s；最后化学消毒采用 2% 氯己定溶液 30# 针尖全长工作长度冲洗，然后用超声波振荡 20s，重复多次。

（五）根管内诊间封药

需要根管再治疗的患牙根管内为感染环境，通过根管再预备以及化学药物冲洗消毒并不能完全保证根管内感染物完全清除，感染的根管充填材料残留在牙本质小管内，在根管充填前可以采取诊间封药的方式进一步控制根管内感染。目前临床上应用的根管诊间封药的药物有两种：氢氧化钙和 2% 氯己定。氢氧化钙对粪肠球菌无杀菌作用，而氯己定对该菌具有强的杀菌作用，因此可以用氯己定将氢氧化钙调拌成糊剂，然后用螺旋针输送入根管内。封药时间为 1～2 周。

（六）根管充填

根管再治疗的根管充填时机与根管治疗相同，但根管再治疗是在原根充物清除后重新预备的根管，为了保证将感染的牙本质去除干净，根管管径增大，有些病例可能存在根尖孔拉开、根管偏移、台阶等，因此如何获得完善的根管充填，预防充填材料超出根尖孔，是取得良好远期效果的前提。临床上在充填该类根管时，建议选用生物相容性好的根管封闭剂，大锥度非标准牙胶尖进行热牙胶垂直加压充填法，可获得良好的充填效果。

思考题

1. 简述根管治疗过程中常见并发症发生的原因及其预防处理原则。
2. 简述患牙选择根管再治疗术时应考虑的因素。
3. 描述根管再治疗术的主要步骤。

（黄定明　黄正蔚）

参考文献

1. HAAPASALO M，SHEN Y，RICUCCI D. Reasons for persistent and emerging post-treatment endodontic disease. Endodontic Topics，2011，18：31-50.
2. FIGDOR D，GULABIVALA K. Survival against the odds：microbiology of root canals associated with post-treatment disease. Endodontic Topics，2011，18：62-77.
3. ABBOTT P V. Diagnosis and management planning for root-filled teeth with persisting or new apical pathosis. Endodontic Topics，2011，19：1-21.
4. 樊明文. 牙体牙髓病学. 4 版. 北京：人民卫生出版社，2012.
5. HARGREAVES K M，BERMAN L H. Cohen's pathways of the pulp.11th ed. St Louis：Mosby：2016.
6. INGLE J I，BAKLAND L K，BAUMGARTNER J C. Ingle's endodontics.6th ed. Hamilton：BC Decker Inc.，2008.

第二十六章　根管治疗后的牙体修复

>> **学习要点**

> 掌握：根管治疗后牙齿的变化特点、牙体修复的重要性、修复的时机。
> 熟悉：根管治疗后的牙体修复的材料与方法。
> 了解：根管治疗后的牙体修复的技术要点。

　　根管治疗术是治疗和预防根尖周病的最有效手段，但是如果仅仅将治疗止于根管充填，尚远远达不到治疗目的。临床实践和临床研究表明，根管治疗后冠方封闭牙体修复不良，无论是短期的还是长期的，均可能导致根管治疗术的失败。因此，要将根管治疗后的牙体修复作为根管治疗术的一部分予以强调。

　　根管治疗后的牙体修复应作为整个根管治疗术的一个部分，在制订治疗计划之初，缜密分析、全面考虑、妥善安排根管治疗后的牙体修复。实施牙体修复前，需要仔细复习根管治疗的经过，重点了解根管治疗过程中对牙齿磨除的程度，分析剩余牙体组织的量与抗力，分析修复体在口腔所要面对的各种力、所需的耐久性和功能。权衡利弊，选择安全的、适合具体患者的恰当的修复材料和修复方式。

　　修复过程中，首先是保护剩余的牙体组织，使其免受进一步破坏、避免折断；其次要防止根管系统的再感染，为根尖周病的愈合以及根尖周组织的健康创造条件；最后才是恢复牙齿的结构与外形，恢复功能与美观。

第一节　根管治疗后牙齿的变化

　　根管治疗前的患牙已经经历了不同类型的牙体疾病，多数存在牙体组织不同程度的缺损。经过根管治疗，牙齿会产生更多的变化，剩余牙体硬组织的量进一步减少。及时修复缺损不仅是为了恢复功能和美观，也是为了保证根管治疗的疗效。

一、牙齿的物理化学特征变化

　　1. 失髓后牙齿的变化　失去牙髓，牙本质就失去了来自牙髓的持续营养源，小管中的液体流动和物质交换趋于停止，牙本质中的水分有微量减少（减少的量可占原有牙本质中游离水量的9%），这样微量的减少对牙本质的弹性模量有极小的影响。失去牙髓，没了牙髓细胞的生物功能，也就中断了第三期牙本质形成的可能，牙本质的厚度不再有变化。失去牙髓，还会导致牙齿本体感觉主要是对温度感觉的下降，但一般不会导致牙本质成分的明显变化。

　　随着年龄的增加，牙齿由于长期行使功能，会出现应力性材料疲劳，脆性增加，抗弯曲能力降低。牙齿常年失髓，降低了牙本质组织内部的代谢，增加牙齿的疲劳性。

　　2. 根管治疗用药对牙本质的影响　次氯酸钠和乙二胺四乙酸（EDTA）常用于根管冲洗和消毒，以溶解根管壁的玷污层和消毒根管，达到清除感染物质和保持根管壁清洁的目的。按规定使用，不会改变牙齿的成分与结构，不会对牙齿本身产生不良影响。

图片：ER26-1
失髓后牙齿的变化

二、牙齿的结构抗力变化

由于原发病如龋病、非龋性牙体硬组织疾患（磨损、冠折）等多种因素破坏，根管治疗前的牙齿已经有相当多的硬组织丧失，强度已经有不同程度的降低。

根管治疗时，由于髓腔入路需要，不得不磨除一些正常的牙体组织，会明显降低牙齿的抗力，尤其是牙颈部牙本质的过多丧失。一般来说，保守的开髓洞形所去除的牙体组织对牙齿总的抗力产生的影响不是很大。但是，根管预备从𬌗面开髓的同时伴有牙的边缘嵴的破坏，可以明显地改变牙齿的抗力，增加牙齿受外力时产生折断或劈裂的危险。

缺损的位置和大小是根管治疗后牙齿修复需要考虑的关键因素。根管治疗时对牙齿抗力影响最大的是冠方牙本质的减少。特别是牙颈部牙本质组织的大量减少，是根管治疗后的牙齿与活髓牙相比更容易出现折裂的原因。在原发病造成的牙体缺损中，边缘嵴的破坏对牙体抗力的影响最大。当外力过大时，容易导致牙的劈裂。牙龈边缘之上在冠向和髓向如果保留有 1.50mm 以上的剩余牙本质组织，不仅对于牙的抗折力非常关键，对于冠修复中形成有效的牙本质肩领（dentin ferrule）也十分重要。

此外，根管治疗中的意外损伤，如对髓底和髓室侧壁的破坏，进一步加重缺损程度，降低牙齿的抗力，增加髓腔封闭的难度。

综上所述，在根管治疗与其后的牙体修复过程中，要特别注意保留牙颈部的牙本质组织，对牙尖、嵴等主要的咬合应力承受区的组织切割也要特别慎重，如果必须切割，要权衡利弊，并有必要的应对措施。修复的时候也要重视这部分的恢复。

三、牙齿的颜色变化

失髓或根管治疗过程并不会使牙体本身的色彩发生改变。临床上看到的根管治疗后牙齿色彩的变化多数是髓腔原有色素或腐质未去净；或者是根管治疗过程中髓腔内，特别是髓室角的残余牙髓没有去净，之后细胞分解变性，血红素渗透进入牙本质，导致牙齿变色。另外，在前牙，特别是牙颈部牙本质较薄的时候，根充材料或垫底材料中的颜色可以透出，造成整体牙齿变色。

第二节　牙体修复前分析与处理

良好的冠方封闭，是达到根尖闭合和根尖骨病损愈合目标的必要前提和条件。牙体制备过程也可能引发微渗漏。如在桩道的预备完成后到修复体完成前这段间隔时间内，将根管上段开放并暴露于口腔唾液中，时间越长，微生物渗漏的危险性越大。因此，在根管治疗完成后，要对患牙进行合理的评估，尽快做出完善的修复设计，及时完成对牙齿冠方的封闭。

即使是单颗牙的牙体组织缺损，如果长期存在，也可能对牙齿的咀嚼功能产生大的影响。这种影响不仅限于缺损部分本身，还可能波及患牙同侧或全牙列的功能。从维护功能和维持牙列的稳定性，防止对颌牙过长等多方面考虑，根管治疗之后要尽可能早地进行牙体修复。对于不能立即进行永久性修复的，则应该使用暂时修复或过渡修复体，及早恢复功能和维持牙列稳定。

修复体的寿命，不仅取决于修复体的质量，还与患牙龋易感性和牙周状况密切相关。这些因素需要在修复前进行分析与处理。

一、修复前考虑

1. 牙齿的可修复性　重点分析剩余牙齿组织是否具备足够的抗力，以支持牙体修复后行使功能。初步评估应在根管治疗之前进行，对于无法良好修复的患牙，应及早建议拔除后义齿修复，避免完成了根管治疗之后再行拔牙的尴尬决定。

2. 对既往根管治疗的评估　根管治疗术后 6 个月以上，仍存在临床症状或 X 线片显示根尖周病变无改变或加重，应考虑重新根管治疗。有明确的病历记录显示既往根管治疗质量可靠，治

图片：ER26-2
牙齿的结构抗力变化

学习笔记

273

疗 2 年以上无临床症状和 X 线片示无病变、冠方封闭可靠的患牙可行直接粘接修复、嵌体或冠修复。在桩核冠修复前，需要仔细分析根尖 1/3 区域的封闭情况。若根尖 1/3 根充不完善，则应行根管再治疗。选择桩核冠的修复方式时，一定要确定根管充填的质量，若有疑问，则应行根管再治疗。

3. 龋易感性的考虑 应根据患者和患牙的龋易感性，选择适合的修复方式和修复材料，同时及时修复患牙相邻牙的龋损或不良充填体，防止因食物嵌塞增加龋易感性。对于口内有多颗龋齿的高龋患者，需要进行具体的饮食和口腔卫生指导，采用多种防龋措施，降低龋活跃性。防止继发龋是保证患牙修复体的疗效和寿命的重要内容。

4. 牙周病危险性的考虑 对牙周状况的评估包括根管治疗前患牙牙周状况的确定，治疗前后牙周状况改善程度的评估，以及修复计划对牙周组织的风险影响。如果牙周情况较差，应首先进行牙周治疗，同时加强对患者口腔保健的指导与监督，待牙周情况改善后再修复。必要时，应当考虑做冠延长术或正畸牵引术，改善牙周组织的生物学宽度，以利于修复。任何修复体如果建立在不健康的牙周组织之上，其疗效是无法保证的。

5. 美学考虑 要根据患者的美观需求选择合适的修复材料。对于变色牙，可以先使用过氧化氢类药物进行髓腔内脱色。修复时还可以选择适当色彩的复合树脂材料充填髓腔内层，进一步矫正牙齿的颜色。

6. 患者的需求 治疗计划的确定要考虑和尊重患者个人的需求和可能的承受能力，要有患者的全程参与。医师需要综合考虑患牙和患者整体的口腔健康需要，提出建议，说明牙体修复的必要性，告知材料和方法的选择范围。与患者充分沟通，共同确定治疗方案。

二、修复时机选择

从冠方封闭考虑，牙体修复应该是越早越好。但是考虑到牙体修复过程和修复材料的特殊性，临床上应结合根管治疗术后的时间、原发疾病的诊断、根尖周病变的大小、是否与牙周病变相通连等因素，决定最终的永久修复（definitive restoration）时机。

1. 原则上，根管治疗后无临床症状，X 线片显示根管充填适当、根尖周无病变的患牙，可以在根充后即刻或近期进行牙体修复。

2. 对于有明显根尖周骨组织病损的病例，最好待根尖周病变完全或基本愈合后再行永久修复。对于存在较大根尖周病变，需要观察一定时间以确定疗效的病例，建议先行过渡性修复，观察 3～12 个月，待病变有了明显的愈合，再考虑永久性修复。

3. 根管治疗过程中有根管钙化不通，或者出现器械折断等导致根管充填不理想的患牙；根管治疗过程中出现髓腔壁侧穿，已行侧穿修补的患牙，即使没有根尖周病变，也应适当观察 1～4 周，待疗效肯定后再行修复。

4. 根尖周病变的愈合需要良好的外部条件，除了根管感染的彻底控制之外，还包括愈合过程中患牙不受过载的外力。如果根管治疗后的牙齿作为桥体基牙，同时有较大的根尖周病变，且可能面临较大的受力，则应适当推迟最终修复的时间，以保证根尖周病变愈合完善。

三、过渡性修复

根管治疗完成后，要立即进行冠部的封闭。短期观察（1 周左右）可以用氧化锌类暂封材料进行暂时修复（temporary restoration, provisional restoration）。中长期（2 周以上）的观察必须使用玻璃离子类材料或复合树脂进行过渡性修复（transitional restoration）。

1. 髓腔处理 处理根管充填后的牙齿，首先应尽量去除髓室内的根充材料，达根管口下方 1mm 左右，以使后期的修复材料尽量与牙齿贴合。髓腔入路预备过程中意外穿孔的髓室底和髓腔侧壁也应严密封闭。在修复过程中应该防止窝洞受唾液污染。

2. 薄弱牙体组织的处理 根管治疗后牙齿在观察期内，当受到过大咬合力时，有可能出现牙齿劈裂。因此，在根管治疗前，需要检查咬合，适当降低薄壁弱尖。根管治疗后如果需要长期观察，还要降低牙尖斜度，必要时进行功能尖覆盖或暂时冠修复。

图片：ER26-3
永久修复时机

3. 功能恢复 无论是暂时修复还是过渡性修复，都应该具备基本的外形和𬌗面高度，恢复咬合，不形成对牙周组织的刺激。过渡性修复的材料需要有一定的厚度和强度，以防止脱落和损坏，同时保证咀嚼功能。应该使用封闭性能好的玻璃离子水门汀或复合树脂粘接修复材料，不可使用氧化锌类暂封材料。

四、修复方法及材料考虑

当对根管治疗疗效（如根尖周病变的恢复）有了较为肯定的判断后，要及时采用永久性材料和方式对牙体的缺损进行永久修复。方法可以是椅旁直接修复，也可以是依托技工室的间接修复。材料则可根据患者的愿望和临床实际情况，由患者与医师共同决定。

（一）修复材料的选择

牙体缺损修复中最重要的科学问题来自于对修复材料和临床需求的分析与综合考虑。理想的牙体修复材料应该具有与牙齿组织类似的生物学、化学、物理学特征，包括分别与牙釉质和牙本质类似的特征。临床实践中，医师要全面了解各种材料的特征和局限，均衡各种需求，选择可用的和适合具体患者的材料。

1. 合金材料 金属材料最早进入口腔医师的视线是因为其稳定的化学性能、机械物理性能，可以满足牙齿功能的基本需要。这些材料制作技术成熟，但与牙齿不会形成直接的结合，必须在剩余牙体组织上制备一定的固位洞形，靠机械的固位力，或借助另外的粘接剂与牙齿结合。制备洞形时，需要根据不同的修复方式全面考虑固位力和脱位力，调整磨除牙体组织的部位和量，同时，根据承受咬合力的大小和材料特性确定修复体厚度。辅以体外制作修复体的技术，通过良好的制作条件，可以保证修复体的外形、表面光洁度更加符合生理状态。但是金属材料的导电、导热以及在口腔中氧化腐蚀的问题，是难以克服的固有问题。随着近代人对美学的要求不断提高，加上更多高质量牙色材料的出现，金属材料正在逐渐淡出。

2. 陶瓷材料 陶瓷材料的硬度、晶体性，以及美观性等方面，更加接近牙齿组织，特别是牙釉质。但是瓷材料固有的脆性，要求牙体预备时磨除较多量的牙体组织，以增加修复体的厚度，保证强度，满足牙齿功能的需求。目前，众多研究集中于新型增韧瓷材料，以期减少临床牙体预备时去除的正常组织的量。

3. 高分子材料 高分子化合物是最多得到关注的材料，其中复合树脂材料近年来在其耐磨性、美观性方面获得了巨大改进。结合可靠的粘接体系，复合树脂粘接修复技术已经在临床中成功应用。

4. 粘接性修复材料 从严格意义讲，除玻璃离子水门汀材料外，其他直接修复材料均无法和牙体组织直接形成粘接，多依赖于粘接剂与牙体组织获得粘接固位。目前，最为可靠和广泛使用的是树脂基粘接剂。获得良好的粘接效果需要对被粘接物质和粘接面进行良好的处理，需要尽可能多地加大粘接面积，需要严格控制粘接时的环境，控制水和湿气的污染。

牙釉质可以通过磷酸蚀刻形成微间隙，使得树脂粘接剂能够有效渗透，获得可靠微机械固位力，其粘接强度和耐久性可以全面满足临床的各种需要。近年来，牙本质粘接也取得了很大进展，自酸蚀技术可以很好地解决牙本质中有机胶原和水的问题，增加了粘接的可靠性。由于复合树脂与树脂基粘接剂的主体成分相同，因此复合树脂直接粘接修复牙体缺损可以获得可靠的粘接固位。

对于间接修复材料，也均需要通过粘接剂来获得与牙体组织的粘接固位。目前，玻璃陶瓷材料表面可以用氢氟酸蚀刻形成微间隙，和树脂基粘接剂形成一定的微机械粘接固位。其他合金材料和陶瓷材料即使表面经过预处理，仍无法和树脂粘接剂形成可靠粘接，其制作的修复体仍主要依赖于机械固位。

（二）修复方法的选择

1. 对不同修复方法的分析 直接充填的修复材料，如银汞合金，由于与牙齿没有粘接，不适合根管充填后牙齿的修复。玻璃离子水门汀具有与牙齿形成化学结合的能力，可以作为根管治疗后的过渡性修复材料和根管口封闭材料。特别需要提出的是：使用直接粘接修复材料时，要

学习笔记

尽可能多地暴露牙齿组织，增加粘接面积，以最大程度的发挥粘接材料的作用，起到增加抗力的作用。

复合树脂直接粘接修复术的优点是可以保存更多的牙体组织，可以椅旁一次完成。缺点是邻面和接触点的恢复与成形较为困难，恢复不佳容易出现食物嵌塞；缺损较大时用树脂堆塑外形对技术要求高且费时；口内抛光难以达到理想的效果等。但是，随着材料的改进与技术的提高，复合树脂直接粘接修复同样可以获得理想的临床效果。

间接修复体包括嵌体、高嵌体、全冠和桩核冠，优点是对邻面和接触点的恢复以及𬌗面和轴面等外形的恢复较好，机械性能强，理论寿命较长。缺点是临床和技工室操作步骤多，技术敏感性高；为获得共同就位道或给修复体预留空间需要去除较多的牙体组织；需要多次就诊等。

长期以来，基于对牙齿抗力的考虑，一般认为根管治疗后的牙齿应尽可能选择全冠修复，以避免牙冠折裂。但是，随着根管治疗技术的提高，已经可以减少对牙体组织的破坏；加上修复材料性能的改进，如粘接性能、机械性能的提高，可以增加牙齿的抗力，因此对修复方式的选择也可以更加多样化。临床医师操作时，要尽量减少对正常组织的损伤与破坏。

2. 前牙根管治疗后的修复考虑　如果仅有髓腔入路的预备洞形，并且没有对舌隆突过多的破坏，前牙根管治疗后牙劈裂折断的危险性相对最小，可以采用复合树脂直接粘接修复。对于破坏程度中等的前牙，如果唇面较为完整，美观也可以得到良好恢复，冠方特别是牙颈部的健康牙体组织保留较多，也可使用复合树脂直接粘接修复，但要注意尽量减少垫底材料，增加髓腔粘接面积，加强粘接固位。如果牙体有变色，可先行内脱色，再进行改善颜色的美学修复，或选择复合树脂贴面或瓷贴面。粘接修复时最大的考虑是增加粘接面积，以增加粘接的可靠性。

对丧失较多牙体组织的前牙，在髓腔入路和根管治疗后，如果颈部保留有足够的牙本质组织，能够制备可靠的牙本质肩领，可以选择全冠修复。如果颈部保留的硬组织量较少，难以应对来自舌侧的剪切力，则需要桩核加全冠修复。在前牙深覆𬌗等功能负荷较大的病例，修复设计要注意加强其抗力和抗脱位的能力。

3. 前磨牙根管治疗后的修复考虑　前磨牙有着特殊的解剖形态，牙颈部较细，在承受咬合力时，尤其是在没有完整的边缘嵴的情况下，容易出现牙的劈裂。同时，前磨牙的牙颈部病损（楔状缺损、酸蚀症、龋）多见，经过根管治疗后牙颈部往往剩余牙体组织很少，使得抗力进一步降低，特别容易出现冠在牙颈部的折断或近远中向的劈裂。

抗力的分析非常重要。从受力方向考虑，前磨牙不宜选择嵌体修复，而应更多地考虑桩核加全冠修复。如果选择直接粘接修复，树脂可以作为核的基本结构，深入到根管口下方，并适当降低牙尖高度，采用牙尖覆盖的方式，同样可以获得很好的临床效果。

4. 磨牙根管治疗后的修复考虑　磨牙所受的咀嚼负荷最大，抗力是磨牙修复中必须考虑的方面。如果磨牙在根管治疗后仅有开髓洞形范围的缺损，剩余牙体组织治疗后相对完整，可以行复合树脂直接粘接修复。注意材料应在髓室底部和根管口附近形成有效的粘接。同时应根据开髓洞口的大小和咬合负担等因素，评估劈裂的风险。修复后还应适当修整非工作尖以减少咀嚼时对牙齿产生的拉应力，必要时需适当降低牙尖高度，采用覆盖牙尖的修复。

对于具有 MO 或 DO 洞形的磨牙缺损，如果只有一个很窄的盒状洞形，且缺损区没有承受很大的咬合力，可以使用复合树脂直接粘接修复。但是更多情况下洞形扩展较大，有劈裂的可能，因此，修复体的设计要注意对牙尖的保护，选择覆盖牙尖的修复方式，如高嵌体、全冠等。

对于 MOD 洞形的磨牙，牙齿只有两个洞壁存留，修复设计应注意保护牙齿免于劈裂。修复体的设计应选择覆盖牙尖的修复方式。

用树脂直接粘接进行后牙覆盖牙尖的修复，利用髓腔固位，也可以获得良好的临床效果。操作时要注意恢复良好的咬合接触关系和轴面外形，并且材料要有足够的厚度（2mm）以承担咬合力。粘接修复要尽可能多的暴露牙齿内壁，增加树脂与牙本质直接粘接的面积。

对于根管治疗后牙体组织破坏严重的磨牙，当髓腔和各种辅助固位形不能够提供足够的核固位力时，修复时应使用桩核，一般为桩核加全冠修复。

与前牙相比，后牙牙根细弯，根部牙本质薄而量少，使用桩核修复易出现牙根折裂或侧穿等并

画廊：ER26-4
前牙根管治疗后的修复考虑

图片：ER26-5
前磨牙根管治疗后的修复考虑

图片：ER26-6
磨牙根管治疗后的修复考虑

学习笔记

发症。医师要充分了解各组牙齿的解剖形态和组织上的薄弱点，也要参考根管治疗医师提供的病例资料，避免打桩形成意外侧穿。具体要求请阅读后续章节。

后牙牙冠体积较大，如果能够充分利用剩余牙体组织进行复合树脂粘接修复，则可减少或避免使用桩核固位。根管治疗后的后牙缺损特点是牙齿中心部的缺损较大，周围剩余牙体组织较多，传统的冠修复会进一步减少周围剩余的牙组织，使颈部剩余牙体组织难以应对咬合压力，最终不得不采取桩核冠的修复方式。随着粘接技术和粘接材料的进步，后牙采用髓腔固位修复的可能性和优势大大增加。通过利用髓腔的固位力，尽可能多地保留剩余组织，也可能取得良好的修复效果。对于牙根未发育完成、根管钙化细弯等无法进行桩核冠修复的牙齿，这一优势更加凸显，值得临床工作者更多的关注。

第三节　根管治疗后牙齿的直接修复

传统的观点认为，根管治疗后的患牙一般应该使用在基底修复（foundation restoration）之上加用冠修复（crown restoration）的方法进行永久修复。但随着牙体修复材料的巨大进步，特别是复合树脂粘接修复材料在临床中的广泛应用。理论上，粘接修复技术可以更多地保留正常的牙组织，对于根管治疗后的牙，可以因地制宜，保留更多的正常组织，又不至于影响固位。椅旁的直接修复，除了使用复合树脂粘接修复形成过渡修复或永久修复之外，也可以通过银汞合金或复合树脂粘接修复核的形成，为进一步间接制作冠修复体打下基础。

一、银汞合金充填

银汞合金材料已经在口腔科应用近百年，由于价格低廉，尽管存在环境污染的争议与担心，但至今仍在临床上有应用。不过，对于根管治疗后的牙齿，选择的适应证更加苛刻，只适用于对保守开髓洞形的部分病例，或作为核材料进行基底修复时使用。虽然没有足够临床证据可以说明它的实际危害，但银汞合金残余汞的处理问题一直是环境学者关注和担心的问题。随着新的可靠的牙体修复材料不断地涌现与成熟，银汞合金有可能被完全淘汰。

二、复合树脂粘接修复

随着近些年的发展与进步，复合树脂直接粘接修复的应用越来越广泛。实践证明，对病例认真分析后的正确选择，对材料和粘接过程深入理解，在材料使用过程中严格遵循使用要求和规则，复合树脂粘接修复可以获得良好的临床长期效果。

1. 适应证选择　在牙体预备和充填方式上，不应将复合树脂修复等同于银汞合金充填。近些年复合树脂材料与粘接剂的发展，已经使复合树脂直接粘接技术可以适用于大部分类型的牙体缺损。当经过根管治疗以后，剩余组织可以提供较多的粘接面积、具备较好的自体抗力，并且局部的环境有利于粘接时，复合树脂直接粘接修复的效果是可以肯定的。

2. 用于根管治疗牙体修复的注意点

（1）对剩余牙体组织与抗力的分析：每颗牙在牙列中的位置不同，所承担的咬合力也不同。同时，每颗牙齿在发育过程中有特殊的融汇点，粘接修复时要充分了解这些部位，通过修复予以保护和加强。譬如上颌前磨牙，两个牙尖，代表着两个发育中心，颊舌根在中央部分融合，当近远中边缘嵴破坏之后，根融合的薄弱点可以直接暴露于垂直向的咬合力，极易发生牙的劈裂。因此临床上应该采用覆盖牙尖的修复方法，避免根向楔力。

（2）多种修复材料联合应用：流动树脂适合于覆盖根管口；弹性模量高的树脂适合于充填髓腔以代替牙本质；填料多的树脂适合于充填外层，以替代牙釉质。根管充填后的牙齿无论是采取哪种方式进行修复，粘接都是必不可少的。为了获得可靠的粘接效果，不宜采用氧化锌类材料作为垫底材料。

3. 复合树脂核　现在的复合树脂材料可与牙体组织和大多数桩材料形成可靠的粘接，具有美观性、易于操作、容易固化等多种优势，在临床上，已越来越多被用于制作复合树脂核（composite resin core）。复合树脂作为核材料可以与预成纤维桩材料联合应用，也可以独立应用。纤维桩材料、树脂核材料与牙本质的物理性能更为接近。同时现有的粘接剂可以使不同界面的连接更为可靠。复合树脂材料形成基底修复体具有足够的强度以支持全瓷冠的修复体。

复合树脂核要求剩余牙体组织要有足够的量以容纳和支持核材料。边缘至少要有 2.0mm 以上的剩余牙体组织，核材料与剩余牙组织要形成足够的粘接界面。足够的牙组织与树脂粘接可以防止微渗漏，防止内部粘接界面的降解，保证长期的粘接效果。

在充分考虑剩余牙体组织抗力的前提下，要尽可能扩大粘接面积。髓腔内部不规则的形状可以增加粘接的总的强度。放置复合树脂材料前可以在根管内粘接预成的纤维桩。要将需要粘接的牙本质表面清理干净，不可以遗留任何暂封材料。在不放桩的时候，粘接材料应该进入根管口下方 1～2mm 以上。

形成复合树脂基底修复体时，对环境的要求是苛刻的。粘接过程中不得有唾液和水分对粘接面的污染。一旦出现这种情况，必须重新酸蚀并隔离术区。

树脂核材料可以是弹性和强度较高的普通复合树脂，也可以是专用的核树脂。

第四节　根管治疗后牙齿的间接修复

关于牙体缺损间接修复技术详见《口腔修复学》（第 8 版）教材，本节仅介绍与根管治疗后牙体修复相关的技术要点。

一、高嵌体或部分冠

嵌体是嵌入牙体内部，用以恢复牙体形态和功能的修复体。能够采用充填法修复的牙体缺损原则上都可以采用嵌体修复。与直接粘接修复的牙体预备不同点在于嵌体修复要求去除倒凹以获得共同就位道。对于根管治疗后的牙齿，由于剩余牙体组织较少，多数采用覆盖牙尖的高嵌体或部分冠。

高嵌体或部分冠覆盖整个𬌗面，保护剩余牙体，在后牙覆盖牙尖的修复方式中，其是牙体预备较为保守的一种方式。根管治疗后的高嵌体修复可以利用髓腔辅助固位。

利用髓腔固位高嵌体的预备要点如下：

（1）𬌗面为修复体预留出足够的空间以获得修复体的抗力。

（2）冠内固位形的设计在兼顾固位的前提下，尽量减少进入髓腔的深度；减少轴壁的聚拢度以增加机械固位；内线角尽量圆钝。

二、全冠

习惯上认为，对于根管治疗后的后牙进行覆盖牙尖的修复有助于提高患牙的临床寿命。因此，对于根管治疗后的磨牙，如果对𬌗牙是自然牙，并且有很好的尖窝关系，患牙承担较大的咬合功能，传统的教科书要求首先考虑全冠的修复。但是临床研究表明，对于根管治疗后的前牙，除非出于美观和特殊功能的需要，对前牙的修复一般应先用较为保守的修复方法。

全冠修复是传统修复方式。覆盖全部牙尖，能有效减少牙冠劈裂的风险。利用冠部剩余牙体组织形成牙本质肩领，可以增加修复体的固位力和牙齿抗力，对于修复体的预后非常重要。边缘龈以上的剩余牙体组织越多，根管治疗后全冠的修复成功率越高。但是，全冠修复对技术的要求较高，不恰当的修复体设计和制作，会增加继发龋和牙周病的患病概率。

由于根管治疗后牙齿组织剩余有限，全冠修复一般是建立在核修复的基础之上。一部分病例是在放置根管桩并制作基底核之后进行的（详见"三、桩核"）；一部分病例则利用前一节中介绍的银汞合金或复合树脂直接完成核的堆积，在此基础上完成冠的修复。

有学者将支持冠的桩与核统称为基底修复体。在口腔修复学中特别强调牙本质肩领在冠修复体中的作用，认为牙本质肩领越长，牙的抗折能力越强，修复体的固位也越可靠。肩领的存在可以抵御牙齿行使功能过程中来自桩和冠的侧方或水平方向的力，增加修复体的整体固位力和抗

力。一般认为,成功的冠修复体与冠预备体(或基底修复体)之间必须符合以下5个条件:

(1)牙本质肩领(牙本质轴壁高度)必须大于2mm(也有教科书描述为1.5mm)。

(2)两者轴壁必须是平行的。

(3)修复体必须完全包绕牙齿。

(4)边缘必须位于牢固的牙齿结构上。

(5)全冠和牙冠的预备体不得侵犯牙周组织。

冠修复依据材料的不同,对牙体组织的预备量从小到大依次是金属冠、金属烤瓷冠和全瓷冠。

三、桩核

桩的目的是固定核,并且最终固定冠。桩本身并不能起到加强根管治疗后牙齿抗力的作用。牙齿的强度和抗根折的能力取决于剩余牙体组织和周围的支持牙槽骨。尽量保护剩余牙体组织是牙体预备中的指导原则。桩核(post and core)与根部牙体组织粘接,共同组成冠的基底修复体。

桩核预备时需要去除部分根充材料,操作过程中要防止导致冠方渗漏。过粗的桩道预备,会削弱牙齿自身抗力,增加根折的危险。再治疗时桩的去除会造成牙体自身抗力的进一步削弱。此外,非牙色桩核可能会影响冠的美学效果。

桩的长度是根据剩余骨支持、根的解剖、根管充填情况,以及适应临床的需求来决定的。桩应该至少等于冠长,达到骨内根长度的1/2,达到根管长度的2/3,根尖部至少保留5mm的根管充填材料。

桩的直径由根管的解剖决定,要注意避免去除过多的牙体组织,从而降低牙体的强度。

对磨牙进行桩修复,甚至一个以上桩修复时,要选择适合的根管,尽量避免放置在细小弯曲的根管内,防止在牙根弯曲拐点处出现应力集中而导致牙根折断。

核的制备也可以使用预成桩粘接,通过前一节中介绍的银汞合金或复合树脂制作核,最终完成冠的修复。

推荐根管桩进入根管的长度和直径有以下几种:

(1)对于较长的牙根,桩的长度应该是牙根长的3/4。这样做有利于冠的稳定和行使功能。

(2)一般情况下,根尖方需要保留5mm的牙胶材料,桩与剩余牙胶之间不能有间隙。这样做可以保证根尖区获得最大的封闭效果。如果保留的牙胶少于3mm,根管封闭的效果很难保证。

(3)在可能的情况下,桩的长度位于牙槽嵴顶下方4mm以上。这样做有利于减少对牙本质的应力。

(4)磨牙的桩,从髓室底开始,长度不宜超过7mm。这样做可以防止在根管弯曲处侧穿。

(5)桩末端的直径,依据不同的牙位,可以有一定差异。对于下颌前牙较为安全的范围是0.6~0.7mm,而对于上颌中切牙则可以在1.0~1.2mm。这是考虑到多数牙在根2/3处的直径。过粗的桩会导致过多地切割正常组织,增加根折的机会。

四、椅旁 CAD/CAM 修复

计算机辅助设计与计算机辅助制作(CAD/CAM)技术是将光电子、计算机信息处理及自动控制机械加工技术用于制作嵌体、全冠等修复体的修复工艺。分为技工室 CAD/CAM 和椅旁 CAD/CAM。椅旁 CAD/CAM 可以制作与各种牙体预备形态精密适合的修复体,如贴面、嵌体、高嵌体、全冠等。其优点是椅旁一次完成修复体的设计制作。牙体预备后口内取光学印模,在计算机上进行修复体设计,然后用配套的切削系统加工完成修复体。椅旁 CAD/CAM 修复体邻面和接触点的恢复、𬌗面和轴面外形的恢复能达到或超过常规间接修复体的要求。系统精密度高,材料均质性高,技术敏感性低,质量稳定。根管治疗后的牙齿髓腔暴露,为 CAD/CAM 全瓷修复提供了更多的粘接支撑,特别适合制作嵌体、高嵌体、部分冠、全冠的修复体。

画廊:ER26-7
椅旁 CAD/CAM
修复

思考题

1. 根管治疗的牙齿发生了哪些变化？
2. 简述根管治疗后牙体修复的重要性。
3. 简述根管治疗后牙体修复的时机。

（王晓燕）

参考文献

1. BRUNTHALER A，KÖNIG F，LUCAS T，et al. Longevity of direct resin composite restorations in posterior teeth between 1996 and 2002. Clinical Oral Investigation，2003，7（2）：63-70.
2. SAUNDERS W P，SAUNDERS E M. Coronal leakage as a cause of failure in root-canal therapy：A review. Endod Dent Traumatol，1994，10（3）：105-108.
3. 冯海兰，徐军. 口腔修复学. 2版. 北京：北京大学医学出版社，2013.
4. GOODACRE C J，BABA N Z. Restoration of endodontically treated teeth. //INGLE J I，BAKLAND L K，BAUMGARTNER J C. Ingle's Endodontics. 6th ed. Hamilton：BC Decker，Inc.，2008，1431-1473.
5. DIETSCHI D，BOUILLAGUET S，SADAN A. Restoration of endodontically treated teeth. //HARGEREAVES K M and BERMAN L H. Cohen's Pathway of The pulp. 11th ed. St. Louis：Elsevier，2016，818-848.

第五篇

口腔检查与术区隔离

第二十七章　病史采集与临床检查

>> **学习要点**

　　掌握：

1. 病史采集的内容和询问方法。
2. 口腔检查的基本内容。
3. 牙髓活力测验的原理和方法。
4. 病历的正确书写。

　　熟悉：

1. X线检查在牙体牙髓病诊治中的重要意义。
2. 影像学检查方法的选择及其临床应用的局限性。

　　了解：

1. 锥形束CT和手术显微镜在牙髓病和根尖周病诊断中的应用。
2. 实验室检查的内容。

　　病史采集（history-taking）的主要手段是问诊。问诊（inquisition）是医师与患者或有关人员交谈以了解疾病的发生、发展和诊疗情况的过程。有些信息只有通过患者的描述才能得到，所以问诊非常重要。通过问诊可所获取疾病的发生、发展，诊治经过，既往健康状况和曾患疾病的情况等资料，对临床表现复杂多样的牙髓和根尖周病的诊断具有极大的意义。

　　同时，病史采集也是医师诊治患者的第一步，更是医患沟通、建立良好医患关系的最佳时机。因此，医师在问诊过程中必须遵循严肃认真、尊重隐私、对任何患者一视同仁、对同道不随意评价和对患者进行健康指导等医德要求。

　　口腔检查（oral examination）是医师运用自己的感官和借助简便的检查工具，客观地了解口腔状况的最基本的检查方法。许多疾病通过口腔检查再结合病史就可以作出初步临床诊断。口腔疾病和全身疾患有着紧密的联系，口腔疾病可以影响全身，而全身系统性疾病也可以出现口腔的表征，因此口腔检查不仅需要关注牙体、牙周、口腔黏膜以及颌面部情况，检查者还应该具有整体观念，不能忽略患者全身的相关情况，必要时需请相关专业人员会诊。

　　正确诊断是制订合理的治疗计划和治疗成功的基础。为了对疾病作出正确诊断，首先要详细了解患者的病史、症状和体征，然后进行临床检查和必要的实验室检查，最后再对所获取的信息加以综合分析。因此，细致、耐心的病史采集和临床检查非常重要。本章主要介绍牙髓病、根尖周病的病史采集和主要的临床检查方法。

第一节　临床检查前准备

　　口腔检查前准备的内容包括环境、医师、椅位、器械等。

一、环境的准备

　　诊断室是口腔检查的主要环境。诊断室的布置既要符合消毒管理要求，又要方便工作，还要让患者感到舒适、有安全感。因此,整洁、宽敞的空间,有序摆放的设备和器械等都是必要的,尽量做到温度和湿度舒适,色彩和音乐怡人。

二、医师的准备

建立良好医患关系是口腔检查和治疗最重要的。一位态度和蔼,衣着整洁,举止规范,戴手套、帽子和口罩的医师会在患者心目中树立起值得信任的第一印象,在检查和后来的治疗过程中就往往能够配合。在对患者进行检查前,需先进行手部的消毒:剪短指甲,肥皂洗手,清水冲洗后戴一次性医用手套。

三、检查器械的准备

口腔检查通常都是在牙椅上进行的,对椅位的检查和调节是进行口腔检查的第一步,要使患者和医师都感到舒适。一般来说,患者的头、颈和背部应在一条直线上,检查下颌牙时,椅背应稍向后仰,使𬌗平面与地面基本平行(图27-1-1A);检查上颌牙时,椅背应后仰得更多一些,使患者𬌗平面与地面成45°角(图27-1-1B)。灯光要照射在患者口腔拟检查的部位,以避免因强光照射患者眼睛引起的不适。检查过程中,医师要注意保持较舒展的坐姿,不能直视的部位要尽量使用口镜。减少过度和长时间的弯腰、低头和抬头仰视等动作,这不仅有助于保持医师的良好形象,还能减轻医师疲劳,减少颈椎、腰椎病的发生。

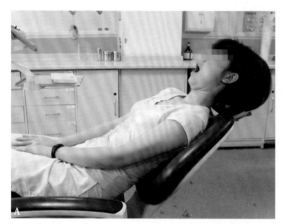 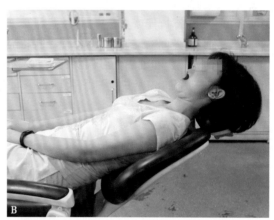

图 27-1-1 患者的椅位调节
A. 检查下颌牙时患者体位 B. 检查上颌牙时患者体位
(吉林大学口腔医学院供图)

口腔检查除了常规的望、闻、问之外,还需要特殊的口腔检查器械,才能对口腔内的软硬组织进行详细系统的检查。口腔检查的常用器械有口镜、探针、镊子(图27-1-2)。检查者一般是左手持口镜,右手持镊子或探针进行检查。除此之外,根据检查目的的不同可辅以其他器械,如牙周探针等。所有这些器械都要经过严格的消毒方可使用。

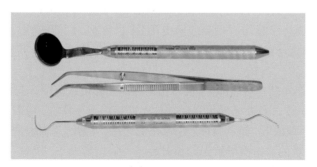

图 27-1-2 口腔检查的常用器械
从上到下依次为口镜、镊子、探针

视频:ER27-1
口腔检查常用
器械

学习笔记

1. **口镜(mouth mirror)** 有平面和凹面两种,前者影像真实,后者有放大作用,应根据需要选用。口镜的作用:①牵拉颊部和推压舌体以便于直接观察欲检查部位;②通过镜像可对上颌牙等难于直视部位进行观察;③还可用于聚集光线,增加欲检查部位的可视度。

2. **镊子(pliers)** 其主要作用是夹持物品,如夹持各种敷料、异物、小器械;也可夹持前牙切端以检查其松动度。

3. **探针(explorer)** 其端部尖锐,两头的弯曲形态不同,一端呈半圆形,另一端呈三弯形。探针的作用是通过检查者探诊时的手感检查牙齿各面的点、隙、裂、沟和龋洞等缺陷,结合患者的感觉发现牙齿表面敏感的范围和程度;粗略探测牙周袋深度。牙周病患牙的检查有时需要专门的牙周探针,有刻度、钝头,能准确测量牙周袋深度并能避免刺伤袋底。

第二节 病 史 采 集

解决患者诊断问题的大多数线索和依据来源于病史采集所获得的资料,也为随后对患者进行口腔检查和各种诊断性检查提供最重要的基本资料。

问诊是每位临床医师必须掌握的基本技能。一位经验丰富的医师仅通过问诊往往就能对疾病的种类、严重程度等作出初步的判断。医师问诊时态度要亲切,条理要清晰,所用语言应通俗易懂,避免使用过多的专业术语,不要用暗示性和诱导性的语言,以免带来错误信息。

在收集病史过程中,不仅要强调问诊的方式、内容和重要性,而且应该重视听的艺术。仔细、耐心地倾听患者对自己病史的叙述,有利于减轻患者的紧张情绪,有助于建立医患之间良好、和睦的关系,加强彼此间的理解和信任,使诊断和治疗得以顺利进行。

病史的完整性和准确性对疾病的诊断和处理影响很大。病史的询问和记录主要是针对患者的主诉、现病史和全身病史,怀疑有遗传倾向的疾病还应了解家族史。

一、一般项目

一般项目包括姓名、性别、年龄、民族、药物过敏史等。还有些信息如身份证号码和联系方式等是疗效复查、资料保存和查询所需要的。

二、主诉

主诉(chief complaint)通常是用患者自己的语言来描述患者迫切要求解决的口腔问题,常常是患者最痛苦的问题,也是本次就诊的主要原因。患者在讲述过程中,常用手指出患牙所在的区域。主诉的记录要求简洁、完整,应包括患者就诊时患病的部位、主要症状和持续时间,通常称为主诉的三要素。如"左上颌后牙冷热激发痛1周"。

三、现病史

现病史(present dental illness)是病史中的主体部分,是疾病的发生、发展过程。询问应围绕主诉的内容展开,包括主要症状、体征,发病时间,严重程度,诱发、加重或缓解病情的因素,以及是否做过治疗及其效果如何等,经常需要医师耐心、反复地询问,才能有效地唤起患者的记忆。大多数牙髓病和根尖周病患者均有疼痛的病史,且多以疼痛为主诉就诊。疼痛的主观感受对诊断非常重要,故应仔细询问。因此医师可根据患牙疼痛史来协助诊断,其问诊内容主要包括以下几个方面:

1. **疼痛的部位** 询问患者疼痛部位,能否指出疼痛的部位或范围。急性根尖周炎患者能正确地指出疼痛的部位或患牙。急性牙髓炎患者往往不能指出患牙所在,可表现为牵涉性疼痛,即患牙产生的疼痛向一定区域放散,如上颌患牙引起下颌牙痛。因此,医师应仔细询问疼痛史,判断患牙所在的部位,勿因患者的误指而导致误诊和误治。

2. **疼痛的发作方式和频率** 主要询问疼痛发作时是否存在诱因以及疼痛发作的频率。疼痛发作方式主要有自发痛和激发痛。自发痛是指未受到外界刺激而发生的疼痛,而受到某种外界刺

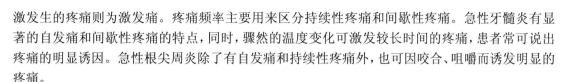

激发生的疼痛则为激发痛。疼痛频率主要用来区分持续性疼痛和间歇性疼痛。急性牙髓炎有显著的自发痛和间歇性疼痛的特点,同时,骤然的温度变化可激发较长时间的疼痛,患者常可说出疼痛的明显诱因。急性根尖周炎除了有自发痛和持续性疼痛外,也可因咬合、咀嚼而诱发明显的疼痛。

3. 疼痛发作时间 询问患者在什么状态下疼痛和发生疼痛的时间。例如,是白天痛还是夜间痛,每次疼痛间隔的时间等。急性牙髓炎常有夜间疼痛发作或加重的特点,在炎症早期疼痛持续时间较短,而缓解时间较长,一天发作2~3次,每次持续数分钟;到炎症晚期则疼痛持续时间延长,缓解时间明显缩短。

4. 疼痛的程度和性质 疼痛的强弱程度可因患者精神状态、耐受程度、疼痛经历和文化修养的差异而有不同的描述。一般急性牙髓炎可引起跳痛、锐痛、灼痛或难以忍受的剧痛;急性根尖周炎常被描述为持续性剧痛、肿痛或跳痛;慢性炎症时,常为钝痛、胀痛、隐痛或仅为不适感等。

5. 加重或减轻疼痛的因素 询问各种可能导致疼痛加重或减轻的因素。温度刺激加重疼痛是牙髓炎的疼痛特点之一,但冷刺激有时可缓解牙髓化脓或部分坏死时的疼痛。急性根尖周炎初期紧咬牙可以缓解疼痛。食物的性质有时会引发牙髓疼痛,比如咬硬物时定点性咀嚼剧痛提示牙隐裂的存在。

6. 治疗对疼痛的影响 询问牙痛是否接受过治疗以及治疗效果如何。若患牙接受过牙髓治疗而疼痛未缓解,应考虑牙髓治疗方法不当或误治的可能性;若患牙曾行直接或间接盖髓术,或接受过正畸治疗,或受过撞击等外伤,则牙髓组织可能出现病变。询问患者是否服用止痛药以及服用止痛药后的效果等。如果服用止痛药无效,应避免再开止痛药。

四、既往史

既往史(past history)是患者过往的患病情况。牙髓病和根尖周病的发生、发展及预后与全身健康状况有关。了解患者的全身病史(general disease history)将有助于医师拟定治疗计划,帮助判断是否有必要在临床检查或治疗前进行会诊或预防性用药。全身病史主要包括系统病史、传染病史、药物过敏史和精神心理病史等几个方面。

1. 系统病史 系统病史的询问应了解以下几个方面:是否患有心脏病、血液病、糖尿病、血压异常、免疫缺陷、风湿热、癫痫、癌症或呼吸系统疾病等。若患者患有风湿热、艾滋病、糖尿病或做过心脏瓣膜手术,临床检查前应预防性使用抗生素以防止感染。在进行牙髓临床检查和治疗之前,还应该询问患者是否曾有过瘀斑不消或出血不止的病史;对女性患者根据情况还应注意询问是否怀孕或是否在月经期等问题。

2. 传染病史 肝炎、结核、艾滋病等与口腔疾病关系密切的传播性疾病均可经过血液、唾液或呼吸道传播。传染病不是牙髓治疗的禁忌证。口腔是一个开放性环境,牙髓治疗可能会成为这些疾病的传播途径,因此治疗过程中的感染控制非常重要,应做到及早了解患者的患病情况,采取常规性预防控制和必要的防护措施,防止交叉感染。

3. 药物过敏史 牙髓治疗前应仔细询问患者正在服用的药物(包括处方药物和非处方药物)和对哪些药物过敏,以避免重复用药或发生药物间的拮抗作用,更要避免出现药物过敏反应。

4. 精神和心理病史 观察患者的精神状态,了解患者是否有精神或感情创伤以及心理病史。患者已有的精神心理问题会增加医患沟通的难度,导致治疗上的困难,医师应有充分的思想准备,必要时应提请相关学科会诊。

五、个人史

1. 社会经历 包括出生地、居住地区和居留时间(尤其是疫源地区和地方病流行区)、受教育程度、经济生活和业余爱好等。不同传染病有不同的潜伏期,应根据考虑的疾病,询问过去某段时间是否去过疫源地。

2. 职业及工作条件 包括工种、劳动环境、对工业毒物的接触情况及时间。

3. 习惯与嗜好 起居与卫生习惯、饮食的规律与质量。烟酒嗜好时间与摄入量,以及其他异嗜物和麻醉药品、毒品等。

4. 有无冶游史，是否患过淋病性尿道炎、尖锐湿疣、下疳等。

5. 月经史和生育史　妊娠期任何时间均可进行牙髓治疗，14～20周进行最为理想，治疗时应注意控制疼痛与感染。

六、家族史

过去的某些疾病、家族情况等与现患疾病可能有关时，应对家族史（family history）进行询问并记录。包括询问双亲与兄弟、姐妹及子女的健康与疾病情况，特别应询问是否有与患者同样的疾病，有无与遗传有关的疾病，如血友病、白化病、遗传性球形红细胞增多症、遗传性出血性毛细血管扩张症、家族性甲状腺功能减退症、糖尿病、精神病等。对已死亡的直系亲属要问明死因与年龄。某些遗传性疾病还涉及父母双方亲属，也应了解。若在几个成员或几代人中皆有同样的疾病发生，可绘出家族图显示详细情况。

第三节　临床检查的内容

口腔检查包括一般检查和特殊检查。一般检查是用常规器械即可完成的检查；特殊检查是要借助一些特殊器械、设备和方法才能完成的检查。

牙髓病和根尖周病的常规口腔检查是指借助一些基本的诊疗器械如口镜、镊子和探针等，完成牙齿、牙周、黏膜以及口腔颌面部等的检查方法。牙髓病和根尖周病的特殊检查是针对牙髓病、根尖周病的选择性检查，是在常规口腔检查的基础上，对可疑牙齿和部位，进行牙髓活力测验、影像学以及实验室检查等。

一、一般检查

一般检查适用于多数患者，是进行口腔检查的基本内容，包括望诊、探诊、叩诊等以及用常规器械进行的局部检查。

（一）望诊

望诊又称视诊（inspection），是医师用眼睛对患者全身和局部情况进行观察、判断的方法。望诊应该从医师见到患者第一眼就开始。望诊包括以下方面：

1. 全身情况　虽然患者是因口腔疾病就诊，但是口腔医师还是应该通过望诊对患者的全身状况有个初步的了解，例如患者的精神状态、营养和发育状况等，一些疾病会出现特殊的面容或表情特征，医师应对其有初步的了解。

2. 颌面部　首先观察面部是否左右对称，有无肿胀、肿物和畸形；患者的面容是否为急性疼痛面容；皮肤的颜色及光滑度如何，有无瘢痕和窦道。如要检查面神经的功能，可观察其鼻唇沟是否变浅或消失，做闭眼、吹口哨等运动时面部双侧的运动是否协调，有无口角歪斜等。

3. 牙和牙列　重点是检查主诉牙，同时兼顾其他牙齿，检查中要注意以下变化。

（1）颜色和透明度：牙齿在颜色和透明度上的某些改变常能为诊断提供线索，如龋齿呈白垩或棕褐色，死髓牙呈暗灰色，四环素变色牙呈暗黄或灰棕色，氟牙症患牙有白垩色或黄褐色斑纹等。

（2）形状：前磨牙的畸形中央尖、上颌切牙的畸形舌侧窝和畸形舌侧沟、融合牙、双生牙、结合牙、先天性梅毒牙等，这些牙因先天缺陷容易导致牙齿硬组织破坏，进而导致牙髓炎等。另外还有过大、过小牙和锥形牙等牙齿形态异常。

（3）排列和接触关系：有无错位、倾斜、扭转、深覆盖、深覆𬌗、开𬌗、反𬌗等牙列紊乱情况。

（4）缺损或缺失：应与探诊结合进行，对于龋洞、楔状缺损和外伤性缺损都要注意其大小和深浅，深者要特别注意是否露髓。牙冠破坏1/2以上者称为残冠，牙冠全部或接近全部丧失则称为残根。有保留价值的残冠、残根原则上应尽量保留。牙列是否完整，有无缺失牙。

4. 牙龈和牙周组织　正常牙龈呈粉红色，表面有点彩。炎症时局部肿胀、点彩消失，因充血或淤血可出现鲜红或暗红色，还可因血液病使牙龈出现苍白、渗血、水肿、糜烂等；必要时应做血

视频：ER27-2
望诊

学习笔记

液检查以确诊；牙龈是否存在窦道；牙间乳头有无肿胀充血、萎缩或增生、坏死等；有无牙周袋，累及范围和深度如何，袋内分泌物情况等。

5. 口腔黏膜 口腔黏膜是指覆盖在唇、舌、腭、咽等部位的表层组织。检查中要注意以下变化。

（1）色泽：炎症时黏膜充血、发红，扁平苔藓时还有糜烂和白色网状纹，白斑时有各种类型的白色斑片。

（2）溃疡：复发性口疮、口腔黏膜结核和癌症等均可表现为溃疡，应仔细检查。除对溃疡的外形、有无分泌物、有无对应的局部刺激物等进行望诊外，需结合问诊了解持续时间和复发情况；结合触诊等了解质地是否坚硬，有无周围浸润等。

（3）肿胀和肿物：结合其他检查，确定附近有无牙源性损害，有无压痛，是否活动，边界是否清楚，肿物的活动情况等。

另外，舌背有无裂纹，舌乳头的分布和变化，舌的运动情况等也要注意。

（二）探诊

利用探测器械（探针）进行检查的方法称为探诊（exploration probing）。检查的对象包括牙齿、牙周和窦道等。

1. 牙齿 主要用于对龋洞的探诊，以确定部位、范围、深浅、有无探痛等。对于活髓牙，深龋探诊时动作一定要轻，以免碰到穿髓点引起剧痛。邻面和龈下的探诊要避免遗漏。探诊还包括牙齿的敏感范围、敏感程度的确定，充填物边缘是否密合，有无继发龋等。

2. 牙周 探测牙龈表面的质感是松软还是坚实，检测牙周袋的深浅，牙龈和牙齿的附着关系，了解牙周袋深度和附着情况等。牙周探诊时要注意以下方面：

（1）支点要稳：尽可能靠近牙面，以免器械失控而刺伤牙周组织。

（2）角度正确：探诊时探针应与牙体长轴方向一致。

（3）力量适中：掌握力度的目的是既可发现病变又不引起伤痛。

（4）面面俱到：按一定的顺序，如按牙的近中、中、远中进行牙周探诊并做记录，以免漏诊。

3. 窦道（sinus） 多见于牙龈，偶见于皮肤。窦道的存在提示有慢性根尖周炎的患牙，但其位置不一定与患牙相对应，可将圆头探针插入窦道并缓慢推进以探明窦道来源。

（三）叩诊

叩诊（percussion）是用平头金属器械的末端叩击牙齿，根据患者的反应和叩击声音确定患牙的方法。叩诊要注意以下几点：

1. 选择对照 健康的对侧同名牙和邻牙是最好的阴性对照。叩诊应从健康牙开始，逐渐过渡到可疑牙。牙齿对叩诊的反应一般分为 5 级，记录为：(−)、(±)、(+)、(++)、(+++)，分别代表"无、可疑、轻度、中度、重度"叩痛。

2. 叩击方向 垂直叩诊主要是检查根尖部有无炎症；水平叩诊主要是检查牙齿周围组织有无炎症。

3. 力度适中 以健康的同名牙或邻牙叩诊不痛的最大力度为上限。对于急性根尖周炎的患牙叩诊力度更要小，以免增加患者的痛苦。

（四）触诊

触诊（palpation）是用手指或器械在病变部位进行触摸或按压，凭检查者和被检查者的感觉对病变的硬度、范围、形状、活动度等进行判断的方法。口内检查应戴手套或指套。

1. 颌面部 医师用手指触压颌面部病变范围、硬度、触痛否、波动感、压痛和动度等。

2. 淋巴结 与口腔疾病关系密切的有下颌下、颏下、颈部淋巴结。检查时可让患者放松，头部略朝下并偏向检查者，检查者一手固定患者头部，另一手触诊相关部位的淋巴结。病变时，淋巴结的大小、数目、硬度、压痛和粘连情况等方面会有变化，对其进行触诊有助于诊断。炎症时，相关区域淋巴结肿大、压痛，质地无显著变化。肿瘤转移时，淋巴结肿大、质硬、无触痛，多与周围组织粘连。结核性淋巴肿大多见于颈部，可成串，互相粘连，易破溃。

3. 颞下颌关节 检查者面对患者，以双手示指和中指腹面贴于患者的耳屏前，嘱其做开闭口动作，继而做侧方运动，观察两侧运动是否对称协调；感觉关节运动中有无轨迹异常，有无杂音。

视频：ER27-3
探诊

视频：ER27-4
叩诊

视频：ER27-5
触诊

张口度的检查是颞下颌关节检查的重要内容。张口度的确定是以大张口时，上、下颌中切牙切缘间能放入自己横指（通常是示指、中指和无名指）的数目为根据的（表27-3-1）。

表27-3-1　张口受限程度的检查方法和临床意义

张口受限程度	能放入的手指数	临床意义
正常	3	张口不受限（张口度正常）
Ⅰ°受限	2	轻度张口受限
Ⅱ°受限	1	中度张口受限
Ⅲ°受限	1以下	重度张口受限

4. 牙周组织　检查者的手指放在牙颈和牙龈交界处，嘱患者做咬合动作，手感振动较大时提示存在创伤。

5. 根尖周组织　用手指指腹轻压根尖部，根据是否有压痛、波动感或脓性分泌物溢出等判定根尖周围组织的炎症情况。

（五）嗅诊

嗅诊（smelling）是通过气味的鉴别进行诊断的方法。一般在问诊过程中已同步完成。凡口腔卫生很差，有暴露的坏死牙髓、坏死性龈口炎等，可有明显的口臭甚至腐败性恶臭。

（六）松动度检查

用镊子夹住前牙切端或镊子闭合置于后牙𬌗面中央后，进行唇舌向（颊舌向）、近远中及根向摇动可检查牙齿是否松动。牙齿松动的程度，可根据松动幅度和松动方向两种评价依据进行，均分为3级（表27-3-2）。

表27-3-2　牙齿松动度检查的依据和分级

依据	Ⅰ°	Ⅱ°	Ⅲ°
松动幅度	<1mm	1～2mm	>2mm
松动方向	唇（颊）舌向	唇（颊）舌向 近、远中向	唇（颊）舌向 近、远中向 根向

（七）咬诊

咬诊（bite）是检查牙齿有无咬合痛和有无早接触点的诊断方法。通过空咬或咬棉签、棉球等实物时出现疼痛的情况判断有无根尖周病、牙周病、牙隐裂和牙齿感觉过敏等。也可将咬合纸或蜡片置于拟检查牙齿的牙尖，嘱其做各种咬合动作，根据留在牙面上色迹的深浅或蜡片上牙印的厚薄，确定早接触点。还可以通过特殊的咬诊工具对出现咬合痛的部位进行定位。

二、特殊检查

特殊检查是指一般检查后仍不能确诊，须借助一些特殊器械、设备进行的检查。特殊检查的方法很多，常见的如下：

（一）牙髓温度测验（冷热诊）

牙髓状态对牙髓病和根尖周病的诊断非常重要。临床上经常需要通过牙髓活力测验（pulp test）来判断牙髓的状态。临床常用的牙髓活力测验方法有温度测验法、电活力测验法和试验性备洞等。由于牙髓只有痛觉，故无论哪种方法，都只会引起牙髓的疼痛反应。不同类型的牙髓病变其痛阈也会发生改变，从而对外界刺激表现出反应敏感或迟钝。牙髓活力测验所提供的信息都存在一定的局限性，必须结合临床其他检查才能作出正确的诊断。

牙髓温度测验（thermal test）是根据患牙对冷或热刺激的反应来判断牙髓状态的一种诊断方法。其原理是突然、明显的温度变化可以诱发牙髓一定程度的反应或疼痛。正常牙髓对温度刺激具有一定的耐受阈，对20～50℃的水无明显不适反应，10～20℃的冷水和50～60℃的热水也很少引起疼痛感。当牙髓存在病变时，其温度耐受阈发生变化，牙髓发炎时，疼痛阈值降低，感觉敏

视频：ER27-6
松动度检查

视频：ER27-7
咬诊

画廊：ER27-8
咬诊工具

学习笔记

感；牙髓变性时阈值提高，感觉迟钝；牙髓坏死时无感觉。故以低于10℃为冷刺激，高于60℃为热刺激。低于10℃者可用于冷诊（cold test），冷刺激源有冷水、成品化学挥发剂罐（如氯乙烷等）、冰条或冰棒等；高于60℃者可用于热诊（heat test），热刺激源有加热的牙胶、金属等。冷热诊还可用专用仪器，但不论什么方法，都要避免强烈刺激给患者造成新的痛苦。

温度测验操作前的准备工作主要包括：①首先要向患者说明测验的目的和可能出现的感觉，并请患者在有感觉时举手示意。一旦患者举手，医师应迅速移开刺激源。②在测验可疑患牙前，应先测验对照牙，一方面是为了对照，另一方面是让患者能体验被测验的感受，从而减轻患者的紧张和不安。选择对照牙的顺序为：首选对侧正常同名牙，其次为对颌同名牙，最后为与可疑牙处在同一象限内的健康邻牙。③测验开始前应将待测牙所在的区域隔湿，放置吸唾器，并用棉球擦干牙面。

1. 冷诊法（cold test）　是根据患者对牙齿遇冷刺激的反应来判断牙髓状态的牙髓活力测验法。可选用的刺激物有：冰棒、冷水、干冰或其他化学制冷剂如四氟乙烷等。临床最常用的是冰棒法，方法为剪取直径4~5mm，长5~6cm的一端封闭的塑料软管，小管内注满水后冷冻成冰棒。测验时将小冰棒置于被测牙齿的唇（颊）或舌（腭）侧牙釉质完整的中1/3处（图27-3-1），观察患者的反应。冰棒法测验时，要避免融化的冰水接触牙龈而导致假阳性反应。另外，同侧多颗可疑患牙测验时，应注意从最后面的牙齿开始，依次向前检查，以免冰水干扰对患牙的判断。简易的冷水法为直接向牙冠表面喷射冷水，该方法应注意按先下颌牙后上颌牙，先后牙再前牙的顺序测验，尽可能避免因水的流动而出现的假阳性反应。由于冷水法可靠性较差，一般不推荐使用。

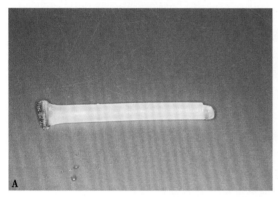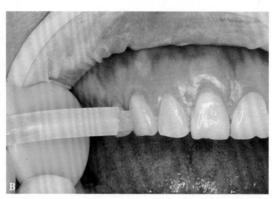

图 27-3-1　冰棒冷诊法
A. 冰棒　B. 冷诊法

2. 热诊法（heat test）　是通过患者对牙齿遇热刺激的反应来判断牙髓状态的牙髓活力测验法。热诊法可选用的刺激物有加热的牙胶棒、热水、电子加热器等。对已作金属全冠的患牙，也可采用橡皮轮打磨生热做牙髓测验。临床上最常用的热诊法是牙胶棒加热法。其操作步骤如下：为避免牙胶黏于牙面应使牙面保持湿润，将牙胶棒的一端于酒精灯上烤软，但不使其冒烟燃烧（温度为65~70℃），立即将牙胶棒加热的一端置于被测牙的唇（颊）或舌（腭）面的中1/3处（图27-3-2），观察患者的反应。电子加热器因可以准确控制其工作尖的温度，与传统的牙胶加热法相比使用更方便，结果更可靠。值得注意的是，无论哪种热诊方法，在牙面上停留的时间都不应超过5秒钟，以免造成牙髓损伤。若热诊时引起患牙剧烈疼痛，医师应立即给予冷刺激以缓解患者的症状。

3. 牙髓温度测验结果的表示方法和临床意义　温度测验结果是被测牙与患者正常对照牙比较的结果，因而不能采用（+）、（-）表示，具体表示方法如下：

（1）正常：被测牙与正常对照牙的反应程度相同，表示牙髓正常。

（2）敏感：被测牙与正常对照牙相比，出现一过性疼痛反应，但刺激去除后疼痛立即消失，如患牙无自发痛病史，则表明牙髓可能处于充血状态，这种症状也称为一过性敏感。温度刺激引发明显疼痛，刺激去除后仍持续一段时间，表明被测牙牙髓处于不可复性的炎症状态。温度测验时引起剧烈疼痛，甚至出现放散性痛，提示被测牙的牙髓炎症处于急性期。如果被测牙对热刺激极敏感，而冷刺激反而缓解疼痛，提示牙髓炎症可能处于急性化脓期。

视频：ER27-9
牙髓活力测试前准备

视频：ER27-10
冷诊法

视频：ER27-11
热诊法

学习笔记

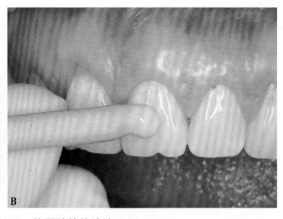

图 27-3-2　热牙胶棒热诊法

A. 酒精灯加热牙胶棒　B. 热诊法

（3）迟钝：被测牙以同样程度的温度刺激，但反应比正常对照牙要慢，且轻微得多，这种现象称为牙髓反应迟钝。牙髓有慢性炎症、牙髓变性或牙髓部分坏死时均可表现为牙髓反应迟钝。被测牙在温度刺激去除数分钟后出现较重的疼痛反应，并持续一段时间，这种症状称为迟缓性疼痛，表示被测牙牙髓可能为慢性炎症或牙髓大部分已坏死。

（4）无反应：被测牙对温度刺激不产生反应，表示牙髓可能坏死或牙髓变性。但下列情况应结合其他检查排除假阴性反应，例如：牙髓过度钙化、根尖未完全形成、近期受过外伤的患牙、患者在检查前使用了止痛药或麻醉剂等，有可能导致温度测验时患牙牙髓无反应。

（二）牙髓电活力测验法

视频：ER27-12 牙髓电活力测验法

牙髓电活力测验法（electric pulp test）是通过观察牙齿对不同强度电流的耐受程度对牙髓状态进行判断的方法。其原理与冷热诊相似，不同的只是刺激源，检测牙髓神经成分对电刺激的反应，主要用于判断牙髓"生"或"死"的状态。

1. 操作方法　牙髓电活力测验仪的种类较多，经不断改进，体积变小，重量变轻，使用更方便，现在的产品外观如一支钢笔（图 27-3-3A）。有的电测仪使用时有其他要求，如戴口内挂钩（图 27-3-3B），仪器检查头和牙面间要放导电介质等，还可能有一些特殊提醒，如安装有心脏起搏器等属禁忌证等。用前应仔细阅读说明书，熟悉仪器的性能及其具体操作方法。

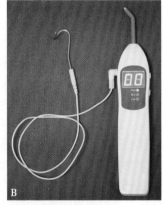

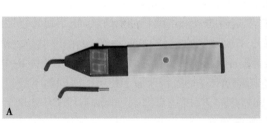

图 27-3-3　牙髓电活力测验仪

A. 笔式电活力测验仪　B. 带口内挂钩的电活力测验仪

（1）测验前应先向患者说明测验的目的，以消除患者不必要的紧张，并取得患者的合作，同时嘱咐患者当出现"麻刺感"时，即抬手示意。

（2）在测验患牙之前，需要先测验正常对照牙，以求得相对正常反应值作为对照。

（3）隔湿待测牙，放置吸唾器，吹干牙面。若牙颈部有结石存在，须洁治干净。

（4）将牙髓电活力测验仪的测验探头上涂一层导电剂（例如牙膏）或在牙面上放置蘸有生理盐

水的小滤纸片作为电流导体。

（5）将探头放在牙面的适当位置，一般认为探头应放在牙唇（颊）面中 1/3 处，也有学者主张探头放在颈 1/3 处，因该处牙釉质较薄，更接近牙本质。探头不能接触牙龈，以免出现假阳性结果（图 27-3-4）。

（6）调节测验仪上的电流强度，从"0"开始，缓慢增大，直到患者有反应时移开探头，并记录引起反应的刻度值。一般可重复 2 次，取平均值。若 2 次所得值相差较大，则需测第 3 次，然后取其中 2 次相近值的均数。

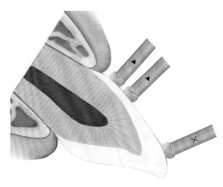

图 27-3-4 牙髓电活力测验时探头应放置的位置示意图

2. 临床意义 牙髓电活力测验仪因生产厂家不同，其测量数值有较大差异。牙髓电活力测验的反应值必须与正常对照牙进行对比后才有诊断价值。若被测牙牙髓存在反应，表示牙髓还有活力；若被测牙无反应，说明牙髓已坏死。因此，牙髓电活力测验主要用于判断牙髓是死髓还是活髓，但存在假阳性或假阴性反应的可能，不能作为诊断的唯一依据。

3. 引起假阳性反应的原因

（1）探头或电极接触了大面积的金属修复体或牙龈，使电流流向了牙周组织。

（2）未充分隔湿或干燥被测牙，电流泄漏至牙周组织。

（3）液化性坏死的牙髓有可能传导电流至根尖周组织，当电流调节到最大刻度时，患者可能会有轻微反应。

（4）患者过度紧张和焦虑，以致在探头刚接触牙面或被问及感受时即示意有反应。

4. 引起假阴性反应的原因

（1）患者事先用过镇痛剂、麻醉剂或酒精饮料等，使之不能正常地感知电刺激。

（2）探头或电极未能有效地接触牙面，妨碍了电流传导至牙髓。

（3）根尖尚未发育完全的新萌出牙，其牙髓通常对电刺激无反应。

（4）根管内过度钙化的牙，其牙髓对电刺激通常无反应，常见于一些老年人的患牙。

（5）刚受过外伤的患牙可对电刺激无反应。

5. 禁忌证 牙髓电活力测验仪可干扰心脏起搏器的工作，故该项测验禁用于心脏安装有起搏器的患者。

（三）诊断性备洞（试验性备洞）

临床上有时难以对牙髓的状况进行准确的判定，这时可通过诊断性备洞（diagnostic cavity preparation）/ 试验性备洞（test cavity）来检查，是指用牙钻磨除牙本质来判断牙髓活力的方法。如果患牙牙髓未坏死，当磨到牙本质层时，患牙即会有感觉，这时可结合其他检查结果进行下一步的治疗；反之，则说明患牙牙髓坏死。具体操作是在未麻醉条件下，用牙钻缓慢向牙髓方向磨除牙釉质和牙本质，若患者感到尖锐的酸痛，则表明牙髓有活力。钻磨时最好不用水冷却，以增加对牙髓的热刺激。

试验性备洞是判断牙髓活力最可靠的检查方法。但由于会造成完好牙体组织或修复体的破坏，该测验法只有在其他方法不能判定牙髓活力或不能实施时才考虑使用，例如患牙有金属烤瓷全冠或 X 线检查发现可能受到邻近根尖周病变累及的可疑患牙。

（四）局部麻醉法（选择性麻醉）

局部麻醉（local anesthesia）法 / 选择性麻醉（anesthetic test, selective anesthesia）是通过麻醉排查的方式从易混淆区域中确定疼痛部位的方法，进而判定引起疼痛的患牙。当其他诊断方法对两颗可疑患牙不能作出最后鉴别，且两颗牙分别位于上、下颌或该两颗牙均在上颌但不相邻时，采用选择性麻醉可确诊患牙。如牙髓炎患者的疼痛牙齿分不清或检查结果和患者的叙述出现矛盾时，用局部麻醉药（2% 普鲁卡因或利多卡因等）将三叉神经中的某一支麻醉后再行检查，有助于确定疼痛牙齿。

如果两颗可疑痛源牙分别位于上、下颌，正确的方法是对上颌牙进行有效的局部麻醉（包括腭侧麻醉），若疼痛消失，则该上颌牙为痛源牙；若疼痛仍存在，则表明下颌可疑牙为痛源牙。选择麻醉上颌牙的原因是在上颌通常能获得较深的麻醉，而下牙槽神经阻滞麻醉失败的可能性经常存在,一旦后者失败,就会导致上颌牙的误诊和误治。如果两颗可疑牙均在上颌,应对位置相对靠前的牙行局部麻醉,其原因是支配后牙腭根的神经由后向前行走。

需要注意的是,局部麻醉法可较好的将上下颌牙的疼痛区分开来,但对于同侧下颌同颌牙则区分度较差。

(五)穿刺检查

穿刺检查(puncturing test)是用注射器刺入肿胀物抽出其中的液体等内容物进行检查的方法。对颌面部肿胀的诊断有帮助。穿刺检查一般是在局麻和常规消毒处理后进行,抽取物要进行肉眼和显微镜检查。

1. 肉眼观察　通过对颜色和性状的观察,初步确定是脓液、囊液还是血液等。

2. 显微镜检查　不同液体在镜下有不同特点,脓液主要为中性粒白细胞,慢性炎症时多为淋巴细胞,囊液内可见胆固醇结晶和少量炎症细胞,血液主要是红细胞。

第四节　影像学检查

影像学检查主要有 X 线、CT、磁共振、超声、核医学五项检查。牙体牙髓病的影像学检查包括拍摄 X 线片和锥形束 CT 检查。

X 线检查(X-ray examination)是利用 X 线穿过不同密度物体后剩余量的差异能够在胶片上表现出来的原理,以显示机体内部结构的方法。虽然清晰度有限,但形态学信息完整,在牙髓病和根尖周病的诊断和治疗中具有十分重要的意义。它可提供一般检查方法所不能提供的信息,如髓腔形态、根尖周病变范围以及根管治疗情况等。其已成为重要的辅助检查手段。

根据牙体牙髓病检查范围,影像学检查通常可分为根尖片,也称口内片(图 27-4-1);咬合翼片(图 27-4-2);全口牙位曲面体层片,也称全景片、口外片、全口片(图 27-4-3);锥形束 CT(cone beam computer tomography,CBCT)(图 27-4-4)。

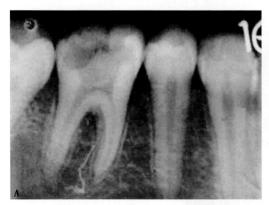 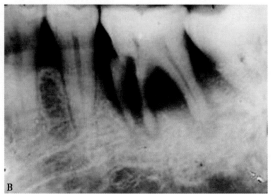

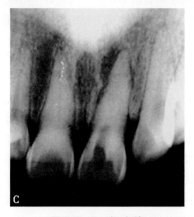

图 27-4-1　根尖片

A. 深龋　B. 牙根纵折　C. 髓腔钙化

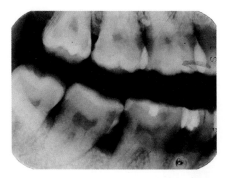

图 27-4-2　咬合翼片

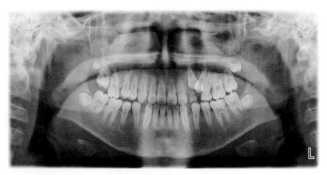

图 27-4-3　全口牙位曲面体层片
（吉林大学口腔医学院供图）

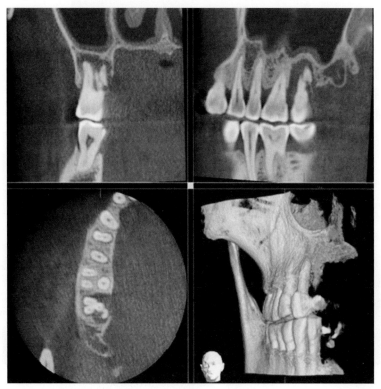

图 27-4-4　锥形束 CT 示根裂

一、X 线片检查

X 线片检查是指通过拍摄 X 线片，对牙髓病和根尖周病的诊断和治疗进行判断的检查方法。通常采用 X 线根尖片检查牙根和根尖周的情况；咬合翼片检查邻面龋、继发龋和充填体邻面悬突。正常的牙体组织在 X 线片上表现为：X 线阻射的牙釉质、牙本质包绕 X 线透射的牙髓组织，根尖周膜为 X 线透射区，根尖周的牙槽骨表现为密度低于牙齿硬组织的 X 线阻射区。通常牙体牙髓的病变表现为 X 线片上密度的改变。X 线片检查作为牙髓病和根尖周病基本的、必需的检查手段，可用于每一位患者。关于 X 线摄片的技术、读片要领等详见《口腔颌面医学影像诊断学》教材。

（一）根尖片

根尖片分为平行投照和分角线技术，可了解牙体、牙周、牙髓组织及根尖周组织的病变情况，具有放射剂量小，空间分辨率高达 40μm，操作简单等优点，是龋病治疗和根管治疗中最常用到的 X 线检查。在牙体牙髓病的治疗中，根尖片通常用于龋病的诊断、根管治疗的全过程。但值得注意的是，X 线片是三维物体的平面投影，存在影像重叠，变形失真，根尖周骨质吸收破坏到一定程度才能在根尖片上反映出来，因此必须结合临床检查方能得出准确的判断。

1. 诊断方面

（1）有助于了解龋损的部位和范围，以及有无继发龋和邻面龋（图 27-4-5）；了解牙体发育异常，如畸形中央尖和畸形舌侧窝等。

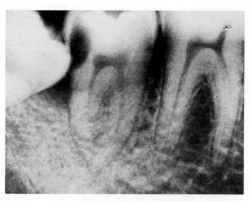

图 27-4-5　根尖片示邻面龋

（2）可协助发现牙根的异常情况，如牙根外吸收（图 27-4-6）、根折（图 27-4-7）、牙骨质增生和牙根发育不全等。

（3）了解髓腔情况，如髓室、根管钙化（图 27-4-8）和牙内吸收（图 27-4-9）等。

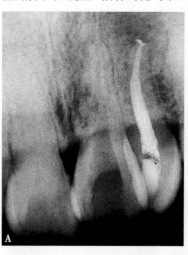
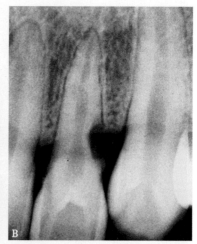

图 27-4-6　根尖片示牙根外吸收
A. 左上颌中切牙根外吸收　B. 左上颌侧切牙根外吸收

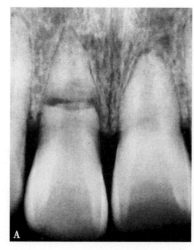
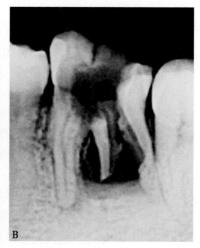

图 27-4-7　根尖片示根折
A. 牙根横折　B. 下颌第一磨牙远中冠根折

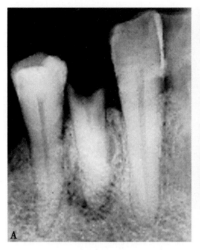
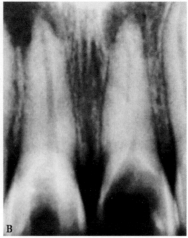

图 27-4-8　根尖片示根管钙化

A. 下颌第一前磨牙根管中下段钙化　B. 左上颌中切牙根管中 1/3 钙化

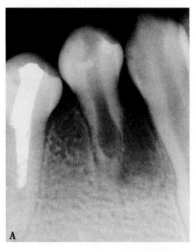
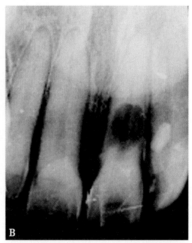

图 27-4-9　根尖片示牙内吸收与外吸收

A. 根管内吸收　B. 牙根外吸收

（4）用于鉴别根尖周肉芽肿、脓肿或囊肿等慢性根尖周病变（图 27-4-10）。

（5）诊断丝拍片定位有窦道的病源牙。用一根牙胶尖自窦道口顺其自然弯曲插入窦道后拍摄 X 线片，根据 X 线片上牙胶尖的走行可显示与窦道相通的根尖病变部位，以协助鉴定病源牙（图 27-4-11）。

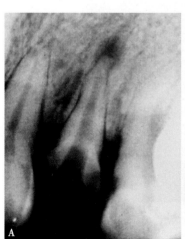
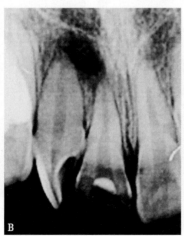
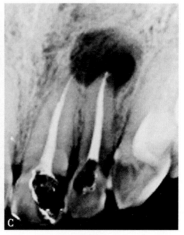

图 27-4-10　慢性根尖周病变的鉴别

A. 根尖片示根尖周肉芽肿　B. 根尖片示根尖周脓肿　C. 根尖片示根尖周囊肿

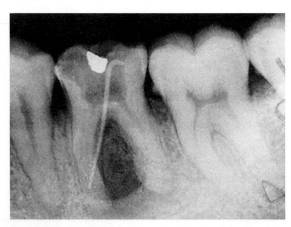

图 27-4-11　插诊断丝协助鉴定病源牙

2. 治疗方面

（1）治疗前可有助于拟定治疗计划，包括揭示牙根和根管的数目、大小和形态，以及根尖周病变的类型和范围、牙周组织破坏程度等（图 27-4-12～图 27-4-14）。

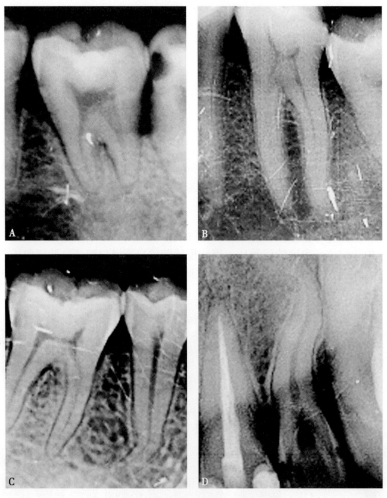

图 27-4-12　根尖片示牙根和根管的形态

A. 牙根过短　B. 牙根过长　C. 牙根下端明显弯曲　D. 牙根 S 形弯曲

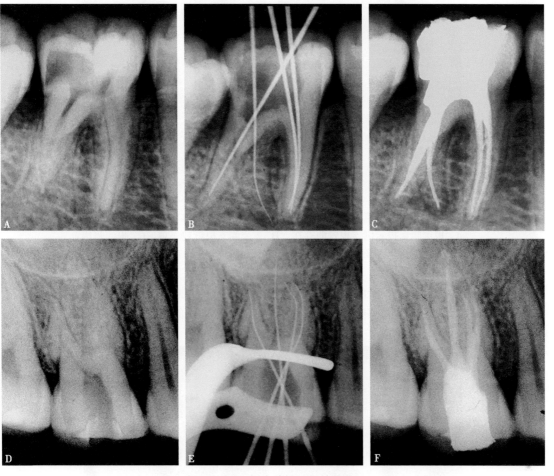

图 27-4-13 根尖片提示根管的数目

A. 治疗前提示患牙 4 个根管　B. 测定工作长度　C. 根管充填　D. 治疗前提示患牙 4 个根管　E. 测定工作长度　F. 根管充填

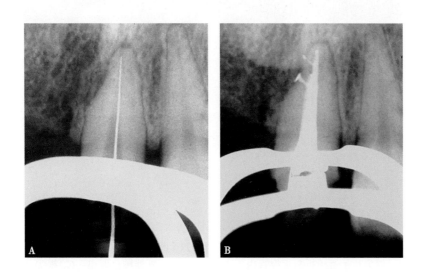

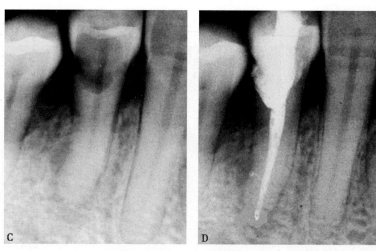

图 27-4-14 根尖片提示侧支根管的存在

A. 根侧暗影提示侧支根管的存在　B. 2 个侧支根管被充填　C. 根侧暗影提示侧支根管的存在　D. 1 个侧支根管被充填

（2）治疗中可用于测定根管的工作长度以及协助并发症的诊断和处理（图 27-4-15）。

（3）治疗后可判定根管充填结果和观察根管治疗等治疗方法的近、远期疗效（图 27-4-16）。

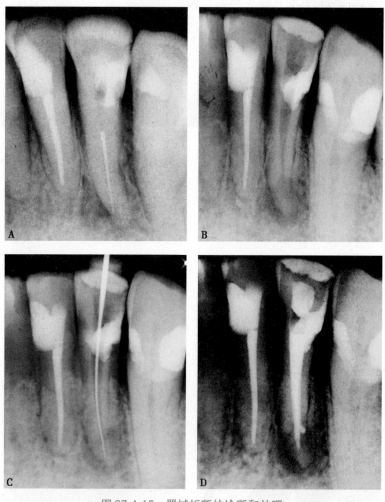

图 27-4-15 器械折断的诊断和处理

A. 根尖片示器械折断于根管内　B. 根尖片示折断器械已取出　C. 根尖片示测定工作长度　D. 根尖片示根管充填

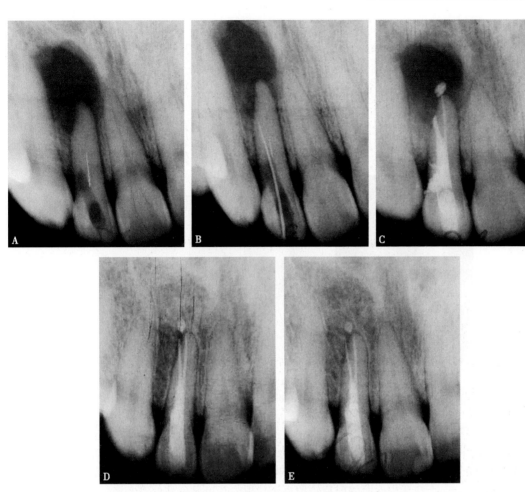

图 27-4-16　观察根管治疗的效果

A. 根尖片示治疗前根尖周大面积暗影,根管内金属异物,颈部穿孔　B. 根尖片示诊断丝示根管内穿孔
C. 根尖片示根管治疗完毕　D. 根管治疗后 2 年复查根尖片　E. 根管治疗后 5 年复查根尖片

3. 局限性　虽然 X 线片检查对牙髓病和根尖周病的诊断和治疗具有重要价值,是其他方法所不能替代的,但常规 X 线片检查也存在着一定的局限性和不足,因此在临床应用时要注意以下事项:

(1) X 线片不能准确反映根尖骨质破坏的量。在根尖周病变的早期即骨松质有轻度破坏时,X 线片上可能显示不出来,只有当骨密质破坏时才显示出透射影像。所以,临床实际的病变程度比 X 线片上显示的更严重(图 27-4-17)。

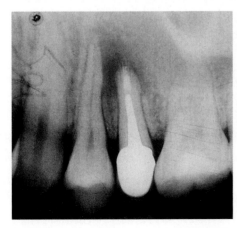
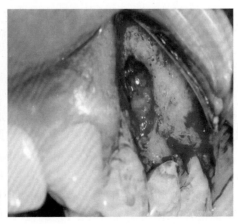

图 27-4-17　X 线片影像与实际的根尖骨质破坏程度不同

（2）硬骨板完整与否在诊断上具有重要意义，但其影像在很大程度上取决于牙根的形状、位置、X线投射的方向和照片的质量（图27-4-18）。因此，正常牙在X线片上可能无明显的硬骨板。

（3）X线片所显示的是三维物体的二维（平面）图像，影像的重叠往往会导致误诊。例如：将多根误认为单根；将下颌颏孔误认为下颌前磨牙根尖周病变；把上颌切牙孔、鼻腭管误认为上颌中切牙根尖周病变等。

（4）由于投照技术或胶片处理的不当，也可造成X线片图像的失真，从而削弱了X线片检查在诊疗上的价值。因此，提高X线片的质量和医师的阅片能力在X线检查中具有重要意义。

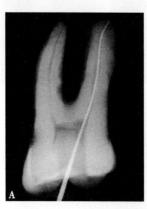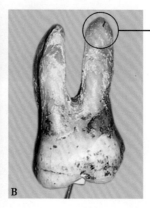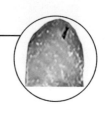

图 27-4-18　X线影像受牙根形状、位置和投照角度等影响

A. 远中根管插诊断丝X线片示锉针恰好到达影像学根尖　B. 实物观察锉尖已超出根尖孔（圆圈示）

（二）全口牙位曲面体层片

曲面体层摄影是利用体层摄影和狭缝摄影原理，一次曝光可获得上、下颌牙列影像，可同时了解多个牙位的病变情况。可用于观察牙槽嵴的吸收状况、龋病、牙根形成等情况，在患者口内存在多颗患牙情况下，全口牙位曲面体层片较拍摄全口根尖片可显著减少患者接受的放射剂量。同时，全口牙位曲面体层片还有助于了解颌骨内的病变情况，但清晰度不如根尖片，在需要了解特定牙的牙体、根尖周情况时，还需要补充根尖片。

二、锥形束CT检查

锥形束CT（cone beam computer tomography，CBCT）是指放射线束呈锥形发出，通过围绕患者头部旋转获得扫描视野内原始图像，进行轴位、矢状位及冠状位的观察及三维重建的数字容积体层摄影（digital computer tomography）。在2000年左右开始用于口腔临床，采用锥形X射线束和二维探测器取代传统的扇形束和一维探测器，扫描时锥形X射线束只需围绕患者一周，即可获得三维重建所需的数据。基于视野（field of view，FOV）大小CBCT可分为大、中、小视野三种模式。实际应用时，FOV应略大于目标解剖学范围。小视野CBCT扫描视野与根尖片的高度及宽度相似（图27-4-19），有效放射剂量大小与曲面体层摄影类似，远远小于医用CT，患者所受到的有效放射剂量与扫描视野的大小成正比，牙髓病和根尖周病大多数涉及范围较小，依赖于检测细微的改变。因此，一般较多采用小视野CBCT检查。

在牙体牙髓病的治疗中，CBCT可用于牙体、根管系统、牙根、根尖周等组织结构的检查。但CBCT不作为牙髓病学常规的诊断检查手段。只有在常规X线检查因结构重叠和清晰度等问题提供信息有限的情况下，可以作为进一步检查的手段。

CBCT对牙髓病和根尖周病的病变位置、范围、性质、程度及与周围组织的关系有更加准确的了解。用于辨认根尖片不能显示的早期根尖周病变；观察根尖周骨质破坏的程度及范围，以及病变与上颌窦或下颌神经管的关系；辅助诊断根尖片疑似的根折或根纵裂（图27-4-20）；鉴别牙内、外吸收，观察牙内、外吸收的位置及范围，评估预后；辨别根管侧壁穿孔、根管内器械分离的部位；确认复杂的根管形态、牙体发育异常、遗漏根管（图27-4-21）和钙化根管；决策根管再治疗和根尖手术的治疗方案等。

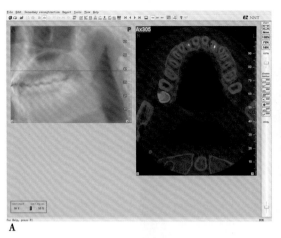

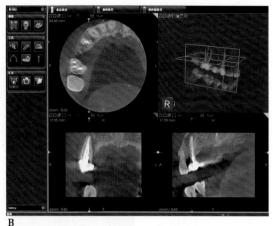

图 27-4-19 CBCT 软件画面截图

A. 大视野 CBCT B. 小视野 CBCT

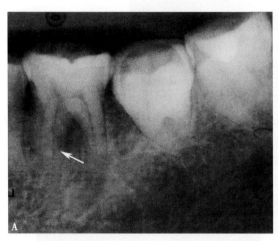

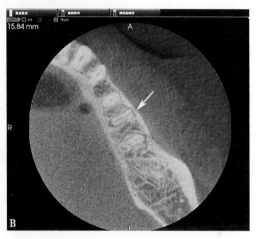

图 27-4-20 根纵裂的诊断

A. X 线片示可疑根纵裂（箭头示） B. CBCT 示根纵裂（箭头示）

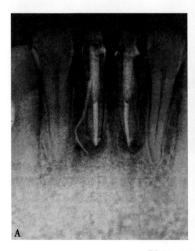

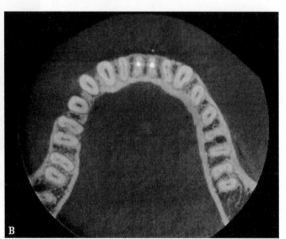

图 27-4-21 CBCT 示下颌前牙双根管

A. 根尖 X 线片示根充后下颌前牙根尖周阴影 B. CBCT 提示下颌前牙双根管

（吉林大学口腔医学院供图）

    CBCT 虽能提供 X 线片检查所不能提供的三维立体信息，但存在以下局限性：①口腔内金属桩及修复体、种植体、高密度牙胶常引起伪影（图 27-4-22），影响 CBCT 图像的质量及准确度，干扰临床医师作出正确诊断；② CBCT 检查费用及辐射剂量与根尖片相比较高，且临床医师需接受

CBCT检查培训后才可正确读片。

因此,仅当X线根尖片不能提供所需要的诊治信息时,才建议进行CBCT检查。

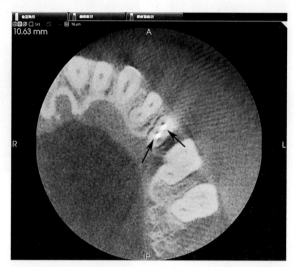

图27-4-22　根管内高密度充填物牙胶产生的伪影(箭头示)

三、手术显微镜检查

画廊:ER27-14
手术显微镜在
牙体牙髓病诊
断方面的应用

口腔科手术显微镜(dental operating microscope)自20世纪90年代开始应用于牙髓病诊断和治疗。手术显微镜具有良好的放大和照明功能,在光源能到达的部位能够清晰观察微小的结构变化。

手术显微镜在诊断方面主要用于:①早期龋损的检查;②充填体、修复体边缘密合情况的检查;③穿髓孔的检查(图27-4-23);④髓腔形态的检查;⑤根管穿孔的检查;⑥隐裂或牙折的检查;⑦根管内折断器械的检查;⑧根尖孔破坏的确认。

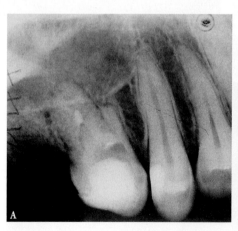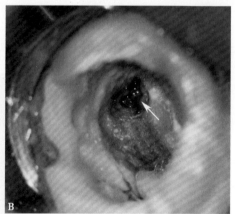

图27-4-23　手术显微镜下见髓室底穿孔
A.上颌第一磨牙X线片　B.显微镜下见髓室底穿孔(箭头示)

第五节　实验室检查

所有医学检验如血、尿、粪的检验,即"三大常规"都适用于口腔医学中的检查,可根据需要选择。

一、血常规检查

血常规检查是了解血液中红细胞、白细胞、血小板计数及其形态的检查,是最常用的基本检查手段。可通过红细胞计数和血红蛋白的量初步判断患者是否贫血;通过白细胞的分类和计数可了解患者的感染性质;根据血常规检查可直接诊断血小板增多症、血小板减少症、白细胞减少症等。在牙体牙髓病患者的诊治中,有时需要通过血常规检查了解患者的基本状态,初步排除血液系统疾病,以进行下一步的治疗。例如根尖外科手术前常需要进行血常规检查,若血小板计数偏低,则不能或暂缓手术治疗。在急性根尖周炎并发间隙感染,患者全身症状明显时,有时也需要进行血常规检查,了解患者的感染状态,以指导全身用药。值得注意的是,血常规检查结果的判读是与参考正常值比较得出,需要就非疾病因素对结果的影响加以考虑。

二、细菌学检查

牙髓根尖周疾病本质上属于感染性疾病,细菌在疾病的发生、发展过程中起着重要的作用,细菌学检查包括涂片、细菌培养、药敏实验等。必要时进行细菌学检查有助于对临床用药的选择提供指导。例如在治疗难治性根尖周炎时,可以根据感染根管细菌学检查结果,针对性地选择抗菌药物的使用,并可通过药敏实验等,提高治疗的有效率。口腔细菌学检查的具体原理和注意事项请参考相关参考书。

三、细胞学检查

细胞学检查即脱落细胞学(exfoliative cytology)检查,是根据细胞形态学改变特征判断机体病理变化的一种方法。肿瘤细胞容易脱落,在显微镜下观察脱落细胞的形态有利于早期诊断。该法与活检相比,操作简单、安全、无痛苦、经济,能在短时间内初步确定肿块是良性还是恶性,且可多次进行,但取材范围很局限,不能准确反映肿瘤的类型、恶化程度、与邻近组织的关系等,假阴性率较高。因而,细胞学检查不能取代活检,只能作为活检的补充。

(一)适应证

主要用于缺乏症状、取材困难的颌面部上皮来源的癌瘤;非上皮来源的肿瘤如肉瘤等,因细胞不脱落而不能应用。

(二)取材方法

从病变表面刮下少许组织,往复或转圈法涂片,干燥后甲醇(乙醚甲醇比为 1∶1)固定,苏木精-伊红染色后,即可用显微镜观察有无形态异常的肿瘤细胞。

四、活体组织检查

对口腔及颌面部可疑病变,无法确诊时可采用活体组织检查(活检)。活检结果常常对治疗方案和手术范围的确定产生重要影响。

(一)适应证

1. 判断口腔肿瘤性质、浸润情况。

2. 判断口腔黏膜病是否为癌前病变,有无恶变倾向。

3. 确定是否为特殊感染,如梅毒、结核等。

4. 术后标本的检查 有些肿块切除后,还需要对切除物进行活检,为的是进一步明确诊断,以确定下一步的治疗方案。

(二)取材方法

术前准备、所用器械和术后处理等同外科小手术。取材部位要有代表性,术中要减少出血和造成新的创伤。病变小、有蒂和包膜完整的良性肿瘤应全部切除;而溃疡和疑为恶性肿瘤者,活检时应避开中央已坏死的组织,切取边缘部,病变复杂者,可多点取材。

活检结果与临床印象不符时,应综合多种因素,谨慎作出判断。

第六节 病历记录

病历是检查、诊断和治疗过程的客观记录,又是分析、研究疾病规律的原始资料,某些情况下,还是重要的法律依据。故应认真、严肃地对待。病历记录字迹要清晰,避免涂改,严禁伪造。

口腔科病历与一般的病历记录方式相比,有自身的特点和重点。书写内容和项目如下:

一、一般资料

口腔病历的一般资料记录在封面或首页上,项目与全身性疾病的病历要求相同,如姓名、性别、年龄、民族、药物过敏史等;还有些信息如身份证号码和联系方式等,是疗效复查、资料保存和查询所需要的。

二、主诉

主诉是以患者的口吻,一句话的形式描述出本次就诊的主要原因。通常是患者对所患疾病的症状、部位和罹患时间的描述,避免使用专业术语进行主诉的记录。

三、现病史

现病史是与主诉有关的疾病病史。患者通常以牙痛就诊,要注意对现病史的记录,例如刺激痛、自发痛、牵涉痛等。尤其要注意先有一段较长时期的刺激性疼痛经历,或长期存在慢性钝痛,然后突然发生剧烈疼痛的典型牙痛病史。

四、既往史

在口腔科特别要注意记录药物过敏史、出血和止血情况。对于严重的全身系统性疾病也应询问记录。没有特别时,此项也可省略。

五、临床检查

临床检查是在全面检查的基础上,重点做与主诉相关的体征检查。遇到牙痛为主诉,而检查无阳性发现者,要仔细检查是否有牙隐裂、后牙邻面龋、折断的畸形中央尖、龈下深龋等易忽略的情况,还要想到眼、耳、鼻等邻近器官病变的可能性,并做相应的检查。牙周、黏膜、牙列及颌面部阳性所见均应做一般记录。

六、诊断

诊断是以主诉相关疾病为第一诊断,其他诊断根据严重程度顺序排列。

七、治疗计划

与诊断的顺序相对应,制订治疗计划的原则是按轻重缓急分步实施,先解决主诉问题,再解决其他问题;先解决疼痛问题,再解决功能和美观等问题。这样可以使患者一步一步地达到全面、最佳的治疗效果。

八、知情同意书

在制订治疗计划后,需要对患者进行详细的讲解,使患者充分了解所患疾病以及可行的治疗方案,并根据自身情况加以选择。在实施治疗前需要患者签署知情同意书,同意医师对其所患疾病进行治疗,这也是对患者权益的保障。

九、治疗过程记录

牙体疾病应写明患牙牙位及龋洞、缺损或开髓的部位,主诉牙处理中关键步骤及其所见。如龋洞去腐后的情况,达牙本质层的深度,有无露髓,敏感程度,所用充填材料和所做的治疗等。

牙髓疾病应记录开髓时情况,是否麻醉,有无出血,出血量及颜色,拔髓时牙髓的外观,根管数目及通畅程度。根管治疗时,还应记录各根管预备情况(第一支锉及最后一支锉的型号)以及工作长度(以 mm 为单位),所封药物及根充材料以及充填后 X 线片的表现。

复诊病历应记录上次治疗后至复诊时的症状变化和治疗反应,本次治疗前检查情况,进一步治疗的内容以及下次就诊计划。

每一次的治疗记录都可能成为今后有用的参考依据，故每次治疗完成后都应记录日期、检查情况、治疗项目和治疗效果、医嘱等，并有记录者签名，医师应签全名，实习或进修医师还应请指导教师签名。

如果用到药物，则药名、剂量、用法和效果、副作用等都要详细记载；如果做了化验，应当将化验的项目以及重要结果记录下来。

十、牙位记录

口腔病历书写和口头描述中，常涉及牙齿的位置，即牙位。理想的牙位表示方法应具备简明易学，明确无歧义，输入计算机容易等优点。迄今为止，牙位的记录方式有多种，各有优缺点。最常用的有以下 3 种方法：

1. 符号法　也称 Palmer 符号法（Palmer notation system，Palmer's notation），或 Palmer-Zsigmondy 记录法，是目前包括我国在内的许多国家临床上常用的方法。特点是有一个符号"+"，水平线将上、下颌牙分开，垂直线将左、右侧牙分开，两条线交叉表示出上、下、左、右 4 个象限，在相应的象限中填上数字或字母，即表示牙位。数字 1～8 依次表示恒中切牙到第三恒磨牙，罗马字母 I～V 或英文字母 A～E 依次表示乳中切牙到第二乳磨牙。全部牙式的表达方法如下：

（1）恒牙

8	7	6	5	4	3	2	1	1	2	3	4	5	6	7	8
8	7	6	5	4	3	2	1	1	2	3	4	5	6	7	8

（2）乳牙

V	IV	III	II	I	I	II	III	IV	V
V	IV	III	II	I	I	II	III	IV	V

E	D	C	B	A	A	B	C	D	E
E	D	C	B	A	A	B	C	D	E

表示某个牙位时，需先写出符号"+"，相应的位置写一个数字或字母即可，如右下颌第一恒磨牙为 $\frac{6|}{}$ ，左上颌第二乳磨牙为 $\frac{|V}{}$ 或 $\frac{|E}{}$ 。

符号法的优点是有象形文字的功用，一目了然，读者一望便知牙齿的具体位置，同名牙的相似性表现得很好，数字和字母数目少（8 个数字，5 个字母），容易掌握；缺点是任何一个牙的记录都需要一个"+"符号，打字和排版不方便。

2. 通用法（universal system）　也称通用数字法（the universal numbering system）。目前在美国等国的应用较普遍。其特点是：恒牙从右上第三磨牙起顺时针方向旋转至右下颌第三磨牙为止，分别用阿拉伯数字 1～32 表示；乳牙从右上第二乳磨牙起顺时针方向旋转至右下第二乳磨牙为止，分别用英文大写字母 A～T 表示。借用符号法的"+"字，全部牙位可表示如下：

（1）恒牙

1	2	3	4	5	6	7	8	9	10	11	12	13	14	15	16
32	31	30	29	28	27	26	25	24	23	22	21	20	19	18	17

（2）乳牙

A	B	C	D	E	F	G	H	I	J
T	S	R	Q	P	O	N	M	L	K

通用法的优点：不需要一个"+"符号，这给打字和排版带来方便。每个数字和字母只表示一个牙位，不会混淆。任何部位的牙齿只需写出或念出一个数字或英文字母即可，如右下颌第一恒磨牙为"30"，左上颌第二乳磨牙为"J"。缺点：没有象形文字的功用，同名牙的相似性没有表现出

来，数字和字母量多（数字 32 个，字母 20 个），较难记忆。

3. FDI 法　又称 FDI/ISO 法，由国际牙科联盟（Federation Dentaire International，FDI）1970 年编制，后得到国际标准化组织（International Standards Organization，ISO）的认可。特点是不论恒牙乳牙，一律用两位阿拉伯数字表示，十位数表示象限，上右、上左、下左和下右 4 个象限，顺时针方向旋转，在恒牙分别用 1、2、3、4 表示，在乳牙表示为 5、6、7、8；个位数表示牙齿。1～8 依次表示恒牙的中切牙到第三磨牙；1～5 依次表示乳牙的乳中切牙到第二乳磨牙。借用符号法的"+"字，全部牙位可表示如下：

（1）恒牙

18	17	16	15	14	13	12	11	21	22	23	24	25	26	27	28
48	47	46	45	44	43	42	41	31	32	33	34	35	36	37	38

（2）乳牙

55	54	53	52	51	61	62	63	64	65
85	84	83	82	81	71	72	73	74	75

FDI 法优点也是去掉了"+"符号，打字和排版方便；只用 8 个阿拉伯数字，使恒牙、乳牙，4 个象限，不同牙齿的 52 种情况都得到体现，简单、规律性强；同名牙的相似性得到很好体现，如 14、24、34 和 44，个位数相同，都表示第一前磨牙，十位数不同，分别表示右上、左上、左下和右下 4 个象限。缺点是直观性比符号法稍差。

FDI/ISO 法兼有前面两种方法的优点，是迄今为止最完善的牙位记录方法，建议推广。

应用中要注意的是：表示象限和牙的两个数字要分别读。如表示右下颌第一恒磨牙的"46"要读成"4、6"；表示左上颌第二乳磨牙的"65"要读成"6、5"。

思考题

1. 口腔检查时牙椅应如何准备和调节？
2. 探诊检查的对象和操作要点是什么？
3. 叩诊时选用什么器械？有哪些注意事项？
4. 牙髓温度测验前需要做哪些工作？

（张志民）

参考文献

1. HARGREAVES K M，Cohen S. Cohen's Pathways of the pulp. 10th ed. St. Louis：Mosby，2011：2-39.

2. GUTMANN J L，LOVDAHL P. Problem Solving in Endodontics，5th ed. St. Louis：Mosby，2010：1-21.

3. GOPIKRISHNA V，PRADEEP G，VENKATESHBABU N. Assessment of pulp vitality：A review. Int J Paediatr Dent，2009，19（1）：3-15.

4. GOPIKRISHNA V，TINAGUPTA K，KANDASWAMY D. Comparison of electrical，thermal，and pulse oximetry methods for assessing pulp vitality in recently traumatized teeth. J Endod，2007，33（5）：531-535.

5. JAFARZADEH H，ABBOTT PV. Review of pulp sensibility tests. Part I：general information and thermal tests. Int Endod J，2010，43（9）：738-762.

6. JAFARZADEH H，ABBOTT P V. Review of pulp sensibility tests. Part II：electric pulp tests and test cavities. Int Endod J，2010，43：945-958.

7. LIN J，CHANDLER N P. Electric pulp testing：a review. Int Endod J，2008，41（5）：365-374.

8. ABD-ELMEGUID A，YU D C. Dental pulp neurophysiology：part I. Clinical and diagnostic implications. J Can Dent Assoc，2009，75（1）：55-59.

9. ABD-ELMEGUID A，YU D C. Dental pulp neurophysiology：part 2. Current diagnostic tests to assess pulp vitality. J Can Dent Assoc，2009，75（2）：139-143.

10. DEL FABBRO M，TASCHIERI S. Endodontic therapy using magnification devices：a systematic review. J Dent，2010，38（4）：269-275.

11. KARAPINAR-KAZANDAG M，BASRANI B R，Friedman S. The operating microscope enhances detection and negotiation of accessory mesial canals in mandibular molars. J Endod，2010，36（8）：1289-1294.

12. ESTRELA C，BUENO M R，Leles CR，et al. Accuracy of cone beam computed tomography and panoramic and periapical radiography for detection of apical periodontitis. J Endod，2008，34（3）：273-279.

13. DE PAULA-SILVA F W，WU M K，Leonardo MR，et al. Accuracy of periapical radiography and cone-beam computed tomography scans in diagnosing apical periodontitis using histopathological findings as a gold standard. J Endod，2009，35（7）：1009-1012.

14. 王翰章，周学东. 中华口腔科学. 2版. 北京：人民卫生出版社，2009.

15. 顾迎新，朱亚琴. 锥束CT（CBCT）在牙体牙髓病诊治中的应用进展. 牙体牙髓牙周病学杂志，2009，19（4）：238-244.

16. 马慧，蔡映云. 血常规检查的临床思维. 中国实验诊断学，2007，11（2）：272-275.

17. MAH J，DANFORTH R A，BUMANN A，et al. Radiation abs orbed in maxillofacial imaging with a new dental computed tomography device. Oral Surg Oral Med Oral Pathol Oral Radiol Endod，2003，96（4）：508-513.

18. Bettina Basrani. 牙体牙髓放射影像学. 黄定明，译. 2版. 沈阳：辽宁科技出版社，2016.

19. 凌均棨. 显微牙髓治疗学. 北京：人民卫生出版社，2014.

学习笔记

第二十八章 术区隔离

牙齿位于口腔唾液环境中，除了潮湿，唾液中还含有大量的微生物，在牙体修复和牙髓治疗过程中，有效地将术区与口腔环境隔离，阻止唾液及微生物对术区的污染，是牙体修复和根管治疗成功的基本保证。

第一节 术区隔离的方法

在牙体修复和牙髓治疗过程中，术区的隔离可采用简易隔离法或橡皮障隔离（rubber dam isolation）等方法。简易隔离法包括棉卷或棉球隔湿以及吸唾管、排龈线等。棉卷或棉球隔湿法是将消毒棉卷或棉球置于唾液腺开口处及被操作患牙的颊（唇）舌侧，将术区与唾液隔离的方法，这种方法简单易行，但对唾液多的患者隔湿效果不理想。同时，在进行牙髓治疗时不能有效地防止异物的误吸误咽及其他意外发生。橡皮障隔离法是使用橡皮布隔离牙齿，解决口腔操作中的唾液隔离问题，是目前最有效的隔离方法，相比棉卷隔湿法，其效果更好。

橡皮障隔离的优点：为牙体修复和牙髓治疗提供一个干燥、清洁和无唾液污染的区域。保护患者免于操作器械、药物、冲洗液等对口腔软组织造成的意外损伤。防止患者误吸误吞。保持术区视野清晰，提高操作效率。为术者和患者双方提供更舒适的治疗条件，防止医源性交叉感染。防止潮湿对修复材料性能的影响。

第二节 橡皮障的组成、辅助器械和材料

1864 年纽约牙科医师 Barnum 首次尝试使用橡皮布隔离牙齿，以解决口腔医师在进行牙体修复和牙髓治疗过程中隔离唾液的烦恼。1882 年 White 介绍了一款橡皮布打孔器，同年 Palmer 及随后的 Stokes 和 Elliot 发明了用于将橡皮布固定在牙齿上的金属夹，经过 150 多年的发展，橡皮障逐渐改进和完善，已经成为牙体修复和牙髓治疗过程中将术区进行隔离的最有效方法。

一、橡皮障的基本组成

橡皮障由橡皮布、打孔器、橡皮障夹、橡皮障夹钳和橡皮障支架组成（图 28-2-1）。

1. 橡皮布(rubber dam sheet)（图 28-2-2） 是橡皮障的主体装置，起隔离作用。橡皮布有各种颜色、厚度、大小和材质供选择。颜色的选择可根据个人喜好，深色相对于浅色的牙齿可提供较好的对比色背景。橡皮布的厚度有薄（0.15mm）、中（0.20mm）、厚（0.25mm）、加厚（0.30mm）和特厚（0.35mm）之分，临床上常用厚或加厚的橡皮布，弹性好不易撕裂，能更有效地回缩，严密地

包绕在牙齿的颈部以阻止液体进入术区。薄的橡皮布具有易于通过接触区的优点,在接触区较紧密的情况下使用。尺寸有 127mm×127mm 和 152mm×152mm 两种规格,前者用于乳牙或单颗恒牙的隔离;后者用于需同时进行多颗牙的隔离。制作的材质有乳胶和非乳胶,对于乳胶过敏患者,可选用非乳胶材质的橡皮布。通常橡皮布有光泽面和哑光面,由于哑光面光反射少,通常朝外放置。

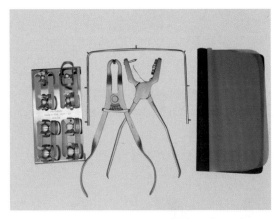

图 28-2-1　橡皮障的基本组成

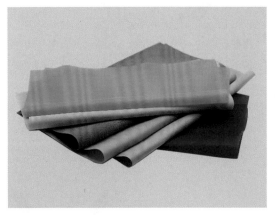

图 28-2-2　橡皮布

2. **打孔器(rubber dam punch)**(图 28-2-3)　用于在橡皮布上打孔,使橡皮布能套在拟隔离的牙齿上。打孔器是由切割盘(cutting table)和锥形尖锐的柱塞(plunger)组成的手持钳。切割盘为可旋转的圆盘,盘上一般有 5～7 个不同大小的圆孔,直径在 0.5～2.5mm,根据隔离牙齿的大小旋转圆盘进行选择。

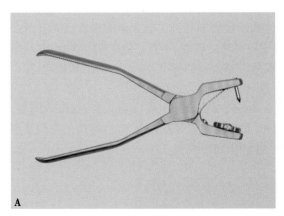

A

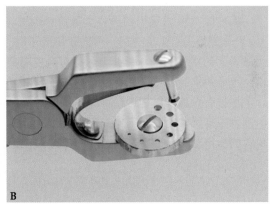

B

图 28-2-3　橡皮障打孔器(A)和打孔器切割盘(B)

3. **橡皮障夹(rubber dam clamps)**　用于将橡皮布固定到被隔离的牙齿上,它由两个夹臂(arm)和连接夹臂的弓部(bow)组成(图 28-2-4),夹臂卡抱牙齿的部分称为喙(jaw),喙的两端各有一个喙尖(prong),夹臂向外延伸的部分称为翼(wing),夹臂上有孔方便夹钳夹持。临床上在选择适合的橡皮障夹时,喙的结构是重要的参考因素(图 28-2-5)。

喙部的结构有宽窄、方向和是否有锯齿之分。宽喙的橡皮障夹通常用于磨牙,窄喙用于前牙和前磨牙,两侧喙的宽度可以一致,也可以不一致,可以根据隔离牙的情况进行选择。喙的方向也有两类,一类是水平方向,卡抱在高于龈缘的牙体上;另一类则向牙根方向延伸,当牙齿部分萌出,或冠部剩余牙体组织过少,或剩余的牙根或牙冠的外形高点位于龈下时,向牙根方向延伸的喙能更好地卡抱在龈缘以下的牙面。喙的两端各有一个喙尖(prong),当四个喙尖均与牙齿接触时可以防止橡皮障夹的倾斜和摇动,起到稳定作用。部分喙的内侧缘为锯齿形,可以增加稳定性。

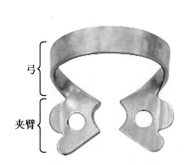

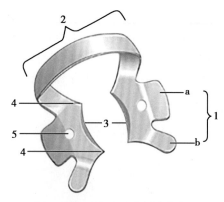

图 28-2-4　橡皮障夹的结构　　　　图 28-2-5　橡皮障夹的结构名称

1. 翼：a. 中翼；b. 前翼　2. 弓　3. 喙　4. 喙尖　5. 孔

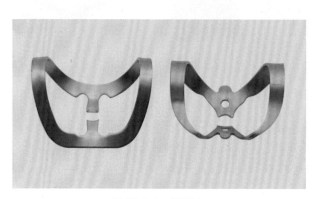

图 28-2-6　蝴蝶夹

橡皮障夹根据适用的牙位大致可分为前牙、前磨牙和磨牙三类。前牙用的橡皮障夹有两个弓，又称蝴蝶夹（图 28-2-6）。前磨牙和磨牙用的橡皮障夹外形相似，不同之处是喙的宽度，其与牙齿颊舌面的宽度相当。目前国际上对橡皮障夹的编号没有统一的标准，各厂家自行编号，刻在弓部。市场销售的橡皮障夹类型繁多，常用的有 6、7 种。

根据有无翼的结构可以将橡皮障夹分为有翼（winged clamps）和无翼（wingless clamps）两类，医师可根据所采用的橡皮障安置方式进行选择，此外，借助翼可以展开橡皮布，在牙齿的周围获得更大的操作空间，而对颊部较厚的患者可选用无翼的橡皮障夹（图 28-2-7）。

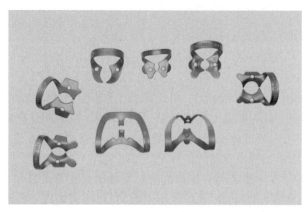

图 28-2-7　各种不同类型的橡皮障夹

4. **橡皮障夹钳**（rubber dam clamp forceps）（图 28-2-8）　用于安置或移除橡皮障时夹持和撑开橡皮障夹。夹钳的手柄部有一个可以滑动的圈，帮助保持夹钳撑开的状态。

5. **橡皮障支架**（rubber dam frame）（图 28-2-9）　用于支撑和固定橡皮布，稳定橡皮布边界的位置。支架为 U 形或环形,周边有小钉突,用于固定橡皮布。支架可由金属或塑料制成。金属支架因其对 X 线阻射,拍片时会与 X 线片上的影像重叠;塑料支架一般具有透射性,影像不会受影响。因支架会影响 X 线片或感应极的放置,在拍摄患牙 X 线片时可将支架取掉。

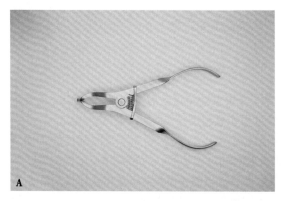 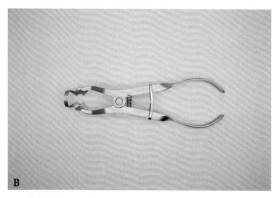

图 28-2-8　橡皮障夹钳
A. 未夹持橡皮障夹　B. 夹持橡皮障夹

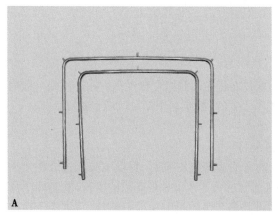 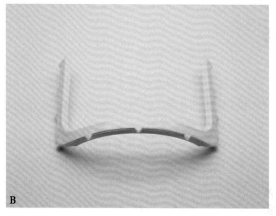

图 28-2-9　橡皮障支架
A. 金属支架　B. 树脂支架

二、辅助器械和材料

1. 润滑剂　将其涂布在橡皮布孔的周围,有助于橡皮布通过牙齿的邻接点;涂布在患者的口角,起到保护口角皮肤的作用。有专用的橡皮障润滑剂,也可用可可脂或凡士林作为润滑剂。

2. 牙线　用于在安置橡皮障前检查牙齿的邻接关系。安装过程中将橡皮布按压进入邻面触点下方的邻间隙内,也可以视橡皮障安置的方法系在橡皮障夹上防止误吸误咽。

3. 其他固定物　除了橡皮障夹,还可以采用其他方法将橡皮布固定在牙齿上,如牙线、弹性绳或楔子等将橡皮布固定。或者将橡皮布套入隔离牙近中的牙齿上,利用橡皮布本身的弹性进行固定。

4. 吸唾器　通常强吸是橡皮障隔离所必需的辅助设备,帮助及时吸掉治疗过程中的水、冲洗液及各种碎屑,保持术区干净、清晰。

5. 其他　在使用橡皮障隔离时,根据需要准备下列物品。

(1)橡皮障封闭剂:当橡皮布与牙面不能完全贴合时,需要使用橡皮障封闭剂,封闭橡皮布与牙面之间的间隙,获得严密的封闭效果。

(2)支口器:支口器用于保证患者长时间维持适当的开口度,并缓解因此引起的肌肉疲劳甚至疼痛。

（3）其他器械和材料：在橡皮障夹安放就位后，可使用一个钝头的器械如充填器等将橡皮布从翼部撑开翻转到翼的下方使其紧贴牙面，以产生封闭效果。必要时还可以使用隔离纸巾，放在面部皮肤与橡皮布之间，避免皮肤与橡皮布的直接接触，并吸收水及唾液。

第三节　橡皮障隔离术

一、术前准备

1. 患者沟通　在安置橡皮障前需要与患者沟通，告知患者安置以后不能说话、漱口，以及可能有短暂的不适应，获得患者的理解和配合，使治疗过程能顺利进行。

2. 术区准备　橡皮障安置前应确定和检查所需隔离的牙齿，去除隔离牙邻间隙内的食物残渣，清理牙面上堆积的牙结石，切除增生的牙龈，调磨锐利的龋损边缘。对影响橡皮障固位的牙体缺损，需制作假壁或安放带环。用牙线通过邻间隙检查邻接点的松紧度，修复体或牙体边缘是否光滑，以免扯破橡皮布，若邻接稍紧，可用含蜡的牙线润滑邻接部分，使橡皮布能顺利就位。必要时对准备安置橡皮障夹的牙齿进行局部麻醉，使患者在舒适的情况下完成治疗，提高配合度。

3. 物品的准备　根据需要准备橡皮障隔离所需要的物品，包括：橡皮布、橡皮障夹、橡皮障打孔器、橡皮障夹钳、橡皮障支架、牙线、润滑剂、吸唾器（强吸和弱吸）、支口器、钝头充填器和棉签等。

二、橡皮障安置

临床上有四种橡皮障安置方法，即翼法、弓法、橡皮布优先法和橡皮障夹优先法。医师可根据自己的习惯和隔离牙的情况进行选择。在进行橡皮障安置时，助手的帮助可以明显提高效率。

（一）安置前准备

1. 检查患牙邻接关系并使其接触点光滑（图28-3-1）。

2. 选择橡皮障夹　根据隔离牙的形态和安置的方法选择橡皮障夹，将橡皮障夹安放在牙齿上，橡皮障夹的弓通常放在隔离牙的远中，橡皮障夹的喙应位于牙齿外形高点的下方，检查四个喙尖是否与牙齿接触，应注意夹臂的近远中端不要超过隔离牙齿的近中和远中轴角，否则会干扰橡皮布和楔子的就位，也有可能发生牙龈创伤，并影响防水封闭效果（图28-3-2）。

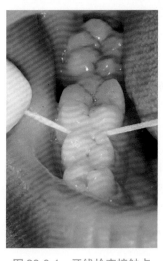

图 28-3-1　牙线检查接触点

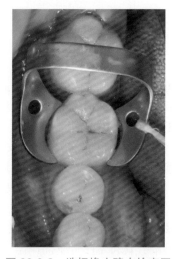

图 28-3-2　选择橡皮障夹检查四个喙尖的位置是否与牙齿接触

3. 橡皮布打孔　牙髓治疗一般只隔离待治疗的牙齿，而牙体修复常需要隔离 3 颗或更多的牙齿。待隔离的牙数和牙齿的形态影响橡皮障安置的方式。例如，隔离多颗牙齿时通常采用橡皮布优先的方式。

（1）孔的位置：当只需要隔离单颗牙齿时，操作者可以使用厂家提供的模板，利用模板帮助定位打孔的位置。经验丰富的操作者可以不需要模板的帮助，通过观察患者的牙弓形态和牙齿的位置，在橡皮布上进行标记，根据标记确定打孔的位置（图28-3-3）。

当进行多颗牙齿的隔离时，打孔应遵循牙弓的形态，当有错位牙或缺失牙时需要进行适当的调整。孔与孔之间的距离等于在牙龈水平处测量的从一颗牙齿的中心到相邻牙齿中心的距离，当孔与孔之间的距离过大，过多的橡皮布就会皱缩在牙齿之间；相反，孔之间的距离太小，橡皮布就会被过度拉伸，与牙

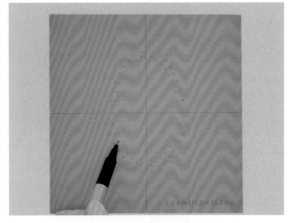

图28-3-3　橡皮布打孔定位

面之间出现缝隙，导致密封性受到影响。只有适当的距离，橡皮布才能紧密的贴合牙面，并对牙间组织产生轻微的挤压作用。

（2）孔的大小：根据拟隔离牙齿的大小在打孔器的切割盘上选择相应的圆孔，一般小的孔对应乳牙或前牙，中等大小的孔对应前磨牙，大孔用于磨牙。用打孔器在橡皮布上切割出圆孔后，沿不同方向拉伸橡皮布扩大开口，检查圆孔的周边是否完整，有没有不规则，切割不完全的操作会使孔的质量受到破坏而容易撕裂（图28-3-4）。

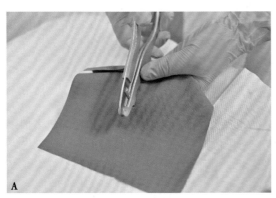 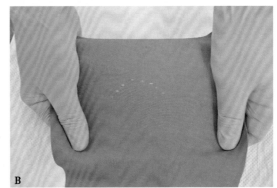

图28-3-4　橡皮布打孔
A. 橡皮布打孔　B. 检查孔的边缘是否完整

4. 润滑橡皮布　润滑橡皮布孔附近区域的反面（光面），这有助于橡皮布顺利通过接触区。可使用凡士林或可可脂润滑唇部尤其是口角部位，以防损伤口角。

（二）橡皮障安置方法

常用的橡皮障安置方法有4种，即翼法（wing technique）、橡皮布优先法（rubber first）、橡皮障夹优先法（clamp first）和弓法（bow technique）。医师可根据隔离牙齿的位置、形态和治疗的需要灵活应用。

1. 翼法　采用翼法安置橡皮障必须选用有翼的橡皮障夹。

（1）在口外撑开已经打好孔的橡皮布，将橡皮障夹的中翼从已经打好的孔中穿过（图28-3-5）。

（2）用橡皮障夹钳夹持住带有橡皮布的夹子放入患者的口腔内。

（3）将橡皮障夹安置到被隔离牙齿的颈部，移出橡皮障夹钳。

（4）用钝头的器械将两侧橡皮布翻转到翼的下方，使橡皮布紧贴隔离牙齿的颈部。

（5）用牙线通过与相邻牙的接触点，向下压橡皮布，使橡皮布通过接触点完全就位。

（6）安放橡皮障支架，将橡皮布展开并固定在支架上。

（7）检查橡皮布与牙齿之间是否密合，完成安置。

ER28-1

视频：ER28-1
翼法

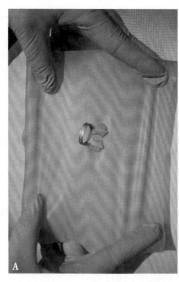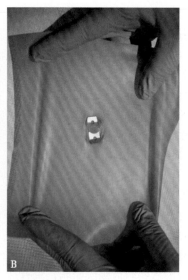

图 28-3-5　橡皮障夹在橡皮布上的安放

A. 外面观　B. 里面观

2. 弓法（以右利手为例）

（1）口外撑开橡皮布，将橡皮障夹的弓从已经打好的孔中穿过。

（2）左手收拢并抓住橡皮布，右手用橡皮障夹钳夹持住带有橡皮布的夹子。

（3）将带有橡皮布的夹子安放到需要被隔离的牙齿上。

（4）展开橡皮布，从牙齿的咬合面用钝头的器械将橡皮布拉开翻转到翼的下方，使橡皮布紧贴牙齿。

（5）用牙线通过与相邻牙的接触点，向下压橡皮布，使橡皮布通过接触点完全就位。

（6）安放橡皮障支架，将橡皮布展开并固定在支架上。

（7）检查橡皮布与牙齿之间是否密合，完成安置。

3. 橡皮布优先法

（1）双手撑开已经打孔的橡皮布，将孔套在隔离的牙齿上并推向牙颈部，如果需要隔离多颗牙齿，则应从远中向近中一一套入，必要时用牙线帮助向下压橡皮布，使其通过接触点完全就位。

（2）安放橡皮障夹，检查橡皮布与牙齿之间是否密合。也可以不用橡皮障夹，只用弹性绳或楔子等固定橡皮布。

（3）安放橡皮障支架，将橡皮布展开并固定在支架上。

4. 橡皮障夹优先法　适用于无翼的橡皮障夹。

（1）将选好的橡皮障夹安置到隔离牙上。

（2）将打好孔的橡皮布撑开，穿过橡皮障夹的弓部。

（3）在助手的帮助下，用一钝头器械将橡皮布撑开并向下翻转，将橡皮障夹完全暴露。

（4）用牙线通过隔离牙齿的近远中接触点，向下压橡皮布，使其通过接触点完全就位。

（5）检查橡皮布与牙面是否完全贴合。

（6）安放橡皮障支架，将橡皮布展开并固定在支架上。

（三）橡皮障的拆除

治疗完毕后，如果隔离的是单颗牙齿，则先用橡皮障夹钳取下橡皮障夹，然后将橡皮障支架和橡皮布一并移除即可。

如果隔离的是多颗牙，则需要先用剪刀剪断进入牙齿邻间隙之间的橡皮布，再除去橡皮障夹，将支架和橡皮布一并取下。剪断橡皮布时注意不要损伤下面的牙龈组织。

视频：ER28-2
橡皮布优先法

第四节　橡皮障使用注意事项

1. 以下情况可能会导致橡皮障的使用困难或无法使用，包括尚未萌出的牙齿难以支撑橡皮障夹;异常萌出的第三磨牙;极度错位的牙齿;没有足够的牙体组织支撑橡皮障夹的残根。

2. 避免橡皮障夹的卡抱对牙龈边缘、薄弱的牙体、牙颈部、修复体边缘等的损伤。

3. 橡皮障安置完毕后,注意不要遮挡患者的鼻孔影响患者的呼吸,如果患者鼻子呼吸困难,在橡皮布打孔时可以调整孔的位置,使橡皮障安置后部分口腔不被遮盖,供患者采用口呼吸,或者在橡皮障安置完成后,在远离术区不影响隔离效果的部位剪个孔洞,如果患者仍然不能忍受,则不适合使用橡皮障隔离。

4. 橡皮障夹为消耗物品,常在弓部发生断裂,使用时过度撑开橡皮障夹会缩短使用寿命,如果采用橡皮障夹优先的方法,建议在夹臂的孔中用牙线栓系,防止断片被患者误吸误咽。

5. 少数患者对乳胶过敏,可使用非乳胶的橡皮布。个别情况下,患者由于心理原因,可能无法使用橡皮障。

思考题

1. 与简易隔离法相比,橡皮障隔离有哪些优点?
2. 使用橡皮障隔离的注意事项有哪些?
3. 使用橡皮障是否可以完全避免误吸误咽? 为什么?

（陈文霞）

参考文献

1. 冯琳. 岳林. 橡皮障的临床应用（一）——组成装置及安装前准备. 中国口腔医学继续教育杂志,2008,2: 54-59.
2. 冯琳. 岳林. 橡皮障的临床应用（二）——安装及拆除. 中国口腔医学继续教育杂志,2008,3: 51-54.
3. 樊明文. 牙体牙髓病学. 4版. 北京:人民卫生出版社,2012.
4. HEYMANN H O, SWIFT E J, RITTER A V. Sturdevant's Art and Science of Operative Dentistry.6th ed. St. Louis: Mosby, 2012.

第二十九章　牙体牙髓病学实习教程

牙体牙髓病学是一门临床实践科学,要求学生在系统学习基本理论的基础上,通过实习时学习掌握牙体牙髓疾病治疗的基本技术,为下一步的临床实习奠定坚实的基础。

本实验教程依据教学大纲的要求,将牙体牙髓病学实习课分列为 12 个实习。实习一为牙体牙髓治疗的器械,内容较多,教师可根据情况"化整为零",将其穿插于相应的治疗技术中实习,以便于学生掌握。实习二、实习三为实习前的准备。实习四～实习七为牙体疾病治疗技术,实习八～实习十二为牙髓和根尖周病治疗技术,建议可按本教程顺序进行,既符合教学由易到难,由表及里的认识规律,也便于与理论课的进度相适应。

实习一　牙体牙髓病治疗常用器械及其使用

一、目的和要求

1. 掌握牙体牙髓病治疗常用器械的名称、结构和用途。
2. 掌握牙体牙髓病治疗常用器械的使用方法。
3. 熟悉牙体牙髓病治疗常用器械的保养。

二、实习内容

1. 学习常用器械的名称、结构、用途及保养。
2. 示教与练习各类器械的使用方法。
3. 完成实习报告。

三、实习用品

检查器械、各类手持器械、各类钻针、银汞输送器、银汞调拌器、成形片夹与成形片、根管治疗器械。

四、方法和步骤

(一)口腔检查器械

1. 口镜(mouth mirror)

结构:口镜由柄及口镜头组成。两部分也可用螺丝螺母连接,以便更换口镜头。口镜头可有平面和凹面两种。

用途:反射并聚光于被检查部位,以增加照明。平面镜能真实反映检查者视线不能直接到达的、被检查部位的影像;凹面镜能放大影像。牵引或压唇、颊、舌等软组织,扩大视野,保护软组织。金属口镜柄末端还可以作叩诊用。

保养:保持镜面的平整与光亮,在口腔内用石尖调磨牙体硬组织时,注意避免磨损镜面;口镜头不能用高温和 / 或高压的方法消毒,以免损坏镜背面的水银涂膜;不要任意改变口镜头与柄相交的角度。

画廊:ER29-1
口腔检查器械

图片:ER29-2
口镜的使用方法

2. 探针(explorer)

结构：口腔科用探针由手柄与两个工作端组成，一端为大弯（镰形），另一端为双弯（双曲弯）。两工作端细而尖锐。

用途：探针可用于探查牙体缺损的范围，深浅度及硬度；探查牙体组织的感觉；发现敏感点及穿髓孔；探试窦道的方向，根分歧病变及悬突等。

保养：保持其特定的弯曲度及尖端的锐利，切忌加热烧灼以免探针尖变钝；探诊时，避免用力过度而损坏锐尖；禁止任意改变各工作端的角度。

3. 镊子(tweezers, pliers)

结构：由柄和两个双弯头镊瓣构成。双弯头镊子的特定角度是为了适应口腔和牙齿位置而设计的，镊子的喙端细长尖锐，闭合紧密。

用途：镊子可用于夹持牙冠以测定牙齿的松动度；用于进行治疗操作，夹取腐败组织和异物，夹取敷料或药物等治疗用品。

保养：应保持两镊子的尖锐及密合，喙尖不能烧灼；不要用力掰开镊瓣，以免损坏镊子的弹性。

（二）牙体修复治疗常用器械及其使用

1. 手持器械　常用的手持器械均由手柄部、连接部和工作端或刃端构成，连接部常呈一定的角度弯曲，以便在口腔中灵活使用，弯曲的方向常有右弯（R）和左弯（L）。

手持器械的类型常在手柄中部用三联或四联数字表示，第一位数字是刃幅的毫米数×10，第二位数字是刃长的毫米数，第三位数字是刃部的方向与手柄长轴所成的角度（百分度）。四联数字则是在第一、第二位数字间加入表示刃端的方向与柄轴所呈的百分度（图 29-1-1，图 29-1-2）。

ER29-3

画廊：ER29-3
牙体修复治疗
用手持器械

学
习
笔
记

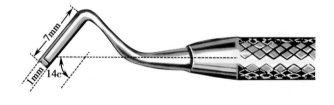

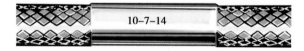

图 29-1-1　手持器械的三联数字表示法(10-7-14)

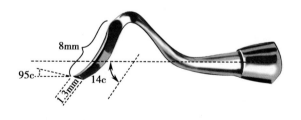

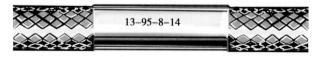

图 29-1-2　手持器械的四联数字表示法(13-95-8-14)

（1）挖匙（spoon excavator）

结构：由柄和两个工作端组成。工作端为匙形，匙缘锐利。有大、中、小型号之分。

用途：刮除腐质、炎症组织及暂时性充填物。

保养：注意保持匙缘的锐利和匙内的清洁。边缘变钝时，可用油石打磨外缘，小石尖由匙内向外缘打磨。

（2）银汞填充器（amalgam condenser）：工作端为圆柱状，端面为光滑面或条纹网格，用于充填银汞合金。工作端有大、中、小型号之分。

（3）水门汀充填器（cement condenser）：两工作端，一端为光滑面充填器，用于充填糊膏状材料；另一端为扁平状钝刀型充填器，用于采取糊膏状充填材料，并可用于后牙邻面洞的充填。扁平状钝刀型充填器端与手柄以直角相交，又称远中充填器，专用于牙齿远中面窝洞的充填。

（4）银汞雕刻器（amalgam carver）：工作端呈卵圆形或菱形的圆盘状，用于雕刻银汞充填体外形。注意保持雕刻器工作端的角度和光滑的边缘（图29-1-3）。

（5）银汞光滑器（amalgam burnisher）：工作端为多种形态，常为圆形或梨形，表面光滑。用于充填后的银汞合金充填体的修整，光滑表面，使充填体边缘与洞壁密合。

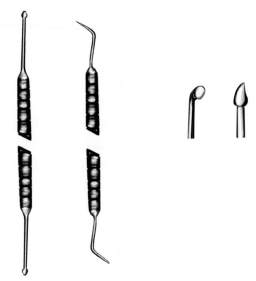

图 29-1-3　银汞合金雕刻器示意图

手持器械的保养：每次用完后，洗净擦干并消毒。每2周上清机油一次，保持器械的润滑，不生锈。

2. 钻针（bur，drill）　一般由头、颈、柄三部分组成（图29-1-4）。头部为各种不同类型的工作端，经由颈部与柄相连。柄为钻针装在手机上的部位，其作用是接受转动力，使钻针转动。与手机机头相接的方式随不同类型的钻针而不同，弯机头为拴式相接，气涡轮机头为摩擦夹持相接。

钻针为旋转切割或调磨用的器械，必须安装在机头上使用，用时应保持其刃的锐利和刃槽的清洁，刃槽内的污物可用钢丝刷清除，刃缘变钝后不宜再用，消毒钻针用的消毒剂要求具有防锈功能。钻针柄部直径和长度的国际标准（ISO）见表29-1-1，钻针的型号见表29-1-2。

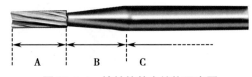

图 29-1-4　钻针的基本结构示意图
A. 头部　B. 颈部　C. 柄部

表 29-1-1　钻针柄部直径和长度的国际标准（ISO）

	直径 /mm	长度 /mm
直机头用钻柄部	2.35	44
弯机头拴式钻柄部	2.35	16、22、34
摩擦夹持式钻柄部	1.588～1.603	16、19

表 29-1-2　钻针的工作端最大直径和型号

工作端最大直径 /mm			0.5	0.6	0.8	0.9	1.0	1.2	1.4	1.6	1.8	2.1	2.3	2.5	3.1
ANSI/ADA标准	锥形裂钻					168	169	170	171						
	横刃锥形裂钻					699	700	701		702		703			
	圆钻		1/4	1/2	1		2	3	4	5	6	7	8	9	11
	倒锥钻			33₁/₂	34		35	36	37		39	40			
	银汞抛光钻	圆形					7002	7003	7004		7006		7008		7010
		针形				7901	7902	7903							
		火焰形						7102	7104		7106		7108		
ISO 编号			005	006	008	009	010	012	014	016	018	021	023		

钻针工作端按材料不同分为钢钻针、碳钨钢钻、金刚砂钻针；依功能不同分为切割钻及磨光钻；按形状和功能的不同分为以下不同类型的钻针（图29-1-5）：

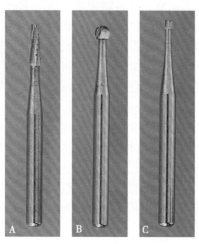

图 29-1-5　常用的钻针
A. 裂钻　B. 球钻　C. 倒锥钻

（1）裂钻（fissure burs）：钻针工作端为平头圆柱状或尖头锥柱形。裂钻的刃口有互相平行的直刃形、横槽直刃形；有的刃呈锯齿状，以便有效地切割牙体组织。裂钻可用于开扩和加深洞形（图29-1-6）。

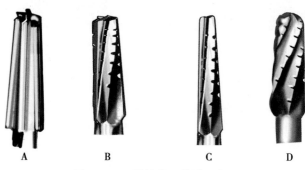

图 29-1-6　裂钻的工作端示意图
A. 平头直刃圆柱状　B. 平头直锯齿刃圆柱状　C. 平头斜锯齿刃锥柱形　D. 尖头斜锯齿刃锥柱形

（2）圆钻（球钻，round bur）：工作端为有多刃缘的球体，切割面呈凹面。用于去除龋损牙本质，揭髓顶和加深洞形。

（3）倒锥钻（inverted bur）：工作端为倒锥形，钻侧及钻端均有刃缘。用于修整洞底，制备倒凹和扩展洞形。

（4）银汞修整钻（finishing bur）：刃缘密而细，顺或逆时针方向均可使用。有各种形态及大小，用于修整和磨光金属充填体（图29-1-7）。

以上各类型钻均为不锈钢钻，安装在慢速手机上使用。

（5）碳钨钢钻：工作端的形态基本同上述各类，但钻针安装在涡轮手机上使用；制钻材料为在碳钢合金中加入了一定比例的镍和钴等金属制成，以使钻针更坚硬且耐高温，但质地较脆；工作端与柄部是焊接连接，故有时可发生从连接处折断的现象。

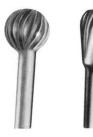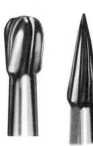

图 29-1-7　银汞修整钻的工作端示意图

（6）金刚砂钻针（diamond drill）：又称磨砂钻。该类钻针由三部分组成：金属原材、不同大小颗粒的金刚砂和金属基质（镍、铬）。通过在液态金属基质中，用电镀法将金刚砂颗粒固定在金属原材上而制成（图29-1-8）。金刚砂颗粒有粗（125～150μm）、中（88～125μm）、细（44～88μm）和超微（36～44μm）颗粒之分。钻针形态可有上述各种类型。该类钻针对牙齿呈点状磨削，切削效率高，切削面更平；切削时对牙齿的扭力小，有利于存留的牙体组织；使用寿命长，可用于切割、牙体预备或磨光。金刚砂钻针工作端电镀的金刚砂颗粒磨损后，钻针便丧失了切割能力。

（7）抛光钻（polishing bur）：工作端光滑无刃，由一些有弹性的物质，如橡胶制成，表面有研磨料涂层（不同颜色）。有各种大小及形态，如锥形、倒锥形和柱形等，用于修复体的研磨与抛光（图29-1-9）。

（8）磨石钻（stone bur）：工作端为磨石构成的直机头用钻针。上述各种钻针形态均有，其中常用于调磨的为轮状、刃状和锥形磨石钻。

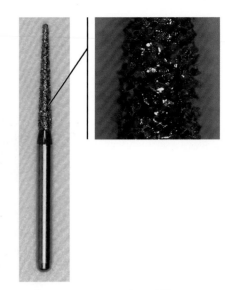

图 29-1-8　金刚砂钻

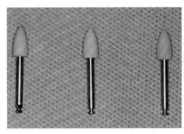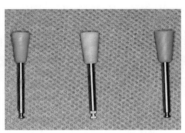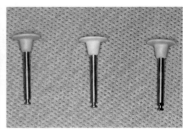

图 29-1-9　不同形态的抛光钻

3. 其他器械

（1）银汞输送器（amalgam carrier）：由推压手柄、一定角度弯曲的输送套筒和弹簧拴头组成。将调制好的银汞合金分份放在输送套筒口内，通过推压手柄压缩弹簧拴头，将银汞合金推出，输送到牙齿所需充填的窝洞中。

（2）成形片及成形片夹（matrix and matrix holder）：成形片是由金属或其他材料制成的薄片，用以形成临时洞壁，以利于填压充填料恢复牙齿外形，恢复与邻牙的接触。成形片夹的作用是固定成形片（图29-1-10）。

成形片多由不锈钢制成，其中间突出部为贴紧龈壁深入龈袋的部分，两侧各有2或3个固定小孔，厚度一般为0.038～0.05mm。成形片有大、小两型，分别用于磨牙和前磨牙邻面洞充填。成形片夹由不锈钢的手柄螺丝和两个固定臂组成。臂的末端细小，正好插入成形片上的固定小孔中，以固定成形片。固定小孔的位置和手柄螺丝的松紧用于调节成形片圈的大小。

8号成形片夹适用于近中-𬌗面-远中（MOD）的三面洞充填。赛璐珞成形片主要用于复合树脂或玻璃离子水门汀的充填修复，常以手指或楔子固定。分段式成形片系统（sectional matrix system）由金属环和豆瓣状成形片组成。金属环有分牙的作用，可更好地恢复复合树脂修复体的邻面形态和接触关系。

（3）楔子：有木制和塑料制品，呈三棱柱形或锥柱形，与后牙邻间隙形态相适应。配合成形片使用，使成形片与牙面贴合，有助于充填物在龈阶处的密合和成形，防止产生悬突和间隙。塑料楔子有光反射作用，常与赛璐珞成形片一起用于复合树脂的修复（图29-1-10）。

（4）银汞调拌器：用于调制银汞合金。

（5）调和刀和调和板（spatula and slab）：调和刀有不锈钢的和塑料的两种，塑料调和刀用于调配牙色材料。调和板有玻璃板和一次性纸板，用于调配各种材料。注意保持调和刀和调和板的清洁和消毒。

学习笔记

画廊：ER29-4
牙体修复治疗
用其他器械

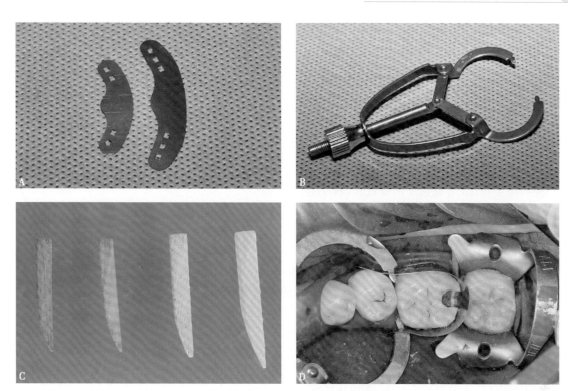

图 29-1-10　成形片、成形片夹和楔子
A. 成形片　B. 成形片夹　C. 楔子　D. 临床应用

4. 器械的握持方法　无论是检查器械还是手持器械，其常用握持方法有两种，即握笔法和掌拇指法（图 29-1-11）。

（1）握笔法：拇指、示指和中指握紧器械柄，用无名指作支点。这种握持法运动幅度宽而准确，适用于精细工作，牙体牙髓科医师在进行治疗操作时，均用此法。

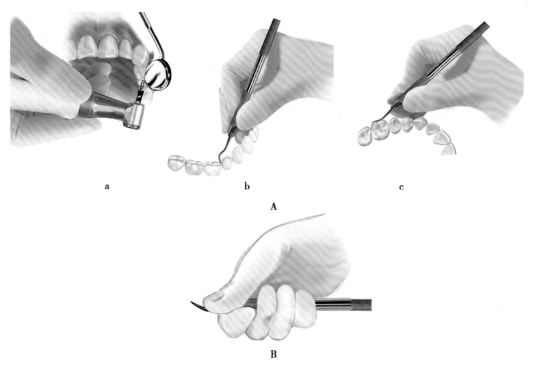

图 29-1-11　口腔科医师器械握持方法示意图
A. 握笔法（支点：a. 中指；b. 无名指；c. 中指和无名指）　B. 掌拇指法

（2）掌拇指法：以手掌及四指紧握器械柄，用拇指作支点。这种握法多用在口外修整模型和义齿的操作。

五、根管治疗常用器械及其使用

1. 手持器械

（1）牙髓探针（endodontic explorer，DG16）：与普通的口腔科探针不同，牙髓探针是由两个弯曲角度不同的直的工作端组成。工作端细而尖锐（图29-1-12），用于探查根管口。

（2）牙髓镊子（endodontic pliers）：与普通的口腔科镊子相比，牙髓镊子的喙较长，喙上有沟槽，有锁扣，便于夹持传递牙胶尖和纸捻。

（3）牙髓挖匙（endodontic excavator）：与普通的挖匙相比，牙髓挖匙的工作端较长，便于去除牙髓组织，以及髓腔中的腐质和碎屑。注意保持匙缘的锐利。挖匙不能加热和去除牙胶尖，以免使匙缘变钝。

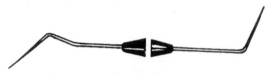

图 29-1-12　牙髓探针（DG16）示意图

2. 髓腔进入和预备器械
髓腔预备包括开髓和髓腔壁的修整，以获得根管预备和充填充分的开口。常用开髓器械包括高速和低速手机以及各种裂钻和球钻。

（1）髓腔进入器械：常用的是涡轮裂钻，用于开髓的最初阶段和修整髓腔壁，去除髓腔上方的牙釉质和牙本质，形成开髓洞形。常用裂钻型号为557（ISO 010）和701（ISO 012）。慢速球钻，用于揭去髓室顶，去除髓腔内容物，常用球钻型号为2#、4#、6#。

（2）髓腔预备器械：常用的是安全头钻针（safe-ended burs）（图29-1-13），刃部顶端光滑，没有切削作用，可用来揭髓顶和成形开髓孔，而不会破坏髓室底。安全钻针有裂钻和金刚砂钻针两种类型。常用的有Endo-Z和Diamendo。Endo-Z为长裂钻，刃部为锥形，长9mm，可以进入任何类型的髓腔。工作时摆动较小。用于预备髓腔壁成为漏斗形，有利于器械找到、进入根管口。顶端无切削作用，可以防止髓腔壁穿孔。Diamendo为锥形金刚砂钻针，顶端为圆钝球形，无切削作用，可以防止髓腔壁穿孔。

另外，开髓钻（endo access bur）为锥形金刚砂钻针，顶端为球形，使用一根钻针可以完成髓腔的进入和预备。长柄球钻（long neck round bur，LN）与普通球钻相比，由于柄部细长，可以深入到髓室底，在钙化的根管口处钻磨，通常用于寻找变异和重度钙化的根管口，有26mm和34mm两种规格。

3. 根管预备用器械
具体参见第二十一章。

4. 根管充填用器械（图29-1-14）

图 29-1-13　安全头钻针

（1）螺旋充填器（lentulo spiral spiral root canal filler）：由螺旋状钢丝工作端和柄部构成。柄部如钻针柄可连接在弯机头上，用于导入根管充填封闭剂，常用的国际标准型号为25～40号。操作时根据根管粗细选用大小合适的充填器，器械尖端需距根尖狭窄部3mm，顺时针方向旋转，将螺旋部分插入管内再启动手机，停转后方可抽出，否则器械极易折断。

（2）根管充填加压器：包括侧压器（spreader）和垂直加压器（plugger），均由工作端和柄部组成。柄部分为短柄和长柄两种，工作端为光滑的圆锥形，锥度与根管锉规格相同，常用型号为15～40号。侧压器的末端尖锐似针状，垂直加压器的末端为平面。侧压器用于在侧方加压根管充填技术中向根管的侧壁挤压牙胶尖。垂直加压器用于在热垂直加压根管充填技术中向根尖方向压紧牙胶尖。

（3）垂直加压加热器：为加热加压牙胶尖的一种装置。工作端为根管充填直压器，充电后可控制工作端的温度，可以连续加热加压牙胶尖。

5. 其他器械

（1）根管治疗测量尺：可用长度为35～40mm的不锈钢尺，每刻度间隔为1mm，精确度大约为

学习笔记

画廊：ER29-5
根管充填加压器

画廊：ER29-6
根管治疗用其他器械

322

0.5mm。用于测量根管锉、牙胶尖等的工作长度。另外根管治疗专用测量尺(sizing instrument)还可测量牙胶尖的尖端的直径。

（2）根管长度测量仪（图29-1-15）：频率型根管长度测量仪的原理是用普通根管锉为探针测量在使用两种不同频率时所得到的两个不相同的根管锉与口腔黏膜阻抗值之差。该差值在根管锉远离根尖孔时接近于零，当根管锉尖端到达根尖孔时，该差值增至恒定的最大值。测量时，一个电极连口腔黏膜，另一个电极连根管锉。频率型电测仪已被认为是目前最准确的测量仪，由于是在测量两种频率下的阻抗值之差，根管内存在活髓或液体不影响测量结果，是临床上较好的确定工作长度的方法。

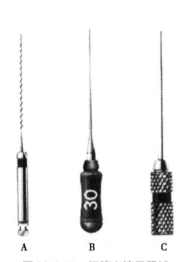

图29-1-14　根管充填用器械
A. 螺旋充填器　B. 侧压器　C. 垂直加压器

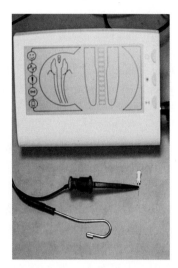

图29-1-15　根管长度测量仪

（3）根管冲洗器：在注射针头的基础上改制而成，将针头尖端磨钝即可用；或将针头尖端封闭，在其旁侧开若干小孔，使冲洗液自这些小孔喷出而不向根尖孔注射，冲洗效果更好，并可减少术后不适。

六、注意事项

1. 注意辨认各类器械工作端的特点。
2. 掌握保持各类器械工作端最高效率的要点。

七、思考题

为什么口腔内科医师在口腔内治疗时，应用握笔法握持器械？

八、实习报告与评分

请辨认牙体牙髓病治疗常用器械，并写出其主要功用和保养要点。

实习二　口腔科医师的术式、支点与钻针切割硬物练习

一、目的和要求

1. 掌握口腔科医师工作的正确术式。
2. 掌握手机的握法和支点的应用。
3. 初步掌握用钻针切割硬物的方法。
4. 初步掌握口腔综合实习台的使用。

5. 了解虚拟仿真实验教学平台。

二、实习内容

1. 教师讲解和示教口腔科医师工作的术式。

2. 练习医师的体位及术式、手机和口镜的握持和支点的应用；在预成硬材料块上按要求切割制备一定洞形。

3. 教师讲解口腔综合实习台的使用及保养。

4. 教师介绍虚拟仿真实验教学平台。

5. 完成实习报告。

三、实习用品

口腔综合实习台、手机、各类钻针、预成硬材料块（可以是超硬石膏块、自凝树脂块等材料，尺寸约为 4mm×2mm×1mm 的长方体，其一末端为圆柱状）、铅笔、尺子、刻度探针、橡皮。

四、方法和步骤

1. 学习口腔综合实习台各部位名称及功能

（1）介绍仿头模及𬌗架的使用方法。

（2）复习涡轮手机和电动手机的正常使用程序，日常维护及保养方法。

2. 练习口腔科医师的体位调节及术式

（1）医师体位：医师坐在医师椅位上，两脚底平放地面，两腿平行分开，大腿下缘和双肩与地面平行，头、颈、腰背部呈自然直立位，前臂弯曲，双肘关节贴近腰部，其高度应与仿头模（患者）口腔高度在同一水平面上。术者的视线与患者的口腔应保持适当的距离，一般为 20～30cm。医师活动的范围，以时钟的字码表示应在 7～13 点。

（2）患者体位：半卧位或平卧位。调节合适的头托位置，使头部自然放在头托上，与术者的肘部在同一水平，头沿矢状位可左右移动。治疗上颌牙时，使上颌𬌗平面与地面成 90°角；治疗下颌牙时，使下颌𬌗平面与地面尽可能平行。

3. 练习手机的握法与支点的应用 手机的握持方法同手持器械（参见"实习一"）。牙体牙髓科及儿科治疗时用握笔法，一般用无名指作支点，但在某一狭小部位进行一些精确而用力的工作时，如使用挖匙刮除腐质时，常用握住工具的中指作支点；有时为了支点更稳固，用无名指和中指共同作支点。支点应放在邻近的硬组织上。支点对正确使用器械非常重要。由于支点支持和限制了器械的运动幅度，可以施用较大的力而不易滑脱损伤邻近组织。有了支点，工作时手指才能感觉灵敏，动作才能精细准确。

4. 在预成硬材料块上练习制备一定形状的洞形 具体要求如下：

（1）洞形的设计要求（图 29-2-1）

1）预备一个长 5mm、宽 2mm、深 2mm 且两端为弧形的沟，要求线脚清楚，底平，侧壁各面相平行。

2）预备一个长 5mm、宽 2mm、深 2mm 的盒状洞形，要求点线角清楚，底平壁直。

3）预备一个直径 5mm、深 2mm 的半圆形洞，要求底平壁直，线角清楚。

4）预备一个边长 5mm、深 2mm 的等边三角形洞，要求各线角清楚。

5）预备一个与 1）相似的沟，并使沟的一端达到预成材料的一个侧面上。

6）预备一个与 2）相似的沟，并使沟的一端达到预成材料的一个侧面上。

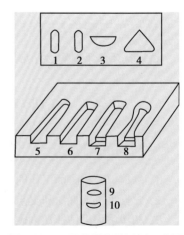

图 29-2-1 要求制备的洞形示意图

画廊：ER29-7 仿头模及其使用方法

学习笔记

7）预备一个与5）相似的沟，并在侧面上预备一个深3mm、长2mm的台阶。

8）预备一个与7）相似的洞，俯视呈鸠尾形，鸠尾膨大部宽3mm，峡部宽2mm，在侧面形成梯形，梯形的底边长3mm。注意鸠尾的峡部不应与台阶重叠。

9）在预成材料的弧形面上预备一个长5mm、宽2mm、深1.5mm的沟，沟的两端为弧形，沟底与表面的曲度相一致。

10）在预成材料的弧形面上预备一个长约5mm、宽2mm、深1.5mm的似肾形的沟，向上方弯曲，两端为弧形，沟底面曲度与表面保持一致。

（2）操作步骤

1）画轮廓线并将各种洞形的位置摆放设计好。

2）下钻：用裂钻在轮廓线内下钻，注意支点。

3）扩展洞形：按设计好的洞形选用裂钻扩展，钻针方向垂直于表面，深浅要均匀一致。

4）修整洞形：用倒锥钻将洞修整成底平壁直，点线角清楚。

5. 了解虚拟仿真实验教学平台

（1）介绍虚拟仿真机器人教学实验系统。

（2）介绍MOOG三维虚拟技能训练实习机。

文档：ER29-8
虚拟仿真实验
教学平台

五、注意事项

1. 严格按操作规程使用口腔综合实习台和虚拟仿真实验教学平台。

2. 不论使用哪种手机，都要求在钻针停转时进出口腔，在钻针转动时出入牙齿。要求右手握持手机，左脚踩脚闸。

3. 用手机和钻针切割硬材料时，必须有支点。

六、实习报告与评分

评定预成硬材料块上制备洞形的过程与结果。

实习三　橡皮障隔离术

一、目的和要求

1. 初步掌握橡皮障隔离术。
2. 熟悉橡皮障隔离术所需器械和用品。

二、实习内容

1. 教师讲解橡皮障隔离术原理、所需的器械及其优点（参见第二十八章）。
2. 观看橡皮障隔离术教学录像带或教师示教。
3. 在仿头模和全口牙列模型上练习使用橡皮障隔离术。
4. 完成实习报告。

文档：ER29-9
临床常用的橡
皮障系统

三、实习用品

橡皮障隔离术教学录像带、仿头模、全口牙列塑料牙模型或全口牙列铅模型、橡皮布（rubber sheet）、打孔器（rubber dam punch）、橡皮障夹（rubber dam clamp）、橡皮障夹钳（rubber dam forceps）、橡皮障支架（rubber dam frame）、尺子、牙线、剪刀及润滑剂。

四、方法和步骤

1. 教师讲解

（1）橡皮障隔离术原理：利用橡皮布的弹性，打孔后套在牙颈部作为屏障，使接受治疗的牙冠与口腔隔离的一种方法。

（2）橡皮障隔离术专用物品（图29-3-1）：橡皮布（12.5cm×12.5cm 和 15cm×15cm 两种大小）、打孔器、橡皮障夹（分为前牙、左右前磨牙和左右磨牙用的五种）、橡皮障夹钳、橡皮障支架。

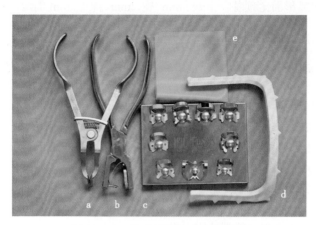

图 29-3-1　橡皮障隔离术专用物品
a. 橡皮障夹钳　b. 打孔器　c. 橡皮障夹　d. 橡皮障支架　e. 橡皮布

（3）橡皮障的优点

1）提供不受唾液、血液和其他组织液污染的操作空间。

2）保护牙龈、舌及口腔黏膜软组织，避免手术过程中受到意外损伤。

3）防止患者吸入或吞入器械、牙碎片、药物或冲洗液。

4）保持术者视野清楚，提高工作效率。

5）保护术者，避免因患者误吸或误咽发生差错或意外事故。

6）防止医源性交叉感染。

2. 观看橡皮障隔湿术教学录像或教师示教。

3. 在仿头模和全口牙列模型上练习使用橡皮障隔湿术

（1）选择橡皮布：根据厚度分为薄型、中型、厚型、超厚型和特厚型等，牙髓病治疗多选用不易撕裂的中型或厚型。橡皮障有黑、绿、黄、灰、蓝等各种颜色，深色橡皮障可以增加手术视野的对比度，浅色橡皮障的半透明性便于放置X线胶片于橡皮障下。安放橡皮障时常规将橡皮障暗面朝向术者，以减少炫光，减轻术者视觉疲劳。橡皮布的面积大小要能完全盖住口腔，上缘不要盖住鼻孔，下缘达颏下部。

（2）打孔：根据所需隔离的牙位，确定打孔的位置。首先标出垂直中线和水平线，将橡皮障分为四个象限，列出常规上下颌牙弓位，确定患牙所在位置并做好记号，留出足够边缘。患牙越位于远中，小孔越靠近橡皮障水平线。打孔要求边缘整齐，大小合适。

1）打孔的范围：上颌牙约在橡皮布上缘以下 2.5cm，由正中按牙位向下向外略成弧形。下颌牙约在橡皮布下缘以上 5cm，由正中按牙位向上向外略成弧形。

2）打孔的大小：打孔器工作端转盘上的孔直径为 0.5～2mm，应按牙齿大小选择打孔的大小。

3）孔间距离：取决于牙间隙的宽窄，一般间隔 2～3mm 为宜。

4）打孔的数目：按牙位、治疗的牙数和龋损的部位决定打孔的数目。如治疗咬合面洞打一个孔；治疗Ⅱ类洞或两颗患牙要打 2～3 个孔；治疗两颗以上患牙，则要比治疗牙数多打 1～2 个孔；前牙易滑脱，有时治疗一颗牙需打 3 个孔。

（3）涂润滑剂：将橡皮布对着牙齿的一面在打孔区周围涂上一层润滑剂，同时在患者的口角处也涂上润滑剂。

（4）安装橡皮障：学习以下两种方法：

1）方法一：橡皮布优先（rubber first），双手撑开橡皮布，按打孔部位套入牙齿并推向牙颈部，邻面不易滑入时，可用牙线帮助橡皮布通过接触点；若有两颗以上的牙和孔，应从远中向近中一一套入。然后选择合适的橡皮障夹，并用橡皮障夹钳将橡皮障夹固定到牙颈部。注意不要伤及牙龈，应将夹的体部远离术区。最后用橡皮障支架将橡皮布游离部分在口外撑开即可。

2）方法二：对已打好孔的橡皮布，先将孔撑开套在合适的橡皮障夹上，露出橡皮障夹体部；然后用橡皮障夹钳撑开橡皮障夹，连同橡皮布一起固定在牙颈部上，再将孔周的橡皮障从橡皮障夹上拉下套入牙颈部；最后用橡皮障支架将橡皮布游离部分在口外撑开即可。

（5）拆卸橡皮障：治疗完毕后，如果是单颗牙齿，则先用橡皮障夹钳取下橡皮障夹，然后将橡皮障支架和橡皮布一并取出即可。如果是多颗牙齿或邻面洞，则需用剪刀剪除牙间的橡皮布，再除去橡皮障夹，将支架和橡皮布一并取出。

画廊：ER29-12
安装橡皮障方
法二

五、实习报告与评分

1. 写出橡皮障隔离术的优点和所需用品。
2. 评定对橡皮障隔离术的应用情况。

实习四 窝洞的结构、分类及石膏牙备洞

一、目的和要求

1. 掌握窝洞定义、结构、各部分名称及常用的窝洞分类方法。
2. 在石膏牙上备洞，掌握 G.V. Black 各类洞形结构的特点。

二、实习内容

1. 学习窝洞定义、结构、各部名称、代表符号及牙位表示法。
2. 学习 G.V. Black 窝洞分类法。
3. 石膏牙备洞（每人至少完成 6 颗石膏牙备洞）。
4. 完成实习报告。

三、实习用品

各类窝洞的标本、模型及挂图、不同牙位的放大数倍的石膏牙 6 颗（上颌 1、4、6 和下颌 1、4、6）、雕刻刀、铅笔、刻度探针。

四、方法和步骤

（一）学习窝洞定义、结构、各部名称、代表符号及牙位表示法

1. 窝洞的定义 牙齿龋洞去净龋损组织，经手术制备的具有特定形状的洞。要求填入充填材料后，充填材料及牙齿均能承担正常咀嚼压力，不折断、不脱落。

2. 窝洞的结构 窝洞由洞壁、洞角及洞缘角构成（图 29-4-1）。

（1）洞壁：组成窝洞的内面统称为壁。按其所在牙面部位命名如近中壁、远中壁、颊壁、舌壁、龈壁、髓壁、轴壁等。

（2）洞角：两个洞壁相交构成的角称为线角（line angle），三个洞壁相交形成的角称为点角（point angle）。线角及点角的命名均以构成它们的各洞壁名称联合命名，如颊轴线角、轴髓线角、颊龈轴点角、舌龈轴点角等。

（3）洞缘角（cavosurface margin）：洞侧壁与牙齿表面的相交线称为洞缘角，也称为洞面角。

3. 窝洞的名称及符号

（1）窝洞的名称：可根据窝洞所在的牙面命

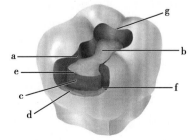

图 29-4-1 窝洞结构示意图（下颌磨牙邻𬌗面洞）
a. 舌壁　b. 髓壁　c. 轴壁　d. 龈壁　e. 轴髓线角　f. 颊龈轴点角　g. 洞缘角

学习笔记

名,如𬌗面洞、近中面洞、近中邻𬌗面洞等;也可以窝洞所包括牙面数命名,如单面洞、复面洞等。

（2）窝洞的符号:以所在牙面英文名称的第一个字母或前两个字母作为符号,具体如下:切端为 I（incisive S.）,颊侧为 B（buccal S.）,舌侧为 L（lingual S.）,𬌗面为 O（occlusal S.）,唇侧为 La（labial S.）,近中面为 M（medial S.）,远中面为 D（distal S.）等。

符号应按习惯的排列顺序书写,如近中𬌗面写为 MO,不写为 OM,其他如 DO、BO、MOD、BOD 等均为习惯写法。符号记在牙位的右上方,如右上第一磨牙近中𬌗面洞记为 6MO。

牙位记录:

恒牙:

8	7	6	5	4	3	2	1	1	2	3	4	5	6	7	8
8	7	6	5	4	3	2	1	1	2	3	4	5	6	7	8

乳牙:

V	IV	III	II	I	I	II	III	IV	V
V	IV	III	II	I	I	II	III	IV	V

E	D	C	B	A	A	B	C	D	E
E	D	C	B	A	A	B	C	D	E

例:$\underline{|1}$ 为左上颌中切牙,$\overline{V|}$ 为右下颌第二乳磨牙等,以此类推。

附:恒牙的国际标准牙式

18	17	16	15	14	13	12	11	21	22	23	24	25	26	27	28
48	47	46	45	44	43	42	41	31	32	33	34	35	36	37	38

例:46 为右下颌第一磨牙,21 为左上颌中切牙等,以此类推。

（二）G.V. Black 窝洞分类法

第 I 类洞:任何牙面上的窝沟、点隙处制备的窝洞。

第 II 类洞:后牙邻面制备的窝洞。

第 III 类洞:前牙邻面缺损未破坏切角时所制备的窝洞。

第 IV 类洞:前牙邻面缺损已累及切角时所制备的窝洞。

第 V 类洞:所有牙齿的唇（颊）舌（腭）面龈 1/3 处制备的窝洞。

（三）石膏牙备洞

1. 洞形设计要求

（1）I 类洞形设计要点:底平、壁直的盒状洞形,点线角清楚,牙尖下方做倒凹形固位。窝洞应包括𬌗面上的全部窝沟、裂隙（预防性扩展的原则）,避开牙尖和嵴。洞缘角为直角,外形线要圆缓（图 29-4-2）。

（2）II 类洞设计要点:邻面洞形为𬌗向略小于龈向的梯形。龈壁位于颈缘线上,与髓壁平行;颊舌侧壁洞缘位于自洁区,洞缘角接近直角。颊、舌轴壁略向中线聚合,轴壁与牙长轴平行。𬌗面洞形为鸠尾形。邻面洞向𬌗面扩展,包括窝沟在内形成鸠尾洞形的膨大部。在颊舌尖之间缩窄,形成鸠尾峡部,峡部宽度为颊舌牙尖间距的 1/3～1/2。鸠尾峡部与轴髓线角不能重叠,轴髓线角应圆钝。邻面洞与𬌗面洞内各点线角要求清楚。洞底应达釉牙本质界下 0.5mm,𬌗面前磨牙深1.5～2.0mm,磨牙深 2.0～2.5mm。龈阶宽前磨牙为 0.8～1.0mm,磨牙为 1.0～1.5mm（图 29-4-3）。

（3）III 类洞形设计要点:邻面洞形呈唇向略大于舌向的梯形。唇壁与唇面平行,切壁、龈壁略向舌侧聚拢,邻面轴壁与牙齿邻面平行。腭（舌）侧面洞形为鸠尾形,位于舌面窝内舌隆突切方,不过舌侧中线;鸠尾峡部位于边缘嵴内,宽度为邻面切龈向宽度的 1/3。切壁不超过牙齿舌面的中1/3,龈壁不损伤舌隆突。龈壁、唇壁、切壁与邻面轴壁垂直,点、线角清楚。洞底应达釉质牙本质界下 0.5mm。邻面唇壁宽约 1mm,舌面鸠尾深度约为 1mm（图 29-4-4）。

（4）V 类洞形设计要点:洞形为肾形,位于牙齿颊面或舌面的龈 1/3 处,切壁止于牙面颈 1/3 与

学习笔记

中 1/3 交界处，龈壁近龈缘，近远中壁止于轴面角处。洞底（髓壁）为一弧形平面，其弧度与牙齿唇（颊）或舌面弧度一致，洞壁与洞底垂直，线角清楚。洞底应达釉质牙本质界下 0.5mm，洞深约1.5mm（图 29-4-5）。

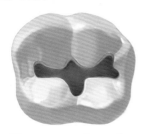

图 29-4-2　Ⅰ类洞示意图

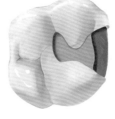

图 29-4-3　Ⅱ类洞示意图

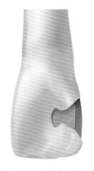

图 29-4-4　Ⅲ类洞示意图

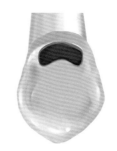

图 29-4-5　Ⅴ类洞示意图

2. 操作步骤

（1）根据洞形设计要求，在石膏牙上设计窝洞外形，并用铅笔画出窝洞的外形线。

（2）根据所用石膏牙的放大倍数，计算出各类洞形各部分应取的宽度和深度。

（3）用雕刻刀在石膏牙上进行雕刻：石膏牙的𬌗面朝上，平放于实习台上。以执笔式持雕刻刀，垂直于𬌗面在外形线内下刀，达到要求的深度后，形成洞壁和洞底。复面洞从边缘嵴下刀，先做邻面洞，再做鸠尾洞形。

（4）检查并修整洞形：每完成一个洞形制备后，检查并修整窝洞使其达到以下要求：底平、壁直、点线角清楚。窝洞的外形线为圆缓曲线。窝洞在𬌗面应包括所有的窝沟，在邻面应达到自洁区，同时尽量保留牙尖、边缘嵴及斜嵴。邻面洞的颊、舌侧洞缘角为直角，略向中线聚拢。鸠尾峡部的比例恰当，宽度为颊舌牙尖间距的 1/3～1/2。

五、注意事项

1. 雕刻刀应在外形线内下刀，以免扩大洞形。
2. 选用合适的支点，用力方向与𬌗面垂直。
3. 勿损伤洞缘以外的牙面。

六、实习报告与评分

1. 窝洞定义、结构、各部名称、代表符号及牙位表示法的掌握。
2. G.V. Black 窝洞分类法的掌握。
3. 完成石膏牙备洞的评定。

实习五　仿头模上合成树脂标准牙窝洞制备

一、目的和要求

1. 在仿头模上合成树脂标准牙预备洞形，掌握各类窝洞制备原则及方法。

2. 掌握近代窝洞设计修改的要点。

3. 进一步掌握口腔医师的体位、术式、支点及器械的使用。

二、实习内容

1. 认识各类窝洞在不同牙齿上的洞形设计、固位形和抗力形设计。

2. 学习近代窝洞设计修改的要点。

3. 仿头模上合成树脂标准牙上制备Ⅰ、Ⅱ、Ⅲ、Ⅴ类洞形。

4. 完成实习报告。

三、实习用品

窝洞结构挂图、窝洞制备步骤的离体牙标本、仿头模、合成树脂标准牙(包括上、下颌前牙,前磨牙和第一或第二磨牙中各一颗)、口腔综合实习台,各类钻针、检查器、铅笔、刻度探针。

四、方法和步骤

1. 观察离体牙标本,认识各类窝洞在不同牙齿上的外形、深度、固位形和抗力形设计。

2. 仿头模上合成树脂标准牙备洞

(1)磨牙Ⅰ类洞(殆面洞)

1)设计洞形:用铅笔沿所选后牙的窝沟画出设计洞形(要求包括全部窝沟在内)。

2)开扩洞口:用锋利的裂钻或柱形金刚砂钻从中央窝处钻入牙体组织,达到釉质牙本质界下0.2~0.5mm。由于牙釉质与牙本质硬度不同,故钻针进入牙本质内时,术者手指可感觉阻力减少,且磨除的牙本质粉末也明显增多。

3)扩展洞形:钻入釉牙本质界后,向近远中向及颊舌向扩展至所设计的外形。扩展时注意只向侧方加压,不向深部加压,以免加深窝洞。使用低速手机扩展时要一次到达深度,不可层层加深,以免产热过多刺激牙髓组织。使用高速手机扩展时,则应按外形层层加深,以使水流能喷射到钻针上。备洞时钻除的牙齿粉末,可随时用气枪吹净,以保持术区清楚。

4)修整洞形:窝洞形成后,用平头裂钻修整洞壁,使之直而光滑,且与洞底垂直。洞缘处不应有悬釉,用倒锥钻修平洞底,达到盒状洞形设计要求。用1/4或1/2号小圆钻修整全部线角。

(2)磨牙Ⅱ类洞(邻殆面洞)

1)设计洞形:用铅笔沿在所选后牙的邻面和殆面画出Ⅱ类洞设计洞形。可设计两种洞形:一种为破坏已涉及殆面的典型类洞;另一种为仅破坏边缘嵴的窄槽洞形。

2)寻开口及制备邻面洞形:用裂钻或球钻,在殆面边缘嵴的内侧钻入邻面,并向颊舌向扩展。向龈向加深,形成颊、舌侧壁及龈壁、轴壁,完成梯形邻面洞形。

3)殆面鸠尾形的制备:用平头裂钻或倒锥钻从邻面釉牙本质界下0.2~0.5mm深处,向殆面中央窝扩展,形成鸠尾形。控制裂钻扩展的方向以免鸠尾峡过宽。

4)修整洞形:注意邻面洞的洞缘角,邻面洞的梯形固位,鸠尾峡的宽度,修整洞壁及点线角圆钝。

(3)前牙Ⅲ类洞(邻舌面洞)

1)设计洞形:用铅笔在所选前牙的邻面和舌面窝画出Ⅲ类洞形。

2)邻面制备:用细裂钻或球钻在舌面边缘嵴的内侧钻入邻面,向切、龈方向扩展,并向唇面加深,形成唇壁、切壁及龈壁,完成邻面洞形。

3)舌面制备:用裂钻或倒锥钻,自邻面洞约1mm处,按外形设计向舌面窝扩展形成鸠尾形。

4)修整洞形:注意邻面洞的梯形,舌面洞形的洞缘不过中线,切缘在牙齿舌面的中1/3以内。洞缘角为直角,点线角应圆钝。

(4)Ⅴ类洞

1)设计洞形:用铅笔在所选牙齿的颊(唇)面或舌(腭)面颈1/3部位画出肾形的Ⅴ类洞形。选用合适的裂钻,在设计好的外形线内进钻至釉牙本质界下0.5mm左右,先形成近远中洞壁。

2）用平头裂钻或倒锥钻分别自近远中沿外形向中间扩展，洞深始终保持在釉牙本质界下0.5mm左右。在钻针移动过程中要不断改变钻针方向，使钻针与所在部位的釉柱方向一致，与洞底保持垂直。

3）用倒锥钻修整洞底，使洞底成一弧形面，与所在牙面的弧度一致。洞壁与洞底垂直。

3. 学习近代窝洞设计修改的要点（图29-5-1）

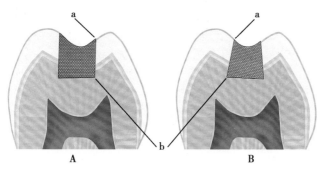

图29-5-1 近代洞形与传统洞形的比较示意图
A. 传统洞形 B. 近代洞形：a. 洞面角；b. 点角

（1）"预防性扩展"的选择性应用：因殆面窝沟龋制备Ⅰ类洞时，仅须去净腐质，制备盒状洞形。以往包括全部发育沟在内形成的窝洞极大地削弱了牙齿的强度。如果发育沟着色深、可疑龋或为易感患者时，可在窝洞充填的同时做窝沟封闭术。如果龋损已累及全部窝沟，仍应作典型的包括全部窝沟在内的洞形。

（2）凡是洞壁，均应与洞缘面成90°角，即洞面角为直角。近、远中洞壁相互平行，颊舌壁略内倾，近边缘嵴处稍向外倾，即洞壁与釉柱方向平行，洞缘不易折裂，而且充填体的洞缘部分也不易裂断。

（3）点、线、角清晰而圆钝，不能成锐角、直角。

（4）制备邻面洞的大小主要取决于龋损的范围。对于仅破坏了边缘嵴且范围较小的邻面洞，为了保存更多的健康牙体组织，可不在殆面制备鸠尾固位形。但为了防止充填体的水平向脱位，主张在邻面洞的颊轴线角和舌轴线角处制作两个相互对抗的固位沟来加强固位。具体做法：用1/4#，工作头直径0.5mm的圆钻，在邻面洞的颊舌牙本质内，距釉牙本质界0.25～0.5mm处，各做一个宽0.5mm、深0.5mm的圆钝倒凹。两倒凹相互对应。用慢速手机制备倒凹，以便看清制备倒凹固位形的位置和方向（图29-5-2）。

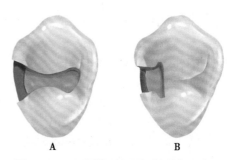

图29-5-2 不同情况邻面洞的制备示意图
A. 典型的邻面洞形 B. 破坏较小的邻面洞，分别在颊、舌轴线角处制备固定沟

五、注意事项

1. 制备窝洞操作时，自始至终采用正确体位、术式和支点，用口镜反光和反射上颌牙齿的情况。

2. 用涡轮手机和钻针磨除洞形的牙釉质部分。窝洞的牙本质部分必须用慢速弯机头和钻针制备，以体会和掌握切割牙体硬组织时的支点放置，用力的大小和方向等关键技能。

3. 用慢速手机和钻针时，必须间断切割，避免持续钻磨产热过多而刺激牙髓组织。

4. 制备各类洞形时，尽量避免切割不必要磨除的健康牙体组织。

六、实习报告与评定

1. 评定对各类洞形设计的掌握。

2. 评定仿头模上合成树脂标准牙各类洞形制备的过程与结果。

实习六 银汞合金充填术

一、目的和要求

1. 掌握银汞合金的充填技术。
2. 初步掌握常用充填材料的应用范围和使用方法。

二、实习内容

1. 银汞合金的调制与应用。
2. 磷酸锌水门汀的调制与应用。
3. 完成实习报告。

三、实习用品

已备好洞形的离体牙石膏模型、检查器、敷料盒、银汞合金胶囊、银汞搅拌器、银汞输送器、橡皮布、盛有过饱和盐水的水瓶（高 20mm）、银汞充填器、银汞雕刻器、银汞光滑器、成形片、成形片夹、楔子、银汞合金修整钻、磨光钻、磷酸锌粉、水门汀液、氧化锌粉、丁香油酚、玻璃板、调和刀、水门汀充填器、咬合纸、磨石。

四、方法和步骤

1. 银汞合金充填术

（1）银汞合金的调制

1）复习银汞合金的性能、固化机制及其影响因素、汞污染与防护等有关知识。

2）复习银汞合金充填的适应证。

3）学习银汞合金调制的方法。

机械调拌法：取一商品银汞合金胶囊，敲击挤破其中的粉液中隔；然后将胶囊放入银汞搅拌器的固位卡中，开动机器振荡 10～20s；取下并拧开胶囊，将其中调制好的银汞合金放至橡皮布上即可使用。

（2）银汞合金充填技术

1）单面洞的充填

①隔湿，清洁并干燥已制备好的窝洞。

②充填窝洞：用银汞输送器分次将银汞合金送入洞内，先用小号银汞充填器将合金向洞壁点、线角处加压，使银汞合金充满窝洞的点、线角及倒凹，然后换用较大的充填器，将银汞合金逐层填压，直至充满窝洞，并略超出洞缘为止（图 29-6-1）。充填时，应有支点，压力应较大，以使银汞合金与洞壁密合，同时挤出多余的汞，充填应 2～3min 完成。

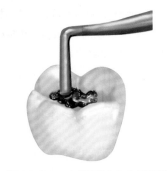

③修整充填体：银汞合金充填完成后，即可用银汞雕刻器去除表面多余的合金，并雕刻出应有的解剖外形（图 29-6-2A、B）。雕刻边缘时，雕刻器应由牙体组织向充填体方向进行雕刻或将雕刻器的工作端同时置于牙体组织和充填体上，以免充填体边缘凹

图 29-6-1 充填银汞合金示意图

陷露出洞缘或出现飞边。初步修整后，用干棉球擦拭充填体表面，尽快让上下牙咬合，充填体上出现的亮点为应去除的高点。重复检查咬合，直至患者自觉咬合完全正常为止，最后用光滑器光滑充填体与洞缘交界处和充填体表面（图 29-6-2C）。银汞合金充填体的修整应在 15min 内完成，超过修整时间易导致充填体碎裂。

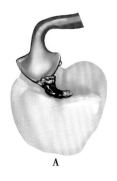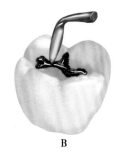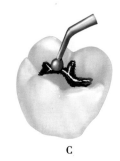

图 29-6-2　修整充填体示意图

A. 用银汞雕刻器去除表面多余的合金　B. 雕刻出应有的解剖外形　C. 用光滑器光滑
充填体与洞缘交界处和充填体表面

④充填体磨光：银汞合金充填 24h 以后，可进行充填体的磨光。磨光时应选用与充填体形状、大小相适应的修整钻和磨光钻依次进行。先用修整钻沿充填体与牙齿组织交界处研磨，除去细小飞边，使充填体边缘和洞缘平滑移行，然后研磨充填体表面（图 29-6-3A）。钻针在充填体表面研磨的方向为顺时针和逆时针方向交替进行，以使充填体表面平整光滑。修整钻用毕，再用磨光钻进行抛光（图 29-6-3B）。

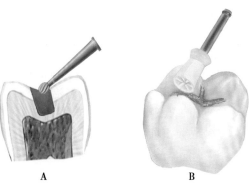

2）复面洞的充填

①放置成形片：根据患牙牙位选择合适的成形片，将其按牙齿的大小和窝洞的近中或远中位置安放在成形片夹上，再将成形片夹固定在牙齿上，成形片在窝洞邻面放置超过龈壁，紧贴牙颈部，以代替缺失的洞壁（见图 29-1-10）。用口镜检查牙颈部成形片与牙面密合情况，如有缝隙，选用合适的楔子插入该邻间隙，直至成形片与牙面紧密贴合，探针检查无可探入缝隙为止。

图 29-6-3　磨光充填体示意图

画廊：ER29-18
复面洞的充填

②隔湿，清洁并干燥窝洞。

③充填窝洞：用银汞输送器分次将银汞合金送入洞内，进行充填时应先充填邻面，然后再充填咬合面，具体充填方法同单面洞充填。充填满后，初步去除表面多余的合金，取下楔子及成形片夹，再颊舌向轻轻拉动留下的成形片，使其与充填体分离松动后，从𬌗面方向取出成形片。取成形片后，及时将邻面洞充填体的边缘嵴部分向邻牙轻推压，以恢复取成形片时留下的小缝隙。

④修整充填体：首先用探针的大弯尖端分别从颊侧和舌侧邻间隙进入，轻轻去除充填体龈缘的悬突或飞边，再从原路滑出，注意不能触碰接触区。其次修整边缘嵴，分别修整颊、舌和楔状隙。然后修整充填体的其他部分，方法同单面洞充填体的修整。

⑤充填体磨光：首先用火焰形修整钻分别从颊、舌侧邻间隙进入，修整充填体的龈缘部，除去细小飞边，后用抛光砂条抛光接触区，注意不用钻修整接触区。其他磨光步骤同单面洞充填体。

3）注意事项

①窝洞充填前，检查对𬌗牙的牙尖和邻牙的边缘嵴情况，选用合适的磨石钻对不协调处进行调磨。

②安放成形片时，应使之尽可能与牙面紧密贴合。对于三面洞或大面积缺损或乳牙的复面洞，可使用 8 号成形片夹和成形片。

③取出成形片时，动作须轻巧，以免损坏充填体的接触区和边缘嵴。

④检查充填体的咬合接触时，须嘱患者先轻咬，后重咬，以免咬裂未硬固的充填体；正中和非正中咬合位均需检查，以免银汞合金硬固后出现咬合高点。

⑤术后医嘱：充填后 24h 内勿用该患牙咀嚼食物。

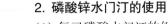

画廊：ER29-19
磷酸锌水门汀
的调制

2. 磷酸锌水门汀的使用

（1）复习磷酸水门汀的组成、理化性能及其影响因素。

（2）复习磷酸锌水门汀的应用。

（3）磷酸锌水门汀的调制：将适量的粉和液分别置于干净和干燥玻璃板的两端，将粉分为若干份，逐份加入液体调拌。调拌时，用调和刀将粉液旋转推开进行调拌，调均匀后再加入一份粉，直至水门汀均匀呈拉丝状，此时可用于充填；继续逐份加入粉，调至面团状，可用于垫底。整个调制过程应在 1.5 分钟内完成。

（4）磷酸锌水门汀垫底技术

1）隔湿，清洁，并干燥已制备好的窝洞。

2）垫底：用水门汀充填器取适量调好的水门汀放于窝洞中，用充填器的平头端将水门汀向洞底、洞壁紧贴。所用压力中等大小，一方面形成垫底层或台阶，另一方面使水门汀与洞壁密合。

3）修整：垫好底后的窝洞应符合备洞原则，底平壁直点线角清楚，洞底面位于釉牙本质界下 0.5mm。材料只能垫在髓壁、近髓轴壁，以及各洞壁的釉牙本质界下 0.5mm 以内，过多的水门汀应在未完全凝固时用挖匙去除或在凝固后用钻修整。

画廊：ER29-20
磷酸锌水门汀
充填技术

（5）磷酸锌水门汀充填技术

1）隔湿，清洁，并干燥已制备好的窝洞。

2）将调制呈拉丝状的水门汀沿洞壁一侧置入，直至填满整个窝洞。

3）用咬合纸检查有无高点，并调磨。

（6）注意事项

1）调制磷酸锌水门汀时，每次加入粉量不能过多，调制均匀后才可再加粉。调制垫底用的磷酸锌水门汀必须即刻使用，而且不能调制过稀，否则黏器械、黏洞壁，无法按要求操作。

2）磷酸锌水门汀垫底时，取材料要适量，以免修整费时过多。

3）注意支点和口镜的应用。

五、实习报告与评分

1. 评定银汞充填的质量。

2. 评定磷酸锌水门汀的调制和垫底质量。

实习七　粘接修复术

一、目的和要求

1. 掌握光固化复合树脂粘接修复牙体缺损的基本方法（酸蚀法）。

2. 熟悉光固化复合树脂材料的性能，初步掌握光固化复合树脂材料的应用范围。

3. 熟悉玻璃离子水门汀材料的性能，掌握玻璃离子水门汀的应用方法和范围。

二、实习内容

1. 复习光固化复合树脂和玻璃离子水门汀的性能、粘接修复的原理和使用范围（自学）。

2. 光固化复合树脂修复前牙Ⅳ类洞。

3. 光固化复合树脂修复前牙间隙和前牙贴面修复（示教或录像）。

4. 学习玻璃离子水门汀调制和垫底的方法；用玻璃离子水门汀充填Ⅴ类洞。

三、实习用品

离体牙石膏模型（含切角缺损和变色前牙各一颗）、检查器、敷料盒、光固化复合树脂及其配套材料（光固化复合树脂材料、酸蚀剂、粘接剂、比色板等）、光固化灯、防护镜、聚酯条、咬合纸、各种磨光钻、化学固化的玻璃离子水门汀粉和液、调和刀、调和板。

四、方法和步骤

1. 光固化复合树脂修复技术（以Ⅳ类洞为例）

（1）牙体预备：用相应大小的圆钻去净腐质及着色深的牙本质，尽可能保留健康牙体组织（包括较厚的唇侧无基釉），用水清洁牙齿缺损部位形成的窝洞。用杵形金刚砂钻沿洞缘全长制备 1～3mm 宽的洞斜面（图 29-7-1），洞斜面与牙长轴交角为 60° 左右；其宽度按牙体缺损体积大小确定，要求牙釉质斜面的面积约为缺损面积的 2 倍。若牙釉质面积不够，可适当形成固位洞形。在近牙龈或直接受力的部位，可将牙釉质厚度的外侧 2/3 磨成一凹面，形成与牙面成直角的洞面角，使树脂与洞缘对接。

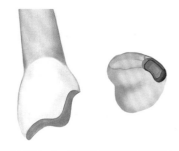

图 29-7-1　洞斜面的预备示意图

（2）保护牙髓：缺损达牙本质中层，用玻璃离子水门汀垫底；近髓处用氢氧化钙制剂盖髓，再用玻璃离子水门汀垫底以保护牙髓组织。

（3）比色和选材料色泽：在自然光线及牙面湿润的条件下，用比色板参照正常牙体组织（临床为正常邻牙）的颜色，选定所用材料的颜色。一般选出透明和阻射两种色泽的材料备用。

（4）粘接面的处理

1）方法一：使用牙釉质粘接剂，适用于粘接界面主要为牙釉质，如关闭前牙间隙和前牙贴面、部分较浅的Ⅲ类和Ⅳ类洞。

①酸蚀：隔湿并干燥窝洞，将酸蚀剂均匀涂于洞壁及洞斜面上，酸蚀 15s，用高压喷水冲洗 15～20s，吹干。酸蚀过的牙釉质表面呈白垩色。若是氟牙症，酸蚀牙釉质时间应延长。

②涂布黏合剂：用小毛刷或小海绵将牙釉质黏合剂轻轻涂在酸蚀过的牙面上，用气枪轻吹呈均匀一薄层，光固化 20s。

2）方法二：使用自酸蚀粘接剂，适用于累及牙本质的Ⅰ、Ⅱ、Ⅲ、Ⅳ、Ⅴ类洞。

下面以两步法自酸蚀粘接剂（Clearfil SE-bond）为例说明其使用方法：

①涂布处理剂：用小毛刷或小海绵将处理剂涂布于整个粘接界面，静置 20s，用中等强度的气枪吹干，勿用水冲洗。

②涂布黏合剂：将黏合剂轻轻涂在处理过的粘接界面上，用气枪轻吹后光固化 10s。

注意：使用不同的粘接系统其操作方法有可能不同，应严格遵照厂家标定的说明进行。

（5）充填并固化复合树脂：先用选好的不透明材料修复缺损的舌侧部分，光固化后再用所选的透明材料修复唇侧部分。逐层加压使材料与洞底和洞壁密合并避免带入气泡，初步修整形成牙齿解剖外形，并略超出洞缘少许。每充填 2mm 厚度树脂材料，用光固化灯光照 20s 或 40s（按材料标明的要求）。光照时，固化灯工作端距充填材料应为 2～5mm，医师应使用护目镜保护眼睛，固化灯工作端的位置应放在洞壁的外侧以使内聚力和粘接力方向一致，因为材料聚合收缩的方向是朝着光源的。

（6）修整和抛光：用金刚砂钻针修整充填体外形，再用咬合纸检查有无高点并调磨；用金刚砂钻针、橡皮杯、砂纸片等工具按由粗到细的原则抛光修复体，抛光时应有冷却水。

2. 光固化复合树脂修复前牙牙间隙　基本步骤同光固化复合树脂修复技术，但有以下不同点：

（1）牙体预备只需对间隙两侧牙的邻面或部分唇、舌面进行预备。

（2）比色和选材料时，内层要选用遮色的材料（牙体部颜色），外层要选用透明色，材料的颜色应尽可能与间隙两侧牙的颜色一致。

分割间隙时要注意维持牙齿的长度宽度比；对大于 2.5mm 的间隙应考虑正畸治疗或多颗牙来分割间隙（图 29-7-2）。

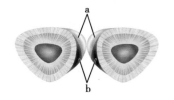

图 29-7-2　关闭前牙间隙示意图
a. 透明材料　b. 遮色材料

画廊：ER29-21
牙体预备

画廊：ER29-22
粘接面的处理方法一

画廊：ER29-23
粘接面的处理方法二

3. 光固化复合树脂的前牙贴面修复　基本步骤同光固化复合树脂修复技术，但有以下不同点：

（1）牙体预备时，磨除唇面牙釉质厚 0.2～0.5mm，龈缘处可齐龈缘磨制肩台，切端应磨短 1mm，邻面不破坏近远中接触点。

（2）比色和选材料时，要求选出阻射的材料做盖色用，而且还要求选出适合颈部、体部和切端的三种透明材料备用。

（3）填充修复时，颈部龈缘处可放置成形片成形，颈、体和切端三部分分别成形，并光固化，注意不同色泽的材料间要求移行而无明显界限（图 29-7-3）。

（4）修整和抛光时，除了恢复牙面解剖形态以外，还要求修复具体患牙的某些特点。

注意事项如下：

1）修复术前，应去除牙石、软垢，消除龈炎。

2）事前应向患者说明修复可能达到的效果，避免患者要求或期望过高。

3）酸蚀后的牙面呈白垩状，在涂布牙釉质黏合剂前严禁污染，例如唾液、手指触摸、喷水中混油等污染。如发生了污染，须重新酸蚀。

4）酸蚀剂、黏合剂和各种光固化树脂材料在使用前应仔细阅读厂家说明，遵照厂家推荐的操作方法进行。在使用后应立即加盖，干燥、低温、避光保存。

5）光固化时，术者必须用黄色避光镜片，避免因眼睛直视造成的视网膜受损。

6）术后医嘱：修复后的注意事项：保持口腔卫生，避免用修复部位咬过硬物品。

4. 玻璃离子水门汀（化学固化）的使用

（1）玻璃离子水门汀的调制：按材料说明书的粉与液比例用塑料调和刀进行调制，方法与调制磷酸水门汀相似，必须分次加粉。用于粘接的材料调成拉丝状糊剂；用于充填，调制合格的玻璃离子水门汀呈软面团状，表面有光泽。整个调制过程应在 30s 内完成。

（2）玻璃离子水门汀充填 V 类洞

1）隔湿、清洁和干燥窝洞：临床实际不必备洞，仅需去净腐质或用圆钻去除楔状缺损表面的唾液蛋白膜。邻面洞用赛璐珞条（或加牙楔）将窝洞与邻牙隔开。

2）用水门汀充填器将调好的玻璃离子水门汀置入窝洞并向洞底轻压，使之与洞底和洞壁贴紧。在充填物有流动性时完成外形的初步修整，涂以牙釉质黏合剂，再在其上进一步修整后光固化 20s。这段工作时间为 3～5min。

3）如充填当时未完成修整，可在充填 24h 后再修整磨光。

注意事项如下：

1）玻璃离子水门汀材料发展快，许多改型产品不断上市，如光固化玻璃离子水门汀、复合体等。调制与临床应用均需严格按厂家说明书进行。

2）化学固化玻璃离子水门汀凝固前涂敷牙釉质黏合剂并行光固化这一步骤很必要。因为化学固化玻璃离子水门汀凝固即刻和凝固后 6h 内隔水和不脱水状况，是保持玻璃离子水门汀物理性能优良的重要条件。

3）玻璃离子水门汀材料的调制须用塑料调和刀，以免材料变色。

4）充填用玻璃离子水门汀不能呈稀糊状，否则硬固后材料的强度降低，且溶解度增大。

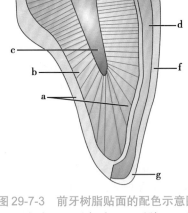

图 29-7-3　前牙树脂贴面的配色示意图
a. 牙釉质　b. 牙本质　c. 牙髓　d. 遮色层　e. 牙颈部色　f. 牙体部色　g. 切端色

五、实习报告与评分

1. 请列出光固化复合树脂充填术的基本步骤和各步骤中的要点。

2. 评定粘接修复体的质量。

实习八 盖 髓 术

一、目的及要求

1. 掌握盖髓术的原理和适应证。
2. 掌握盖髓术的操作技术。

二、实习用品

1. 仿头模、已备Ⅰ类洞的离体牙石膏模型、相关X线片、有关挂图及录像片。
2. 器械　涡轮机手机、慢速电机、弯机头、钻针数枚、口镜、探针、镊子、检查盘、敷料盒、挖匙、冲洗器、水门汀充填器、调和刀、玻璃板。
3. 药物和材料　氢氧化钙制剂、氧化锌丁香油糊剂（ZOE）。

画廊:ER29-26
盖髓术实习用品

三、实习内容

1. 复习盖髓术的原理和适应证。
2. 在一离体牙上行盖髓术。

四、方法和步骤

1. 教师提问式复习直接和间接盖髓术的原理和适应证。
2. 在已制备Ⅰ类洞的离体牙上行直接或间接盖髓术的步骤。
(1) 制备近髓窝洞，辨清近髓或穿髓区。
(2) 隔湿并清洁、干燥窝洞。
(3) 调制氢氧化钙糊剂。
(4) 用探针蘸适量氢氧化钙糊剂涂敷于近髓或穿髓区，糊剂覆盖范围超出近髓或穿髓区，厚约0.5mm，避免糊剂沾在洞壁的其他处。
(5) 用水门汀充填器取适量ZOE糊剂暂封窝洞。

画廊:ER29-27
在已制备Ⅰ类洞的离体牙上行直接或间接盖髓术的步骤

五、注意事项

1. 练习操作时，始终注意正确的术式、支点和口镜的使用。
2. 直接盖髓术要求严格的无菌操作，所用器材均应为消毒用品，因为控制感染是治疗成功的关键。
3. 在临床上，盖髓术需术后2周复诊，无症状后去部分暂封剂，水门汀垫底，永久充填。

六、实习报告与评定

1. 请写出盖髓术的原理和适应证。
2. 评定盖髓术的操作情况。
3. 评定操作的一般情况。

实习九 开 髓 术

一、目的和要求

1. 掌握牙髓腔各部分的名称与牙髓腔的解剖特点。
2. 掌握各组牙齿的开髓法。
3. 进一步掌握常用器械的使用方法。

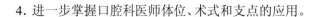

4. 进一步掌握口腔科医师体位、术式和支点的应用。

二、实习内容

1. 观察标本、模型，熟悉牙髓腔解剖，了解髓腔的增龄性变化。
2. 仿头模上进行各组牙的开髓术。
3. 在开髓术过程中，反复练习术式、支点和口镜的使用方法。
4. 完成实习报告。

三、实习用品

牙齿剖面模型、挂图及幻灯，各组牙齿的各种剖面透明牙标本，各组牙开髓步骤标本，离体牙石膏模型(包括上、下颌前牙，前磨牙和第一或第二磨牙中各一颗)相关X线片、口腔综合实习台，各类钻针。

四、方法和步骤

1. 结合各组牙齿剖面标本，复习髓腔解剖形态。
(1) 复习各组牙齿髓腔解剖形态及各部分名称。
(2) 复习髓腔的增龄性变化。
1) 随着年龄增加，牙本质壁有继发性牙本质形成，因此髓腔体积逐渐缩小，髓室顶降低，髓室底升高，顶底间距离缩小。髓角变细，但高度不变。
2) 年轻恒牙根管较粗大，根尖部的发育尚未完成，根尖孔呈喇叭口状；萌出3～5年后根尖孔形成，根管随年龄的增加而变细。
3) 牙髓组织随年龄增加发生退行性变，临床可见到髓石和弥漫性钙化。髓石在X线片上显示为髓室内高密度影像；弥漫性钙化可阻塞根管。
2. 掌握开髓术窝洞制备的原则
(1) 开髓术窝洞制备的形状、大小与方向应与牙髓腔解剖形状相同。
(2) 揭净髓室顶，保留髓室壁、髓室底和各根管口的自然形态。
(3) 形成用根管治疗器械经开髓洞形进入根管的直线通路。
(4) 尽量保留健康牙体组织。
3. 学习开髓法的基本步骤
(1) 研读术前X线片：根据牙齿的X线片，结合其髓腔解剖特点，分析该牙的髓腔形态、大小、方向、距切缘/牙尖和近远中边缘的距离、牙齿及牙根的长度、估计根管数目。
(2) 去除所有龋损组织和影响开髓路径的修复体。
(3) 在牙釉质和牙本质上形成开髓洞形：选用大小合适的裂钻安放在涡轮手机上，磨除开髓窝洞的牙釉质和牙本质，形成开髓洞形。注意掌握涡轮手机钻针的切削方向，有支点，不加力，在开髓洞形内移动，逐层深入。首次离体牙实习时可在前牙舌面和后牙𬌗面用铅笔画出开髓窝洞外形图。
(4) 穿通髓腔，揭净髓室顶：在最高的髓角处穿透髓室顶进入髓腔。注意控制钻针进入的深度，用好支点，体会钻针进入髓腔瞬间的"落空感"。穿入髓腔后，换用球钻，"提拉"式钻磨，揭净髓顶。
(5) 修整开髓洞形：用探针双弯小钩检查髓角部位的髓室顶是否去净，修整开髓洞形。
(6) 用牙髓探针检查根管口的分布：牙髓探针探及根管口时有"嵌入感"。若根管口有白色钙化物，可用小球钻去除，暴露根管口。
(7) 用根管扩大器或锉探查根管：检查是否可直线进入各根管深部。
4. 实习各组牙髓腔和根管系统的解剖特点及开髓法
(1) 上颌前牙
1) 根管系统解剖特点：一般为单根单管，牙齿的平均长度：中切牙为21.8mm(范围18.0～27.0mm)，侧切牙为20.7mm(范围17.0～26.0mm)，尖牙为24.8mm(范围20.0～32.0mm)。大约75%的上中切牙为直形根管；上颌侧切牙约53%根管的根尖1/3向远中弯曲；上颌尖牙髓室在近

学习笔记

远中髓角之间还有一突出的髓角,根管较长较粗,约32%根管的根尖1/3略向远中弯曲。

2)开髓法

①开髓洞形:开髓窝洞外形为圆三角形,位于舌面窝的中央,近远中边缘嵴之间。三角形的顶在舌隆突处,两腰分别与近远中边缘嵴平行,底边与切缘平行。上尖牙的开髓窝洞外形则近似于椭圆形。

②开髓步骤:钻针从舌面窝的中央下钻,钻针方向与舌面垂直。钻至釉质牙本质界时,改变钻针方向,使其尽可能与牙长轴平行,向深层钻入。此时,注意用好支点,体会"落空感",表示钻针已进入髓腔。根据髓腔的大小揭净髓室顶,充分暴露近远中髓角及根管口(图29-9-1)。

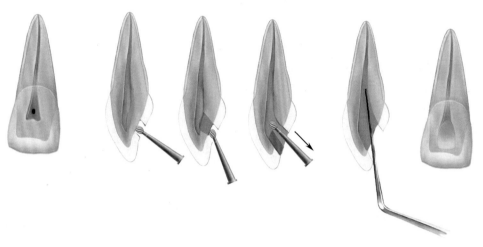

图 29-9-1 上颌前牙的开髓步骤示意图

3)注意事项

①钻到釉质牙本质界后应立即改变钻针方向,否则会形成唇侧台阶或出现颈部侧穿。

②开髓口的洞形不宜过大,以免出现台阶甚至邻面侧穿及破坏舌隆突。

③开髓口的洞形不宜过小,以免近远中髓角暴露不充分,而遗留残髓。

(2)下颌前牙

1)根管系统解剖特点:为单根牙,多为单根管,唇舌向两根管的发生率分别为下颌中切牙约为30%,下颌侧切牙约为44%,下颌尖牙仅为6%。下颌切牙的平均长度为20.7mm(范围16.0~27.0mm),下颌尖牙的平均长度为25.6mm(范围18.0~32.5mm)。约60%左右的下前牙为直形根管,约20%根管的根尖1/3向远中弯曲。

2)开髓法

①开髓洞形:开髓窝洞外形为椭圆形,位于舌面窝正中。

②开髓步骤:从舌面窝中央与牙长轴方向一致下钻,直至穿通髓腔,去净髓室顶,充分暴露髓角(图29-9-2)。

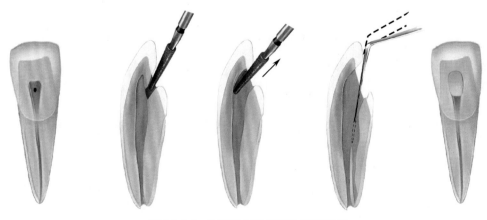

图 29-9-2 下颌前牙的开髓步骤示意图

3）注意事项

①用较小型号钻针，钻针方向始终保持与牙长轴一致，否则极易造成牙颈部侧穿。

②避免开髓口过大形成台阶，或开髓口过小遗留舌侧髓室顶，遗漏另一舌侧根管。

（3）上颌前磨牙

1）根管系统解剖特点：上颌第一前磨牙多为两根管（高于 80%），有时为一个扁根管；牙齿的平均长度为 20.6mm（范围 17～22.5mm）；约 38% 根管为直形，约 37% 根管的根尖 1/3 略向远中弯曲。上颌第二前磨牙多为单根，约 85% 为一个扁根管，约 15% 为双根管；只有 9% 为直形根管，约 27% 根管的根尖 1/3 略向远中弯曲，其余的弯曲方向无明显规律。

2）开髓法

①开髓洞形：开髓口的外形与颈部横断面处的髓室外形相似，为一长椭圆形。其颊舌径为颊舌三角嵴中点之间的距离，宽度约为𬌗面近远中径的 1/3。

②开髓步骤：在𬌗面中央下钻，至牙本质深层后向颊舌侧扩展至颊舌三角嵴的中点处，穿通颊侧或舌侧髓角，揭净髓室顶（图 29-9-3）。

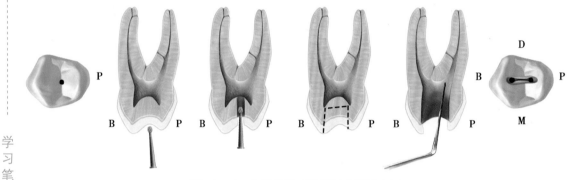

图 29-9-3　上颌前磨牙的开髓步骤示意图
B. 颊侧　P. 腭侧　D. 远中　M. 近中

3）注意事项

①用较小型号钻针，且钻针方向始终与牙长轴保持一致，避免在牙颈部近远中向侧穿或形成台阶。

②去净髓室顶，不要将暴露的两个髓角当作根管口。

③开髓洞口的近远中宽度不能超过髓室的近远中径，否则易形成台阶或牙颈部侧穿。

（4）下颌前磨牙

1）根管系统解剖特点：常为单根管，有时可为双根管。根管粗大较直，根管在牙颈部的横断面为卵圆形。40% 左右的根管为直形，约 35% 根管的根尖 1/3 略向远中弯曲。下颌第一前磨牙的平均长度为 21.6mm，下颌第二前磨牙平均长度为 22.3mm（范围均为 18～26mm）。

2）开髓法

①开髓洞形：开髓洞形为椭圆形或卵圆形，位于𬌗面颊尖三角嵴中下部。

②开髓步骤：在𬌗面中央近颊尖处下钻，钻针方向与牙长轴方向一致，一直穿透髓腔。然后根据根管粗细，去净髓室顶，形成洞形（图 29-9-4）。

3）注意事项

①在𬌗面的颊尖三角嵴下钻，钻针方向与牙长轴一致，防止向舌侧穿孔或形成台阶。

②开髓过程中，钻针周围需要有一定的移动空间，以防止钻针折断。

③检查并去净颊舌侧髓室顶，避免遗漏根管。

（5）下颌磨牙

1）根管系统解剖特点：下颌第一磨牙的平均长度为 21.0mm（范围 18～24mm），一般有两个根，近中为一扁根，多数内有颊、舌两个根管；远中根管较粗大，横断面近似圆形。有时有三根，即

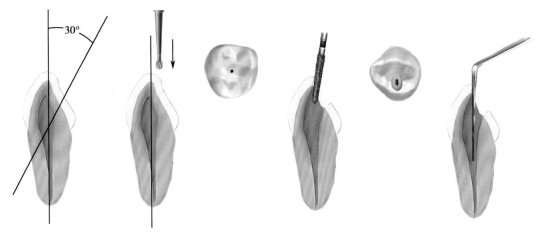

图 29-9-4 下颌前磨牙的开髓步骤示意图

远中根分为颊、舌两根，两根内各含一根管，此时牙齿可有 4 个根管。下颌第二磨牙的平均长度为 19.8mm（范围 18～22mm），近远中各一根，根分歧较下颌第一磨牙收拢，两根内各含 1～2 个根管。有时两根在颊侧融合，根管也在颊侧融合，根管的横断面呈 C 形。远中根和根管常为直形，近中根和根管多向远中弯曲（60%～80%），近中颊侧根管弯曲尤为显著。下颌第三磨牙牙根和根管数变异大，可为 1～3 个根管。

2）开髓法

①开髓洞形：开髓窝洞外形为钝圆角的长方形，位于𬌗面近远中径的中 1/3 偏颊侧部分。开髓洞形近中边稍长，远中边稍短；颊侧洞缘在颊尖的舌斜面上，舌侧洞缘在中央沟处。

②开髓步骤：在𬌗面中央窝下钻，钻至牙本质深层时，向近远中及颊侧方向扩展，形成比髓室顶略小的长方形窝洞。然后穿通远中或近中髓角，再沿洞口外形开扩，揭去髓室顶。检查髓室顶是否去净，用球钻提拉揭净髓室顶（图 29-9-5）。

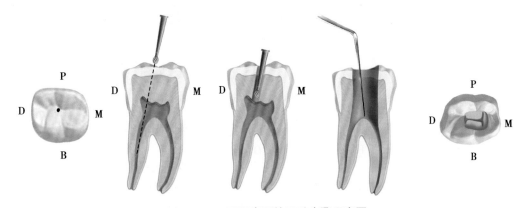

图 29-9-5 下颌磨牙的开髓步骤示意图
B. 颊侧 P. 腭侧 D. 远中 M. 近中

3）注意事项

①开髓洞形的位置在中线的颊侧才能暴露髓腔，还可避免造成舌侧颈部或髓底的台阶或穿孔。

②钻针方向应始终与牙长轴方向一致，否则易形成台阶或侧穿。

③中老年患者患牙髓室顶底距离较近，开髓时应注意区别顶底的不同形态，防止破坏髓室底形态或造成底穿。注意体会在髓角处的落空感，用探针小弯钩检查髓室顶是否揭净。

④要注意髓腔变异，如 C 形根管，远中有两根或有双根管等情况。

（6）上颌磨牙

1）根管系统解剖特点：上颌第一磨牙牙齿平均长度为 20.8mm（范围 17～24mm）。有三个牙根，其中腭根最粗大，根管口最易找到，根管的根尖 1/3 常向颊侧弯曲（55%）；颊侧有近、远中两

学习笔记

根,远中颊根内有一个根管,多为直形(54%);近中颊根较扁,多有两个根管,MB2 根管口可位于近中颊根管口的舌侧 0.5～5mm 的范围内(图 29-9-6);近中颊根管的根尖1/3 多向远中侧弯曲(78%)。上颌第二磨牙的平均长度为20.0mm(范围 16～24mm),偶有两个颊根融合为一个粗大的根,颊根管只有一个。上颌第三磨牙牙根和根管数变异大,可为 1～3 个根管。

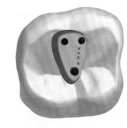

图 29-9-6　上颌磨牙 MB2 的位置示意图
图中×表示 MB2 可能出现的位置

2)开髓法

①开髓洞形:开髓的窝洞外形应与颈部横断面处的根管口排列相似,为一钝圆的三角形。三角形的顶在腭侧,底边在颊侧,其中一腰在斜嵴的近中侧,与斜嵴平行;另一腰与近中边缘嵴平行。

②开髓步骤:用裂钻在𬌗面中央窝下钻,钻至牙本质深层时,向颊舌向扩展,形成一偏近中的颊舌径较长的钝圆三角形的深洞,然后在近中舌尖处穿通髓角,沿洞口形态揭髓室顶。用探针的双弯小沟检查颊侧髓室顶是否去净,并确定开髓窝洞颊侧底边的长度,用球钻提拉去净髓室顶,形成窝洞壁向髓腔壁的平滑移行部(图 29-9-7)。

3)注意事项

①下钻时,钻针方向略偏向远中,避免磨损髓室的近中壁,甚至造成颈部缩窄处侧穿。

②开髓洞形略偏近中,尽量避开𬌗面强大的近中舌嵴。

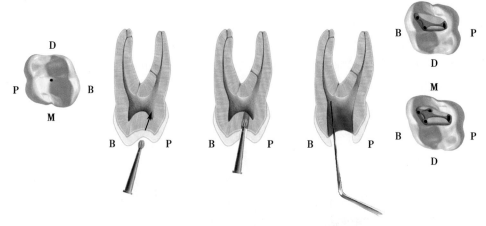

图 29-9-7　上颌磨牙的开髓步骤示意图
B. 颊侧　P. 腭侧　D. 远中　M. 近中

③颊侧底边的长度在揭髓室顶时确定,以尽量保留不必磨去的牙体组织。

④顶底间距离随年龄增加而变小,揭髓室顶时要防止破坏髓室底形态,防止髓室底穿。

⑤要常规寻找 MB2 根管,以免遗漏。

五、注意事项

1. 涡轮手机使用注意事项　涡轮手机转速高,可提高工作效率,但使用时手感差,因此要有稳固的支点,并且要仔细观察,以防磨除过多组织。在使用时一定要伴有喷水冷却,并且要在一定的活动范围内层层扩展,以使冷却水能达到钻针尖端,而且可以防止穿髓时钻针嵌顿、折断。

2. 要求学生实习时,以仿头模为患者,以离体牙为患牙,操作中树立"爱伤观点"。

3. 开髓术操作时,自始至终采用正确体位、术式和支点,用口镜反光和反射上颌牙齿的情况。

六、实习报告与评分

评定各组牙齿开髓术过程中要点掌握的程度和开髓窝洞制备的结果。

实习十　根管治疗术

一、目的和要求

1. 掌握根管治疗术的原理和适应证。
2. 初步掌握根管治疗术需用器械及其用法。
3. 基本掌握根管治疗术的步骤和技术要点。

二、实习内容

1. 复习根管治疗术的原理和适应证。
2. 复习或学习根管治疗器械。
3. 复习根管治疗的程序和各步骤的目的、完成时机与应达标准。
4. 分别在 1 颗前牙、1 颗上前磨牙和 1 颗磨牙上完成根管治疗术,术后摄 X 线片。
5. 评定 X 线片上根管的充填情况。
6. 完成实习报告。

画廊:ER29-28
根管治疗术实习用品

三、实习用品

1. 仿头模、已开髓的离体牙石膏模型(每组牙位有 1 颗牙)、相关 X 线片、有关操作步骤的挂图及录像片。

2. 器械　口镜、探针、镊子、检查盘、敷料盒、水门汀充填器、钻针数枚、光滑髓针、拔髓针、髓针柄、扩孔钻、根管扩大器和根管锉(15#～40#)、冲洗器、尺子、酒精灯、调和刀、玻璃板。

3. 药物和材料　氧化锌粉、丁香油酚、甲醛甲酚液、根管荡洗剂(如 2% 氯胺 T 液、3% 过氧化氢溶液或 1%～2% 次氯酸钠)、生理盐水、纸尖和牙胶尖(15#～40#)。

四、方法和步骤

(一)进入髓腔

参见"实习九　开髓术"。

(二)髓腔的冠部预备

1. **目的**　髓腔冠部预备的目的是为了形成根管治疗的器械从开髓口到达根管口,并进入根管的直线通路,为根管预备和根管充填创造条件。

2. **原则**　在形成器械进入根管的直线通路的同时,应尽量保留健康牙体组织。

3. **步骤和方法**

(1)修整髓室壁,建立器械进入根管的直线通路。

1)部位:髓室内牙颈部的牙本质凸起又称牙本质领(cervical ledge, dentin lip)(图 29-10-1),常会遮挡住根管口的位置,或妨碍根管器械进入根管。因此,髓室壁的修整主要是去除后牙髓室侧壁和前牙舌隆突处的牙本质突起,以便消除冠部牙齿结构对进入根管的器械的阻挡或卡压。

2)方法:可用安全钻针(如 Endo-Z 和 Diamendo)、长柄球钻(图 29-10-2A)、G 型或 P 型扩孔钻(图 29-10-2B)向外提拉磨除牙本质领。

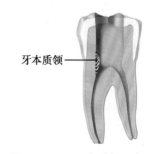

牙本质领

图 29-10-1　牙本质领示意图

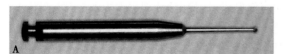
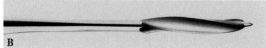

图 29-10-2　磨除牙本质领的器械
A. 长颈球钻　B. P 钻

（2）定位根管口，建立根管通路（patency）：用 DG16 探针查找根管口，根管口呈漏斗形，可卡住探针，循髓室底灰黑的暗线也可有助于寻找根管口。选用小号 K 锉（08#、10#、15#），预弯尖端 2～3mm，自根管口以 90°～180°轻微往返旋转进入根管内，以探明根管的分布、走向和根管内的情况。器械进入根管时可使用 EDTA，不要向根尖方向施压，还要以大量的冲洗液冲洗。

（三）根管预备

1. 目的　根管预备的目的包括根管清理和根管成形。根管清理（cleaning）是指彻底清除根管系统内所有内容物和感染物质，方法包括机械去除和化学药物冲洗、溶解和消毒。根管成形（shaping）是指用机械方法使根管形成由根尖狭窄区向根管口方向内径逐渐增大、有一定锥度的根管形态，以利于根管的彻底清洁和根充材料在根管内形成三维严密的充填。

2. 生物学原则

（1）根管预备的操作必须局限在根尖狭窄部之内，避免对根尖周组织的刺激。

（2）保持根管和根尖孔的自然形态和位置，避免发生根管和根尖孔偏移。

（3）根管的冠 1/2～2/3 部分应充分扩大，一方面容纳足够的冲洗液，保证冲洗效果；另一方面提供足够的空间完成牙胶的加压充填。

3. 步骤和方法

（1）拔髓和根管清理

1）拔除成形牙髓：根据根管的粗细，选取不同型号的拔髓针，从根管口一侧插入根管，直达根尖部，顺时针旋转 180°可拔出成条的牙髓。注意：拔髓针进入根管时，遇阻力必须后退，换用小号拔髓针或根管锉；拔髓针旋转的角度也不能过大，否则拔髓针被根管壁卡住，稍一旋转就可能使拔髓针折断而难以取出。

2）清理分解状牙髓和根管内的感染物质：先在髓腔内用冲洗器滴入根管荡洗剂，根据根管的粗细，选取不同型号的根管锉，从根管口一侧插入根管，分别依次达根管的冠 1/3、中 1/3 和尖 1/3 处，提拉荡洗；其间，每次用冲洗剂冲洗，可见有碎屑荡出。反复提拉荡洗，直至出来的荡洗剂清澈无污物为止。注意：禁止根管锉第一次就插至根尖孔部位，避免将感染物推出根尖孔。

（2）根管成形：根管成形的技术有多种，比较主要的有逐步后退技术、逐步深入技术以及根向技术。

逐步后退技术（step-back technique）：原理是先用小器械从根尖开始预备，逐渐用较大的器械向冠方后退预备，目的是避免标准技术在弯曲根管中产生的预备并发症，并预备出较大的锥度。逐步后退技术适用于轻中度的弯曲根管，也可用于直根管的预备，是要求学生掌握的基本方法。具体步骤如下：

1）确定工作长度

①复习根尖部的解剖：根管向根尖逐渐缩窄，在根尖牙骨质与牙本质交界处最狭窄，称为根尖狭窄部（apical constriction），是牙髓血管和神经与牙周组织血管和神经相连的通道。当牙髓疾病时，根尖狭窄部是分隔根管和根尖周围区的重要屏障，是机体的自然防线关口。根管在牙根末端的开口称为根尖孔（apical foramen）。根尖狭窄部距根尖孔 0.5～1.0mm。根尖孔不是在牙根的最尖端（apex），往往距牙根最尖端 0.5～1mm；有的根尖孔位于根的一侧，与牙长轴成一定角度。

根尖狭窄区是根管治疗时根管预备和根管充填的终止点，根管预备应在此形成根尖止点（apical stop）（图 29-10-3），以利于根充材料在根管内压紧，并限制超填。

②确定工作长度的方法：工作长度（working length，WL）：从牙冠参照点（切端、牙尖或洞缘）到根管的根尖狭窄部的长度，即为根管预备的长度，称为工作长度（图 29-10-4）。

首先以切端、牙尖或洞缘作为冠部参照点，而后可选择以下方法来确定工作长度。

a. X 线片法：拍摄术前 X 线片，用尺子测量从冠部参照点到 X 线片根尖端内 1mm 处的距离，并记录为该牙的"估计工作长度"；调整根管锉或根管扩大器（≥ISO 015 号）上的橡皮标到器械尖端的距离与"估计工作长度"相等。将此根管锉插入根管，器械尖端达根尖狭窄部时有轻微阻力感，将橡皮标接触冠部参照点，立即拍摄工作长度 X 线片。注意：如所选器械超出根尖孔，则换用大一号的器械测量。

图片：ER29-29
X 线片法

344

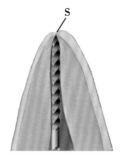

图 29-10-3　根尖狭窄部根尖止点
形成示意图
S：根尖止点

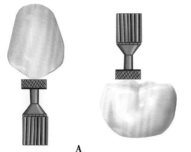

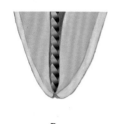

A　　　　　　　**B**

图 29-10-4　确定工作长度的 2 个参照点示意图
A. 冠部参照点　B. 根尖狭窄部

若 X 线片上所看到的器械尖刚好到预定的操作终点，则"估计工作长度"就是工作长度；若 X 线片上所看到的器械尖到预定的操作终点（根尖内 1mm）的距离（距离值）小于 3mm，可由"估计工作长度"值加上或减去上述距离值，直接算出工作长度。若该距离值大于 3mm，说明第一张 X 线片有明显失真，应按第二张 X 线片重新制订"估计工作长度"，再拍第三张 X 线片进一步确定工作长度。

b. 指感法：若无即刻拍摄 X 线片的条件，可选用细的扩大器插入根管，依手指感觉器械到达根尖部有轻微阻力感后，固定住止动片，取出器械测量"根管内实测的工作长度"。如该实测长度与术前 X 线片上所侧的"估计工作长度"一致，则就将该长度定为"工作长度"；若以上两种方法确定的工作长度差值大于 2mm，再用插入器械测量的"根管内实测的工作长度"拍 X 线片。

c. 根管工作长度测量仪方法：根据各校有的电测仪说明书指导学生进行实习。

2）选择初锉（IAF，initial apical file）：初锉是指能自然地从根管口直达工作长度，在根尖狭窄部有轻微阻力感而不能穿出根尖孔的锉。常为 10 号或 15 号锉，常用初锉测量根管的工作长度。

3）根尖部预备：从初锉开始依次将根尖部预备到比初锉大 3 号，每支锉均达工作长度，每更换一次器械型号，用大约 2ml 的冲洗剂冲洗一次根管。例如：初锉是 ISO 10 号锉，该根管根尖部预备方式为 10 号 WL → 15 号 WL → 10 号回锉→ 20 号 WL → 15 号回锉→ 25 锉 WL → 20 号回锉（图 29-10-5A）。此时，25 锉称为主锉（MAF，master apical file）。主锉预备完成后的根管应满足两个条件：①主锉能宽松而无阻力地插入根管至全工作长度；②加压向根尖方向继续推进主锉时，主锉在根尖狭窄部遇到坚实的抵抗而不能继续向根尖方向移动，证明根尖止点（apical stop）已形成。

4）根中部预备：预备到主锉后，每增大一号器械，器械进入根管的长度较原工作长度减少 1mm，共退 3～4 步。如主锉为 25 号，则预备过程为 30 号（WL-1mm）→ 25 号（WL）→ 35 号（WL-2mm）→ 25 号（WL）→ 40 号（WL-3mm）→ 25 号（WL）。每步退一次，均需用主锉回锉根管至工作长度，以保持根管通畅，消除步退扩展中根管壁上形成的台阶，使根管壁平滑（图 29-10-5B）。

5）根管冠部预备：可用 G 钻预备根管的中上部，使之敞开，顺序使用 1～3 号 G 钻。每换用大一号 G 钻时，操作长度减少 2mm 左右，并用主尖锉回锉和冲洗，以保持根管通畅，管壁平滑。用 G 钻时只能轻轻向下加压，以免过度切削造成根管内台阶和穿孔的形成（图 29-10-5C）。

6）根管壁修整：将主尖锉插入根管工作长度，使用锉法按顺时针方向切削整个根管壁，消除根管壁上可能存在的细小阶梯，并冲洗洁净根管。最后使根管壁光滑、根管成为连续的锥形（图 29-10-5D、E）。

注意：正确使用根管治疗器械，防止器械折断和器械误吞。

①使用器械前要检查有无折痕、锈蚀或螺纹松解。使用时旋转角度不要超过正反 90° 的范围。

②器械要按号顺序使用，不要跳号，否则易形成台阶。在小号未达工作长度时，不要换用大号器械，否则也易形成台阶。

③器械向前推进时，用力不可过猛，尤其当接近根尖时要轻轻推进，否则易将感染物推出根尖孔外，或刺伤根尖周围组织，引起急性根尖周炎。

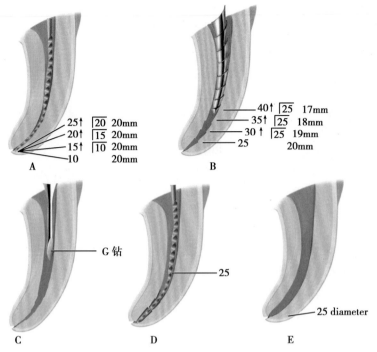

图 29-10-5 逐步后退法根管预备示意图

④根管锉应严格记次使用,及时更换,以免造成器械折断。

⑤初学者临床上使用器械须拴上安全线,以防止误吞。

逐步深入技术(step-down technique)(图 29-10-6):是对逐步后退技术的一种改良,适用于弯曲根管。该技术的原理是在冠部入口预备完成后,先通过手用锉和 G 钻完成根管入口的制备,去除冠方阻碍,然后行根尖区的预备。适用于弯曲根管的预备。具体步骤如下:

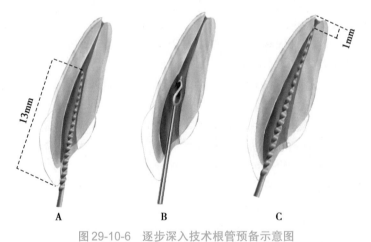

图 29-10-6 逐步深入技术根管预备示意图

A. 器械进入根管角度的变化 B. 根管口应去除的牙本质 C. 根管中部应去除的牙本质

1)探测根管通路(patency)和弯曲情况:用细根管锉(8 号锉或 10 号锉)或根管探路锉(pathfinder)探入根管,左右旋转进入根尖部,轻轻上下提拉向各个方向试探,到达根尖狭窄部时也有轻微阻力感;固定一个方向轻取出后,观察器械弯曲的情况,可以反映根管的实际弯曲情况。注意:根尖部颊、舌向的弯曲在 X 线片上看不出来。

2)预备根管冠 1/2~2/3 根管:先用 15 号→ 20 号→ 25 号 H 锉预备根管冠 1/2~2/3,而后用 GGB1~2 号和 GGB3 号预备,每增大一号,进入根管的长度减少 2mm,形成根管冠部开敞(coronal flare),以减缓根管弯曲度,使器械易于进入弯曲根管的根尖部(图 29-10-7);同时有利于冲洗液进入根管深部。注意:①GGB 只能用极小的根向力进入根管,而后沿与弯曲方向相反侧管壁提拉出根管,使根管的冠部敞开;②3 号 GGB 较粗大,主要是开敞根管口内 2～4mm,避免进入根管较深处,以防根管壁侧穿;③每次扩锉后都应及时冲洗,以防碎屑堵塞根管。

3) 确定工作长度。

4) 根尖区预备:用 10 号和 15 号 K 锉通畅根管并确定工作长度。确定工作长度后,根尖区预备包括根尖预备和后退预备基本同逐步后退技术。最后用主尖锉修整根管壁。

步进法的优点在于先将根管的冠部敞开,使冲洗液易于进入根管深部,并减少了根管内感染物被挤出根尖孔的危险;减缓了根管的冠部弯曲,使器械易于进入根尖部,减少了器械折断的机会。

根向技术(crown-down technique):技术要点为根管预备是从根管口向根尖方向进行,使用器械的顺序为从大号到小号,逐步深入,达根尖狭窄部,完成预备根管。

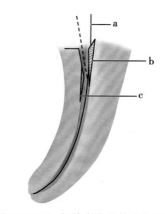

图 29-10-7　根管弯曲度的改变示意图
利用 GG 钻修整原始根管 a,以及去除 b 和 c 部分的牙体组织

1) 根管入口长度(radicular access length,RAL)的确定及预备:首先用 35 号锉无根向压力探查根管至遇阻力处,若长度大于或等于 16mm,则该长度为 RAL。当 35 号锉探查的长度小于 16mm 时,若阻力是根管弯曲处,该长度即 RAL;若阻力由根管狭窄造成,则需按根尖区扩大根管的方式扩大根管,直到 35 号锉达到 16mm 或到管弯曲处即 RAL。随后用 2 号和 3 号 G 钻完成根管入口的预备。

2) 临时工作长度(provisional working length,PWL)的确定及预备:参照 X 线片确定距根尖 3mm 的长度为 PWL。预备时用 30 号锉不加力顺时针旋转两圈扩锉根管,接着用 25 号或更小号锉按同样方式根向深入,直至达到 PWL。

3) 实际工作长度(true working length,TWL)的确定及预备:将达到 PWL 的锉插入 PWL,拍 X 线片确定 TWL(X 线片上距根尖 1mm)。若该锉距根尖等于或小于 3mm,用小一号顺时针旋转两圈扩锉根管,再换更小一号锉按同样方式根向深入,直至达到 TWL。从上一步骤 30 号锉预备开始到本步骤达到 TWL 为一个预备程序,然后依次用 35 号、40 号或更大号锉开始重复该预备程序,直到 25 号锉达到 TWL 或根尖预备达到满意号数,完成预备。

(3) 机用器械预备法:主要是指机用镍钛器械的预备方法,实际上它运用了手用器械预备法的原理。近年出现了不同类型的大锥度镍钛旋转锉,如 ProFile,K3,ProTaper 和 Mtwo 等,其基本操作程序请参见第二十一章。

ER29-30

画廊:ER29-30
大锥度镍钛旋转锉

注意事项:①机用镍钛锉应安放在有转矩的减速马达上使用,应使用特定的转速,如:ProTaper 要求的转速为 250～300r/min;②镍钛锉应严格记次使用,以免发生器械折断;③根管预备时应辅以大量的冲洗液充分冲洗根管。

(4) 根管冲洗:根管预备中及预备完成后均需用大量的消毒液冲洗根管,将根管内的碎屑及感染物冲出根管。注意冲洗时避免加压,最后流出的液体应为清亮的,否则表明根管内尚未清理干净。冲洗液可选用 1%～2.5% 的次氯酸钠或 2% 的氯亚明(氯胺 T),还可用 17% 的 EDTA 去除玷污层。

(5) 根管消毒(封药法)

1) 目的:消毒根管系统,还可消除根尖周炎症产生的症状。

2) 复习根管消毒用药的类型和适应证。

3) 操作步骤:隔离唾液,用消毒的棉捻或纸捻将根管内的液体吸出并擦干根管,用光滑髓针松卷棉捻,浸药液后置入根管内,紧贴一侧管壁抽出光滑髓针,让药捻置留在根管内,用氧化锌丁香油糊剂封闭开髓窝洞。常用根管消毒药物封入根管的时间是 1～2 周。

五、根管充填

1. 目的与时机目的

(1) 目的:消除所有从口腔和根尖周组织进入根管系统的渗漏途径,严密地填塞、封闭根管系统,预防再感染,为根尖周组织病变的愈合创造有利的生物学环境。

(2)时机:患牙无自觉症状,临床检查无异常表现,根管已成形,根管内清洁,无异味或渗出。

2. 方法和步骤　根管充填的方法主要有冷压法和热压法两大类。其中主要的技术包括冷侧方加压法和热垂直加压法。现代根管充填的许多新技术均在此基础上发展变化而来。

(1)冷侧方加压法:要求掌握的最基本、最普遍的充填技术,其操作步骤如下:

1)隔湿、用吸潮纸尖或消毒棉捻干燥根管。

2)试主牙胶尖:根据根管操作长度和主尖锉的大小选择合适的主牙胶尖。主牙胶尖应与主尖锉大小一致,在根管内能到达操作长度或稍短 0.5mm。用镊子标记出工作长度,然后置入根管内,检查其是否能顺利按工作长度达到根尖狭窄部。注意:合适的主牙胶尖在根尖 1/3 与根管壁紧密贴合,在根中上 1/3 与根管壁之间有一定的间隙,以进行侧压(图 29-10-8)。取出时根尖部有回拉阻力,表明主牙胶尖刚好卡在根尖狭窄部。

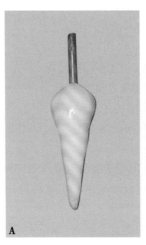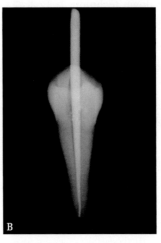

图 29-10-8　试主牙胶尖
A. 离体牙观　B. X 线片观

侧压法应拍 X 线片检查试主牙胶尖的情况,如果主牙胶尖超出工作长度,穿出了根尖狭窄部,则所选牙胶尖太细,应换大一个号的牙胶尖,或用剪刀剪去牙胶尖尖部超过工作长度的部分,重复以上测试步骤。如果主牙胶尖短于工作长度,表明所选主牙胶尖的型号过大,换小一型号的牙胶尖再测试,直至选出合格的主牙胶尖。如果主牙胶尖锥度不合适,即在根尖 1/3 与根管壁有间隙,或在根中上 1/3 与根管壁之间无间隙,则可能牙胶尖型号不合适或根管预备不理想,未形成合适的锥度,应重选牙胶尖或重预备根管。

主尖选择和修整完成后,用 75% 乙醇或 2.5%~5% NaClO 消毒,干燥备用。

3)选择侧压器(spreader):侧压器应较宽松地到达工作长度,侧压器插入主尖和根管壁之间的理想深度比工作长度少 0~1mm,用橡皮片在侧方加压器上标记该长度。如遇弯曲根管,可预弯不锈钢侧方加压器或选用镍钛合金侧方加压器。

4)充填根管封闭剂(sealer):调制根管充填封闭剂:取适量的丁香油和氧化锌粉放在已消毒玻璃板上,用已消毒的调和刀将粉与油调成糊剂。调和刀需用一定的压力方能调成均匀而细致的糊剂。用调和刀可拉起糊剂 2.5cm 左右,则封闭剂的稠度适合。

用光滑髓针卷棉捻,将根管充填封闭剂擦于根管壁,然后取下棉捻,用标记好工作长度的光滑髓针蘸封闭剂,旋转推进导入根管,贴管壁直线方向将光滑髓针抽出,以免根管内充气而影响充填效果。

5)侧方加压充填牙胶尖:插入主牙胶尖,将已消毒及标记好的主牙胶尖尖端蘸上根管封闭剂,缓慢插入至标记的长度,以向侧方和冠方排出气泡,避免将封闭剂挤出根尖孔。

侧方加压:沿主牙胶尖的一侧插入侧压器至标记长度(WL-1mm),并将主牙胶尖压向一侧,停留 15s,以防牙胶的回弹。将相应的副牙胶尖尖端蘸少许封闭剂,插入至侧压器进入的长度。反复进行侧方压，加入相应的副牙胶尖，直到侧压器只能进入根管口 2～3mm。注意：侧压器可旋转180°并施以侧向力进入根管，但在弯曲根管则应小于 90°（图 29-10-9）。

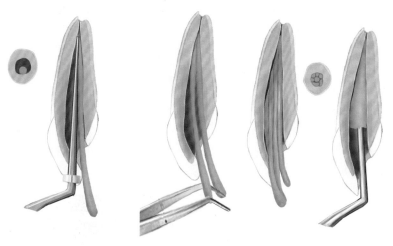

图 29-10-9　侧方加压法充填牙胶尖示意图

6）冠部封闭：用烧热的水门汀充填器齐根管口烧断牙胶尖，在根管口向根尖方向做垂直加压，以使根管冠方的牙胶与根管壁更贴合。用酒精棉球擦净髓腔，用暂封剂暂封窝洞。

7）拍 X 线片检查根管充填情况：在 X 线片上判断根管充填的下列情况：

恰填：根管内充填物恰好严密填满根尖狭窄部以上的空间，充填物距根尖端 0.5～2mm，且根尖部无 X 线透射的根管影像。

欠填：根管内充填物距根尖端 2mm 以上，或在充填物的根尖部仍可见 X 线透射的根管影像。

超填：根管内充填物不仅填满根管，而且超出了根尖孔，进入了根尖周组织和 / 或根尖周病损区。

（2）热垂直加压法：牙胶加热后可变软有流动性，可更好地适合根管系统的解剖形态，特别是对弯曲根管和侧支根管的充填具有优势。

技术要点如下：

1）隔湿，用吸潮纸尖干燥根管。

2）试主牙胶尖：根据根管的形态和长度选择锥度较大的非标准牙胶尖为主牙胶尖，做好长度标记后插入根管拍 X 线片检查。如果主牙胶尖距操作长度 0.5mm，回拉有阻力，主牙胶尖锥度与根管基本一致，主牙胶尖在根尖区与根管壁相接触，主尖选择合适、修改完成后，用 75% 乙醇或 2.5%～5% NaClO 消毒，干燥备用（图 29-10-10）。

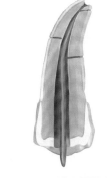

图 29-10-10　试主牙胶尖示意图

3）选择垂直加压器：垂直加压技术使用的加压器是垂直加压器，目前市场上有多种型号垂直加压器。在一个特定根管的根充过程中至少需要 3 种直径的加压器，一般选择 2～3 个垂直加压器（plugger），一个与根尖部 2～3mm 适合，另两个分别与根尖1/3、根中 1/3 相适合。要求垂直加压器既能在根管内无妨碍自由上、下运动，又不会接触根管壁。

4）加热装置：在选择垂直加压器的同时也应选好携热器（如Touch'n Heat），用来取出或放置牙胶。

5）涂根管封闭剂及放置主牙胶尖：可用扩孔钻、螺旋输送器、主牙胶尖或超声器械将根管封闭剂送入根管内。垂直加压热牙胶时可在根管壁上留下一薄层根管封闭剂，多余的根管糊剂主要向冠方移动。放置主牙胶尖，将消毒后的主牙胶尖蘸一薄层封闭剂，缓慢插入根管内至工作长度，以防止根尖区堆积过多封闭剂。

6）垂直加压主牙胶尖：该步骤包括两个阶段，首先充填主根管的尖 1/3 和侧支根管，然后充填主根管的冠 2/3（图 29-10-11A）。

用电携热器或加热的携热器去除根管口外的多余牙胶。断面下方3～5mm的牙胶因受热而软化，用大号的垂直加压器向根尖方向多次均匀加压。随后，热器械插入根管再移去约3mm的牙胶，用中号和小号垂直加压器按前述方法按压，反复操作直至根管尖部3～4mm区域被牙胶充分、致密地充填。

7）加入软化的牙胶：根尖向冠方的充填（图29-10-11B、C）：将2～4mm的牙胶加热软化后扎在垂直加压器的尖端，放入根管内，与根管内已有的牙胶相粘接，并加压使牙胶均匀致密成为一体，无间隙和气泡。重复此步骤

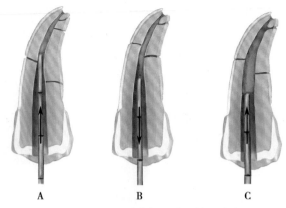

图29-10-11　垂直加压法充填牙胶尖

至根管充满牙胶。目前多使用热牙胶注射仪，如ObturaⅡ或Ultrafil将牙胶注射于根管内再加压充填。每次注射入根管内的长度为3～5mm，采用分段充填的方法进行。

8）暂封窝洞，拍X线片检查根充结果。

连续波充填技术（continuous wave condensation technique）是垂直加压充填技术的一种变异。通过使用特殊设计的携热设备可以一步完成侧支根管和主根管尖1/3的充填。使用时将携热头直接插入牙胶直到距根尖5mm处，并向根尖方向加压，退出时取出根管中上段的牙胶，垂直加压。根管中上段的充填可以通过热塑牙胶注射充填法完成。

六、实习报告与评分

1. 评定髓腔冠部预备的情况和结果。
2. 评定对根管预备的掌握和预备的结果。
3. 评定对根管充填技术的掌握和根管充填的结果。
4. 评定对根管治疗器械使用掌握情况。

实习十一　根　尖　手　术

一、目的和要求

1. 熟悉根尖手术适应证和根尖周病损区的愈合原理。
2. 熟悉根尖手术需用器械及其用法。
3. 了解根尖手术的步骤和技术要点。

二、实习内容

1. 学习根尖手术适应证和需用器械。
2. 教师在动物头上做一前牙根尖手术的示教。
3. 每位实习生完成手术记录。

三、实习用品

检查盘、口镜、探针、镊子、刀柄、刀片、手术剪、持针器、骨膜分离器、骨凿、大小挖匙、冲洗器、缝针、缝线、涡轮手机、裂钻、超声器械、充填器、调和刀、玻璃板、敷料、生理盐水、玻璃离子水门汀粉和液、猪头或羊头数个[每小组（5～6位同学）半个]。

四、方法和步骤

1. 复习根尖手术的适应证。

2. 5～6 位同学为一组，由教师在半个猪头或羊头上完成一前牙根尖手术的示教。

（1）术前准备：临床上准备进行手术的患牙应已完成根管治疗。术前准备包括患者的全身情况调查，如血常规、出血时和凝血时、肝功能和 HIV 检查、当日体温等，以及相应患牙的 X 线片。

术者应常规洗手，戴手套。检查手术器械应齐备，并严格消毒。

（2）手术步骤

1）局部麻醉：用 2% 利多卡因或阿替卡因在手术患牙唇侧近根尖处进行局部浸润麻醉。

2）切口：根据患牙的部位、数量可分别选做弧形、角形和梯形切口。

3）翻瓣：用骨膜分离器循切口进入，从切口一侧开始翻瓣；瓣翻开后，用龈瓣牵引器牵开黏骨膜瓣。

4）去骨：瓣翻开后，确定患牙根尖在牙槽骨中的位置。在上、下颌切牙区骨壁较薄的地方，患牙根尖区的皮质骨通常已被破坏；在骨板较厚的地方，可以先用去骨钻或高速球钻去除近根尖处牙根根面上的骨质，直至根面暴露，然后沿牙根走向去骨直到根尖暴露。

5）根尖搔刮：适当扩大骨窗的面积后，用刮匙贴骨壁刮出根尖周病变组织。刮出的病变组织置于含 10% 甲醛溶液中进行组织病理学检查。

6）根尖切除：用裂钻或金刚砂钻将根尖大约 3mm 切除，传统的根尖手术，通常将根尖断面制备成与牙体长轴成 45° 的斜面，有可能导致根尖微渗漏和根尖舌侧的侧支根管遗漏。研究证实当根尖断面与牙体长轴垂直时，根尖微渗漏较小。

7）根管倒预备：用超声工作尖在牙根尖端断面上的根管口处进行窝洞预备，预备的深度一般为 3mm。

8）根管倒充填：用玻璃离子水门汀充填预备好的窝洞。加压使之与根管壁紧密接触，待凝固后，去除根面上多余的充填材料，抛光充填物。

9）瓣的复位缝合：去除残余的充填材料和碎骨片，用生理盐水冲洗术区，检查干净后，用小挖匙刮骨壁，使鲜血充满骨腔；再将瓣复位，然后缝合伤口。缝合后，注意用组织镊将缝合的两侧切口对齐。

3. 临床的术后护理　用绷带和棉卷轻压术区以减少组织肿胀和淤血。术后疼痛一般较轻，可服用止痛药物如吲哚美辛、阿司匹林等。嘱患者保持口腔清洁，可用氯己定溶液漱口，每日 3 次。一般在术后 5～7 天拆线。

五、实习报告与评分

1. 评定对根尖手术适应证的掌握。
2. 评定实习生写出的根尖手术"手术记录"。

实习十二　手术显微镜在牙髓病治疗中的应用

一、目的和要求

1. 初步掌握手术显微镜下寻找上颌第一磨牙 MB2 根管的方法。
2. 了解手术显微镜的结构。
3. 了解手术显微镜的使用及保养方法。
4. 了解手术显微镜下使用超声器械取根管内折断器械的方法。
5. 了解手术显微镜在根尖手术、根管壁侧穿的探查和修补中的作用。

二、实习内容

1. 教师讲解手术显微镜的结构、使用及保养方法，以及其在牙髓病治疗中的作用。
2. 教师讲解和示教运用手术显微镜和超声器械取根管内折断器械。
3. 练习操作体位、显微镜焦距调整、图像采集以及镜下目标的定位和口腔科显微器械的使用。

画廊：ER29-35
根尖手术步骤

4. 练习运用手术显微镜寻找上颌第一恒磨牙的 MB2 根管。

三、实习材料和器械

口腔综合治疗台、口腔检查器（口镜、探针、镊子）、口腔科手术显微镜、超声器械、根管锉（10#、15#K 锉）、离体牙（上颌第一恒磨牙、前牙）。

四、方法和步骤

1. 学习手术显微镜的结构。

2. 练习手术显微镜的使用方法。

（1）根据仿真头颅模型的位置调整医师的体位。

医师坐在座椅上，保持平衡舒适的操作体位，调整座椅使大腿与地面平行，两脚平放于地面，两腿分开，双肩与地面平行，头、颈、腰背自然直立，前臂稍弯曲，保持肩部和双臂处于放松状态，医师应保持在顺时针 7 点到 2 点位置范围内活动，根据不同牙位做适当调整（图 29-12-1）。

（2）调节显微镜的焦距及放大倍数使术野清晰并易于观察。

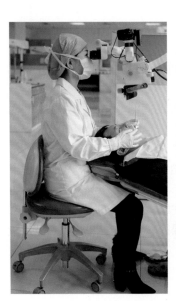
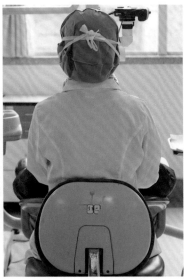

图 29-12-1　使用显微镜时医师的体位

3. 镜下寻找 MB2。

（1）在离体上颌第一磨牙𬌗面开髓，进行髓腔的冠部预备，保证各根管的入路为直线通路，冲洗髓室，使各根管口暴露清楚。

（2）镜下运用探针探查髓室底，寻找定位各根管口。

（3）镜下在近颊根管与腭根管口连线的近中侧，仔细寻找和辨认 MB2 根管口，找到后用 10#K 锉进入根管。若 10#K 锉无法进入根管，则用小球钻或相应型号的超声器械去除根管口的部分牙本质，待器械深入根管口内 1～3mm 后，再用小号 K 锉继续深入根管。去除牙本质时要注意防止在根管壁及根分叉处发生侧穿。

4. 镜下取折断器械（教师示教）。

（1）制备带有折断器械的单根管牙如下前牙。

（2）拍 X 线片确定根管的走向及器械折断的部位。

（3）镜下寻找、定位折断器械的位置及在根管内的深度。

（4）镜下用小号超声锉（10# 或 15#）在折断器械的一侧制备旁路，注意应在 X 线片上牙本质壁较厚的一侧制备旁路以免使根管壁过薄或发生侧穿。

（5）调节超声锉的振动频率及出水量后，镜下将超声锉插入制备好的旁路内超声振动，并在器械周围做逆时针方向运动,使嵌入根管内的折断器械或桩松动并向根管冠方移动,最后用镊子取出折断器械。

（6）拍 X 线片检查折断器械是否已经取出。

5. 通过示教或教学资料,了解手术显微镜在根尖外科手术中的作用,如根切断面的检查、侧支根管定位、倒预备形态的检查、倒充填材料的放置等。了解手术显微镜在侧穿的定位及修补、C 形根管的诊断,以及在根折检查中的作用。

五、注意事项

1. 严格按操作规程使用手术显微镜。
2. 使用完毕后应注意手术显微镜的保养及维护。

（程　磊　周学东）

图片:ER29-39
显微镜下超声
倒预备后

图片:ER29-40
C 形根管口处
牙本质悬突

学习笔记

中英文名词对照索引

H

Z